U0741720

中药学

（供中医学、针灸推拿、中医骨伤、中药学等专业用）

主　编　战文翔　秦建设

副主编　李春巧　冯晟楠　胡雪原　袁继承

　　　　史国玉　王　燕

编　委　（以姓氏笔画为序）

马星雨（山东中医药高等专科学校）

王　燕（江苏医药职业学院）

史国玉［山东医学高等专科学校（济南）］

冯晟楠（南阳医学高等专科学校）

李春巧（山东中医药高等专科学校）

陈　琳［山东医学高等专科学校（临沂）］

陈美荣（山东中医药大学附属医院）

周　芳（菏泽医学专科学校）

胡雪原（重庆三峡医药高等专科学校）

战文翔（山东中医药高等专科学校）

秦建设（重庆三峡医药高等专科学校）

袁继承（菏泽医学专科学校）

黄玉静（重庆三峡医药高等专科学校）

中国健康传媒集团

中国医药科技出版社

内容提要

本教材是高等职业教育中医药类创新教材之一，分为总论和各论两部分，总论全面阐述中药的四气、五味、升降浮沉、归经、毒性等概念。各论部分收载常用中药398味，介绍药物的来源、药性特点、功效、临床应用、用法用量、使用注意等内容。本教材将创新教育融入课程，以提升学生的创新思维、创新能力，同时加强与中医执业助理医师资格考试的结合。本教材为书网融合教材，配套有题库、课件PPT等数字化资源，使教学资源更加多样化、立体化。本教材可供高等职业教育中医学、针灸推拿、中医骨伤、中药学等专业使用。

图书在版编目（CIP）数据

中药学 / 战文翔，秦建设主编 . — 北京：中国医药科技出版社，2022.8
高等职业教育中医药类创新教材
ISBN 978-7-5214-3196-4

Ⅰ．①中⋯　Ⅱ．①战⋯②秦⋯　Ⅲ．①中药学－高等职业教育－教材　Ⅳ．①R28

中国版本图书馆CIP数据核字（2022）第078594号

美术编辑　陈君杞
版式设计　南博文化

出版　**中国健康传媒集团** | 中国医药科技出版社
地址　北京市海淀区文慧园北路甲22号
邮编　100082
电话　发行：010-62227427　邮购：010-62236938
网址　www.cmstp.com
规格　889×1194mm $\frac{1}{16}$
印张　23 $\frac{1}{4}$
字数　770千字
版次　2022年8月第1版
印次　2022年12月第2次印刷
印刷　三河市万龙印装有限公司
经销　全国各地新华书店
书号　ISBN 978-7-5214-3196-4
定价　69.00元

获取新书信息、投稿、为图书纠错，请扫码联系我们。

《高等职业教育中医药类创新教材》
建设指导委员会

▼

主 任 委 员

吴少祯（中国健康传媒集团董事长）

袁志勇（山东中医药高等专科学校党委书记）

战文翔（山东中医药高等专科学校校长）

副主任委员

荆雪宁（山东中医药高等专科学校副校长）

范　真（南阳医学高等专科学校副校长）

沈　力（重庆三峡医药高等专科学校副校长）

葛淑兰（山东医学高等专科学校副校长）

蒋继国（菏泽医学专科学校副校长）

覃晓龙（遵义医药高等专科学校副校长）

何　坪（重庆医药高等专科学校副校长）

高璀乡（江苏医药职业学院副校长）

张明理（中国医药科技出版社执行董事、经理）

委　员

沈　伟（山东中医药高等专科学校教务处处长）

刘荣志（南阳医学高等专科学校教务处处长）

孙　萍（重庆三峡医药高等专科学校发展规划处处长）

来卫东（山东医学高等专科学校教务处副处长）

代爱英（菏泽医学专科学校教务处处长）

刘　亮（遵义医药高等专科学校教务处副处长）

兰作平（重庆医药高等专科学校教务处处长）

王庭之（江苏医药职业学院教务处处长）

张炳盛（山东中医药高等专科学校教务教辅党总支原书记）

张明丽（南阳医学高等专科学校中医系党委书记）

苏绪林（重庆三峡医药高等专科学校中医学院院长）

王　旭（菏泽医学专科学校中医药系主任）

于立玲（山东医学高等专科学校科研处副处长）

冯育会（遵义医药高等专科学校中医学系副主任）

万　飞（重庆医药高等专科学校中医学院院长）

周文超（江苏医药职业学院医学院党总支书记）

办公室主任

范志霞（中国医药科技出版社副总编辑、副经理）

徐传庚（山东中医药高等专科学校中医系原主任）

数字化教材编委会

主　编　战文翔　秦建设
副主编　李春巧　冯晟楠　胡雪原　袁继承
　　　　史国玉　王　燕
编　委　（以姓氏笔画为序）
　　　　马星雨（山东中医药高等专科学校）
　　　　王　燕（江苏医药职业学院）
　　　　史国玉［山东医学高等专科学校（济南）］
　　　　冯晟楠（南阳医学高等专科学校）
　　　　李春巧（山东中医药高等专科学校）
　　　　陈　琳［山东医学高等专科学校（临沂）］
　　　　陈美荣（山东中医药大学附属医院）
　　　　周　芳（菏泽医学专科学校）
　　　　胡雪原（重庆三峡医药高等专科学校）
　　　　战文翔（山东中医药高等专科学校）
　　　　秦建设（重庆三峡医药高等专科学校）
　　　　袁继承（菏泽医学专科学校）
　　　　黄玉静（重庆三峡医药高等专科学校）

出版说明

中医药职业教育是医药职业教育体系的重要组成部分，肩负着培养中医药行业多样化人才、传承中医药技术技能、促进就业创业的重要职责。为深入贯彻落实国务院印发的《中医药发展战略规划纲要（2016—2030年）》《国家职业教育改革实施方案》和教育部等九部门印发的《职业教育提质培优行动计划（2020—2023年）》等文件精神，充分体现教材育人功能，适应"互联网+"新时代要求，满足中医药事业发展对高素质技术技能中医药人才的需求，在"高等职业教育中医药类创新教材"建设指导委员会的指导下，中国医药科技出版社启动了本套教材的组织编写工作。

本套教材包含21门课程，主要特点如下。

一、教材定位明确，强化精品意识

本套教材认真贯彻教改精神，强化精品意识，紧紧围绕专业培养目标要求，认真遵循"三基""五性"和"三特定"的原则，在教材内容的深度和广度上符合中医类专业高职培养目标的要求，与特定学制、特定对象、特定层次的培养目标相一致，力求体现"专科特色、技能特点、时代特征"。以中医药类专业人才所必需的基本知识、基本理论、基本技能为教材建设的主题框架，充分体现教材的思想性、科学性、启发性、先进性和适用性，注意与本科教材和中职教材的差异性，突出理论和实践相统一，注重实践能力培养。

二、落实立德树人，体现课程思政

党和国家高度重视职业教育事业的发展，落实立德树人是教材建设的根本任务。本套教材注重将价值塑造、知识传授和能力培养三者融为一体，在传授知识和技能的同时，有机融入中华优秀传统文化、创新精神、法治意识，弘扬劳动光荣、技能宝贵、创造伟大的时代风尚，注重加强医德医风教育，着力培养学生"敬佑生命、救死扶伤、甘于奉献、大爱无疆"的医者精神，弘扬精益求精的专业精神、职业精神、工匠精神和劳模精神，以帮助提升学生的综合素质和人文修养。

三、紧跟行业发展，精耕教材内容

当前职业教育已经进入全面提质培优的高质量发展阶段。教育部印发的《"十四五"职业教育规划教材建设实施方案》强调：教材编写应遵循教材建设规律和职业教育教学规律、技术技能人才成长规律，紧扣产业升级和数字化改造，满足技术技能人才需求变化，依据职业教育国家教学标准体系，对接职业标准和岗位能力要求。本套教材编写以学生为本，以岗位职业需求为标准，以促进就业和适应产业发展需求为导向，以实践能力培养为重点，增加实训内容和课时的设置，力争做到课程内容与职业标准对接、教学过程与生产过程对接，突出鲜明的专业特色。内容编写上注意与时俱进，注重吸收融入行业发展的新知识、新技术、新方法，以适应当前行业发展的趋势，实现教材与时代的融合，以提高学生创造性解决实际问题的能力。

四、结合岗位需求，体现学考结合

为深入贯彻执行《国家职业教育改革实施方案》中推动的1+X证书制度，本套教材充分考虑学生考取相关职业资格证书、职业技能等级证书的需要，将岗位技能要求、劳动教育理念、国家执业助理医师资格考试等有关内容有机融入教材，突出实用和实践。教材理论内容和实训项目的设置涵盖相关考试内容和知识点，做到学考结合，满足学生在学习期间取得各种适合工作岗位需要的职业技能或资格证书的需求，以提升其就业创业本领。

五、配套数字教材，丰富教学资源

本套教材为书网融合教材，编写纸质教材的同时，重视数字资源配套增值服务的建设，通过教学课件PPT、思维导图、视频微课、题库等形式，丰富教学资源，利用中国医药科技出版社成熟的"医药大学堂"智能化在线教学平台，能够实现在线教学、在线评价、在线答疑、在线学习、在线作业、在线考试、在线互动等功能，极大提升教学手段，满足教学管理需要，为提高教育教学水平和质量提供支撑。

六、以学生为本，创新编写形式

本套教材在编写形式上坚持创新，在内容设置上注重模块化编写形式，整套教材设立相对统一的编写模块，模块设计分为"必设模块"和"选设模块"两种类型。"必设模块"是每本教材必须采用的栏目，使整套教材整齐划一。"选设模块"是每本教材根据课程的特点自行设计，目的是增强课堂互动和教材的可读性，提高学习的目的性和主动性。模块设置注重融入中医经典，融入课程思政，融入职业技能与中医助理执业医师资格考试内容，凸显本轮中医学专业教材编写的"传承创新"特色。

为编写出版一套高质量的精品教材，本套教材建设指导委员会的专家给予了很多宝贵的、建设性的指导意见，参编的几十所院校领导给予了大力支持和帮助，教材的编写专家均为一线优秀教师，他们业务精良，经验丰富，态度认真严谨，为本套教材的编写献计献策、精益求精、无私奉献，付出了辛勤的汗水和努力，在此一并表示衷心感谢。

本套教材目标明确，以满足高等职业院校中医药类专业教育教学需求和应用型中医药学人才培养目标要求为宗旨，旨在打造一套与时俱进、教考融合、特色鲜明、质量优良的中医类高职教材。希望本套教材的出版，能够得到广大师生的欢迎和支持，为促进我国中医类相关专业的职业教育教学改革和人才培养做出积极贡献。希望各院校师生在教材使用中提出宝贵意见或建议，以便不断修订完善，为下一轮教材的修订工作奠定坚实基础。

中国医药科技出版社

2022年6月

中药学是研究中药的基本理论、各种中药的性能及其临床应用的一门学科，是中医药类各专业的主要基础课程。本教材以国家《高等职业学校中医学专业教学标准》《高等职业学校针灸推拿专业教学标准》及《中医执业助理医师资格考试大纲（2020年版）》等为依据编写而成，供全国中医药高职高专三年制中医学、针灸推拿、中医骨伤、中药学等专业使用，对其他从事中医药教学、医疗、科研、生产及管理工作者亦有参考和使用价值。

本教材包括总论和各论两部分。总论部分较系统地介绍了中药学的基本理论和基本知识。各论部分收载常用中药398味。每章先列概述，介绍该章药物的含义、功效、应用、分类、用法用量及使用注意等内容。每味药以名称、来源、处方用名、性味归经、功效、临床应用、用法用量、使用注意、现代研究（包括化学成分、药理作用、现代应用）进行论述。

为了实现高职高专以培养高技术应用型人才为根本任务和以就业为导向的教学宗旨，本教材注重理论与实践相结合，注重原理与实践的贯通，提供了丰富的应用举例和实训内容。作为高等职业教育中医药类创新教材，在以下方面作了精心调整与编写。

1.知识内容体系更加完整，设置了学习目标、知识回顾、目标检测等模块，增强了学习的指导性。

2.为顺应中医药现代化发展需要，设置了现代药理学、临床研究成果等现代研究内容。

3.思政融合：推进思政教育与中药学学科融合，添加思政案例，将立德树人贯穿始终。

4.数字化资源：在"医药大学堂"平台配套有微课、题库、课件PPT等内容，读者可扫描二维码观看。

本教材由全国7所医药院校的中药学专家团结协作，共同编写完成。具体分工如下：第一章至第四章由秦建设编写，第五章、第九章由战文翔编写，第六章由李春巧编写，第七章、第八章由胡雪原编写，第十章由袁继承编写，第十一章、第十二章由冯晟楠编写，第十三章、第十四章、第十五章、第十六章由黄玉静编写，第十七章由史国玉编写，第十八章由周芳编写，第十九章、第二十章由陈琳编写，第二十一章由陈美荣编写，第二十二章由马星雨编写，第二十三章、第二十四章、第二十五章、第二十六章由王燕编写。全书统稿由主编战文翔、秦建设负责。数字化内容的编写分工同纸质教材。

本教材在编写过程中得到了众多专家的指导和帮助，但由于编者水平有限，书中难免存在不足之处，恳请各位同仁、专家和读者予以指正，以便再版时修订提高。

《中药学》编委会

2022年5月

总　论

各 论

总　论

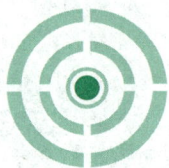

第一章 中药的起源和中药学的发展

PPT

知识要求：

1. 掌握中药及中药学的含义；掌握《神农本草经》《新修本草》《经史证类备急本草》《本草纲目》等重要本草著作的价值。
2. 熟悉对中药学发展有影响的其他本草著作。
3. 了解中药的起源和中药学的发展过程。

技能要求：

学会正确说出《神农本草经》《新修本草》《经史证类备急本草》《本草纲目》的作者及学术价值。

第一节　中药的起源

"本草"是我国古代医药书籍中对各种治疗药物的统称。这一称谓可追溯到我国现存最早的药物学专著《神农本草经》，因用于治疗疾病的药物多以植物类药材居多，使用较普遍，所以古人统称之为"本草"。除植物药物外，还包括一些动物药、矿物药以及药物的加工品。

在19世纪后期，随着西方医药进入我国，为了将我国传统医药与西方医药相区别，才出现了"中药"这一称谓，中药是对我国传统药物的总称。它是基于中医理论体系形成的药物理论和用药规范，充分反映了我国历史、地理、文化、自然资源等方面的特点。所以，中药是在中医理论指导下认识和使用的，用于预防、治疗、诊断疾病的药用物质。因此中药具有鲜明的中医药理论内涵，否则即使是来源于自然界的植物、动物、矿物及加工品也不能称为中药，只能叫天然药物。除中药外，还有一些民族特色药，如蒙药、藏药、苗药、傣药、维吾尔药等，都属于我国使用历史悠久的传统药物。

中药学就是指专门研究中药的基本理论和各种中药的来源、产地、采集、炮制、性能、功效、临床应用、用量用法等知识的一门学科，是中医药学宝库中的一个重要组成部分。

对药物的认识来源于古代劳动人民长期的生活实践和医疗实践。在生产力水平低下的原始社会时期，我们的祖先主要以植物为食，在采食过程中，逐渐认识到这些植物具有不同的作用，有些能充饥果腹，有些能治疗疾病，有些能引起中毒，甚至造成死亡。经过长时期的实践，逐渐积累起一些辨别食物和药物的经验，也逐渐积累了一些有关植物药的用药知识，这就是最早植物药的发现和使用。"神农尝百草"的故事，生动地反映了我国劳动人民探索自然、发现药物、累积经验的艰难过程。随着人类社会的不断发展，人们相继发现不仅仅是植物，很多动物和矿物也可以用来治疗一些疾病，这就促进了动物药和矿物药的发展。经过反复的实践和认识，用药知识与经验日渐丰富，逐渐形成了早期的药物疗法。随着文字的发明和使用，药物知识也由早期的口耳相传，发展到文字记载，并逐步形成理论。

第二节　中药学的发展

一、夏商周时期

　　这一时期，已经出现了较系统的药物认识理论，为中医药学的发展奠定了基础。形成于殷商时期的甲骨文和金文，已有"药"字出现。据《周礼·天官冢宰下》记载，西周宫廷已设"医师"一职，"掌医之政令，聚毒药以供医事"。成书于西周初年至春秋中叶时期的《诗经》记载了100多种药物，如苯（车前草）、杞（枸杞子）、蓷（益母草）、女萝（菟丝子）、蒿（青蒿）、芍药、白茅根等，甚至还明确指出了药物功效，如苯"食其子，宜子孙"。先秦时期的我国第一部地理著作《山海经》也收录有120余种植物、动物、矿物药，并指出了药物的产地、性能和功效。

　　酒和汤剂的出现，极大地促进了中医药学的发展。甲骨文中即有"鬯其酒"的记载，即制造芳香的酒。酒作为"药食同源"的代表，是古人认识药物的智慧结晶，对中药的发展具有里程碑式的意义，故后世有"酒为百药之长"的说法。汤液是对药物认识的极致升华。汤液的创始人相传为商代伊尹，晋代皇甫谧在《针灸甲乙经》序中谓："伊尹以亚圣之才，撰用《神农本草》，以为汤液。"春秋战国时期，我国现存最早的医学巨著《黄帝内经》有《汤液醪醴论》，专门论述了汤液和酒的作用。所以，汤液的发明，很好地降低了药物的毒副作用，提高了药效，同时还促进了复方药剂的发展。因此汤剂作为中药最常用的剂型之一得以流传至今。

　　《黄帝内经》中对药学的理论认识，对中药学的发展产生了巨大的影响。如《素问·脏气法时论篇》"辛散""酸收""甘缓""苦坚""咸软"，奠定了药物四气五味学说的理论基础；《素问·宣明五气篇》"五味所入，酸入肝、辛入肺、苦入心、咸入肾、甘入脾，是为五入"，是药物归经学说的先导；《素问·六微旨大论篇》"升降出入，无器不有"，是药物升降浮沉的理论依据。这些实践认识和理论总结，奠定了中药学的发展基础，使中药学已初具雏形。

二、秦汉时期

　　秦汉时期中药学已初具规模，形成了比较完备的中药理论体系。这一时期的代表作是《神农本草经》（简称《本经》），是我国现存最早的本草药物学专著。该书假借"神农"之名，是古代劳动人民长期用药经验和集体智慧的结晶，其成书的具体年代虽尚有争议，但最后成书不晚于东汉末年（公元2世纪）。记载药物365种，其中植物药252种、动物药67种、矿物药46种。该书的主要贡献包括：①系统地总结了汉代以前的药物学成就，对后世本草学的发展具有十分深远的影响，成为我国医学四大经典著作之一；②初步奠定了中药理论的基础，总结了药物的四气五味、有毒无毒、配伍法度、服药方法、剂型选择等基本原则；③按药物有毒无毒、养身延年与祛邪治病的不同，分为上、中、下三品，首次提出了"三品分类法"，开创了药物分类识别使用的先河。所载药物大多沿用至今，如黄连治痢、阿胶止血、人参补虚、茵陈退黄、麻黄定喘等治疗经验临床仍用。《神农本草经》被后世称为"药学经典著作"，对本草学的发展具有十分重要的意义。

　　《史记·扁鹊仓公列传》载名医公孙阳庆曾传其弟子淳于意《药论》一书。《汉书》中亦记载有一批通晓本草的学者，通过汉代的"丝绸之路"，开展境内外的交流，西域的红花、胡麻，南越的薏苡仁等相继传入中国，很好地丰富了本草学的发展。1975年出土的长沙马王堆汉代帛书《五十二病方》载方283首，涉及药物247种。所以，到汉代末年，本草学已发展成为一门理论体系基本完善的学科门类。

三、魏晋南北朝时期

　　这一时期，有大量的医药学著作留世，进一步促进了中药学的发展。这一时期的重要的本草著作，除

《吴普本草》《李当之药录》《名医别录》《徐之才药对》等外，最重要的代表性著作是梁代陶弘景所辑《本草经集注》。该书约完成于公元500年左右，收载730种药物。它的主要贡献有：①对《神农本草经》进行了整理和纠错，增加了汉魏以来著名医家的用药经验，补充了大量采收、鉴别、炮制、制剂、剂量等方面的理论和使用原则，增列了"诸病通用药""解百药及金石等毒例""服药食忌例"等，丰富了药学的内容；②首创将药物分为玉石、草木、虫兽、果、菜、米食及有名未用七类，各类中又结合三品分类安排药物顺序；③反映了魏晋南北朝时期的主要药学成就，标志着综合本草模式的初步确立，奠定了我国大型综合本草编写的雏形。

南朝刘宋时期（公元420~479年），雷敩著《雷公炮炙论》，收录了300种药物的炮制方法，提出药物通过适当炮制，可提高药效，减轻毒性，便于贮存、调剂、制剂等。该书是我国第一部炮制学专著，标志着本草学分支学科中药炮制学的产生。

四、隋唐五代时期

本时期，由于政权统一，经济文化日益发达，贸易事业日益繁荣，促进了中外文化交流，自海外输入的药材品种也日益增多，进一步丰富了我国药学宝库，促进了中药学的发展。另一方面，由于长期分裂、战乱等多种原因造成的药物品种及名称混乱，《本草经集注》在传抄中出现了不少错误，因此对本草学进行一次大规模的整理，既是当时的迫切需要，也是本草学发展的必然结果。唐显庆四年（公元659年）朝廷颁行了由李勣、苏敬主持编撰的《新修本草》（又称《唐本草》）。全书共54卷，收载药物844种，由药图、图经、本草三部分组成。该书的主要贡献有：①增加了药物图谱，这种图文对照的方法，开创了世界药学著作的先例，从而保证了其科学性和先进水平；②反映了唐代药学的辉煌成就，奠定了我国大型综合本草编写的格局，对后世药学的发展有深远的影响；③该书是第一次依靠国家行政力量编写颁布发行的、我国历史上第一部药典性（官修）本草；④开创了药典的先河，是世界上最早公开颁布的药典性本草，比公元1542年欧洲纽伦堡药典早883年，对世界药学的发展做出了巨大贡献。《新修本草》公元731年即传入日本，并广为流传。日本古书《延喜式》还有"凡医生皆读苏敬新修本草"的记载。可见该书对国内外医药发展起到了极大的促进作用，对后世药学的发展也有深远影响。

唐开元年间（公元713~741年），陈藏器编写了《本草拾遗》。该书增补了大量民间药物，且在辨识品类方面，也极为审慎，并根据药物功效概括为十类，即宣、通、补、泻、轻、重、滑、涩、燥、湿，为后世中药按临床功效分类奠定了基础。

对某些食物药和外来药有了专门的研究。由孟诜著，张鼎改编增补的《食疗本草》，是这一时期最有代表性的食疗专著，全面总结了唐以前的营养学和食疗经验。李珣的《海药本草》，主要介绍海外输入药物，丰富了本草学的内容。

此外，唐代已开始使用动物组织、器官及激素制剂。如孙思邈《备急千金要方》记载羊靥（羊的甲状腺）和鹿靥治甲状腺病。酵母制剂已普遍用于医药，如《备急千金要方》和甄权的《药性论》都明确地叙述了神曲的性味功效。

五、宋金元时期

本时期，由于雕版印刷术的发明应用，为本草学的发展提供了有利条件。宋朝政府利用国家权力，多次组织大型官修本草的编纂，进行了本草文献的全面征集和整理，相继编撰刊行了《开宝本草》《嘉祐补注本草》和《本草图经》等综合性本草专著。《本草图经》所附900多幅药图，是现存最早的刻版本草图谱，至今仍是本草考证的重要依据。宋代本草的一大特色是注重药理的探究，《圣济经》中设有"药理篇"，立足万物皆有法相的思想，依据药物的自然特征进行药理推衍，创立了"法相药理学"。

国家药局的设立，是北宋的一大创举，也是我国乃至世界药学史上的重大事件。公元1076年，宋朝在京城开封开设由国家经营的熟药所，其后又发展为修合药所（后改名为"医药和剂局"）及出卖药所（后改名为"惠民局"）。药局的产生促进了药材检验、成药生产的发展，带动了炮制、制剂技术的提高，并制定了制剂规范，《太平惠民和剂局方》即是这方面的重要文献。宋代用升华法制取龙脑、樟脑，蒸馏法制酒等，皆反映出这一时期中药制剂所取得的成就。

宋代民间校刊的本草成绩斐然，其中以唐慎微著的《经史证类备急本草》（简称《证类本草》）贡献最大。全书33卷，载药约1558种，附方3000余首。它的主要贡献有：①以《嘉祐本草》为基础，将《本草图经》之图文融入其中，并增加了附方，这种方药兼收，图文并重的编写体例较前代本草又有所进步；②研究整理了大量经史文献中有关药学资料，将247种本草、方书、经史百家及佛书道藏等中有关药学的内容增补了进来，几乎包罗了北宋以前所有的药学资料，不仅具有很高的学术价值和实用价值，而且还具有很高的文献价值；③它是现在完整保存下来的综合本草中年代最早的一部。

金元时期，各派医家发展了医学经典中有关药物的升降浮沉、归经等理论，注重对常用药物奏效原理的探讨，并运用阴阳、五行、运气等中医学基本理论加以论述，从而使中药学成为具有系统理论的学科。其代表作有刘完素的《素问药注》《本草论》，张元素的《珍珠囊》，李杲的《药类法象》《用药心法》，朱丹溪的《本草衍义补遗》等。

元代忽思慧所著《饮膳正要》是饮食疗法的专门著作，记录了回、蒙民族的食疗方药，至今仍有较高的参考价值。

六、明清时期

明代，随着医药学的发展，药学知识和技术的进一步积累，沿用已久的《证类本草》已不能满足时代的要求。弘治十六年（公元1503年），刘文泰奉敕修订《本草品汇精要》。全书42卷，载药1815种，所载药物的内容分名、苗、地、时、收、用、质、色、味、性、气、臭、主、行、助、反、制、治、合治、禁、代、忌、解、赝24项记述。这种分项解说的体例是本书的一大特色，并绘有1385幅精美的彩色药图和制药图，是古代彩绘本草之珍品。该书是我国封建社会最后一部大型官修本草。

《本草纲目》是由明代伟大的医药学家李时珍（公元1518~1593年）编纂完成。李时珍以《证类本草》为蓝本，广征博引，并在临床验证的基础上，历时30年，编成了《本草纲目》这一科学巨著。全书52卷，载药1892种，绘图1109种，附方11000多首。主要贡献包括：①按药物的自然属性，分为16纲，60类，是当时最完备的分类体系，各论具体分为金、玉、石、卤、草、谷、菜、果、木、服器、虫、鳞、介、禽、兽、人等16部，以下再分为60类。各药之下，分正名、释名、集解、正误、修治、气味、主治、发明、附方诸项，逐一介绍；②《本草纲目》集我国16世纪以前药学成就之大成，在文献整理、品种考辨、药性理论、功效应用及临床医学理论方面都取得了巨大的成就；③在训古、语言文字、历史、地理、植物、动物、矿物、冶金等方面也有突出成就，被誉为"16世纪中国的百科全书"。本书17世纪初即传播海外，先后有多种文字的译本，对世界自然科学也有举世公认的卓越贡献。

明朝的专题本草也取得瞩目成就。朱橚撰《救荒本草》，选择可供灾荒时食用之物414种，记述其名称、产地、形态、性味良毒、食用部位和加工烹饪方法等，并精心绘制成图，在医药、农学、植物学方面均有较高价值。兰茂实地调查和搜求云南地区药物400余种，辑为《滇南本草》，它是我国现存内容最丰富的古代地方本草。李中立《本草原始》偏重于生药学研究，缪希雍《炮炙大法》则是明代影响最大的炮制专著。

清代重要的本草著作首推医药学家赵学敏于公元1765年编写的《本草纲目拾遗》，是继《本草纲目》后我国封建社会最后一部综合本草。全书共十卷，载药921种，其中新增药716种之多。该书的资料主要来源于实践所得，关于药物形态的描述和功效用法等记载，都较翔实可靠，补充了如金钱草、鸦胆子、鸡血藤、胖大海、冬虫夏草等临床常用药，对《本草纲目》进行了重要的补充和订正，总结了我国公元16~18世纪本草学发展的新成就，具有重要的文献价值。

清代专题类本草甚多，如吴其浚的植物学专著《植物名实图考》；张仲岩的炮制专著《修事指南》；郑肖岩的辨药专书《伪药条辨》；药理专著如唐容川《本草问答》、徐灵胎《医学源流论》；食疗专著如章穆《调疾饮食辨》、王孟英《随息居饮食谱》等。此外，还涌现了一批适应临床医家需要的临床简约本草，如汪昂的《本草备要》、吴仪洛的《本草从新》、刘若金的《本草述》、黄宫绣的《本草求真》等。

七、近现代

辛亥革命以后，西方医药学广泛传入我国，对中国的社会及医药事业的发展产生了重大影响，但中医药学以其卓著的临床疗效和科学底蕴，在继承和发扬方面均有新的发展。其中，中药辞书类的编纂，是民国时期中药学发展的重要成就，其中影响最大的，首推陈存仁主编的《中国药学大辞典》（公元1935年），全书约200万字，收录词目约4300条，在中药学界具有重要的影响。这一时期，本草学的现代研究开始起步，中药化学及药理学研究兴起。

1949年之后，党和国家高度重视中医药事业的继承和发扬，并制定了一系列相应的政策和措施，本草学得到了前所未有的蓬勃发展。国家支持影印、重刊和校点评注了《神农本草经》《新修本草》《证类本草》《滇南本草》《本草品汇精要》《本草纲目》等一批重要古代本草专著，还出版了数量众多、门类齐全的中药工具书。1977年出版的《中药大词典》，载药5767种，对此前的中药学成就进行了综合与整理，使之成为一部实用的中药学工具书。国家药典委员会出版的《中国药典》，以法典的形式确立了中药在当代医药卫生事业中的地位，自1953年至2021年现已连续更新了11版。国家中医药管理局《中华本草》编委会于1999年出版的《中华本草》，载药8980种，总结了我国两千多年来的中药学成就，几乎涵盖了中药学的全部内容，在全面继承传统本草学成就的基础上，增加了化学成分、药理、制剂、药材鉴定和临床报道等内容，是一部反映20世纪中药学发展水平的综合性中药学巨著。此外影响较大的还有《中药志》《全国中草药汇编》《原色中国本草图鉴》等。

在继承整理丰富浩繁的中药学遗产的同时，国家还培养了大批的中药学人才，自1978年以来相继招收了中药学硕士研究生和博士研究生，我国的中药教育形成了从中专、大专、本科到硕士、博士研究生及博士后不同层次培养的完整体系。建立了许多研究机构和基地，用现代科学技术来研究中药，中药产业已初具规模，并被列入国家高新技术行业。中药材生产技术发展迅速，野生变家种，珍稀濒危野生动植物品种的人工养殖和种植，人工替代品的研究等都取得了可喜成绩。在中药的剂型上，随着现代科学技术的不断进步，创新性研究开发出了很多新剂型，如注射剂、喷雾剂、胶囊、滴丸、颗粒等，赋予传统中药新的活力。此外，基于分子生物学、生物信息学、人工智能等现代生物技术与其他现代科学技术相结合来开发中药的研究不断深入，对传统中药的保护、开发、利用更趋于科学、规范、严谨，揭示了传统中药的强大生命力。

随着医学模式向生物－心理－社会医学模式的转变，临床治疗已由单纯的疾病治疗转变为预防、保健、治疗及康复的综合模式，而中医药的健康观及整体观正好与新的健康医学模式契合。因此，人们把目光投向了中医中药，基于"天然药物"的中药研究悄然兴起，逐步进入到世界其他国家医疗体系中，为中医药的发展带来了良好的历史机遇和挑战。我们坚信，伴随着中药现代科学技术的迅速发展，中药必将为世界其他国家所重视并走向世界，古老的中医中药必然会熠熠生辉，为全世界人民的健康做出更大的贡献。

目标检测

答案解析

一、单项选择题

1. 我国现存最早的本草专著是（ ）
   A.《开宝本草》　　B.《嘉祐本草》　　C.《神农本草经》　　D.《新修本草》　　E.《本草拾遗》
2. 首创按药物自然属性分类的本草著作是（ ）
   A.《本草拾遗》　　B.《本草纲目》　　C.《神农本草经》　　D.《新修本草》　　E.《本草经集注》
3. 我国最早的中药炮制专著是（ ）

　　A.《雷公炮炙论》　B.《本草拾遗》　　　C.《炮炙大法》　　　D.《神农本草经》　　E.《新修本草》

4. 我国第一部药典性著作是（　　）

　　A.《本草纲目》　　B.《证类本草》　　C.《新修本草》　　　D.《本草经集注》　　E.《神农本草经》

5. 最早采用图文对照编写方法的本草著作是（　　）

　　A.《神农本草经》　B.《名医别录》　　C.《徐之才药对》　　D.《李当之药录》　　E.《新修本草》

6. 宋代唐慎微编著的本草代表著作是（　　）

　　A.《开宝本草》　　　B.《本草纲目》　　C.《嘉祐本草》　　　D.《证类本草》　　E.《本草衍义》

7. 集我国16世纪以前药学大成的本草著作是（　　）

　　A.《本草品汇精要》B.《本草纲目》　　C.《证类本草》　　　D.《图经本草》　　E.《本草原始》

8.《神农本草经》所载药物有（　　）

　　A. 180种　　　　　B. 300种　　　　　C. 360种　　　　　D. 365种　　　　　E. 400种

二、多项选择题

1. 关于《神农本草经》的说法正确的是（　　）

　　A. 是现存最早的本草专著　　　B. 成书于汉代　　　　　　　C. 是由神农所著

　　D. 载药365种　　　　　　　　E. 分上、中、下三品

2. 关于《新修本草》的说法正确的是（　　）

　　A. 是隋代的本草专著　　　　　B. 是唐代的本草专著　　　　C. 是由政府主导编写

　　D. 又称《唐本草》　　　　　　E. 我国第一部药典

3. 宋代的本草著作有（　　）

　　A.《开宝本草》　　　B.《本草纲目》　　C.《名医别录》　　　D.《证类本草》　　E.《嘉祐本草》

三、简答题

1.《神农本草经》主要内容特点及学术价值。

2.《新修本草》的内容特点和学术价值。

3.《本草纲目》的主要成就和贡献。

（秦建设）

- -

书网融合……

知识回顾　　　　　　微课　　　　　　习题

PPT

学习目标

知识要求：

1. 掌握道地药材的定义。
2. 熟悉不同药物采集的一般原则。
3. 了解常用中药的贮存养护方法。

技能要求：

学会准确说出道地药材的含义，并列举出代表性的道地药材。

第一节　中药的产地

中药的来源主要是天然的植物、动物和矿物，这些药物的生长和形成，都需要一定的地理、气候、环境等自然条件。我国幅员辽阔，自然地理状况差别较大，生态环境也各不相同，形成了很多独特的地域性天然中药材生长环境。中药的产地与其质量有着密切关系，即使是分布较广的药材，也由于产地不同而有明显的质量优劣，前人在长期的用药实践中发现了天然药材的质量差异，因而十分重视药材的产地。如《神农本草经》中强调用药要重视"生熟土地，所出真伪新陈"，所录药物如巴豆、蜀椒、蜀漆、蜀枣（山茱萸）、秦皮、吴茱萸等，从药名上就可以看出有地域特征；《新修本草》对道地药材做了精准的表述："窃以动植形生，因方舛性，春秋节变，感气殊功。离其本土，则质同而效异"；《本草蒙筌》："凡诸草本、昆虫，各有相宜地产，气味功力自异寻常"，"地产南北相殊，药力大小悬隔"。

为了保证天然药材质量，自唐宋以来，逐渐形成了"道地药材"的概念。孙思邈在《千金翼方》中特别强调药材的产地，指出"用药必依土地"，这可能为后世正式专用"道地药材"的术语奠定了基础。道地药材，是优质药材的专用名词，专指具有明显地域性，生长环境适宜，品种优良，栽培（或养殖）及加工合理，炮制考究，生产相对集中而产量较大，质量优于其他产地的药材。道地药材的确定，与药材的产地、品种、质量等多种因素有关，而临床疗效则是其关键因素。我国历史上著名的道地药材，如宁夏的枸杞；四川的黄连、川芎、附子；东北的人参、五味子、细辛；河南的地黄、山药、牛膝、菊花，习称四大怀药；山东的阿胶；云南的茯苓；广西的肉桂；广东的藿香、砂仁等，都是著名的道地药材，这些药材也习惯上加上产地名，如怀山药、川黄连、广藿香等。

道地药材是在长期的生产和用药实践中形成的，但并不是一成不变的，有些产地随着时间而产生变迁。如三七原产于广西，称为广三七、田七，云南后来居上，所产三七称为滇三七，成为三七的新道地产区。

临床实践证明，重视道地药材的生产和使用，对于确保药物品种，保证药材质量，保障临床疗效，起着十分重要的作用。然而，随着中医药在世界范围内的迅速崛起，中药材消耗量日益增加，道地药材已供不应求。再加之道地药材的产量有限，有的药材生产周期较长，愈显得不能满足需求。所以，进行药材的引种栽培、规模化种植以及药用动物的驯养，成为解决道地药材不足的重要途径。我国很早就进行了这方面的工作，在现代技术条件下，对名贵或短缺药材进行异地引种和动物驯养，取得了一定的成绩。如原产北美的西洋参在我国东北、华北、华东等地大量引种成功；天麻原产于贵州、四川，而今在山东、陕西等地也大面积种植；人工培育牛黄、人工养鹿取茸、人工养麝及活麝取香等，都已获得成功的经验。当然，在药材引种和动物驯养过程中，必须确保该品种原有的性能和疗效。目前，我国许多地区正在实施按《中药材生产质量管理规范》（GAP）建立的新的药材生产基地，大力推进中药种植示范的建设，这对促进中药资源的开发利用，提高道地药材的产量和质量，以及生态环境的保护都有重要意义。

> ### ✍ 知识拓展
>
> #### 中国道地药材产区分布
>
> 我国地域辽阔，不同地域气候环境不同，形成了适合本地条件的道地药材，一般可划分为以下九类道地药材：
>
> 关药：主要指东北地区出产的道地药材。常见有人参、鹿茸、防风、细辛、五味子、刺五加、知母等。
>
> 北药：主要指河北、山东、山西、内蒙古出产的道地药材。常见有党参、金银花、板蓝根、连翘、酸枣仁、北沙参、黄芩、阿胶等。如山西党参、河北酸枣仁、山东阿胶。
>
> 怀药：主要指河南出产的道地药材。常见怀地黄、怀山药、怀牛膝、怀菊花，被誉为"四大怀药"。
>
> 浙药：主要指浙江及沿海出产的道地药材。常见白术、杭白芍、玄参、延胡索、杭菊花、麦冬、浙贝母等。
>
> 川药：主要指四川出产的道地药材。常见黄连、川芎、麦冬、川乌、附子、白芷、川大黄、川厚朴、川续断、川楝子等。
>
> 广药：主要指广东、广西、海南、台湾等出产的道地药材，又称南药。常见广藿香、砂仁、益智、肉桂、巴戟天、槟榔、广陈皮等。
>
> 西药：主要指陕西、甘肃、宁夏、青海、新疆等出产的道地药材。常见当归、秦艽、牛黄、枸杞子、甘草、肉苁蓉、紫草等。
>
> 云贵药：主要指云南、贵州出产的道地药材。常见滇三七、云茯苓、云当归、天麻等。
>
> 藏药：主要指西藏出产的道地药材。常见冬虫夏草、麝香、羌活、雪莲花、甘松、天麻等。

第二节 中药的采集

古代医家历来重视中药的采收，孙思邈在《千金翼方》中所云："夫药采取，不知时节，不以阴干曝干，虽有药名，终无药实，故不依时采取，与朽木不殊，虚废人工，卒无神益。"亦有"三月茵陈，四月蒿，五月六月当柴烧"的谚语。由此可见，中药的采收季节、时间、方法和贮藏等对中药的品质好坏有着密切的关系，是保证药物质量的重要环节。我国药材品种繁多，产区分散，南北差异较大，野生家种均有，采收季节和方法也不尽相同。因此，合理采收药材，对保证药材质量、保护和扩大药源有着重要意义。

中药采收必须掌握药材各药用部分的采收时间、适收标志、收获年限和采收方法。一般原则应在药物有效成分含量最多，产量最大的时候进行，以保证药材质量，确保临床疗效。除矿物类药材可随时采集外，植物、动物类药材都有最佳的采集时节。根据不同的药用部分，有计划地来进行采制和贮藏，才能得到较高的产量和品质较好的药物，以保证药物的供应和疗效。

一、植物类药材的采集

植物类药材的根、茎、叶、花、果实、种子等各器官的生长成熟期有明显的季节性，其采收时节和方法应该以入药部位的生长特性为依据，在有效成分相对含量最高时采集最佳。根据实践经验，植物类药材的采集按药用部位的不同可归纳为以下几个方面。

1. **全草类**　多数在植物充分生长、枝叶茂盛的花前期或刚开花时采集。地上部分入药的，只需割取根以上的地上部分，如益母草、荆芥、薄荷、茜草等；全草入药的，则连根拔起全株，如蒲公英、车前草、紫花地丁、小蓟等。

2. **叶类**　通常在花蕾将开放或正盛开的时候进行采集。此时植物生长茂盛，叶面宽厚，药力较盛，最适于采集，如大青叶、艾叶、枇杷叶、荷叶等。有些特定的药材应在特定的时节采集，如桑叶须在深秋或初冬经霜后采集。以茎叶同时入药的藤本植物也应在生长旺盛时采收，如忍冬藤、夜交藤等。

3. **花类**　一般在含苞欲放或花刚开放时候采收最佳，以免花瓣脱落和变色，气味散失，影响质量，如菊花、旋覆花、金银花、玫瑰花、辛夷等。对于花朵次第开放者，要分次适时采摘。至于蒲黄之类以花粉入药的，则应在花朵盛开时采集。

4. **果实和种子类**　多数果实类药材，应在果实成熟或即将成熟时采集，如瓜蒌、枸杞子、马兜铃、山楂等。少数药材应在果实未成熟时采收果实或果皮，如枳实、青皮、覆盆子等。容易变质的浆果，如枸杞子、女贞子等，应在略熟时于清晨或傍晚采收为佳。以种子入药的，通常在果实成熟后采集，如银杏、菟丝子、莲子等。有些种子成熟后很快脱落，或果壳易裂开，种子散失，如茴香、豆蔻、牵牛子等，最好应在刚成熟时适时采取。

5. **根和根茎类**　一般在早春或深秋时节采集（阴历二、八月）。现代药理研究表明，早春或深秋时节，多数植物的根或根茎中有效成分含量最高，此时采收质量最好，如天麻、苍术、葛根、桔梗、大黄、玉竹等。如天麻在冬季至翌年清明前茎苗未出时采收者名"冬麻"，质量较佳；春季茎苗出土再采者名"春麻"，质量较差。但也有特例，如半夏、延胡索等则以夏季采收为宜。

6. **树皮和根皮类**　通常在春、夏时节剥取树皮。此时植物生长旺盛，树皮丰厚，质量较佳，如黄柏、厚朴、杜仲等。但肉桂多在十月采收，因此时油多容易剥离。木本植物生长周期长，应尽量避免伐树取皮、环剥树皮等方法，以保护药源。至于根皮，则应于秋后采集，如牡丹皮、地骨皮、苦楝皮等。

二、动物类药材的采集

动物类药材因品种不同，采收各异。具体时间，以保证药效及容易获得为原则。一般而言，潜藏在地下的小动物，如全蝎、地龙、土鳖虫、斑蝥等，宜在夏末秋初捕捉。蝉蜕在夏季蜕壳后时采收。桑螵蛸须在秋季卵鞘形成后采集，并用开水煮烫以杀死虫卵。驴皮应在冬至后剥取，其皮厚质佳，最宜做胶；鹿茸须在清明后45~60天雄鹿的幼角未角化时采收。动物贝壳类药材全年可采，如牡蛎、珍珠母等。

三、矿物类药物的采收

矿物类药材的成分较稳定，大多可随时采集。

第三节　中药的贮存

中药品质的好坏，除与采收加工得当与否有密切关系外，贮藏保管对其品质亦有直接的影响。特别是植物类和动物类中药材，因其主要成分以生物碱、挥发油、苷类和蛋白质、脂肪等为主，在贮存过程中，很容易受微生物、温度、湿度等因素的影响，还有虫类的破坏等，发生受潮、霉烂、虫蛀、变色等情况，药材会产生不同程度的变质现象或损耗，使质量降低甚至完全失去疗效。因此必须重视中药的贮存和养护，保证药物使用的安全有效。

一、影响中药变异的常见因素

影响中药变异的常见外界因素主要包括温度、湿度、空气、日光、微生物、虫害及鼠害等。

1. 温度　中药在常温下成分基本稳定，利于贮藏，但当温度升至35℃以上时，有些中药就会发生变异，如含油脂较多的桃仁、柏子仁等出现油化；含糖类较多的黄精、玉竹等出现粘连、变味。当温度低于0℃时，某些含水量较高的中药（如鲜地黄、鲜石斛等）就会被冰冻，出现细胞壁及原生质受损，从而导致中药疗效降低。

2. 湿度　湿度可影响中药的含水量，直接引起中药的潮解、溶化、糖质分解、霉变、风化、干裂等各种变化。

3. 空气　空气中的氧和各种微生物也对中药的质变有重要影响。害虫的生长发育及繁殖都离不开氧，因此，改变空气成分的组成比例是防治仓储虫害的最有效方法。

4. 日光　长时间的日光照射会促使中药成分发生氧化、分解、聚合等光化反应，日光中的紫外线和热还可使含蛋白质的中药材变性、色素分解。因此，很多中药材需要避光保存。

5. 微生物　微生物是中药材发霉、腐烂的主要因素。中药材中的营养物质，包括脂肪、蛋白质、糖类和水分等都有利于微生物的生长繁殖，从而导致药材出现霉变、腐烂。

6. 虫害　虫蛀、虫蚀是影响中药饮片质量的最常见因素，据相关统计，在常用的中药饮片中，因虫蛀而导致的中药饮片的损耗可达40%以上。

7. 鼠害　鼠类易破坏中药的包装，在窃食药物的同时，还可造成排泄物污染、病毒及致病菌传播等危害，尤其是死鼠对中药危害更大。

二、中药贮存中常见的变异现象

中药饮片在保管贮存过程中，若养护不当，会导致药物的颜色、气味、形态、内部组织等出现各种各样的变异，影响药材质量。常见的变异现象大致有以下几种。

1. 虫蛀　是指饮片被害虫蛀蚀的现象。特别是含淀粉、糖、脂肪、蛋白质等成分较多的中药饮片，最易生虫，如白芷、北沙参、人参、大黄、桑螵蛸等。

2. 发霉　又称霉变，是指饮片受潮后在适宜温度条件下，因被各种霉菌污染所致的发霉现象。霉变对饮片贮藏危害最大。霉菌能分泌各种酶类，溶蚀药材组织，使很多有机物分解，导致饮片腐烂变质、气味走失，而且有效成分也遭到很大的破坏，以致不能药用。如党参、夏枯草、独活、紫菀等易霉变。

3. 泛油　习称"走油"，是指因饮片中所含挥发油、油脂、糖类等，在受热或受潮时其表面返软、发黏、颜色变浑、呈现油状物质并发出油败气味的现象。饮片泛油是一种酸败变质现象，会影响疗效，甚至可产生不良反应。如当归、丁香、柏子仁、桃仁、麦冬、熟地等易泛油。

4. 变色　是指饮片的色泽有变化，如由浅变深或由鲜变暗等。各种药物都有固有的色泽，如白色的白芷、山药、天花粉，黄色的黄芪、黄柏，红色的红花等。由于保管不善，导致药物的颜色出现明显的变化，除了影响饮片的外观，也影响药物的内在质量。

5. 气味散失　是指饮片固有的气味在外界因素的影响下，或贮藏日久气味散失或变淡薄。药物固有的气味，是由其所含的各种成分决定的，这些成分大多是治病的主要物质，如果气味散失或变淡变薄，就会使药性受到影响，从而影响药效。如肉桂、沉香、白芷、藿香、豆蔻、砂仁等，随着气味逐渐挥发散失，会严重影响质量。

6. 风化 是指含结晶水的盐类药物，经与干燥空气接触，日久逐渐失去结晶水，变为非结晶状的无水物质，从而变为粉末状。药物一经风化，其质量和药性也随之发生了改变，如胆矾、硼砂、芒硝等。

7. 潮解 习称返潮、回潮。是指固体饮片吸收潮湿空气中的水分，使其表面慢慢溶化成液体状态的现象。如青盐、芒硝等药物，这些饮片一旦变异后更难贮藏。

8. 粘连 是指固体饮片，因受热发黏而粘结在一起，使原来形态发生改变的现象。如阿胶、没药、乳香、鹿角胶、儿茶等。

9. 腐烂 是指新鲜饮片，因受温度和空气中微生物影响，引起微生物繁殖和活动而导致腐烂败坏的现象。如鲜生姜、鲜生地黄、鲜芦根、鲜石斛等。饮片一旦腐烂，即不能再入药。

三、常用中药的养护方法

中药养护是运用现代科学的方法研究中药保管及养护的一门综合性技术。主要有以下几种常用养护方法。

1. 干燥养护 干燥是中药保存的最常用方法，可以去除中药材中过多的水分，避免微生物繁殖，稳定各种化学成分，延长中药材储存时间。常用的干燥方法有晒干法、阴干法、烘干法、石灰干燥法、木炭干燥法、密封吸湿法、通风干燥法、微波干燥法等。如川芎、重楼常采用晒干法；酸枣仁可用阴干法；金银花、山药宜采用烘干法；人参、鹿茸常采用石灰干燥法。

2. 冷藏养护 采用低温（0~10℃）贮存中药，可以有效防止不宜烘、晾中药的虫蛀、发霉、变色、走油等变异现象的发生。该法适用于贵重中药材、特别容易霉蛀的中药材，如人参、冬虫夏草等。

3. 密封养护 密封养护可以避免外界空气、光线、温度、湿度、微生物等对中药材的影响。可在密闭容器中放置石灰、沙子、木炭等吸湿剂或贮藏于地下室。一般适用于动物类药材，如刺猬皮、蕲蛇等。

4. 化学药剂养护 利用化学药剂散发的气体杀虫防霉。一般选择毒性较小的化学药剂，采用不易残留的化学熏蒸法来灭菌杀虫。适用于大型仓库储存。常用硫黄或磷化铝熏蒸法。但需注意熏蒸后通风排毒。

5. 对抗同贮养护 利用不同性能的中药和特殊物质同贮具有相互制约，抑制虫蛀、发霉、走油现象的方法。如泽泻与牡丹皮放在一起，泽泻不易虫蛀，牡丹皮不易变色；花椒、细辛可与有腥气的动物药，如地龙、全蝎等一起贮存防虫蛀；乙醇或高浓度的白酒与瓜蒌、枸杞、龙眼肉等同贮，可杀死害虫。

6. 气调养护 在密封容器内，通过调整空气的组成，降低氧的浓度以抑制微生物的繁殖，防止中药变质的方法，简称"CA"贮藏。气调养护是一种无毒、无污染、科学而经济的贮存方法。

此外，还有辐射养护技术、气幕防潮技术、气体灭菌技术、无菌包装技术、高频介质电热杀虫技术等养护方法，可应用于不同品种的中药材，做到科学养护，降低耗损，保证药材质量和药效。

目标检测

答案解析

一、单项选择题

1. 历史悠久、产地适宜、品种优良、产量宏丰、炮制考究、疗效突出、带有地域特点的药材，传统被称为（　）

 A. 特产药材 B. 名产药材 C. 道地药材 D. 稀有药材 E. 贵重药材

2. 二、八月最宜采集的药材是（　）

 A. 叶类 B. 花类 C. 全草类 D. 果实类 E. 根及根茎

3. 道地药材产于四川的是（　）

A. 黄连、附子　　　B. 薄荷、苍术　　　C. 细辛、五味子　　　D. 阿胶　　　E. 地黄

4. 道地药材产于东北的是（　　）

A. 麻黄　　　　　　B. 薄荷　　　　　C. 人参　　　　　D. 阿胶　　　E. 地黄

5. 道地药材产于甘肃的是（　　）

A. 枸杞　　　　　　B. 当归　　　　　C. 阿胶　　　　　D. 牛膝　　　E. 党参

6. 道地药材产于山东的是（　　）

A. 菊花　　　　　　B. 荆芥　　　　　C. 阿胶　　　　　D. 牛膝　　　E. 人参

二、多项选择题

1. 产于四川的道地药材有（　　）

A. 川芎　　　　　　B. 川断　　　　　C. 黄连　　　　　D. 附子　　　E. 乌头

2. 四大怀药指的是（　　）

A. 怀菊花　　　　　B. 怀牛膝　　　　C. 怀阿胶　　　　D. 怀山药　　　E. 怀地黄

三、简答题

1. 确定道地药材的主要因素有哪些？

2. 为什么要注意中药的采收时间？

（秦建设）

书网融合……

知识回顾　　　习题

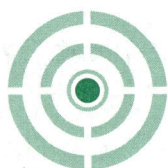

第三章 中药的炮制

PPT

学习目标

知识要求：

1. 熟悉中药炮制的目的。
2. 了解中药的具体炮制方法。

技能要求：

学会正确说出常用的中药炮制方法。

中药炮制，又称为"炮炙""修事""修治"，是我国一项传统的制药技术，也是体现中医药学特色的专门制药术语。中药的炮制必须以中医药理论为指导，根据辨证施治和临床用药的需要，结合药物自身的特性，以及调剂、制剂等不同要求，进行常规或特殊加工处理。由于中药材大都是生药，种类繁多，成分复杂，其中有些药物必须经过一定的炮制处理后，才符合临床用药需求。因此，中药的炮制方法也多种多样，合理的炮制能提高药物的疗效，增加药物的应用范围，降低有毒药物的毒副作用。中药的炮制应用有着悠久的历史，从《神农本草经》到《雷公炮炙论》《炮炙大法》，中药的炮制方法和技术日益丰富和完善，对确保中药质量提高临床疗效功不可没。

第一节 炮制的目的

针对不同的中药特性，采用不同的炮制处理方法，添加不同的辅料，可达到不同的炮制目的。一般来说，中药炮制的目的大致可归纳为以下七个方面。

（一）提高药材的纯净度，区分大小优劣，保证质量

一般中药材在采集、运输、保管过程中常混有泥沙、霉变品及非药用部位等，必须进行挑拣修治，或洗刷，使其达到规定的净度，保证药材品质和用量准确。如洗去苍术的泥沙，刷除枇杷叶背面的绒毛，去除金银花的枝叶，刮去黄柏的粗皮，除去虻虫的足、翅等。有些药物还分拣入药部位，如麻黄茎与麻黄根，紫苏子、紫苏叶与紫苏梗；有些贵重药材还须区分优劣等级，如人参、冬虫夏草、三七等。

（二）改变药材的形状或性状，利于调剂、制剂和贮藏

原生中药材形状不一，一般需要经过规范的加工工序，制成一定规格的饮片，如片、段、丝、块等形状，或经过煅烧、醋淬等处理，使之酥脆易打粉，这有利于更好地调剂、制剂和贮藏，如称量、计量、煎煮和贮存。有些需经特殊处理，如桑螵蛸为螳螂之卵鞘，内有虫卵，应蒸后晒干，杀死虫卵，以防贮存过程中孵化失效。秋季采集的肉苁蓉，需投入盐水湖中，加工为盐苁蓉，才能避免腐烂变质。

（三）降低或消除毒副作用，确保安全用药

有些药物有很好的临床疗效，但有较大的毒副作用，经过规范的炮制则可明显降低甚至消除其毒性或副作用，从而确保用药安全。如乌头、附子、川乌有大毒，经炮制后毒性大为降低；巴豆泻下作用剧烈，宜去油制霜用；半夏生品有小毒，姜制后则可消除其副作用。

（四）增强药物某方面功效，提高临床疗效

增强药物的某一方面作用，是中药炮制的最常见目的，主要是通过添加辅料或特殊处理，以增强药物功效，提高临床疗效。如常加入蜜、酒、姜汁等液体辅料，或麦麸、土等固体辅料，使之与被拌和的药物起协同作用，提高某方面的功效。如蜜炙紫菀、枇杷叶，能增强润肺止咳作用；酒炒丹参、川芎，能增强活血作用；醋制香附、延胡索，能增强止痛作用；姜汁炙半夏、竹茹，可增强止呕作用；麸炒白术能增强健脾作用；土炒山药能增强补脾止泻作用。不加辅料的其他炮制方法，也能增强药物的作用，如石膏煅用，可增强收敛生肌作用；侧柏叶炒炭，能增强止血作用等。

（五）改变药性，扩大应用范围

药物经过某些炮制处理，能在一定程度上改变药物的某些性能，以适应不同的病情和体质的需要。如甘苦性寒之生地黄，长于清热凉血，主用于热在血分，但经黄酒反复蒸晒后，则变为微温之熟地黄，又以补血见长，主治血虚证；性味辛热燥烈的吴茱萸，本适用于里寒证，但若以黄连水拌炒，或甘草水浸泡，去其温烈之性，对于肝火犯胃之呕吐腹痛，亦常用之。

（六）改变药物的作用部位或增强作用趋向，便于定向用药

为使中药能更准确地作用于某脏腑或某经络，更好地发挥疗效，可以通过炮制，改变药物对疾病的作用部位或增强作用趋向。《本草蒙筌》所谓"入盐走肾脏""用醋注肝经"正是如此。如柴胡、香附醋制后有助于引药入肝，增强疏肝解郁作用；知母、杜仲盐炒后，可增强入肾的作用。除此之外，酒炙后能引药上行，蜜炙能润能缓，这些炮制认识，通过临床用药证明都是具有一定科学性的。如生黄柏作用于下焦，有清下焦湿热作用，酒炙后借助酒的升腾作用，则可引药上行，清上焦之火；麻黄发汗作用较猛，蜜炙后能缓解其发汗力，并可增强其止咳平喘的功效。

（七）矫臭矫味，便于服用

某些药物具有令人不适的气味，难以口服或服后出现恶心呕吐等不良反应。采用漂洗、酒制、醋制、麸炒等方法处理，能消除某些药物的腥臭和怪味，便于服用。如酒制乌梢蛇，麸炒僵蚕，醋制乳香、没药，水漂海藻、昆布等。

第二节　常用炮制方法

中药的炮制方法是历代中医药学家不断发展和充实而来的，内容丰富，方法繁多，科学合理。现代的炮制方法是在前人的基础上改进而来。依据目前的实际应用情况，中药炮制方法可以分为五种类型。

一、修治

1. 纯净处理　采用挑、拣、簸、筛、刮、刷等方法，去掉灰屑、杂质及非药用部分，使药物清洁纯净。如拣去金银花、菊花中的枝、叶；刷除枇杷叶、石韦叶背面的绒毛；刮去厚朴、肉桂的粗皮；挑选天麻、冬虫夏草；剔除石决明、珍珠母的肉质等。

2. 粉碎处理　采用捣、碾、镑、锉等方法，使药物粉碎至一定程度，以符合制剂和其他炮制法的要

求。如龙骨、牡蛎捣碎便于煎煮；水牛角、羚羊角镑成薄片或锉成粉末，便于使用。果实种子类药物调剂时大多须捣碎，便于煎煮，如桃仁、郁李仁、益智等。现代多用药碾子、粉碎机直接将药物研磨成粉末，如三七粉、贝母粉等，以供其他炮制或服用。

3. 切制处理　采用切、铡的方法，把药物切制成一定的规格，使药物有效成分易于溶出，并便于进行其他炮制，也利于干燥、贮藏和调剂时的称量。根据药材的性质和需要，切片有很多规格。如天麻、槟榔宜切薄片；泽泻、白术宜切厚片；黄芪、鸡血藤宜切斜片；桑白皮、枇杷叶宜切丝；白茅根、紫苏梗、麻黄宜铡成段；茯苓、葛根宜切块等。

二、水制

用水或其他液体辅料处理药物的方法称为水制法。其主要目的是清洁药材、除去杂质、软化药材、便于切制、调整药性等。常用的有洗、淋、泡、漂、浸、润、水飞等方法。

1. 洗　将药物放入清水中，快速洗涤，除去杂质，使其清洁和软化。如将芦根、白鲜皮、沙参等洗去泥土。

2. 淋　将质地疏松的药材，用少量清水浇洒喷淋，使其清洁和软化。如喷淋荆芥、藿香、佩兰、薄荷等。

3. 泡　将质地坚硬的药材，在保证药效的原则下，放入水中浸泡一段时间，使其软化。如泡三棱、莪术、姜黄等。也可使用一些特殊的辅料进行浸泡，达到减毒的作用，如白矾水泡半夏、天南星。

4. 润　又称闷或伏。根据药材的软硬，加工时的气温、工具等，用淋润、浸润、泡润、盖润、伏润、露润、复润等多种方法，使清水或其他液体辅料慢慢渗透到药材内部，在不损失或少损失药效的前提下，使药材软化，便于切制饮片，如淋润荆芥、泡润槟榔、酒润当归、姜汁浸润厚朴、伏润天麻、盖润大黄等。

5. 漂　将药物置宽水或长流水中浸渍一段时间，并反复换水，以去掉腥味、盐分及毒性成分的方法。如将昆布、海藻漂去盐分；紫河车漂去腥味等。

6. 水飞　将药物与水共研，借药物在水中的沉降性质分取极细粉末的方法。具体操作是，将不溶于水的药材粉碎后，置乳钵或碾槽内加水共研，若大量生产则用球磨机研磨，再加入多量的水，搅拌，较粗的粉粒即下沉，细粉混悬于水中，倾出；粗粒再飞再研，如此反复操作，至全部成为混悬液为止。将混悬液倾出沉淀后，分出，干燥后即成极细粉末。常用于矿物类、贝甲类药物的制粉。如飞朱砂、飞炉甘石、飞雄黄等。

三、火制

火制是将药物直接用火进行加热处理，或是加入少量液体或固体辅料拌炒的一种方法。根据加热的温度、时间和方法的不同，可分为炒、炙、煅、煨、烘焙等方法。

1. 炒　是指将药物在锅中加热翻炒到一定程度。依据炒法不同，分为清炒法与加辅料炒法。

（1）清炒法　即不加固体辅料炒称清炒，按炒的程度不同分为炒黄、炒焦、炒炭三种。

炒黄：用文火炒至药物表面微黄或能嗅到药物固有的气味为度，如炒紫苏子、炒莱菔子、炒牛蒡子等。

炒焦：用武火炒至药物表面焦黄或焦褐色，内部颜色加深，并有焦香气味，如焦山楂、焦白术、焦麦芽等。

炒炭：用武火炒至药材表面焦黑，部分炭化，内部焦黄，但仍保留有药材固有气味（即存性），如地榆炭、艾叶炭、荆芥炭等。

炒黄、炒焦使药材易于粉碎加工，并缓和药性。种子类药物炒后则煎煮时有效成分易于溶出。炒炭能缓和药物的烈性、副作用，或增强其收敛止血、止泻的功效。

（2）加辅料炒法　是指与固体辅料同炒的方法。根据所加辅料不同，分为米炒、土炒、麸炒、砂炒等，如土炒白术、麸炒枳壳、米炒斑蝥等。与砂或滑石、蛤粉等固体辅料同炒的方法习称"烫"，可使药物受热均匀，膨胀松脆，易于煎出有效成分或便于服用，如砂烫穿山甲、蛤粉烫阿胶珠、滑石粉烫水蛭等。

2. 炙　用液体辅料拌炒药物，使辅料逐渐渗入药材内部以改变药性，增强疗效或减少副作用的一种方法。常用的液体辅料有蜂蜜、酒、醋、姜汁、盐水等。一般蜜炙药物能增强补益、润燥作用，如蜜炙黄芪、蜜炙款冬花；酒炙药物能增强活血通经，或引药上行作用，如酒制川芎、酒黄精等；醋炙药物能引药入肝，增强止痛及减毒作用，如醋制香附、醋制甘遂；姜汁炙药物能增强止呕作用，并能解毒，如姜炙半夏减毒、姜炙竹沥止呕；盐水炙药物引药入肾，如盐水炙杜仲、盐炙黄柏等。

3. 煅　将药材直接放于无烟炉火中或适当的耐火容器内进行煅烧的方法。药物经过煅制后，可使其质地松脆，易于粉碎，便于有效成分的煎出。不隔绝空气的煅制方法称为"明煅"，多用于矿物药或动物甲壳类药，如煅石膏、煅磁石、煅牡蛎、煅珍珠母等。缺氧条件下煅烧成炭的方法称为"密闭煅"，又称"闷煅"，适用于质地疏松，炒炭易灰化的药材，如煅血余炭、煅棕榈炭。

4. 煨　将药物用湿面或湿纸等包裹，放入热火灰中进行隔物加热的方法。煨法能降低药材的刺激性及毒副作用，或缓和药性，或增强疗效。其中以面糊包裹者，称"面裹煨"；以湿纸包裹者，称"纸裹煨"；以吸油纸分层隔开者，称"隔纸煨"；将药材直接埋入火灰中，使其高热发泡者，称为"直接煨"。如煨肉豆蔻、煨诃子、煨姜等。

5. 烘焙　将药材用微火加热，使之干燥的方法称烘焙，如焙虻虫、焙蜈蚣，焙后可降低毒性和腥臭气味，便于粉碎。

四、水火共制

有些药物的炮制既要用水又要用火，称为水火共制，常用的有煮、蒸、炖、焯、淬等方法。

1. 煮　是将药物用清水或其他溶液进行同煮的方法，可依据使用的液体不同分为清水煮、药汁煮、豆腐煮等。煮法主要具有减低药物毒性、烈性，或缓和药性的作用。如清水煮乌头、豆腐煮硫黄、甘草汁煮远志等。

2. 蒸　将药物置蒸制容器内或密封容器内隔水加热至一定程度的方法，具有软化药材、改变药性、提高疗效、降低毒烈性或便于切制的作用。以是否加辅料而分为清蒸与加辅料蒸。如酒蒸大黄可缓和泻下作用；生何首乌经反复蒸、晒后，变成制何首乌，由解毒通便之功，而转变为具有补肝肾、益精血之力。生地黄经蒸制后变为熟地黄，由清热凉血药变为补血药。

3. 炖　将净制后的药物与定量的液体辅料（酒、醋、药汁等）拌匀，装入瓦罐或金属罐内，密闭，放置在锅中隔水加热至所需程度的一种蒸制方法。因药未与水蒸气直接接触，而是利用水蒸气将容器（瓦罐、金属罐等）加热，利用容器温度以达到蒸制目的，故又称为间接蒸法。该法可防止辅料的逸散和流失，促使液体辅料渗入药物表面，故适用于加辅料蒸制的药物，如黑豆汁炖何首乌、酒炖大黄、醋炖五味子等。

4. 焯　将药物快速放入沸水中短暂潦过，立即取出的方法。常用于药物的去皮和肉质多汁药物的干燥处理，如焯杏仁、桃仁、白扁豆以去皮；焯马齿苋、天冬以便于晒干贮存。

5. 淬　是将药物煅烧红后，迅速投入冷水或液体辅料中，使其酥脆的方法。淬后不仅易于粉碎，且辅料被其吸收，可发挥预期疗效。如醋淬自然铜、鳖甲、黄连煮汁淬炉甘石等。

五、其他制法

1. 制霜　药物经过去油制成松散粉末或析出细小结晶或升华、煎煮成粉渣的方法。制霜可降低药物毒副作用，或增强疗效，或便于制造新药。如巴豆制霜，可降低其毒副作用；西瓜制霜，以增其润喉止咽痛之效。

2. 发酵　药物在霉菌或生物酶的催化分解作用下，使其发泡、生霉的方法。发酵可增强疗效，改变原药的药性，扩大用药品种。如神曲、半夏曲、淡豆豉等。

　　3. 发芽　将具有发芽能力的种子药材用水浸泡后，促使其发幼芽的方法，称为发芽。如谷芽、麦芽、大豆黄卷等。

　　4. 精制　多为水溶性结晶状矿物类药物，先经过水溶除去杂质，再经浓缩、静置后析出结晶的方法。如由朴硝精制成芒硝、玄明粉（元明粉）。

　　5. 药拌　药物中加入其他辅料拌染而成，如朱砂拌茯神、砂仁拌熟地黄等。

目标检测

答案解析

一、单项选择题

1. 将不溶于水的药物与水共研，经反复研磨制备成极细粉末的方法，称为（　）
　　A. 润　　　　　　　　B. 漂　　　　　　　　C. 水飞　　　　　　　　D. 淬　　　　　　　　E. 燀

2. 清水漂洗海藻的目的是（　）
　　A. 消除烈性　　　　　　　　B. 清洁药物，去掉盐分　　　　　　　　C. 便于制剂
　　D. 便于贮藏　　　　　　　　E. 改变性能

3. 巴豆制霜的目的是（　）
　　A. 消除毒性　　　　B. 增强药效　　　　C. 改变药性　　　　D. 便于贮藏　　　　E. 纯净药材

4. 醋炙香附的目的是（　）
　　A. 增强疗效　　　　B. 减低毒性　　　　C. 改变药性　　　　D. 便于服用　　　　E. 有利贮藏

5. 生首乌制熟的目的是（　）
　　A. 减低毒性　　　　B. 改变药性　　　　C. 增强疗效　　　　D. 便于服用　　　　E. 有利贮藏

6. 将药物快速放入沸水中短暂潦过，立即取出的炮制方法，称为（　）
　　A. 煮法　　　　　　B. 蒸法　　　　　　C. 炖法　　　　　　D. 燀法　　　　　　E. 淬法

二、多项选择题

1. 炮制的目的是（　）
　　A. 去除杂质　　　　B. 便于保存　　　　C. 降低毒性　　　　D. 增强功效　　　　E. 除去异味

2. 水火共制的方法有（　）
　　A. 煮法　　　　　　B. 炒法　　　　　　C. 炖法　　　　　　D. 燀法　　　　　　E. 淬法

三、简答题

1. 常用的炮制方法有哪几类？
2. 简述炮制的目的。

（秦建设）

书网融合……

知识回顾　　　　微课　　　　习题

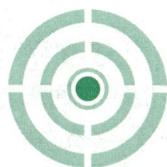

第四章 中药的性能

PPT

学习目标

知识要求：
1. 掌握四气、五味、升降浮沉、归经、毒性的定义、作用及对临床用药的指导意义。
2. 熟悉中药性能的含义。
3. 了解药性理论与中药防治疾病的机理。

技能要求：
学会应用中药的药学理论指导科学使用中药。

中药的性能，是在中医药理论指导下，对中药的性质、作用部分和特征的高度概括，是认识和使用中药，并用以阐明药效的理论指导。

对于中药性能的认识，我国现存最早的药物学专著《神农本草经》开创了利用"四气五味"认识药物的药性理论先河，这是历代中医药先贤们不断从临床实践中凝结出的智慧结晶。他们将这些性质和特征从不同角度加以提炼总结，逐步形成了完备的具有中医药特色的中药药性理论。中药的性能，不仅表明各种药物的独有特性，还反映了某一类药物作用的共同特性。

中医药学认为，疾病发生的原因是由于各种致病因素作用于人体，导致机体阴阳失调，脏腑功能失常的结果。而中药治疗疾病的基本原理，就是利用药物的性能，纠正阴阳失调的病理状态，扶助正气，祛除病邪，恢复脏腑功能，达到治愈疾病，恢复健康的目的。药物所具有的这些特性和作用，前人称之为偏性。用药物的偏性纠正机体所表现出的阴阳偏盛偏衰，即所谓"以偏纠偏"，使机体恢复平衡，达到治疗疾病的目的。这一理论，是我国历代中医药家在长期医疗用药实践中，密切结合阴阳五行、脏腑经络、治则等中医学理论，逐渐认识并总结出来的用药规律。它是中医学理论体系中的一个重要组成部分，是学习、研究、运用中药所必须掌握的基本理论知识和技能。

中药的性能，是中药的核心理论。掌握和学会中药的性能，明确每种中药的性、味、归经、升降浮沉和毒性，对于临床准确用药，趋利避害，保证用药安全等都具有指导意义。本章内容主要包括四气、五味、升降浮沉、归经、毒性等方面，其与功效相联系，是临床选药组方、治疗疾病的重要依据。

第一节 四 气

四气，是药物的寒、热、温、凉四种药性，又称"四性"。它反映了药物在影响人体阴阳盛衰、寒热变化方面的作用倾向，是说明药物作用性质的重要概念之一。

四气中温、热与寒、凉属于两类不同的性质，温、热属阳，寒、凉属阴，是相对立的两种药性。而温与热，寒与凉，则没有本质区别，只是程度上有差异而已。所以从四性的本质而言，实际上只有寒、热两种性质的不同。有些药物还具有大热、微温、大寒、微寒等特性，这也只是说明药性程度轻重的不同，作用大小的不同。如温里药的附子，其性大热，说明附子的温里散寒的能力强，热性峻猛，适用于阴寒内盛之证。

此外，还有一些平性药，是指其寒热偏性不甚明显，药性平和，作用缓和的一类药，如莲子、山药、党参等。药物的平性，是相对而言的，仍有偏温或偏凉的不同，所以未超出四性的范围，仍称为四气。

药物的四性，是药物作用于机体所产生的反应总结出来的，与所治疾病的寒热性质是相对。如病人表现为高热烦渴、面红目赤、咽喉肿痛、脉洪数等，属阳热证，而大黄、石膏、黄连等能够缓解消除高热口渴等热证，表明这些药物具有寒凉之性，所以凡能够减轻或消除阳热证的药物，属于寒性或凉性药；反之，如病人表现为四肢厥冷、面色㿠白、脘腹冷痛、脉微欲绝等则属阴寒证，而附子、干姜、肉桂等能够减轻或消除阴寒症状，表明这些药物具有温热之性，所以凡能够减轻或消除阴寒证的药物，属于热性或温性药。

寒凉药多具有清热泻火、凉血解毒、泻热通便、滋阴除蒸、清热利尿、清心开窍、凉肝息风等功效，适用于治疗热证、阳证。温热药多具有温里散寒、补火助阳、暖肝散结、温阳利水、温经散寒、回阳救逆等功效，适用于治疗寒证、阴证。药性寒热只是从药物对机体阴阳盛衰、寒热变化的影响这一特定角度来概括药物的性能，只是药物功效的一般规律和共同特性，并不能概括药物的具体功效。

中药的四气，对于临床治病用药具有重要的指导意义。《黄帝内经》中提出"热者寒之，寒者热之"的治疗用药原则，是临床对中药四气理论的具体运用。首先，治疗热性疾病用寒凉药物，治疗寒性疾病用温热药物，这是必须遵循的用药原则。反之，如果阴寒证用寒凉药，阳热证用温热药，必然会造成病情加重的严重后果。其次，要根据病证寒热程度的差别，分别选用相应的药物。如当用热药而用温药，或当用寒药而用凉药，则病重药轻达不到治愈疾病的目的；反之，当用温药而用热药则反伤其阴，当用凉药而用寒药则易伤其阳，都对治疗不利。再次，还要结合季节的不同，指导临床用药。如在寒冬季节无实热证时，不宜过量使用寒性药，以免损伤阳气；在炎热夏季无寒证者，不要过用热性药，以免化燥伤津。

药性的四气并不能全面决定药物的功效，也不能概括药物性能的所有方面。所以，四气必须与其他性能相结合，方能全面认识和掌握药物的功效和临床使用范围。

第二节　五　味

药物的五味，主要指药物具有的辛、甘、酸、苦、咸五种基本的滋味。药物五味的提出是基于对中医学阴阳五行学说的理解和运用，实际上不只五味，还有"淡""涩"之分，应该有七种。而前人认为淡味从属于甘味，酸味包含了涩味之功，因此，虽有七种药味，但没有超出五味的范畴，故仍然称为五味。

五味的确定，最初是依据药物的真实滋味口尝感受而来，如黄连之苦、生姜之辛、甘草之甘、山楂之酸、芒硝之咸等。通过长期的临床实践观察，不同味道的药物作用于人体，产生了不同的反应，获得不同的治疗效果，从而总结归纳出五味的理论。所以说，药味既包含药物的真实滋味，又超出其真实滋味的范畴，而是依据临床疗效归纳出来，从而形成了五味理论的主要内容。

五味作为药性理论最早见诸《黄帝内经》，在《素问·藏气法时论篇》中对于五味的作用和功效进行了详细描述，提出"辛散、酸收、甘缓、苦坚、咸软"的凝练总结。后世医家在此基础上，通过长期的临床实践，不断地加以补充、发展和完善，形成了系统的五味学说理论。现将五味所代表的药物作用及主治病证归纳如下：

辛："能散、能行"。即具有发散、行气、活血等作用。常用于治疗表证、气滞、血瘀等证，如生姜味辛能发汗解表，陈皮味辛能理气健脾，川芎味辛能活血化瘀等，此外，辛味还具有开窍、化湿等作用，如冰片、藿香、石菖蒲等，分别用于窍闭神昏证、湿阻中焦证等。

甘："能补、能和、能缓"。即具有补益、和中、调和药性、缓急止痛等作用。常用于虚证、脾胃不和、拘急疼痛等证，如人参、大枣、饴糖、甘草等。某些甘味药还具有解药食中毒的作用，如甘草、绿豆等，故有甘能解毒之说。

酸："能收、能涩"。即具有收敛固涩作用。常用于自汗盗汗、肺虚久咳、久泻久痢、遗精滑精、尿频遗尿等滑脱不禁的病证，如五味子、山茱萸、乌梅等。具体作用根据药物归经的不同而有异，如酸味入肺，能固表止汗、敛肺止咳；入肠能止泻止痢；入肾与膀胱能涩精止遗缩尿。此外，酸还有生津作用，可用于津伤口渴，如乌梅、五味子等。

苦："能泄、能燥、能坚"。泄有通泄、清泄、降泄三种含义，分别具有泻下通便、清热泻火、降气平喘等作用，常用于积滞便秘、火热上炎及肺气上逆之咳喘等病证，如大黄、黄连、苦杏仁等苦味药。燥即燥湿，用于湿证。苦而温者，能苦温燥湿，用于寒湿证，如苍术、厚朴、半夏等；苦而寒者，能清热燥湿，用于湿热证，如黄芩、黄连、黄柏等。坚是保存肾阴之意，即具有清热泻火以防伤阴，以保存阴液的作用，如黄柏、知母等。

咸："能下、能软"。即具有软坚散结和泻下通便作用。常用于瘰疬、瘿瘤、痰核、癥瘕、便秘等症，如昆布、海藻、鳖甲、芒硝等，均具有咸味。

淡："能渗、能利"。即具有渗湿、利尿作用。常用于水肿、小便不利等症，如猪苓、茯苓、薏苡仁等。

涩：与酸味作用相似，即具有收敛固涩作用，常用于自汗盗汗、久泻久痢、尿频遗尿、遗精滑精、崩漏带下不止等滑脱之证。如煅龙骨、煅牡蛎、赤石脂等。

中药有四种药性、五种药味，所以常把药物的性味合称为"四气五味"，或"四性五味"。每一种药物都有气和味两方面的性能，分别从不同角度说明药物的功效。理解药物的功效，不能单凭药性，也不能只凭药味，只有二者结合才能指导对药物功效的认识。例如黄连、石膏都是寒性，均能清热，但黄连苦寒，能清热燥湿；而石膏甘寒，能清热泻火。说明药物的性同而味不同，则功效不同。又如麻黄、薄荷都有辛味，均能发散表邪，但麻黄辛温，能发散风寒；而薄荷辛凉，能发散风热。说明药物的味同性不同，功效也不同。一种药物只有一种药性，但可以有一种或多种药味。一般而言，气味相同，则功能相近；气味相异，则功能不同；味越多，其功效也就越多。

第三节　升降浮沉

升降浮沉是指药物在机体内的作用趋向，是药物的性能之一。升，即上升提举，趋向于上；降，即下达降逆，趋向于下；浮，即向外发散，趋向于外；沉，即向内收敛，趋向于内。升降浮沉即药物作用于机体时所产生的向上、向下、向外、向内四种不同作用趋向，表现为有些药物善于上行，有些善于下泄，有些善于外散，有些善于内补。

对于人体而言，升降出入是气机运动的常态。由于疾病的产生，导致气机运动失常，在病势上可表现出上升（如咳嗽、呃逆、呕吐）、下降（如脱肛、遗尿、崩漏）、外出（如自汗、盗汗）、内入（表证未解入里）的趋势；同时在病位上也有在外（如外感表证）、在里（如里实便秘）、在上（如头痛、目赤肿痛）、在下（如腹水、下肢水肿）等的不同。所以根据这些病情，凡具有向上、发散的趋向，如升阳、解表、催吐等作用的药物，称之为升浮药，凡具有下行、向里趋向，如泻下、利水、平喘、收涩等作用的药物，称之为沉降药。因此，药物的升降浮沉与四气、五味一样，也是通过药物作用于机体所产生的疗效概括出来的药性理论。

药物的升降浮沉性能，可以纠正机体功能的失调，使之恢复正常，或因势利导，有助于祛邪外出。升降浮沉之中，升与降、浮与沉是相对立的，按阴阳属性区分，升浮属阳，沉降属阴。一般具有升阳发表、祛风散寒、涌吐、开窍等功效的药物，都能上行向外，药性都是升浮的，均属升浮药，如荆芥能够发表透疹、升麻能够升阳举陷、薄荷能清利头目；具有泻下清热、利水渗湿、重镇安神、潜阳息风、消导积滞、降逆止呕、收敛固涩、止咳平喘等功效的药物，则能下行向内，药性都是沉降的，均属沉降药，如半夏能够降逆止呕，龙骨能够收敛止汗，大黄能泄热通便。

大多数药物升浮或沉降的作用趋势是单一的，但有些药物却具有升浮和沉降两方面的作用，如麻黄既能发汗（升浮作用），又能利水（沉降作用）；川芎既能上行头目（升浮作用），又能下行血海（沉降作用）。说明这些药物的作用存在着双向性，这是部分药物的特点。另外，还有一部分药物升降浮沉作用趋势不明显，如南瓜子的杀虫功效、甘草的调和药性功效，就不能用升降浮沉的理论来解释。

药物的升浮沉降性能主要受到以下因素影响。

1. 药物的性味　一般而言，升浮药的药味大多辛、甘，药性大多温、热；沉降药的药味大多酸、苦、咸，药性大多寒、凉。

2. 药物的质地　质轻的植物花、叶、皮、枝类药物，大多属于升浮药；质重的种子、果实、矿物、贝壳类等药物，大多沉降。但这只是一般规律，古人所说"诸花皆升，旋覆独降""诸子皆降，蔓荆独升""芫花沉降，苍耳升浮"等，均属例外。

3. 药物的炮制方法　炮制可以影响或转变药物升降浮沉的性能，例如：酒炒则性升，姜汁炒则性散，醋炒则收敛，盐水炒则下行。如大黄苦寒泻下，属沉降之性，酒炒之后，善于清上焦热，而表现为升浮。

4. 药物的配伍　配伍也可以影响药物的升降浮沉性能，升浮药与较多较强的沉降药配伍，则其升浮之性受到制约，整体表现为沉降的趋势；沉降药与较多较强的升浮药配伍，则其沉降之性受到制约，并随之升浮。如牛膝能够引血下行，属沉降，而与桃仁、红花、柴胡、桔梗等同用，可治疗胸中血瘀证，其沉降之性已不明显。

临床运用升降浮沉的性能，可以调整脏腑功能，恢复阴阳平衡，使药物作用于机体的不同病变部位，因势利导，驱邪外出，从而达到治愈疾病的目的。一般来讲，病变部位在上在表者，宜升浮而不宜沉降，如治疗外感风热则应选用桑叶、菊花、薄荷等升浮药以疏散表邪；病变部位在下在里者，宜沉降而不宜升浮，如治疗热结便秘则应选用大黄、芒硝、厚朴等沉降药以泻热通便；病势上逆者，宜降而不宜升，如肝阳上亢则应选用赭石、石决明等沉降药以镇潜肝阳；病势下陷者，宜升而不宜降，如气虚下陷久泻脱肛则应选用黄芪、柴胡等升浮药以升阳举陷。所以临床治疗疾病时，必须针对病变部位以及病势的不同，依据药物升降浮沉的特性，恰当地选用药物，才能药到病除。这是临床用药必须遵循的原则之一。

第四节　归　经

归经是指药物对于机体的选择性作用，它说明了药物的作用部位或适应范围，是阐明药物作用机理，指导临床用药的药性理论之一。药物的归经不同，其治疗作用也不同，反映了药物在机体产生效应的部位各有侧重。

中药归经理论的形成是以中医脏腑经络学说为基础，以药物所治疗的具体病证为依据，将药物对人体的治疗作用进行归纳，经过长期临床实践总结出来的用药理论。如咳喘胸闷是肺经病变，杏仁能治咳喘胸闷，即认定其归肺经；心悸属于心经的病变，朱砂能清心安神定悸，即认定其归心经。药物由于归经不同，作用部位不同，其治疗作用也不同。如黄连、黄柏同属寒性药，都有清热作用，但由于黄连入心、胃经偏于清心火、胃火，黄柏入肾经偏于泻肾火，所以临床用途也就不同。

对药物归经的确定，主要使用的是脏腑及十二经脉，以五脏为主，六腑为辅。有些药物只入五脏，有些药物是既归五脏又归六腑。如桂枝归肺、心、肾，柴胡主入肝胆，麻黄归肺和膀胱经，栀子除归心、肝、肺、胃经外，还归三焦经。

对于归经理论的临床应用，一是可以提高用药的准确性，即可准确据病变所属脏腑经络部位而选择用药。如肺热选用善清肺热的黄芩，胃火应当选用善清胃火的黄连。头痛的原因很多，疼痛的性质和部位也各有不同。如羌活善治太阳经头痛；白芷善治阳明经头痛；柴胡善治少阳经头痛；吴茱萸善治厥阴经头痛；细辛善治少阴经头痛等。故治疗头痛时，考虑到药物的归经特点，则可提高疗效。二是便于根据脏腑经络间的关系及传变规律而选择用药。由于脏腑经络在生理上互相联系，在病理上互相影响，因此，临床用药时并不单纯使用某一经的药物，而是相互配合，取长补短，方可取得较好的疗效。

归经只是药物性能的一个方面，在运用归经理论指导临床用药时，必须与四气、五味、升降浮沉等药性理论结合起来，全面分析才能准确理解药物的功效，指导临床用药。

🖋 知识拓展

引经报使药

1. 十二经引经药　如手太阴肺经常用桔梗，手阳明大肠经常用白芷，足太阴脾经常用苍术，足阳明胃经常用白芷、葛根，手少阴心经常用细辛、黄连，手太阳小肠经常用木通，足少阴肾经常用肉桂，足太阳膀胱经常用羌活，手厥阴心包经常用牡丹皮，手少阳三焦经常用连翘、栀子，足厥阴肝经常用柴胡、吴茱萸，足少阳胆经常用青皮。

2. 病证引经药　头痛不离川芎，气病刺痛用枳壳；桔梗为肺之舟楫。《本草蒙筌·各经主治引使》指出"心寒桂心，肝寒吴茱萸、当归，肺寒麻黄、干姜，肾寒细辛、附子；肝热柴胡、黄芩，心热黄连、麦冬，肺热桑白皮、石膏"。

3. 部位引经药　如姜黄能引药上行通达上肢，常作为上肢痹证的引经药；牛膝性喜下行而通达下肢，常作为下肢的引经药。

第五节　毒　性

一、古代药物毒性的概念

首先，在古代早期，毒药是药物的统称。如《周礼·天官·冢宰下》有"医师掌医之政令，聚毒药以供医事"的说法。"神农尝百草，一日遇七十毒"的"毒"就是指的药物。后随着对药物认识的发展，对毒性的认识也逐步清晰和准确。二是指药物的偏性，明代医家张景岳云："药以治病，因毒为能，所谓毒者，以气味之有偏也。"论述了毒药的广义含义，阐明了毒性就是药物偏性。以药物的偏性来纠正因患病导致的机体阴阳失衡是临床治疗的主要目的。三是指药物作用的强弱不同。《素问·五常政大论篇》"大毒治病，十去其六；常毒治病，十去其七；小毒治病，十去其八；无毒治病，十去其九；谷肉果菜，食养尽之，无使过之，伤其正也。"指出药物偏性之大小，即作用强弱。四是指药物的毒副作用，《素问·五常政大论篇》把毒性强弱分为"小毒""常毒""大毒""无毒"四类，《神农本草经》亦依据对人体损害的大小，把药物分为"上品、中品、下品"三品。

二、现代药物毒性的概念

药物的毒性反应，一般指药物对机体所产生的不良影响及损害性，包括急性毒性、亚急性毒性、亚慢性毒性、慢性毒性和特殊毒性，如致癌、致突变、致畸胎、成瘾等。所谓毒药一般系指对机体发生化学或物理作用，能损害机体，引起功能障碍、疾病、甚至死亡的物质。毒性反应与药物本身的毒性、剂量过大、用药时间过长、炮制不当、配伍失宜、煎服法错误、药不对证、个体差异等多种因素有关。

中药的副作用有别于毒性反应。副作用是指在常用剂量时出现与治疗需要无关的不适反应，一般比较轻微，对机体损害性不大，停药后可自行消失。如临床服用某些中药后可引起恶心、呕吐、胃痛腹泻或皮肤瘙痒等不适反应。副作用的产生与药物自身特性、炮制、配伍、制剂等多种因素有关。

三、中药毒性的分级

《神农本草经》把药物分为"有毒""无毒"两类。《素问·五常政大论篇》把毒性分为"小毒""常毒""大毒""无毒"四类。《证类本草》《本草纲目》将毒性分为"大毒""有毒""小毒""微毒"四类。

近代中药毒性分级多沿袭临床用药经验及文献记载，未见明确分级。现今通行的分类方法遵从《中华人民共和国药典》（2020年版），采用大毒、有毒、小毒三级分类方法。

四、正确对待中药的毒性

临床用药必须从以下几方面正确对待中药的毒性，以作为安全用药的保证。

首先，要正确总体评价中药的毒性。在现有的10000多种中药品种中，有明确中毒报告的仅约100余种，其中许多还是临床很少使用的剧毒药。故现在大多数中药品种是安全的，这是中药一大优势，也是中药受到世界青睐的主要原因。

其次，要高度重视中药中毒的临床报道。临床中时常会出现中药中毒的报告，尤其是单味药引起中毒的报道就多，其中植物药如关木通、苍耳子、苦楝根皮、附子、乌头、巴豆、半夏、牵牛子、马钱子、黄药子等，动物药及矿物药如斑蝥、蟾酥、砒霜、升药、胆矾、铅丹、密陀僧、皂矾、雄黄等。由此可见，文献中认为大毒、剧毒的固然有中毒致死的，小毒、微毒甚至无毒的同样也有中毒病例发生，故临床应用有毒中草药固然要慎重，就是"无毒"的，也不可掉以轻心。

还有，要加强对有毒中药的使用管理，特别是对列入国务院《医疗用毒性药品管理办法》的中药品种，如生半夏、生南星、生巴豆、生川乌、生草乌、生附子、砒霜、生马钱子、斑蝥、生甘遂、蟾酥、雄黄、洋金花等。

五、临床应用毒性中药的注意事项

（1）选药要合理，在保证用药安全的前提下，根据病情，可恰当选择有毒性的中药"以毒攻毒"治疗疾病。如用砒霜治疗白血病，雄黄治疗疔疮肿毒等。确定适宜剂量，中病即止，不可过服，以防止过量和蓄积中毒。

（2）配伍要恰当，凡两药合用能产生剧烈毒副作用的，禁止配伍使用。

（3）用量要适宜，使用有毒性的中药，须根据病情、体质的强弱，选择适宜的用量，可从小剂量开始，逐渐加量，以免中毒。

（4）选择适宜的炮制、制剂和煎服法降低或消除中药的毒性。

（5）掌握药物的毒性及其中毒后的临床表现，便于诊断中毒原因，及时采取合理、有效的抢救治疗手段。

目标检测

答案解析

一、单项选择题

1. 四气的确定是（　　）

A. 从人体的感官感觉出来的

B. 从疾病的性质中总结出来的

C. 从药物作用于人体所发生的反应和所获得的不同疗效中概括出来的

D. 从季节的不同变化结出来的

E. 以上都不是

2. 寒凉药的作用是（　　）

　A. 暖肝散结　　　B. 温里散寒　　　C. 清热解毒　　　D. 补火助阳　　　E. 回阳救逆

3. 苦味药的作用是（　　）

　A. 能和能缓　　　B. 能燥能泄　　　C. 能下能软　　　D. 能收能涩　　　E. 能行能散

4. 淡味药的作用是（　　）

　A. 能和能缓　　　B. 能下能软　　　C. 能燥能泄　　　D. 能收能涩　　　E. 能渗能利

5. 治疗筋脉拘急疼痛的药物多具有（　　）

　A. 辛味　　　　　B. 甘味　　　　　C. 酸味　　　　　D. 苦味　　　　　E. 咸味

6. 具有沉降性质的性味是（　　）

　A. 苦温　　　　　B. 辛温　　　　　C. 苦寒　　　　　D. 甘寒　　　　　E. 咸温

7. 归经是指（　　）

　A. 药物具有的升降浮沉的作用趋向　　　　　B. 药物具有的寒热温凉四种性质

　C. 药物具有的辛甘酸苦咸五种滋味　　　　　D. 药物对于机体某部分的选择性作用

　E. 药物对于机体有无毒副作用

8. 胁痛易怒、抽搐惊悸等症当选用（　　）

　A. 归心经的药物　B. 归肝经的药物　C. 归肺经的药物　D. 归肾经的药物　E. 归脾经的药物

9. 具有芳香化湿作用的药物大多具有（　　）

　A. 甘味　　　　　B. 苦味　　　　　C. 咸味　　　　　D. 酸味　　　　　E. 辛味

10. 善治少阴头痛的药是（　　）

　A. 羌活　　　　　B. 柴胡　　　　　C. 细辛　　　　　D. 吴茱萸　　　　E. 白芷

11. 中药的作用包括：

　A. 药物的治疗作用和不良作用　　　　　B. 药物的副作用

　C. 药物的治疗作用　　　　　　　　　　D. 药物的不良反应

　E. 以上均不是（　　）

12. 能够减轻或消除寒证的药物，其药性一般属

　A. 温性　　　　　B. 热性　　　　　C. 平性　　　　　D. 温、热之性　　E. 寒、凉之性

13. 所谓平性药主要是指（　　）

　A. 寒、热之性不甚明显的药物　　　　　B. 作用比较缓和的药物

　C. 升浮、沉降作用趋向不明显的药物　　D. 性味甘淡的药物

　E. 寒热界限不很明显、药性平和、作用较缓和的一类药

二、多项选择题

1. 四气指的是（　　）

　A. 寒　　　　　　B. 凉　　　　　　C. 热　　　　　　D. 温　　　　　　E. 辛

2. 甘味药的作用是（　　）

　A. 能行　　　　　B. 能和　　　　　C. 能散　　　　　D. 能缓　　　　　E. 能软坚

3. 能够影响升降浮沉的因素有（　　）

　A. 四气五味　　　B. 入药部位　　　C. 炮制方法　　　D. 配伍　　　　　E. 采摘时间

三、简答题

1. 何谓"四气"？四气主要说明药物的什么性质？
2. 简述甘味药的作用及主治病证。
3. 简述产生中药中毒的主要原因。

（秦建设）

书网融合……

知识回顾　　　微课1　　　微课2　　　习题

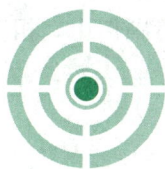

学习目标

知识要求：

1. 掌握药物"七情"及各种配伍关系的含义及临床意义；掌握配伍禁忌、妊娠用药禁忌、服药食忌；掌握中药汤剂的特殊煎药法、特殊服药法。

2. 熟悉中药配伍的含义。

3. 了解中药汤剂的一般煎药法、一般服药法。

技能要求：

1. 熟练掌握煎煮中药汤剂的技能。

2. 学会指导中药的服用。

中药的应用主要包括配伍、用药禁忌、剂量和用法四部分内容。

第一节 配 伍

根据病情需要和药性特点，按照用药法度，将两种或两种以上中药配合使用，称为配伍。中药经过合理配伍，可以增强药物的治疗作用，降低毒副作用，扩大适用范围，适应复杂的病情，减少药物的不良反应。

中药配合使用后，药物之间产生相互作用，可使其原有的性能发生改变，或提高疗效，或降低不良反应，或产生毒副作用。因此，应用两种或两种以上的中药时，就必须按照一定的法则有所选择，形成合理的配伍关系。古代医家把单味药的应用与药物的配伍关系总结为七个方面，称为药物的"七情"。七情的最早记载见于《神农本草经》："药……有单行者，有相须者，有相使者，有相畏者，有相恶者，有相反者，有相杀者，凡此七情，合和视之。"其中"单行"，一般认为是指应用单味中药治病，主要适宜病情单纯者，仅用一味针对性强的药物即能获得疗效。如单用人参益气固脱治疗气脱（即独参汤）；单用黄芩治疗轻度的肺热咳嗽（即清金散）；单味白茅根清热止血治疗血热妄行所致衄血、咯血、吐血、血尿（即茅根汤）；单用白芷治疗头风头痛（即都梁丸）等。除单行外，其余六种都是指药物的配伍应用，综合前人的经验，分述如下。

一、相须

相须，是指性能功效相类似的中药配合应用，能明显增强中药的原有疗效。如麻黄与桂枝配伍，能明显增强发汗解表的功效；金银花与连翘配伍，能增强疏散风热、清热解毒的作用；茯苓与猪苓配伍，能明显增强利水渗湿的功效。相须配伍一般是同类药物（按照功效分类）合用，它构成了复方用药的配伍核心，是中药配伍应用的主要形式之一。

二、相使

相使，是指在性能功效方面有某些共性的中药配合应用，以一药为主，另一药为辅，辅药能提高主药的疗效。相使配伍不必是同类药物，一主一辅，相辅相成。中药中有一类药物，可以疏畅气机，叫作理气药，常常作为辅药使用，理气药可以和泻下药配伍增强泻下药的泻下作用，与活血化瘀药配伍增强活血化瘀药的活血化瘀作用，和补益药物配伍使用补而不滞，增强补益作用等。例如，黄连配木香治疗湿热泻痢，黄连为清热燥湿、解毒止痢的主药，木香调中宣滞、行气止痛，可增强黄连清热燥湿、行气化滞的功效。

三、相畏

相畏，是指一种中药的毒性或副作用，能被另一种中药减轻或消除。如"生半夏畏生姜"，即生半夏的毒性能被生姜减轻或消除；"甘遂畏大枣"，即大枣可缓和峻下逐水药甘遂损伤正气的毒副作用。相畏是临床应用有毒或有副作用的药物时常用的配伍方法。

四、相杀

相杀，是指一种中药能减轻或消除另一种中药的毒性或副作用。如生姜能减轻或消除生半夏的毒性，我们就说"生姜杀生半夏"。由此可知，相畏与相杀本质上是一种配伍关系，其说法的不同是基于主体、客体关系而言的。

五、相恶

相恶，是指一种中药能使另一种中药的原有功效降低甚至丧失。如用人参健脾益气治疗单纯脾虚证时，不能和莱菔子配伍，因"人参恶莱菔子"，即莱菔子"损气"能削弱人参的补气作用。需注意，虽然《神农本草经·序例》指出"勿用相恶、相反者"，然而相恶关系的两种中药并非不能同用，应充分考虑所治证候，清代医家陈士铎在《本草新编》中言"萝卜子能治喘胀，然古人用之于人参之中，反奏功如神"，这时人参和莱菔子之间就不再是相恶关系。陈士铎还提出了"人参得萝卜子，其功更补"的观点，并解释人参补气，骤服气必难受，然得萝卜子，以行其补中之利气，则气平而易受，这时萝卜子"平气之有余，非损气之不足"。

六、相反

相反，是指两种中药合同用可能产生毒性或副作用。如"十八反""十九畏"中的若干药物。相反属配伍禁忌，原则上不能同用。然而古方中也有方剂利用了药物之间相反相制的特点，取得了意想不到的效果，如海藻玉壶汤中海藻和甘草同用。《谷荪医话·药味相反》记载："一人患砂淋，医以昆布、海藻与甘草并用，其所亲某以药味相反为疑，医引东坡说为证，已而病者服药，竟大吐不受，转方去甘草始安，某窃喜自负达药，以告余，余曰：'予知其一，未知其二，余曾治一乳岩，以昆布、海藻与甘草并用，病家亦以为疑，然服之竟效。大约要看病在何部耳，病在上、中二部，非与甘草并用不可，甘草缓中，能缓昆布、海藻，不令直过病所，俾得稽留以成功。东垣治结核用此法，正是此意，若病在下部，正须令其速达病所，乃以甘草缓之，反令未病之人，无辜受累，其不能容受而致倾吐，宜矣。'"某乃叹服。

以上几种配伍关系，相须与相使可协同增效，临床应充分利用；相畏与相杀能降低或消除中药的毒性或副作用，也应充分利用。相须、相使配伍的一对药物常被称为药对，是历代医家在长期遣方用药过程中累积起来的简约而精妙的经验总结，组成简单却具备中药配伍的基本特征，经过临床应用并被证明行之有效、有一定理论依据和一定组合法度的两味相对固定药物的配对。比如麻黄、桂枝是发散风寒、相须为用的药对，大黄、枳实是泻下通便、相使为用的药对，桃仁、红花是活血化瘀、相须为用的药对。相恶能相互拮抗而降低或抵消原有功效，原则上应避免使用；相反能产生或增强毒性或副作用，属于配伍禁忌。

中药的配伍应用，是中医用药的主要形式。将中药按照一定法度加以组合，并确定适当的剂量和剂型，就组成了方剂。掌握了中药的配伍关系的基本知识和应用法则，才能合理组方，进而提高临床疗效。

第二节　用药禁忌

用药禁忌是指应用中药时应注意避免的事项。为了确保临床疗效，安全使用药物，避免产生毒副作用，必须注意用药禁忌。中药的用药禁忌主要包括配伍禁忌、妊娠用药禁忌、服药食忌三方面的内容。

一、配伍禁忌

配伍禁忌是指某些中药合用后会产生剧烈的毒副作用，或增强毒性，或减低、破坏药效，临床应避免配合应用。目前普遍认可的配伍禁忌是"十八反"和"十九畏"。

"十八反"的具体内容为：甘草反大戟、甘遂、海藻、芫花；乌头（包括川乌、草乌、附子）反半夏、瓜蒌、天花粉（即栝楼根）、川贝母、浙贝母、白蔹、白及；藜芦反人参、南沙参、北沙参、玄参、丹参、细辛、白芍、赤芍。

"十九畏"的具体内容为：硫黄畏朴硝（芒硝），水银畏砒霜，狼毒畏密陀僧，巴豆畏牵牛，丁香畏郁金，川乌、草乌畏犀角，牙硝（芒硝）畏三棱，官桂（肉桂）畏赤石脂，人参畏五灵脂。需注意，"十九畏"的"畏"是相反的意思，有些可归属于相恶的范畴，和中药配伍关系的"相畏"的"畏"含义不同。

为了方便记忆，将"十八反""十九畏"歌诀如下列述。

十八反歌诀

本草明言十八反，半蒌贝蔹及攻乌；
藻戟遂芫俱战草，诸参辛芍叛藜芦。

十九畏歌诀

硫黄原是火中精，朴硝一见便相争；
水银莫与砒霜见，狼毒最怕密陀僧；
巴豆性烈最为上，偏与牵牛不顺情；
丁香莫与郁金见，牙硝难合京三棱；
川乌草乌不顺犀，人参最怕五灵脂；
官桂善能调冷气，若逢石脂便相欺；
大凡修合看顺逆，炮爁炙煿莫相依。

十八反、十九畏记载的药物都为配伍禁忌，这是前人在长期的医疗实践中发现并总结出来的。但是，历代医家的看法却不尽一致，至今也不能完全定论，在学术上一直存在着争鸣。中医古籍及当代医家用相反、相畏药配伍者比比皆是。处方中用反药者，如《金匮要略·痰饮咳嗽病脉证并治》中的甘遂半夏汤，甘遂和甘草同用；《金匮要略·腹满寒疝宿食病脉证治第十》中的赤丸，乌头与半夏同用，后世医家也有应用，如陈实功《外科正宗》中的海藻玉壶汤，海藻与甘草同用。现代医家对十八反和十九畏也进行了研究，如国医大师朱良春先生认为，临证应有是证用是药，当用则用，不受"十八反""十九畏"之类成说的约束。朱老临床70年来，海藻与甘草同用治颈淋巴结结核、单纯性及地方性甲状腺肿大、肿瘤；人参（党参）与五灵脂同用治慢性萎缩性胃炎、胃及十二指肠溃疡；海藻、甘遂与甘草同用治疗胸腔积液、渗出性胸膜炎，皆效果甚佳而未见任何毒副作用。如果拘于"十八反"之说，一方面，许多古方无法运用，势必使许多好经验被废弃；另一方面，过分强调"十八反"，可能会忽视中药配伍中"真正相反的药"，即绝对不能配合使用，错误配伍使用后有中毒、死亡危险的药。

综上可知，"十八反""十九畏"是当前公认的配伍禁忌，但并非绝对的配伍禁忌，但在其机制尚未明确之前，建议初学者还应谨守禁忌。

二、妊娠用药禁忌

妊娠用药禁忌，是指在妊娠期间应禁止或慎重使用某些药物，以防损害胎元以致堕胎，所以在妊娠期间除终止妊娠和引产外，应禁止或慎重使用这些药物。根据药物对胎元损害程度的不同，一般分为禁用和慎用两类。

妊娠禁用药，是指在妊娠期间禁止使用的药物。大多是毒性较强、药性猛烈及堕胎作用较强的药物，如水银、砒霜、雄黄、马钱子、蟾酥、轻粉、斑蝥、川乌、草乌、大戟、芫花、牵牛子、商陆、藜芦、胆矾、瓜蒂、甘遂、麝香、干漆、水蛭、虻虫、土鳖虫、三棱、莪术等。

妊娠慎用药是在妊娠期间因疾病非用药不可时，须审慎使用的药物。如通经祛瘀、行气攻下、辛热滑利的药物，如桃仁、红花、大黄、枳实、肉桂、冬葵子、木通、瞿麦等。

妊娠禁用药绝对不能使用，以防发生堕胎意外；妊娠慎用药，根据病情的需要可斟酌使用，但是，除非必用时，一般应尽量避免使用，且必须在辨证准确的基础上，并掌握好剂量和疗程，选择恰当的炮制和配伍，尽量减轻药物对妊娠的危害，保证用药安全。如吴又可用大承气汤治疗孕妇时疫见阳明腑实证，此即《黄帝内经》所谓的"有故无殒，亦无殒也"。为方便记忆，将妊娠用药禁忌歌列述如下。

妊娠用药禁忌歌

蚖斑水蛭及虻虫，乌头附子配天雄；
野葛水银并巴豆，牛膝薏苡与蜈蚣；
三棱芫花代赭麝，大戟蝉蜕黄雌雄；
牙硝芒硝牡丹桂，槐花牵牛皂角同；
半夏南星与通草，瞿麦干姜桃仁通；
硇砂干漆蟹爪甲，地胆茅根与蝱虫。

三、服药食忌

服药食忌，又称"忌口"，是指服药期间对某些食物的禁忌。《灵枢·五味》："肝病禁辛，心病禁咸，脾病禁酸……"《金匮要略》等书也有所强调。临床常见的，如水肿忌食盐、黄疸忌食油腻、疮疡皮肤病忌食鱼虾蟹等腥膻发物及辛辣刺激食品等。服用中药一般应忌食生冷辛辣、油腻、腥膻、有刺激性的食物，此外，忌口还包括调节饮食，切忌暴饮暴食等内容。

需注意，忌口亦不可太过。金元四大家之一的张子和曰："胃为水谷之海，不可虚怯，虚怯则百邪皆入矣。或思荤茹，虽与病相反，亦令少食，图引浆粥，此权变之道也。若专以淡粥责之，则病人不悦而食减，久则病增损命，世俗误人矣。"

第三节　中药的剂量

剂量，一般是指单味药的成人1日内服用量。本书所标注的药物用量，除特别注明以外，都是指干燥后的生药在汤剂中的成人1日内服量。在方剂中是指各药之间的比较分量，即相对用量。

一、古今计量单位及换算

中药的计量单位，古今有别。明清以来，普遍采用16位进制，即1斤＝16两＝160钱。现今我国对中药生药计量采用公制，即1kg＝1000g。为了方便处方和配药，特别是古方剂量的换算，通常按规定以近似值进行换算，即1两≈30g（16位进制，一斤500g为16两，计算500÷16＝31.25），以此类推，1钱＝3g，1分＝0.3g，1厘＝0.03g。

单味中药的成人每日常用量，参照2020年版《中华人民共和国药典》（一部），大致可归结为：

（1）普通饮片10~15g。

（2）质轻的饮片及在汤剂中分冲的散粉药物3~10g。

（3）质重的药材15~30g。

（4）新鲜的植物药材30~60g。

（5）剧毒药物，应严格视具体的药物而取量，一般在0.002~0.9g。

二、确定剂量的依据

用药剂量是否得当，是确保用药安全、有效的重要因素。临床上主要依据所用药物的性质、给药方法、患者的情况、气候地域等多方面的因素来确定药物的用量。一般规律如下：

（一）药物因素

1. **药材质量** 质优者药力充足，用量不宜过大；质次者药力不足，用量可适当加大。

2. **药材质地** 质地较轻的花、叶类无毒药物，用量宜轻，一般为3~10g；质地较重的矿物、贝壳类无毒药物，用量宜重，一般为10~30g；同一药材，干品用量宜小，鲜品用量宜大。

3. **药物性味** 性味淡薄、作用缓和的药物，用量可稍重；性味浓厚、作用峻猛的药物，用量则宜轻。

4. **有毒无毒** 有毒的药物用量宜小，并严格控制在安全范围之内。由于不同人体对药物耐受量的不同，用药应从小量开始，逐渐增加用量，病势减退即可减量或停药；无毒的药物，用量变化的幅度可稍大，可以适当增加用量。

（二）应用因素

1. **配伍** 单味药应用时，用量宜大；在复方中应用时，用量宜小；同一药物在复方中做主药时用量稍大，做辅药时用量可稍小。

2. **剂型** 针对同一病情，同一药物，入汤剂时用量宜大；入丸、散剂时用量宜小。

3. **用药目的** 由于用药目的不同，同一药物的用量可不同。如槟榔，用以消积行气利水时，常用量为3~9g；而用以驱杀姜片虫、绦虫时，常用量为30~60g。又如柴胡解表退热用量宜大，一般在15g以上；疏肝理气，一般在10g左右；升阳举陷用量在5g左右。

（三）患者因素

1. **年龄** 由于小儿身体发育尚未健全，老年人气血渐衰，对药物的耐受力均较弱，故用量应适当低于青壮年的用药量。特别是作用峻猛，容易损伤正气的药物，更应该注意用量。

2. **体质** 体质强壮者，用量宜重；体质虚弱者，用量宜轻，即使是使用补益药也应从小剂量开始，以免虚不受补。

3. **病程** 一般来说，新病患者正气损伤较小，用量宜重；久病患者正气损伤较大，用量宜轻。

4. **病势** 病重势急者用量宜重，可顿挫病势；病轻势缓者用量宜轻，即可治愈。

5. **性别** 一般来说，男女用量区别不大，但妇女在月经期、妊娠期，使用活血化瘀药时，用量不宜过大。

（四）三因制宜

确定药物的剂量，应注意季节、地域及居处等自然环境方面的因素，做到因时、因地而适当增减药量。此外，还应考虑患者职业、生活习惯等方面的差异。如体力劳动者与脑力劳动者相比，腠理一般较致密，在使用发汗解表药时，对体力劳动者的用量较脑力劳动者可稍重一些；用辛热药治病时，对于平素不食辛辣者，用量宜小，反之可重用。

第四节　中药的用法

一、煎药法

徐灵胎在《医学源流论》中说："煎药之法，最宜深讲，药之效不效，全在乎此。"因此，中药的煎服法正确与否，直接影响治疗效果。

（一）煎药用具

以有盖的砂锅、瓦罐为佳，因其性质稳定，不易与药物成分发生化学反应，又导热均匀，保暖性能好。其次可用搪瓷或不锈钢锅。忌用铁、铜、铝等金属器具，以免金属元素与药液中的中药成分发生不良化学反应而使疗效降低，甚至产生毒副作用。

（二）煎药用水

古人对煎药用水要求很高，且种类繁多，如泉水、东流水、甘澜水等。今人煎药时，多用饮用水，如自来水、井水等，以水清洁净、无异味、无污染、可安全饮用者为基本要求。用水量一般以饮片浸泡后并适当按压，高出饮片约2cm为宜。质地坚硬、黏稠或应久煎的药物加水量应适当多一些；质地疏松或有效成分容易挥发，煎煮时间较短的药物，加水量则可适当少一些。一般中药煎煮2~3次，第二煎加水量为第一煎的1/3~1/2。两次煎液去渣滤净混合后分2~3次服用。

（三）煎药火候及时间

火候有文火和武火之分。武火即大火烧开，文火即小火慢熬。一般宜先武火后文火，即大火煎至煮沸后，改用文火保持微沸状态，以免药汁过快蒸发。解表药用武火急煎，即用大火迅速煮沸，改用小火煎煮5~10分钟即可。补益药和有效成分不易煎出的矿物类、介壳类、骨角类药、有毒药等一般用文火久煎，即煮沸后再煎煮30~60分钟，使有效成分充分溶出或减低毒性。煎药时不宜频频打开锅盖，以尽量减少挥发性成分散失。煎焦的药物应倒掉不能再煎。

（四）煎前浸泡

为了使中药的有效成分充分溶出，中药煎煮前要用冷水浸泡30~60分钟，以泡透为原则。

（五）特殊煎法

一般药物可同时入煎，但部分药物因其性质、性能及临床用途不同，所需煎煮时间也就不同。有的还需做特殊处理，甚至同一药物因煎煮时间不同，其性能与临床应用也存在差异。凡要求特殊煎法的药物均应在处方中加以注明。

1. **先煎**　即先入煎15~30分钟，再纳入其他药同煎。多为有效成分不易煎出的介壳类、矿石类药物，如龟甲、鳖甲、赭石、石决明、生龙骨、生牡蛎、磁石等。对于毒副作用较强的药物，如川乌、草乌、附子等，应先煎45~60分钟以降低毒性。

2. **后下**　一般在药物煎好前5分钟加入同煎即可，以防有效成分因煎煮时间过长而挥散或破坏，如薄荷、钩藤、砂仁、白豆蔻等。

3. 包煎　是指药物用纱布包好，再与其他药物同煎。包括花粉、细小种子及细粉类药物，因其质地过轻，漂浮在水面，不利煎煮，如蒲黄、海金沙等；药材较细，又含淀粉、黏液质较多，煎煮时容易粘锅、糊化、焦化的药，如车前子、葶苈子等；绒毛类药因其难于滤净，混入药液则刺激咽喉，如辛夷、旋覆花等。

4. 另煎　某些贵重药物，如人参、西洋参等，为了避免煎出的有效成分被其他药渣吸附而浪费，可切片另煎取汁，再与其他药液混合后服，或单独服用。

5. 烊化　又称溶化，是指胶类药、黏性大且易溶解的药物，如阿胶、鹿角胶、龟甲胶、蜂蜜、饴糖等，因容易黏附于其他药渣及锅底，既浪费药材又容易熬焦，可单用水或黄酒将药材加热溶化后，用煎好的药液冲服或加入其他煎好的药液中服用。

6. 冲服　某些芳香、贵重、细粉、入水即化的药物以及汁液性不宜加热煎煮的药物，如麝香、牛黄、朱砂、琥珀、沉香末、肉桂末、三七粉、芒硝、生藕汁、竹沥、猪胆汁等，均宜用煎好的药液或温开水冲服。散剂及丹剂也宜冲服。

7. 泡服　又称焗服，是指某些有效成分易溶于水或久煎容易破坏药效的药物，可用开水加盖浸泡后服用，如番泻叶、胖大海等。

二、服药法

（一）内服药

1. 服药时间　应据肠胃状况、病情需要及药物特性来确定。

（1）空腹服　适宜于峻下药、攻积导滞药、驱虫药等。

（2）饭前服　适宜于多数药，尤其是补虚和治疗胃肠疾病的药物。

（3）饭后服　适宜于消食健胃药或对胃肠有刺激的药物。无论饭前服或饭后服，服药与进食都应间隔0.5~1小时，以免影响药物与食物的消化吸收，妨碍药效的发挥。

（4）睡前服　为了充分发挥药效，有些药物宜在睡前服。如安神药宜睡前1小时服以便安眠；涩精止遗药宜在临睡时服，以便治疗滑精梦遗；缓下药宜在睡前服，以便日清晨排便。

（5）定时服　有些疾病定时而发，只有在发病前服药才能发挥药效，如治疟药宜在发作前1~2小时服。

（6）不拘时服　急病、重病应不拘时服。

2. 服药次数　汤剂一般每日1剂，分2~3次服用；病重者，可每4小时服1次，昼夜不停，使药力持续，顿挫病势；病缓者可2日1剂或煎汤代茶饮，以图缓治。呕吐病人宜小量频服。发汗剂、泻下剂服药应中病即止，一般以得汗、得下为度，不必尽剂。对于峻烈或毒性药品，宜先进少量，而后逐渐增加，有效则止，慎勿过量，以免中毒。

3. 服药量　成人每次150~200ml；新生儿为成人量的1/6；3岁以下为成人量的1/3；3岁以上、7岁以下为成人量的2/3；7岁以上、12岁以下为成人最低量；12岁以上为成人量。

4. 服药冷热　一般汤剂多温服，亦有热服、冷服。如疗热证可寒药冷服，疗寒证可热药热服。但当病情严重时又应用寒药热服、热药冷服的服药反佐法，以防邪药格拒。

5. 药后调理　如服解表剂后应加衣被，取微汗，且应汗后避风或加衣盖被，以免重感。服泻下剂后，应注意饮食，不宜进生冷、油腻等难消化的食物，以免影响脾胃的健运。

（二）外用药

中药除可内服外，还可外用，如煎汤外洗可用于熏洗疮痈、痒疹和赤眼。散剂外用，可外敷湿疮、溃疡、外伤出血等。软膏药常用以涂敷疮肿。硬膏药可用以贴风湿疼痛、跌打损伤及疮痈。酒剂外用，可搽治风湿疼痛、跌打损伤。各药的用药次数和换药时间，可根据不同剂型的性能和所治病证而决定，一般可每日2~3次，硬膏药可数日1次。

目标检测

答案解析

一、单项选择题

1. 七情配伍中，具有协同作用能提高药效的配伍方法是（　　）
    A. 相须、相使　　　B. 相须、相杀　　　C. 相须、相畏　　　D. 相使、相畏　　　E. 相使、相杀

2. 生姜能减轻或清除生半夏的毒性，这种配伍关系称为（　　）
    A. 相须　　　　　　B. 相使　　　　　　C. 相杀　　　　　　D. 相恶　　　　　　E. 相畏

3. 功效有某种共性的药物配合应用，辅药能增强主药的疗效。这种配伍关系是（　　）
    A. 相反　　　　　　B. 相恶　　　　　　C. 相杀　　　　　　D. 相须　　　　　　E. 相使

4. 下列属于相须配伍的是（　　）
    A. 石膏配知母　　　B. 黄芪配茯苓　　　C. 半夏配生姜　　　D. 人参配莱菔子　　　E. 海藻配甘草

5. 下列药物，入汤剂宜包煎的是（　　）
    A. 蒲黄　　　　　　B. 白芷　　　　　　C. 细辛　　　　　　D. 姜黄　　　　　　E. 雄黄

6. 青黛入汤剂时应（　　）
    A. 先煎　　　　　　B. 另煎　　　　　　C. 烊化兑服　　　　D. 作散剂冲服　　　E. 包煎

7. 补养药最宜用的煎煮方法是（　　）
    A. 武火久煎　　　　B. 武火急煎　　　　C. 文火慢煎　　　　D. 武火慢煎　　　　E. 文火略煎

8. 气味芳香、成分易挥发的药物应（　　）
    A. 先煎　　　　　　B. 后下　　　　　　C. 包煎　　　　　　D. 另煎　　　　　　E. 冲服

9. 旋覆花、车前子入汤剂应（　　）
    A. 久煎　　　　　　B. 先煎　　　　　　C. 包煎　　　　　　D. 冲服　　　　　　E. 另煎

10. 呕吐病人最宜采用的服药方法是（　　）
    A. 饭前服　　　　　B. 饭后服　　　　　C. 小量频服　　　　D. 睡前服　　　　　E. 清晨服

11. 服药方法中，汤剂的服法一般为（　　）
    A. 温服　　　　　　B. 热服　　　　　　C. 冷服　　　　　　D. 小量频服　　　　E. 温开水吞服

12. 下列各项中，宜饭后服用的药物是（　　）
    A. 逐水药　　　　　　　　　　B. 对胃肠有刺激性的药　　　　C. 驱虫药
    D. 安神药　　　　　　　　　　E. 截疟药

13. 中药传统的给药途径是（　　）
    A. 直肠给药　　　　B. 舌下给药　　　　C. 口服和皮肤给药　D. 吸入给药　　　　E. 黏膜表面给药

14. 下列各项中，入汤剂宜先煎的药物是（　　）
    A. 贝壳、甲壳、化石及多种矿物药　　　　　　B. 芳香性药物
    C. 某些粉末状药物　　　　　　　　　　　　　D. 较贵重的药物
    E. 胶质类的药物

二、多项选择题

1. 下列各项，用法正确的是（　　）
    A. 生牡蛎入汤剂宜先煎　　　B. 钩藤入汤剂不宜久煎　　　C. 雷丸入汤剂宜先煎
    D. 砂仁入汤剂宜后下　　　　E. 附子入汤剂宜先煎

2．下列各项，用药方法正确的是（　　）

A．旋覆花包煎　　　B．生大黄后下　　　C．鹤草芽入煎服　　　D．阿胶烊化兑服　　　E．附子先煎

3．下列药物用法正确的是（　　）

A．旋覆花布包入汤剂　　　　　　B．琥珀入汤剂　　　　　　　　C．钩藤入汤剂后下

D．雷丸温开水调服　　　　　　　E．麝香入丸散服

三、简答题

1．药物"七情"为何？

2．药物"十八反"的内容？

3．空腹服、饭前服、定时服分别适宜的药物为？

（战文翔）

书网融合……

| 知识回顾 | 微课1 | 微课2 | 微课3 | 微课4 | 习题 |

各　论

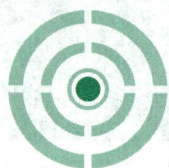

PPT

学习目标

知识要求：

1. 掌握解表药的含义、功效、应用、分类、用法用量及使用注意；掌握麻黄、桂枝、紫苏叶、荆芥、防风、羌活、白芷、细辛、薄荷、葛根、柴胡、升麻、桑叶、菊花的性能、功效、临床应用、用法用量及使用注意；掌握鉴别麻黄与桂枝，荆芥与防风，桑叶与菊花，柴胡、葛根与升麻的功用异同。

2. 熟悉生姜、香薷、藁本、苍耳子、辛夷、蝉蜕、牛蒡子、蔓荆子的功效及临床应用。

3. 了解淡豆豉、木贼的功效及临床应用。

技能要求：

学会利用药物的性能和功效辨证治疗表证。

凡以发散表邪为主要作用，用以治疗表证的药物，称为解表药，亦称发表药。

解表药多味辛，其性轻扬，主入肺、膀胱经，肺合皮毛，开窍于鼻，足太阳膀胱经亦主一身之表，故本类药物偏行肌表，能疏散经肌肤或口鼻内犯的邪气，或开腠发汗，使肌表之邪外散或随汗而解，具有发汗解表的作用，主要用于治疗外感表证，症见恶寒、发热、头身疼痛、无汗或有汗不畅、脉浮等。部分药物兼有利水消肿、止咳平喘、止痛、透疹、消疮等作用，可用于治疗水肿、咳喘、风湿痹痛、疹发不畅、疮疡初起等兼有表证者。

根据解表药的性能特点和功效主治的不同，可分为发散风寒药、疏散风热药两类。

使用解表药时，除应针对外感风寒、风热的不同，选择发散风寒药和疏散风热药外，还应根据季节气候变化和患者体质不同，合理配伍用药。如冬季多风寒，春季多风热，夏季多夹暑湿，秋季燥邪偏盛，须相应地配伍温里药、清热药、祛暑化湿药、润燥药等。若虚人外感，正虚邪实，则应根据辨证，分别与补气、温阳、滋阴、养血等补益药配伍，以扶正祛邪。温病初起，邪在卫分，常配伍清热解毒药。

使用本类药物时需注意，第一，对于发汗力强的解表药，用量不宜过大，以微汗出为宜，以免发汗太过，甚或"伤阴""亡阳"。第二，体虚多汗、疮疡日久、淋证、失血患者虽有表证，亦应慎用。第三，用量要因时因地而异，北方严寒地区，用量宜重，南方炎热地区，用量宜轻；春夏腠理疏松易汗出，用量宜轻，冬季腠理致密不易汗出，用量宜重。第四，注意本类药物多为芳香辛散之品，易于挥发散失药性，故入汤剂不宜久煎。

第一节 发散风寒药

发散风寒药又称辛温解表药，性味多辛温，主入肺与膀胱经。辛能发散，温可祛寒，以发散风寒为主要作用，其发散之力较强，主要用于风寒表证，症见恶寒发热、无汗或汗出不畅、头身疼痛、口不渴、苔薄白、脉浮等。部分药物兼有宣肺平喘、利水消肿、胜湿止痛等作用，用治咳嗽气喘、水肿、风湿痹痛等兼有风寒表证者。

麻 黄

máhuáng《神农本草经》

【来源】为麻黄科植物草麻黄 *Ephedra sinica* Stapf、中麻黄 *Ephedra intermedia* Schrenk et C. A. Mey. 或木贼麻黄 *Ephedra equisetina* Bge. 的草质茎。主产于河北、山西、内蒙古、甘肃等地，习惯以山西产者质量最佳。生用、蜜炙或捣绒用。

【处方用名】麻黄、炙麻黄、麻绒、炙麻绒。

【性味归经】辛、微苦，温。归肺、膀胱经。

【功效】发汗散寒，宣肺平喘，利水消肿。

【临床应用】

1. **风寒表实证** 本品辛温散寒，善于宣肺气、开腠理、透毛窍而发汗解表，发汗力强，为发汗解表之要药。用于治风寒袭表，腠理闭塞，恶寒发热，头痛无汗，脉浮紧的风寒表实证，常与桂枝相须为用，以增强解表散寒之功，如麻黄汤；治疗阳虚外感，发热恶寒、头痛无汗、脉反沉者，常与附子、细辛配伍组成麻黄附子细辛汤，共奏发散风寒，温肾助阳之效。

2. **咳喘实证** 本品温通宣畅，兼苦降之性，主入肺经，善散邪宣肺以止咳平喘，为治肺气壅遏咳喘之要药，无论寒、热、痰、饮以及有无表证，均可应用，尤其适宜于治风寒外束，肺气壅遏之咳喘，常与杏仁、甘草配伍应用，如三拗汤；治疗外感风寒、内有寒饮，症见恶寒发热，头身疼痛，无汗，喘咳，痰涎清稀而量多者，可配伍细辛、干姜、半夏等药，共奏温肺止咳平喘之效，如小青龙汤；治肺热壅盛，高热喘急者，多与石膏、杏仁、甘草配伍，以清肺平喘，如麻杏甘石汤。因本品祛痰作用不强，故喘咳而痰多者，需配化痰药。

3. **风水水肿** 本品既能宣散湿邪，又能上开肺气，通调水道，下输膀胱而利水消肿，故于治疗风邪袭表，肺失宣降的风水证，症见水肿、小便不利且兼有表证者。常与甘草同用，如甘草麻黄汤；或配伍生姜、白术等，如越婢加术汤。

此外，麻黄能散寒通滞，可用治风寒痹证、阴疽、痰核等证，如阳和汤。

【用法用量】煎服，2~10g。生麻黄发汗、利水作用较强；蜜炙麻黄发汗力缓，长于平喘，略兼润肺；麻黄绒作用缓和，炙麻黄绒作用更缓和。故发汗散寒宜生用，止咳平喘宜炙用，小儿、老人及体弱者宜用麻黄绒或炙麻黄。

【使用注意】①本品发汗力强，故表虚自汗、阴虚盗汗、肾不纳气之虚喘者慎用。②麻黄碱对中枢神经系统有明显的兴奋作用，可使血压上升，故失眠及高血压病患者慎用。

【现代研究】

1. **化学成分** 本品的主要成分为多种生物碱，如左旋麻黄碱、伪麻黄碱、去甲基伪麻黄碱、L-N-甲基麻黄碱、L-N-甲基伪麻黄碱等，还含有挥发油、黄酮、鞣质等成分。

2. **药理作用** 本品所含挥发油有发汗作用，能使汗腺分泌增多增快，有发汗、解热作用。麻黄碱和伪麻黄碱均有缓解支气管平滑肌痉挛的作用，是平喘的有效成分。伪麻黄碱有明显的利尿作用。麻黄挥发油对亚甲型流感病毒有明显抑制作用，对金黄葡萄球菌，肺炎双球菌，甲、乙型溶血性链球菌，流感嗜血杆菌等均有不同程度的抑制作用。此外，麻黄碱能兴奋心脏、收缩血管、升高血压、兴奋中枢神经系统、抑制肠平滑肌、抗凝血等作用。

3. 现代应用　现代常以本品为主随证配伍，治疗支气管哮喘、偏头痛、老年性皮肤瘙痒、冻疮、过敏性鼻炎、睡眠呼吸暂停综合征、感染性化脓性炎症、慢性咽炎、牙痛等。

桂　枝
guìzhī《名医别录》

【来源】为樟科植物肉桂 *Cinnamomum cassia* Presl 的干燥嫩枝。主产于广东、广西、云南等地。春夏二季采收，除去叶，晒干或阴干，切片生用。

【处方用名】桂枝。

【性味归经】辛、甘，温。归心、肺、膀胱经。

【功效】发汗解肌，温通经脉，助阳化气，平冲降气。

【临床应用】

1. 风寒表证　本品味辛性温，能发汗解肌，味甘而缓，其发汗之力较麻黄温和，凡外感风寒，无论表实、表虚均可应用。治外感风寒，表实无汗，脉浮紧者，常与麻黄相须为用，以增强发汗解表之力，如麻黄汤；治外感风寒，表虚有汗，脉浮缓者，常与白芍配伍，以调和营卫，发汗解肌，如桂枝汤。

2. 寒凝血滞诸痛证　本品辛温，能温通经脉，散寒止痛。桂枝尤善治疗上肢肩臂寒湿痹痛，为上肢病的引经药，用治风寒湿痹之肩臂关节疼痛，常与附子、生姜等配伍，如桂枝附子汤；用治中焦虚寒之脘腹冷痛，常配伍白芍、饴糖、甘草等，如小建中汤；用治寒凝血瘀之经闭腹痛或痛经，常配伍当归、川芎等，如温经汤；用治胸阳不振，心脉瘀阻之胸痹心痛，常配伍枳实、薤白等，如枳实薤白桂枝汤；用治伤寒心阳不振，不能宣通血脉之心动悸、脉结代，常配伍炙甘草、人参等，如炙甘草汤。

3. 痰饮、蓄水证　本品能助心、脾、肾之阳，其性温煦而力缓，可助阳化气。治心脾阳虚，水饮内停，痰饮眩晕、心悸气短，配伍白术、茯苓等补益心脾，化湿利水，如苓桂术甘汤；治肾阳不足，膀胱气化失司的水肿体胖、小便不利，配伍茯苓、泽泻、猪苓等增强利水渗湿之功，如五苓散。

4. 奔豚气　本品能温通心阳，平冲降逆，治心阳不足，阳虚阴乘，水寒之气乘虚上犯，致气从少腹上冲心胸的奔豚，常重用桂枝助阳化气，如桂枝加桂汤。

【用法用量】煎服，3~10g。蜜炙桂枝偏于补中助阳，常用于虚寒腹痛，其他方面生用。

【使用注意】本品辛温助热，易伤阴动血，故凡外感热病、阴虚阳盛、血热妄行之出血证等均当忌用。孕妇及月经过多者慎用。

【现代研究】

1. 化学成分　本品含挥发油，其主要成分为桂皮醛、桂皮酸等，尚含有酚类、有机酸、苷类、香豆精等成分。

2. 药理作用　本品所含桂皮油能刺激汗腺、扩张血管、改善血液循环，促使血液流向体表，从而达到发汗、解热和降温作用。煎剂及醇浸液对金黄色葡萄球菌、伤寒沙门菌、皮肤真菌、流感病毒等均有抑制作用。桂皮油、桂皮醛对结核分枝杆菌有抑制作用。所含挥发油能还能利尿、强心、止咳、祛痰等；所含桂皮醛有镇痛、镇静、抗惊厥作用。

3. 现代运用　临床以本品配伍他药，可治疗妇科肿瘤、前列腺炎、脑梗死、肺心病、冻疮、坐骨神经痛、过敏性鼻炎等多种疾病。

📖 课堂互动 6-1

麻黄与桂枝功用有何异同？

答案解析

白 芷

báizhǐ《神农本草经》

【来源】为伞型科植物白芷 *Angelica dahurica*（Fisch. ex Hoffm.）Benth. et Hook. f. 或杭白芷 *Angelica dahurica*（Fisch. ex Hoffm.）Benth. et Hook. f. var. *formosana*（Boiss.）Shan et Yuan的干燥根。主产于四川、浙江、河南、河北、安徽等地，习惯以产于四川者为道地药材。夏、秋间叶黄时采挖。晒干或低温干燥。切片，生用。

【处方用名】白芷。

【性味归经】辛，温。归胃、大肠、肺经。

【功效】解表散寒，祛风止痛，宣通鼻窍，燥湿止带，消肿排脓。

【临床应用】

1. **风寒表证** 本品辛散温通，祛风散寒解表力较温和，而以通鼻窍、止痛为其特长，故尤适用于风寒表证见头痛、鼻塞者，常与防风、羌活等同用，如九味羌活汤。

2. **阳明经头痛、牙痛、鼻渊、风湿痹痛** 本品芳香上达，善入阳明经，尤长于散阳明经风寒湿邪而止痛，为治前额头痛、眉棱骨痛、鼻渊头痛之要药。治外感风寒之前额头痛、眉棱骨痛，可单用，即都梁丸；或与川芎、细辛等同用，如川芎茶调散；治外感风热之前额头痛，可与薄荷、菊花等同用；治鼻渊头痛，属外感风寒者，常配伍苍耳子、辛夷等，如苍耳子散；属外感风热者，可配伍薄荷、金银花等；治风冷牙痛，常配伍细辛；治风火牙痛，常配伍石膏、黄连等；治风寒湿痹、关节疼痛、屈伸不利者，常与苍术、川芎等同用，如神仙飞步丹。

3. **带下证** 本品辛温香燥，善除阳明经湿邪而燥湿止带。用治寒湿带下色白清稀者，常配伍白术、山药、苍术等同用；用治湿热带下色黄稠黏者，常与车前子、黄柏等同用。

4. **疮疡肿痛** 本品辛散温通，对于疮疡初起者能促使消散，成脓者能促进排脓，为外科常用药。治疮疡初起红肿热痛、脓未溃者，常配伍金银花、天花粉、穿山甲等，如仙方活命饮；对于已成脓不易溃破者，可与穿山甲、皂角刺等同用，如透脓散。

此外，本品又能祛风止痒，可用治皮肤瘙痒。

【用法用量】煎服，3~10g。

【使用注意】本品辛香温燥，阴虚血热及痈肿溃破者忌服。

【现代研究】

1. **化学成分** 本品主要含挥发油、香豆素及其衍生物，如当归素、欧前胡素、白当归醚、白芷毒素、东莨菪素等。

2. **药理作用** 本品煎剂有解热、镇痛、抗炎等作用，对大肠埃希菌、志贺菌属、伤寒沙门菌、铜绿假单胞菌、变形杆菌等均有一定的抑制作用。小量白芷毒素即有兴奋延髓血管运动中枢、呼吸中枢、迷走神经及脊髓，从而升高血压，使脉搏变慢、呼吸加深，引起流涎、呕吐；大剂量可引起痉挛继而麻痹。本品能对抗蛇毒所致的中枢神经系统抑制。本品所含呋喃香豆精类化合物有光敏作用，一旦受到日光或紫外线照射，可使皮肤发生日光性皮炎，导致色素增加，表皮增厚。

3. **现代运用** 临床常以本品随证配伍，治疗鼻炎、白癜风、偏头痛、乳腺炎等疾病。

🖉 **知识拓展**

白芷的双向调节作用

白芷能生肌、祛斑，对黑斑、皱纹、皮肤粗糙疗效尤佳。但外用本品美白祛斑时，应以晚间为宜。因本品所含呋喃香豆精类化合物为光活性物质，一旦受到日光或紫外线照射，则可使受照射处皮肤发生日光性皮炎，使色素增加，表皮增厚，临床可用于光化学疗法治疗银屑病。

紫苏叶

zǐsūyè《名医别录》

【来源】为唇形科植物紫苏 *Perilla frutescens*（L.）Britt. 的干燥叶（或带嫩枝）。全国各地均产。夏季枝叶茂盛时采收茎叶，除去杂质，阴干。切段，生用。

【处方用名】紫苏叶、紫苏、苏叶。

【性味归经】辛，温。归肺、脾经。

【功效】解表散寒，行气和胃。

【临床应用】

1. **风寒感冒、咳嗽**　本品发汗解表散寒之力较为缓和，为风寒表证常用温和之品，又宣肺止咳，尤其适用于风寒表证兼咳喘胸闷者，常与防风相须为用；治气喘咳嗽者，常配伍前胡、杏仁等，如杏苏散；兼气滞胸闷者，常与香附、陈皮等同用，如香苏散。

2. **脾胃气滞所致呕吐**　本品能行气宽中，和胃止呕，理气安胎。治外感风寒，内伤湿滞，脾胃气滞，胸闷呕吐者，常与藿香、陈皮等配伍，如藿香正气散；治妊娠呕吐者，多与陈皮、砂仁等同用；痰阻气滞之梅核气，常配半夏、厚朴等，如半夏厚朴汤。

此外，还可用于治疗鱼蟹中毒出现的呕吐腹痛，可单用本品煎服，或配伍生姜、藿香、大蒜等。

【用法用量】煎服，5~10g。

【使用注意】紫苏叶长于发汗解表，紫苏梗长于理气安胎。芳香气薄，不宜久煎。

【现代研究】

1. **化学成分**　主要含挥发油；紫苏醛、紫苏酮、薄荷醇、薄荷酮、二氢紫苏醇、丁香油酚等成分。

2. **药理作用**　本品煎剂有缓和的解热作用；有促进消化液分泌，增进胃肠蠕动的作用；能减少支气管分泌，缓解支气管痉挛。本品水煎剂对大肠埃希菌、志贺菌属、葡萄球菌均有抑制作用。能缩短血凝时间、血浆复钙时间和凝血活酶时间。紫苏油可使血糖上升。

3. **现代应用**　本品配伍他药，可治疗消化不良、风寒感冒、咳嗽、腹泻、呕吐、子宫出血、鞘膜积液、寻常疣、食鱼蟹中毒等疾病。

【附药】**紫苏梗**

为紫苏的干燥茎，味辛性温；归肺、脾经。具有理气宽中，止痛，安胎功效。适用于胸膈痞闷，胃脘疼痛，嗳气呕吐，胎动不安。煎服，5~10g，不宜久煎。

荆　芥

jīngjiè《神农本草经》

【来源】为唇形科植物荆芥 *Schizonepeta tenuifolia* Briq. 的干燥地上部分。主产于江苏、浙江、江西、湖北等地。夏、秋开花到顶时割取地上部分。阴干切段用，或只取花穗入药。

【处方用名】荆芥、荆芥穗、荆芥炭、荆芥穗炭。

【性味归经】辛，微温。归肺、肝经。

【功效】解表散风、透疹，消疮。

【临床应用】

1. **外感表证**　本品微温不烈，性较平和，为发散风寒药中药性最为平和之品，不论风寒、风热或寒热不明显者，皆可广泛使用。治外感风寒者，常与防风相须为用，如荆防败毒散；治外感风热者，常与金银花、连翘等同用，如银翘散。

2. **麻疹不透、风疹瘙痒**　本品轻扬透散，祛风止痒，宣散疹毒。治麻疹初起，疹出不畅，常与薄荷、蝉蜕等同用，如透疹汤；治风疹瘙痒或湿疹痒痛，常配防风、苍术、苦参等，如消风散。

3. 疮初起兼表证　本品能祛风解表，透散邪气，有宣通壅结而达消疮之功。治偏风寒者，常配伍羌活、川芎等药，如败毒散；治偏风热者，常与金银花、连翘等同用，如银翘败毒散。

4. 用于多种出血证　本品炒炭长于收敛止血，可用于治疗便血、崩漏、产后血晕。血热妄行之吐血、衄血者，常配伍生地黄、白茅根等药；便血、痔血者，常与地榆、槐花等同用。

【用法用量】煎服，5~10g，不宜久煎。生用长于解表，透疹，消疮；荆芥穗解表散风力强，善散头面风邪；荆芥炭、荆芥穗炭长于收涩止血。

【现代研究】

1. 化学成分　本品主要含挥发油，主要为单萜类成分，如胡薄荷酮、荆芥醇等。本品还含有黄酮类等成分。

2. 药理作用　本品煎剂可增强皮肤血液循环，增加汗腺分泌，有微弱解热作用；对金黄色葡萄球菌、白喉棒状杆菌、伤寒沙门菌、志贺菌属、铜绿假单胞菌和人型结核分枝杆菌有一定抑制作用。荆芥甲醇及醋酸乙酯提取物有镇痛和抗炎作用。荆芥炭能使出血时间和凝血时间缩短，有止血作用。

3. 现代应用　本品配伍他药，可治疗感冒、小儿咳嗽、鼻窦炎、糜烂性口腔溃疡、扁平疣、偏头痛等疾病。

防　风

fángfēng《神农本草经》

【来源】为伞形科植物防风 *Saposhnikovia divaricata*（Turcz.）Schischk. 的干燥根。主产于东北、四川、河北、云南等地。春、秋季采挖未抽花茎植株的根，除去杂质，晒干切片，生用或炒炭用。

【处方用名】防风、炒防风、防风炭。

【性味归经】辛、甘，微温。归膀胱、肝、脾经。

【功效】祛风解表，胜湿止痛，止痉。

【临床应用】

1. 外感表证　本品既散肌表风邪，又除经络留湿，止痛功良，尤其适用风寒夹湿而头身痛者，且甘缓微温而不峻，为"风药之润剂"，是治风的通用之品，故外感表证，不论寒热虚实，夹湿与否，均可应用。外感风寒者，常与荆芥相须为用，如荆防败毒散；外感风寒夹湿，头痛如裹，身重肢痛者，每与羌活、藁本同用，如羌活胜湿汤；外感风热者，常配伍薄荷、连翘等辛凉解表药。

2. 风湿痹证　本品既能祛风解表，又能胜湿止痛，为治痹证的常用药。治疗风寒湿痹者，常配伍羌活、独活、桂枝等药，如蠲痹汤；风寒湿邪郁而化热，成为热痹者，常与薏苡仁、地龙、乌梢蛇等药同用。

3. 风疹瘙痒　本品辛温发散，祛风止痒，尤长于治疗风邪所致的瘾疹瘙痒。因药性平和，风寒、风热所致的瘾疹瘙痒均可配伍使用。风热壅盛，表里俱实，发热恶寒，二便不通者，常与黄芩、大黄、芒硝等同用，如防风通圣散；风疹或皮疹瘙痒，可配伍苦参、蝉蜕等药，如消风散。

4. 破伤风　本品能息风止痉，可治疗破伤风证，常与天麻、天南星、白附子配伍，如玉真散。

此外，以其升清燥湿之性，还可用于治疗肝郁侮脾之泄泻，常配伍白术、陈皮、白芍，如痛泻要方；脾虚湿盛、清阳不升而致泄泻者，可与人参、黄芪、白术等配伍，如升阳益胃汤。

【用法用量】煎服，5~10g。

【使用注意】凡燥热、阴血亏虚、热病动风者慎用或忌用。

【现代研究】

1. 化学成分　本品主要含色酮类成分、防风色酮醇、香豆素类成分和挥发油。

2. 药理作用　本品有解热、抗炎、镇痛、抗病毒、抗肿瘤、抗惊厥及提高机体免疫功能作用。对铜绿假单胞菌、金黄色葡萄球菌、志贺菌属、枯草杆菌等有一定抑制作用。此外，还能显著抑制脂质过氧化物的形成。

　　3. **现代应用**　本品配伍他药，可治疗偏头痛、牙痛、多种皮肤病等。

羌　活

qiānghuó《神农本草经》

　　【来源】为伞形科植物羌活*Notopterygium incisum* Ting ex H. T. Chang或宽叶羌活*Notopterygium francheti* H. de Boiss. 的干燥根茎及根。主产于四川、甘肃、青海及云南等地，春、秋二季采挖，除去须根及泥沙。晒干切片生用。

　　【处方用名】羌活。

　　【性味归经】辛、苦，温。归膀胱、肾经。

　　【功效】解表散寒，祛风除湿，止痛。

　　【临床应用】

　　1. **外感风寒表证**　本品味辛能散，味苦能燥，温能祛寒，既能散寒解表，又能胜湿止痛。用治外感风寒夹湿之恶寒发热、头痛项强、肢体酸痛等，常与防风、细辛等配伍，如九味羌活汤；若治寒湿偏重，头痛身重者，则配独活、藁本等，如羌活胜湿汤。治头痛属外感风寒者，配伍川芎、防风等，如川芎茶调散。本品善入足太阳膀胱经，为治太阳头痛的引经药和特效药。

　　2. **风湿痹痛、肩背酸痛**　本品辛苦而温，能祛风散寒除湿止痛，为痹证常用药，善治风寒湿痹，尤其适用于上半身风寒湿痹、肩酸痛者。用治风湿痹痛，多配伍防风、姜黄等，如蠲痹汤。

　　【用法用量】煎服，3~10g。

　　【使用注意】辛香温燥之性较烈，故阴血亏虚、燥热证忌用。脾胃虚弱者，用量过大，易致呕吐。

　　【现代研究】

　　1. **化学成分**　本品主要含羌活醇、异欧前胡素、挥发油、β-谷甾醇、香豆素类化合物、有机酸及生物碱等成分。

　　2. **药理作用**　本品对皮肤真菌、布氏杆菌有抑制作用。其挥发油能兴奋汗腺而解热，有镇痛、抗炎、抗过敏、抗休克、抗心律失常等作用；还有抗垂体后叶素所引起的心肌缺血和增加心肌营养性血流量的作用，能扩张脑血管、增加脑血流量。

　　3. **现代应用**　本品配伍他药，可治疗偏头痛、寒湿型腰背痛、痛经、牙痛、痛风性关节炎等疾病。

生　姜

shēngjiāng《名医别录》

　　【来源】为姜科植物姜*Zingiber officinale* Rosc. 的新鲜根茎。主产于四川、贵州、湖北、广东、广西等地。秋末采挖，除去须根，切片生用。

　　【处方用名】生姜。

　　【性味归经】辛，微温。归肺、脾、胃经。

　　【功效】解表散寒，温中止呕，化痰止咳，解鱼蟹毒。

　　【临床应用】

　　1. **风寒表证**　本品发汗解表的作用较缓和，故适用于风寒感冒轻证，可单煎或配伍红糖、葱白煎服。常加入其他辛温解表剂中作为辅助药用，增强发汗解表之力，如桂枝汤。

　　2. **用于各种呕吐**　本品有温胃散寒、和中降逆止呕之功，故有"呕家圣药"之称，随证配伍可治疗多种呕吐，因其为温胃之品，故尤其适用于胃寒呕吐，常与半夏相须为用，如小半夏汤；治胃热呕吐者，常配伍竹茹、黄连、枇杷叶等药。

　　3. **用于寒痰咳嗽**　本品能温肺散寒、化痰止咳。对肺寒咳嗽，不论有无外感风寒，或痰多痰少，皆可用之。如治疗风寒客肺，痰多咳嗽，恶寒头痛，每与麻黄、杏仁同用，如三拗汤；治外无表邪之痰湿咳嗽，常与陈皮、半夏等配伍，如二陈汤。

此外，生姜尚有健胃消食、解毒作用，用于脾胃虚弱、食欲不振之轻证；误食生半夏、生南星的喉舌发麻及食鱼蟹中毒吐泻者，可用生姜汁冲服或煎汤内服。

【用法用量】煎服，3~10g，或捣汁服。

【使用注意】本品助火伤阴，阴虚内热及热盛者慎用或忌用。

【现代研究】

1. 化学成分　本品主要挥发油，如α-姜烯、生姜酚、姜醇、姜烯酮、姜酮及姜辣素。

2. 药理作用　本品可促进消化液分泌，保护胃黏膜，有抗溃疡、抗炎、保肝、利胆、镇吐作用。生姜水浸液，对伤寒沙门菌、阴道滴虫、霍乱弧菌等均有不同程度的抑杀作用。

3. 现代应用　本品配伍他药，可治疗感冒、消化系统多种疾病，多作为辅助用药；外用可治疗顽固性呃逆、肌内注射所致硬结、妊娠呕吐、斑秃、腮腺炎等疾病。

【附药】生姜皮　生姜汁

1. 生姜皮　为生姜根茎的外表皮。辛，凉。入肺、脾经。具有和脾行水消肿功效，主要于水肿、小便不利。煎服，3~10g。

2. 生姜汁　即用生姜捣汁入药。辛，微温。入肺、脾、胃经。功同生姜，而偏于化痰止吐，可供临床应急服用。如中风昏迷，口噤昏厥，呕吐不止或服天南星、半夏中毒出现舌麻木肿痛，或呕逆不止，难以下食等症。冲服或鼻饲给药，3~10滴。

香薷

xiāngrú《名医别录》

【来源】为唇形科植物石香薷 *Mosla chinensis* Maxim. 及江香薷 *Mosla chinensis* 'Jiangxiangru' 的干燥地上部分。前者习称"青香薷"，后者习称"江香薷"。青香薷主产于广东、广西、福建等地；江香薷主产于江西、安徽及河南等地。夏季茎叶茂盛、花盛开时择晴天割取地上部分，阴干。切段，生用。

【处方用名】香薷。

【性味归经】辛，微温。归肺、胃经。

【功效】发汗解表，化湿和中。

【临床应用】

1. 阴暑证　本品气味芳香，外能发汗解表，内能化湿和中，有"夏月麻黄"之称，暑天解表要药。尤其适用于治疗夏季乘凉饮冷，外感风寒，内伤湿滞之阴暑证，见恶寒发热、头痛无汗、腹痛吐泻等，常与白扁豆、厚朴同用，如香薷散。

2. 水肿脚气　本品辛散温通，可发越阳气、利水消肿，多用于水肿而有表证者。治疗水肿、小便不利及脚气浮肿者，可单用或配伍白术健脾利水，如薷术丸。

【用法用量】煎服，3~10g。发表剂量不宜过大，且不宜久煎；利水退肿量宜稍大且须浓煎。

【使用注意】辛温发汗之力较强，表虚有汗及暑热者忌用。

【现代研究】

1. 化学成分　本品主要成分为香荆芥酚、麝香草酚、百里香酚、对聚伞花素、5-羟基-6,7-二甲氧基黄酮、5-羟基-7,8-二甲氧基黄酮等成分。

2. 药理作用　本品有发汗解热、镇静、镇痛、抗菌、抗病毒及增强免疫作用，并能刺激消化腺分泌及胃肠蠕动。酊剂能刺激肾血管而使肾小球充血，有利尿作用。

3. 现代应用　本品配伍厚朴、白扁豆等药物可治疗夏季胃肠型感冒、小儿疱疹性咽炎等疾病。

细 辛

xìxīn《神农本草经》

【来源】为马兜铃科北细辛 *Asarum heterotropoides* Fr. Schmidt var. *mandshuricum*（Maxim.）Kitag.、汉城细辛 *Asarum sieboldi* Miq. var. *seoulense* Nakai 或华细辛 *Asarum sieboldii* Miq. 的干燥根及根茎。前二种习称"辽细辛"，主产于辽宁、吉林、黑龙江等地；后一种称为"华细辛"，主产于陕西等地。产于东北三省的"北细辛"为道地药材。夏季果熟期或初秋采挖，除净地上部分和泥沙，阴干。切段，生用。

【处方用名】细辛、北细辛、辽细辛。

【性味归经】辛，温。归心、肺、肾经。

【功效】解表散寒，祛风止痛，通窍，温肺化饮。

【临床应用】

1. **风寒表证** 本品达表入里，既入肺经散在表之风寒，又入肾经除在里之寒邪。治风寒表证，头身疼痛者，常配伍羌活、防风等药，如九味羌活汤；治阳虚外感，发热恶寒，无汗，脉反沉者，常与附子、麻黄同用，如麻黄附子细辛汤。

2. **头痛、鼻渊、牙痛、痹痛等诸痛证** 本品辛香走窜，有散寒通窍止痛作用，尤善治少阴头痛，为治少阴头痛的首选药。治风寒阻滞经脉之偏正头痛者，常与川芎、白芷等同用，如川芎茶调散；治鼻渊头痛、鼻塞流涕者，常与辛夷、白芷、苍耳子相配；治风冷牙痛者，可单用或与白芷、花椒煎汤含漱；治胃火牙痛者，可配生石膏、升麻、黄连等，或局部用以止痛；治风寒湿痹，关节疼痛者，常与防风、桑寄生、独活等同用，如独活寄生汤。

3. **用于寒饮咳喘** 本品有外散表寒，内温肺饮之功。治外寒内饮，咳喘痰多清稀者，常与干姜、五味子、半夏等同用，如小青龙汤；治外无表邪而寒痰停饮阻肺者，多配茯苓、干姜等药，如苓甘五味姜辛汤。

此外，因其辛温行散，芳香透达，吹鼻取嚏，有通关开窍醒神之效。故可用治中恶或痰厥之猝然口噤气塞，昏不知人，面色苍白，牙关紧闭之闭证，单用或与皂荚研末和匀，吹鼻取嚏，如通关散。

【用法用量】煎服，1~3g；散剂每次服0.5~1g；外用适量。

【使用注意】有毒，辛温燥烈，耗散正气，故阴虚阳亢头痛，肺燥阴虚干咳者忌用。

【现代研究】

1. **化学成分** 本品主要含细辛脂素、α-蒎烯、香叶烯、莰烯、柠檬烯、甲基丁香酚、黄樟醚、细辛醚等，毒性成分为马兜铃酸。

2. **药理作用** 本品的挥发油、水及醇提取物有解热、镇痛、镇静、抑菌、抗炎、镇咳、抗组胺、抗变态反应及局麻等作用。北细辛醇浸剂能增强心肌收缩力，使心率加快，冠脉血流量增加；能增加减压缺氧耐受力、扩张内脏血管、松弛平滑肌、增强脂质代谢及升高血糖等作用。

3. **现代应用** 本品配伍他药，可治疗头痛、牙痛、风湿痛、低血压、病态窦房结综合征等疾病。

✍ **知识拓展**

细辛中毒反应

中毒时主要表现为头痛、烦躁、出汗、口渴、颈项强直、体温及血压升高、瞳孔轻度散大、面色潮红等，如不及时治疗可迅速转入痉挛状态，表现为牙关紧闭，角弓反张，四肢抽搐，意识不清，尿闭，最后死于呼吸麻痹。

藁 本

gǎoběn《神农本草经》

【来源】为伞形科植物藁本 *Ligusticum sinense* Oliv. 和辽藁本 *Ligusticum jeholens* Nakai et Kitag. 的干燥

根茎及根。主产于四川、湖南、辽宁、河北等地。秋季茎叶枯萎或次春出苗时采挖。晒干或烘干。切片，生用。

【处方用名】藁本、辽藁本。

【性味归经】辛，温。归膀胱经。

【功效】祛风，散寒，除湿，止痛。

【临床应用】

1. **外感风寒，颠顶头痛** 本品香燥升散，善达颠顶，以发散太阳经风寒湿邪见长，并有较好的止痛作用，尤善治厥阴头痛并为首选引经药。常用于治疗外感风寒，症见头痛鼻塞，颠顶痛甚者，常配伍羌活、苍术等药，如神术散；如治外感风寒夹湿，头身疼痛明显者，常与羌活、独活、防风等药同用，如羌活胜湿汤。

2. **风湿痹痛** 本品具有辛散温通香燥之性，能除肌肉、经络、筋骨间之风寒湿邪而止痹痛，常配伍羌活、防风等药，如除风湿羌活汤。

【用法用量】煎服，3~10g。

【使用注意】辛温香燥，故阴血亏虚、肝阳上亢、火热内盛之头痛均慎用。

【现代研究】

1. **化学成分** 本品主要含3-丁基苯肽、蛇床酞内酯、阿魏酸、香豆素、挥发油等成分。

2. **药理作用** 本品挥发油有镇静、镇痛、解热及抗炎作用；可抑制肠和子宫平滑肌收缩；有降压、扩张冠状动脉，增加冠脉血流量，解除血管痉挛和改善心肌缺血作用；能增加组织耐缺氧能力。可抑制常见致病性皮肤癣菌。

3. **现代应用** 本品配伍他药，可治疗感冒、头痛等疾病。

苍耳子

cāng'ěrzǐ《神农本草经》

【来源】为菊科植物苍耳 *Xanthium sibiricum* Patr. 的干燥成熟带总苞的果实。全国各地都有野生。秋季果实成熟时采收。晒干，炒去硬刺，生用。

【处方用名】苍耳子、炒苍耳子。

【性味归经】辛、苦，温；有毒。归肺经。

【功效】散风寒，通鼻窍，祛风湿。

【临床应用】

1. **鼻渊及风寒表证** 本品辛温宣散，既能发散风寒，又能宣通鼻窍，为治疗鼻渊要药，尤适用于鼻渊而有外感风寒者，常与辛夷、白芷等药配伍，如苍耳子散；治鼻渊属肺热者，常配伍黄芩、石膏等药；治外感风寒，头痛鼻塞者，常与白芷、防风等同用。

2. **湿痹拘挛** 本品祛风除湿，通络止痛，常用治风寒湿痹之关节疼痛，四肢拘挛，可单用或与羌活、威灵仙等药同用，用治风湿热痹，可与秦艽、海风藤等同用。

【用法用量】煎服，3~10g。

【使用注意】血虚头痛不宜用。过量服用易致中毒。

【现代研究】

1. **化学成分** 本品主要含苍耳子苷、苍耳醇、异苍耳醇、亚油酸、棕榈酸及氨基酸等成分。

2. **药理作用** 本品所含苷类物质有降血糖、镇咳作用。其煎剂对部分细菌及真菌有抑制作用。

3. **现代应用** 本品配伍他药，可治疗各种急慢性鼻炎、鼻窦炎、鼻旁窦炎等鼻部疾患。

📖 **知识拓展**

苍耳子的不良反应

　　苍耳子有一定毒性，中毒主要是肾损害，引起氮质血症，使肝充血，脂肪变性，肝功能急剧损害，继发脑水肿，引起强直性痉挛，最后导致死亡。早期症状有头晕头痛，全身不适，恶心，呕吐咖啡色物，轻度腹胀，伴腹泻或便秘；重者烦躁，躁动，或倦怠萎靡，嗜睡，口渴，尿少，昏迷，全身强直性痉挛，黄疸，肝脾肿大，肝功能障碍，尿中出现蛋白、红细胞、管型，以及呼吸、循环、肾衰竭而死亡。

辛　夷

xīnyí《神农本草经》

　　【来源】为木兰科植物望春花 *Magnolia biondii* Pamp.、玉兰 *Magnolia denudata* Desr 或武当玉兰 *Magnolia sprengeri* Pamp. 的干燥花蕾。主产于山东、河南、安徽、四川等地。冬末春初花未开放时采收。阴干生用。

　　【处方用名】辛夷、辛夷花。

　　【性味归经】辛，温。归肺、胃经。

　　【功效】散风寒，通鼻窍。

　　【临床应用】

　　1. **风寒头痛**　本品辛散温通，能发散风寒，宣通鼻窍。用治外感风寒，头痛鼻塞者，可配伍防风、白芷等药。

　　2. **鼻渊头痛**　本品辛温发散，芳香通窍，善通鼻窍，为治疗鼻渊头痛要药。治偏于风寒者，常与白芷、细辛、苍耳子等同用，如苍耳子散；治偏于风热者，常与薄荷花、连翘等同用。若治肺胃郁热发为鼻疮者，可与连翘、黄连、野菊花等药配伍。

　　【用法用量】包煎，3~10g。外用适量。

　　【使用注意】鼻病属阴虚火旺者忌服。

　　【现代研究】

　　1. **化学成分**　本品主要含木兰脂素、松脂素二甲醚、芦丁、柳叶木兰碱、乙酸龙脑酯、反式丁香烯等成分。

　　2. **药理作用**　本品有收缩鼻黏膜血管的作用，能保护鼻黏膜，并促进黏膜分泌物的吸收，减轻炎症；有良好的抗过敏、平喘、镇静、镇痛等作用；煎剂能兴奋子宫平滑肌、肠道平滑肌；水及醇提取物有降压作用。

　　3. **现代应用**　本品内服或外用，可治疗各种急慢性鼻炎、鼻窦炎等疾病。

第二节　发散风热药

　　发散风热药又称辛凉解表药，性味多辛凉，主入肺与膀胱经。辛能发散，凉可清热，以发散风热为主要作用，主要用于风热表证，症见发热、微恶风寒、咽干口渴、头痛目赤、舌边尖红、苔薄黄、脉浮数等。部分药物兼有清利头目、利咽透疹、止痒、止咳等作用，用治风热上攻所致的目赤多泪、咽喉肿痛、麻疹不退、风疹瘙痒以及风热咳嗽等症。

薄　荷

bòhe《新修本草》

　　【来源】为唇形科植物薄荷 *Mentha haplocalyx* Briq. 的干燥地上部分。全国各地均产，尤以江苏产者为佳。夏、秋季茎叶茂盛或花开至三轮时，选晴天，分次采割，一年可采收2~3次。鲜用或阴干，切段生用。

【处方用名】薄荷、薄荷叶。

【性味归经】辛，凉。归肺、肝经。

【功效】疏散风热，清利头目，利咽，透疹，疏肝行气。

【临床应用】

1. **风热表证、温病初起** 本品轻清凉散，发散力较强，有一定发汗作用，为疏散风热常用之品，张锡纯称之为"温病宜汗解者之要药"，并言"温病发汗用薄荷，犹伤寒发汗用麻黄也"。用于风热感冒或温病初起，邪在卫分，症见发热、微恶风寒、头痛咽痛等，常与金银花、连翘、牛蒡子等配伍，如银翘散。

2. **风热上攻之头痛目赤、咽喉肿痛** 本品轻扬升浮，善于疏散上焦风热，清头目、利咽喉。用治风热上攻之头痛目赤，常与菊花、桑叶、蔓荆子相须为用；若风热壅盛所致咽喉肿痛，常与桔梗、甘草、僵蚕等同用，如六味汤。

3. **麻疹不透、风疹瘙痒** 本品有疏散风热，宣毒透疹，祛风止痒之效。治风热束表，疹出不畅，常与蝉蜕、牛蒡子、柽柳等配伍，如竹叶柳蒡汤；治风疹瘙痒者，常配伍苦参、防风等药。

4. **肝郁气滞证** 本品味辛行气，入肝经，能疏肝理气，常与柴胡、白芍等药配伍，治疗肝郁气滞证，如逍遥散。

【用法用量】煎服，3~6g。入煎剂宜后下。薄荷叶长于发汗解表；薄荷梗长于理气和中。

【使用注意】芳香辛散，发汗耗气，故体虚多汗者不宜用，阴虚血燥者慎用。

【现代研究】

1. **化学成分** 本品主要含挥发油，主要成分为薄荷醇、薄荷酮、异薄荷酮、薄荷脑等成分。

2. **药理作用** 薄荷油有发汗解热作用，能解除胃肠痉挛及促进呼吸道腺体分泌。薄荷醇、薄荷酮局部外用有抗炎、镇痛、止痒作用。其煎剂对单纯性疱疹病毒、流行性腮腺炎病毒及葡萄球菌、链球菌等有抑制作用。此外，本品有祛痰、止咳、抗着床、抗早孕等作用。

3. **现代应用** 本品配伍他药，可治疗感冒、扁桃体炎、急慢性咽炎、急性结膜炎、口腔溃疡、瘙痒性皮肤病、带状疱疹后疼痛、高血压等多种疾病。

牛蒡子

niúbàngzǐ《名医别录》

【来源】为菊科植物牛蒡*Arctium lappa* L. 的干燥成熟果实。全国各地均产，主产于东北、河北、浙江等地。秋季采收，晒干，生用或炒用，用时捣碎。

【处方用名】牛蒡子、炒牛蒡子。

【性味归经】辛、苦，寒。归肺、胃经。

【功效】疏散风热，宣肺透疹，解毒利咽。

【临床应用】

1. **风热表证、温病初起** 本品发汗力较薄荷为弱，但长于宣肺祛痰，清利咽喉，尤其适用于风热表证而见咽喉红肿疼痛，或咳嗽痰多不利者。治风热表证或温病初起，发热、头痛、咽喉肿痛等症，常与金银花、连翘等同用，如银翘散；治风热咳嗽，痰多不畅者，常与桑叶、桔梗、浙贝母、前胡等配伍。

2. **麻疹不透、风疹瘙痒** 本品既外散风热，又内解热毒，为透疹之要药。用治麻疹不透或透发不畅者，常配薄荷、竹叶等，如竹叶柳蒡汤；治风湿浸淫血脉所致的疮疥瘙痒，常与荆芥、蝉蜕等配伍，如消风散。

3. **风热或热毒上攻之咽喉肿痛** 本品长于解毒利咽，为利咽之专药，无论风热或火毒咽痛皆可用之。常配甘草相辅，并与薄荷、桔梗等同用。

4. **咽喉肿痛、丹毒、痄腮、热毒疮疡** 本品辛苦性寒，既能外散风热，又能解毒消肿，兼滑肠通便，故尤其适用于痈肿疮毒兼有便秘者，常与大黄、连翘、栀子等同用；治瘟毒发颐、痄腮等热毒证，常与黄芩、板蓝根等药配伍。

【用法用量】煎服，6~12g。或入丸、散。入汤剂宜捣碎。炒牛蒡子苦寒及滑肠之性略有降低。

【使用注意】有滑肠通便之弊，脾虚腹泻者慎用。

【现代研究】

1. 化学成分　本品主要含牛蒡子苷、牛蒡醇A~F及H、花生酸、硬脂酸等。

2. 药理作用　本品煎剂有抗炎、解热、利尿、抗肿瘤、降低血糖等作用，能抑制肺炎双球菌、金黄色葡萄球菌及多种皮肤真菌。牛蒡子苷有抗肾病变作用，有扩张血管、子宫和肠管等作用。

3. 现代应用　本品配伍他药，可治疗急性咽炎、糖尿病肾病、慢性鼻窦炎、乳腺炎、扁平疣、老年打鼾等疾病。用复方牛蒡子油外治寻常型银屑病。

蝉　蜕

chántuì《名医别录》

【来源】为蝉科昆虫黑蚱 *Cryptotympana pustulata* Fabricius 若虫羽化时脱落的皮壳。主产于山东、河南、河北等地。夏、秋季收集，除去泥沙，晒干。生用。

【处方用名】蝉蜕、蝉衣、蝉退、虫退、金蝉衣（质优）。

【性味归经】甘，寒。归肺、肝经。

【功效】疏散风热，利咽，透疹，明目退翳，解痉。

【临床应用】

1. 风热表证、温病初起、咽痛音哑　本品质轻上浮，疏散风热，又长于宣肺疗哑，故尤其适用于风热表证而见咽痛音哑者。治疗风热表证或温病初起，常配伍薄荷、牛蒡子等药；治疗咽痛音哑者，常与胖大海、牛蒡子等药同用。

2. 麻疹不透、风疹瘙痒　本品能宣散透发，透疹止痒。治风热外束，疹出不畅者，常与竹叶、牛蒡子等同用，如竹叶柳蒡汤；治风湿热相搏之风疹湿疹，皮肤瘙痒者，常配伍防风、荆芥等药，如消风散。用于五官九窍发痒有良效，取其祛风止痒之功。

3. 风热上攻、目赤翳障　本品入肝经，善于疏散肝经风热而有明目退翳之功。可用治风热上攻或肝火上炎之目赤肿痛、翳膜遮睛，常与菊花、决明子等配伍，如蝉花散。

4. 小儿惊风、破伤风证　本品既能疏散肝经风热，又可凉肝息风止痉。治小儿高热急惊风，常配天竺黄、栀子、僵蚕等，如天竺黄散；治小儿慢惊风，多与全蝎、天南星等配伍，如蝉蝎散；治破伤风，症见牙关紧闭，手足抽搐，角弓反张者，常配伍天麻、僵蚕等药，如五虎追风散。

此外，还可用于治疗小儿夜啼不安，取其凉肝定惊作用。

【用法用量】煎服，3~6g。一般病证用量宜小；止疼用量要大。

【使用注意】孕妇慎用。

【现代研究】

1. 化学成分　本品主要含甲壳质、蛋白质、氨基酸、有机酸和酚类化合物等成分。

2. 药理作用　本品提取物有抗惊厥、镇静、解热、抗过敏、免疫抑制及镇痛作用。体外能选择性抑制癌细胞生长。

3. 现代应用　本品配伍他药，可治疗急慢性扁桃体炎、咳嗽、小儿夜啼、荨麻疹、多种皮肤瘙痒等疾病。

桑　叶

sāngyè《神农本草经》

【来源】为桑科植物桑 *Morus alba* L. 的干燥叶。全国大部分地区均产，以江南居多。初霜后采收，晒干。生用或蜜炙用。

【处方用名】桑叶、冬桑叶、霜桑叶、炙桑叶。

【性味归经】甘、苦，寒。归肺、肝经。

【功效】疏散风热，清肺润燥，清肝明目。

【临床应用】

1. **风热表证、温病初起、头痛咳嗽** 本品长于轻清宣散，其散表邪作用缓和兼能清肺止咳。故多用于外有风热、内有肺热之发热、头痛、咳嗽者，常与菊花相须为用，如桑菊饮。

2. **肺热或燥热咳嗽** 本品甘寒清润，能清肺、润肺以止咳，故可用于治疗肺热或燥热伤肺，咳嗽痰少，色黄而黏稠，或干咳少痰，咽痒等症。轻者可配杏仁、沙参、贝母等药，如桑杏汤；重者常与石膏、麦冬等同用，如清燥救肺汤。

3. **肝阳上亢眩晕** 本品入肝经，有平降肝阳之效，故可用治肝阳上亢，常与菊花、石决明等同用。

4. **目疾** 本品既疏散风热，又苦寒入肝以清泄肝热，还甘润益阴以明目，故无论风热、肝火及肝虚目疾均可用之。治肝经实热或风热所致之目赤、涩痛、多泪，多与菊花、决明子、夏枯草等同用；治肝肾不足，目暗昏花，常配伍黑芝麻作蜜丸服，如桑麻丸。

此外，桑叶有一定凉血止血之功，随证配伍可用于治疗血热妄行之咳血、吐血、衄血。

【用法用量】煎服，5~10g。或入丸、散。外用煎水洗眼，能清肝明目。生用长于疏散风热，清肝明目；蜜炙桑叶长于润肺止咳，多用于肺燥咳嗽。

【现代研究】

1. **化学成分** 本品主要含脱皮固酮、牛膝甾酮、羽扇豆醇、芦丁、桑苷、异槲皮素、东莨菪素、东莨菪苷以及生物碱和有机酸等成分。

2. **药理作用** 本品煎剂有降低血糖作用，脱皮激素还能降血脂，对金黄色葡萄球菌、乙型溶血性链球菌等多种致病菌和钩端螺旋体有抑制作用。

3. **现代应用** 单用本品制成片剂可治疗乳糜尿；配伍他药还可治疗糖尿病、盗汗咳嗽等多种疾病。

菊 花

júhuā《神农本草经》

【来源】为菊科植物菊 *Chrysanthemum morifolium* Ramat. 的干燥头状花序。主产于浙江、安徽、山东、四川等地。9~11月花盛开时分批采收，阴干，生用。根据产地和加工方法的不同，分为"亳菊""滁菊""贡菊"和"杭菊"，以亳菊和滁菊品质最优。由于花的颜色不同，又有黄菊花和白菊花之分。

【处方用名】菊花、杭菊花（黄菊花）、白菊花。

【性味归经】甘、苦，微寒。归肺、肝经。

【功效】疏风清热，平肝明目，清热解毒。

【临床应用】

1. **风热表证、温病初起** 本品味辛疏散，体轻达表，微寒清热，能疏散风热，性能与功用均与桑叶相似，常与之相须为用，并配伍连翘、薄荷等药，用于风热表证或温病初起，症见发热、头痛、咳嗽者，如桑菊饮。

2. **虚实目疾** 本品既能疏散风热，又长于清肝泻火，兼益阴明目，无论虚实目疾均可用之。治肝经风热或肝火上攻的目赤肿痛，常与夏枯草、石决明等药配伍；治肝肾阴虚之眼目昏花，多与枸杞子同用，并配熟地黄、山茱萸等药，如杞菊地黄丸。

3. **肝阳上亢，头痛眩晕** 本品性寒，入肝经，有清热平肝之功，常用治肝阳上亢之头痛眩晕，每与石决明、白芍等药同用；治肝阳化风，常配伍羚羊角、钩藤等药，如羚角钩藤汤。

4. **疗疮肿毒** 本品味苦性寒，能清热解毒，尤善解疗毒，常与金银花、生甘草等同用，如甘菊散。

【用法用量】煎服，5~10g。疏散风热多用黄菊花（杭菊花），平肝明目多用白菊花（滁菊花）。

【现代研究】

1. **化学成分**　本品主要含龙脑、乙酸龙脑酯、樟脑、木犀草苷、刺槐素、刺槐苷、绿原酸、3，5-O-二咖啡酰基奎宁酸。此外本品还含腺嘌呤，胆碱，维生素A、B$_1$、E，氨基酸等成分。

2. **药理作用**　本品煎剂能显著扩张冠状动脉，增加冠脉血流量和提高心肌耗氧量。有明显解热、降压、抗炎等作用。对流感病毒、钩端螺旋体及多种致病菌均有抑制作用。

3. **现代应用**　本品配伍他药，可治疗冠心病、心绞痛、高血压、高脂血症、慢性肾衰竭、溃疡性结肠炎、慢性肝炎、神经官能症、顽固性荨麻疹、扁平疣等疾病。

课堂互动 6-2

桑叶与菊花的功用有何异同？

答案解析

柴　胡

cháihú《神农本草经》

【来源】为伞形科植物柴胡 *Bupleurum chinense* DC. 或狭叶柴胡 *Bupleurum scorzonerifolium* Willd. 的干燥根。前者称"北柴胡"，主产于辽宁、河北、甘肃等地；后者称"南柴胡"，主产于湖北、四川等地。春秋季采挖。晒干，切段。生用酒炒或醋炙用。

【处方用名】柴胡、南柴胡、北柴胡、醋柴胡、酒柴胡。

【性味归经】辛、苦，微寒。归肝、胆、肺经。

【功效】疏散退热，疏肝解郁，升举阳气。

【临床应用】

1. **外感发热、少阳证寒热往来**　本品辛散苦泄，微寒清热，能透表泄热，善于解表退热和疏散半表半里之邪。治疗外感发热，常与葛根、黄芩等药配伍，如柴葛解肌汤。现代常制成单味或复方注射液，有较好的解表退热作用。本品为和解少阳之要药，治伤寒少阳证之寒热往来、胸胁苦满、口苦咽干、目眩等，常与黄芩配伍，如小柴胡汤。

2. **肝郁气滞、胸胁疼痛、月经不调**　本品辛行苦泄，善条达肝气，疏肝解郁，为治疗肝郁气滞证的要药。用治肝郁气滞之胸胁或少腹胀痛，情志抑郁者，常配伍香附、白芍等药，如柴胡疏肝散；治肝郁血虚，脾失健运之妇女月经不调，乳房胀痛者，常与白芍、当归、白术等同用，如逍遥散。

3. **中气下陷、脏器脱垂**　本品长于升发脾胃清阳之气而举陷，善治中气不足、气虚下陷所致的脘腹重坠作胀，食少便溏，久泻脱肛，子宫脱垂，胃下垂等脏器脱垂，常与升麻相须为用，并配伍黄芪、人参等，如补中益气汤。

此外，柴胡有清胆退热截疟作用，常配黄芩、常山、草果等，用于疟疾寒热往来。

【用法用量】煎服，3~10g。柴胡生用长于解表退热，升阳举陷；醋柴胡长于疏肝解郁；酒柴胡长于行血调经。

【使用注意】因柴胡其性升散，古人有"柴胡劫肝阴"之说，故肝阳上亢、肝风内动、阴虚火旺及气机上逆者忌用或慎用。

【现代研究】

1. **化学成分**　本品主要含柴胡皂苷、2-甲基环戊酮、柠檬烯、月桂烯、香芹酮、戊酸、己酸、庚酸、辛酸、2-辛烯酸、壬酸、γ-庚烯酸等，还有多糖、植物甾醇及黄酮等成分。

2. **药理作用**　柴胡皂苷、挥发油有明显的解热、抗炎作用。柴胡皂苷还具有镇静、镇痛、镇咳作用；柴胡皂苷具保肝、降血脂作用。柴胡多糖可促进免疫功能。此外，尚具利胆、抗菌、抗病毒及抗疟等作用。

3. **现代应用** 本品配伍他药，可治疗急慢性肝炎、脂肪肝、急性胰腺炎、胆汁反流性胃炎、消化性溃疡、急性卡他性中耳炎、慢性支气管炎急性发作、心脏神经官能症、乳腺增生病等多种疾病；柴胡注射液可治疗外感发热。

葛 根

gěgēn《神农本草经》

【来源】为豆科植物野葛 *Pueraria lobata*（Willd.）Ohwi 或甘葛藤 *Pueraria thomsonii* Benth. 的干燥根。前者习称为"野葛"，主产于湖南、河南、浙江、四川等地；后者习称为"粉葛"，主产于广西、广东等地。秋冬两季采挖。切片，晒干。生用或煨用。

【处方用名】葛根、粉葛根、煨葛根。

【性味归经】甘、辛，凉。归脾、胃、肺经。

【功效】解肌退热，生津止渴，透疹，升阳止泻，通经活络，解酒毒。

【临床应用】

1. **表证发热、项背强痛** 本品辛凉升散，既发散表邪，又解肌退热。治疗风寒表证，邪郁化热之发热重，恶寒轻，头痛无汗等症，常与柴胡、黄芩等药同用，如柴葛解肌汤。本品鼓舞脾胃清阳之气上行以输布津液，使筋脉得以濡润，从而长于缓解外邪郁阻、经气不利、筋脉失养所致的项背强痛。故治风寒表证，表实无汗恶寒、项背强痛者，常配伍麻黄、桂枝等药，如葛根汤；若表虚汗出、恶风、项背强痛者，常与桂枝、白芍等配伍，如桂枝加葛根汤。

2. **麻疹不透** 本品味辛性凉，能发散表邪，透疹外出。用治麻疹初起或疹出不畅，常与升麻、芍药、甘草等同用，如升麻葛根汤。

3. **热病烦渴、消渴** 本品甘凉清热，能生津止渴。治热病伤津烦渴，常与天花粉、芦根等同用；内热消渴之口渴多饮、体瘦乏力者，多配伍天花粉、山药、黄芪等药，如玉液汤。

4. **热泻热痢、脾虚久泄** 本品味辛升发，能鼓舞脾胃清阳之气上升而止泻止痢。可用治湿热泻痢，常配伍黄连、黄芩、甘草等，如葛根芩连汤；脾虚泄泻，常与白术、木香、人参等同用，如七味白术散。

5. **中风偏瘫、胸痹心痛、眩晕头痛、颈椎病** 本品味辛能行，有通经活络作用，治中风偏瘫，胸痹心痛，眩晕头痛，常与三七、丹参、川芎等药同用；治颈椎病，多与姜黄、威灵仙、鸡血藤等配伍，是治疗颈项强直的要药。

6. **酒毒伤中** 葛根味甘能解酒毒，可用治酒毒伤中，恶心呕吐，脘腹痞满，常配伍陈皮、白豆蔻、枳椇子等理气化湿，解酒毒药。

【用法用量】煎服，10~15g。生用长于解肌退热，透疹，生津止渴；煨葛根长于升阳止泻。

【现代研究】

1. **化学成分** 本品主要含葛根素、大豆苷元、大豆苷、大豆苷元8-*O*-芹糖（1-6）葡萄糖苷、6,7-二甲基香豆素等成分。

2. **药理作用** 本品所含总黄酮能扩张冠状动脉和脑血管，增加血流量，降低心肌耗氧量，有明显降压作用；醇浸剂能直接扩张血管，降低外周血管阻力，并有明显的解热作用；葛根素能抑制血小板聚集，改善微循环；浸膏有广泛的 β-肾上腺素受体阻滞作用，对胃肠平滑肌有松弛作用。

3. **现代应用** 本品配伍他药，可以治疗冠心病、高血压、脑血栓形成、高脂血症、糖尿病、颈椎病、腹泻等多种疾病。

【附药】葛花

为野葛或甘葛藤的未开放花蕾。味甘，性平。具有解酒毒，醒脾和胃功效。主要用于饮酒过度后的头痛头昏、烦渴、呕吐、胸膈饱满等症。用量3~15g，煎服。

升 麻
shēngmá《神农本草经》

【来源】为毛茛科植物大三叶升麻 *Cimicifuga heracleifolia* Kom.、兴安升麻 *Cimicifuga dahurica*（Turez.）Maxim. 或升麻 *Cimicifuga foetida* L. 的干燥根茎。主产于黑龙江、辽宁、山西、四川等地，以四川产者为道地药材。秋季采挖。晒干，切片。生用或蜜炙用。

【处方用名】升麻、炙升麻。

【性味归经】辛、微甘，微寒。归肺、脾、胃、大肠经。

【功效】发表透疹，清热解毒，升举阳气。

【临床应用】

1. **外感发热、麻疹不透**　本品味辛升散，具有发表退热、宣毒透疹之功。治疗风热表证或温病初起，症见发热、头痛者，常配伍薄荷、菊花、桑叶等药；若治风寒表证，常与麻黄、紫苏、白芷等药同用，如十神汤；若治外感风热夹湿之阳明经头痛，症见额前作痛、呕逆、心烦痞满者，常配伍苍术、荷叶等药，如清震汤；治麻疹初起，透发不畅，常与葛根、白芍、甘草等同用，如升麻葛根汤。

2. **齿痛、口疮、咽喉肿痛、阳毒发斑**　本品性微寒，能清热解毒，因其主入阳明，尤善清阳明热毒，故对胃火炽盛之牙龈肿痛、口舌生疮、咽喉肿痛及皮肤疮毒等尤为适用。治疗牙龈肿痛、口舌生疮者，常与黄连、石膏等同用，如清胃散；治风热上壅，咽喉肿痛者，常配伍桔梗、牛蒡子等药；治热毒上攻之头面红肿，常配黄芩、黄连、板蓝根等，如普济消毒饮；治疗阳毒发斑，多与大青叶、石膏等同用。

3. **中气下陷、脏器脱垂、崩漏不止**　本品入脾胃经，善引清阳之气上升，为升阳举陷之要药。治中气不足，气虚下陷所致的脘腹重坠作胀，食少便溏，久泻脱肛，子宫脱垂等脏器脱垂症，常与柴胡、黄芪、人参等同用，如补中益气汤；治气虚不摄之崩漏下血，常配伍人参、黄芪、白术等，如举元煎；治胸中大气下陷、气短不足以息、神疲者，多与柴胡、黄芪等药同用。

【用法用量】煎服，3~10g。

【使用注意】麻疹已透及阴虚火旺、肝阳上亢、上盛下虚者，均当忌用。

【现代研究】

1. **化学成分**　本品主要含升麻碱、水杨酸、咖啡酸、阿魏酸、鞣质等成分。

2. **药理作用**　本品具有解热、抗炎、镇痛、镇静、抗惊厥、升高白细胞、抑制血小板聚集及释放等作用；对结核分枝杆菌、金黄色葡萄球菌和卡他球菌有中度抗菌作用。另有减慢心率、降低血压等作用。

3. **现代应用**　临床用升麻葛根汤加味可治疗感冒后鼻旁窦炎、婴幼儿秋季腹泻；用升麻辛芷汤治疗牙痛；用升麻连苡汤治疗多型红斑；配伍柴胡、黄芪等治疗内脏下垂等疾病。

课堂互动 6-3

柴胡、升麻与葛根有何异同？

答案解析

蔓荆子
mànjīngzǐ《神农本草经》

【来源】为马鞭草科植物单叶蔓荆 *Vitex trifolia* L. var. *simplicifolia* Cham. 或蔓荆 *Vitex trifolia* L. 的干燥成熟果实。主产于山东、江西、浙江等地。秋季果实成熟时采收，晒干，生用或炒用。

【处方用名】蔓荆子、炒蔓荆子。

【性味归经】辛、苦，微寒。归膀胱、肝、胃经。

【功效】疏散风热，清利头目。

【临床应用】

1. **风热表证,头晕头痛** 本品辛散疏风,微寒清热,解表之力较弱,偏于清利头目,为治风热头痛要药。常用治风热表证而头痛头晕者,多与菊花、薄荷等药配伍;治风邪上攻之偏头痛,常配伍川芎、防风、细辛等药。

2. **目赤肿痛、目昏多泪** 本品有疏散风热、清利头目之功,故用治风热上攻之目赤肿痛,目昏多泪,常与菊花、蝉蜕等药同用;治肝肾不足,目暗不明,常配伍枸杞子、熟地黄等药。《本草易读》记载"诸目不明,蔓荆子蒸熟,为散、为丸、作粥俱可"。

3. **牙龈肿痛** 蔓荆子、金银花捣碎,混合后外敷在牙龈肿痛处,可缓解疼痛。

【用法用量】煎服,5~10g。

【现代研究】

1. **化学成分** 本品主要含挥发油,油中主要成分为茨烯、蒎烯和蔓荆子黄素,另含脂肪酸、谷甾醇等。

2. **药理作用** 本品有镇静、止痛和解热作用。蔓荆子黄素有抗菌、抗病毒作用。

3. **现代应用** 本品配伍他药,可治疗坐骨神经痛、头痛、鼻炎、急性乳腺炎等疾病。

附:其他解表药

表6-1 其他解表药一览表

分类	药名	性味归经	功效应用	用法用量
发散风寒药	葱白	辛,温。归肺、胃经	发汗解表,散寒通阳。治外感风寒轻证、阴盛格阳证	3~10g
	胡荽	辛,温。归肺、胃经	发表透疹,开胃消食。治麻疹不透,饮食不消	3~6g
	西河柳	甘、辛,平。归心、肺、胃经	发表透疹,祛风除湿。治麻疹不透,风湿痹痛	3~6g
发散风热药	淡豆豉	苦、辛,凉;归肺、胃经	解表,除烦,宣发郁热。治外感表证,热郁心烦	6~12g
	木贼	甘、苦,平;肺、肝经	疏散风热,明目退翳。治风热目赤,迎风流泪,目生云翳	3~9g

目标检测

答案解析

一、单项选择题

1. 下列各药中,能解鱼蟹毒,又能行气宽中的为( )
   A. 生姜 B. 麻黄 C. 紫苏 D. 辛夷 E. 白芷

2. 下列各药中,能祛风解表,炒炭又可止血的是( )
   A. 羌活 B. 麻黄 C. 桂枝 D. 荆芥 E. 苍耳子

3. 下列各药中,能祛风解表,又能透疹消疮的为( )
   A. 桂枝 B. 荆芥 C. 麻黄 D. 防风 E. 辛夷

4. 下列各项中,解鱼蟹毒最宜用的是( )
   A. 生姜、白芷 B. 紫苏、桂枝 C. 紫苏、生姜 D. 生姜、葛根 E. 紫苏、菊花

5. 下列各药中,能发汗解表,又能温中止呕,温肺止咳的为( )
   A. 麻黄 B. 桂枝 C. 紫苏 D. 生姜 E. 白芷

6. 被古人称为"呕家圣药"的药物是( )

A. 柴胡　　　　　B. 辛夷　　　　　C. 紫苏　　　　　D. 生姜　　　　　E. 白芷

7. 具有发汗解表，温通经脉功效的药物是（　　）

    A. 防风　　　　　B. 麻黄　　　　　C. 细辛　　　　　D. 紫苏　　　　　E. 桂枝

8. 下列各药中，具有疏肝解郁行气功效的解表药物是（　　）

    A. 薄荷　　　　　B. 柴胡　　　　　C. 桑叶　　　　　D. 菊花　　　　　E. 蔓荆子

9. 薄荷入汤剂宜（　　）

    A. 先煎　　　　　B. 冲服　　　　　C. 后下　　　　　D. 另煎　　　　　E. 包煎

10. 下列各药中，可以治疗外感风寒所致颠顶头痛的为（　　）

    A. 白芷　　　　　B. 羌活　　　　　C. 藁本　　　　　D. 葛根　　　　　E. 细辛

11. 柴胡、薄荷均具有的功效是（　　）

    A. 疏肝解郁　　　B. 利咽透疹　　　C. 化湿行气　　　D. 消积行气　　　E. 发散风寒

12. 菊花具有的作用是（　　）

    A. 平抑肝阳，息风止痉，清肝明目　　　　　　B. 疏风清热，息风止痉，清肝明目

    C. 疏散风热，清热解毒，清肝明目　　　　　　D. 清肺止咳，清热解毒，清利咽喉

    E. 疏风清热，息风止痉，清利咽喉

二、多项选择题

1. 以下属于蝉蜕功效的是（　　）

    A. 疏散风热　　　B. 透疹止痒　　　C. 息风止痉　　　D. 明目退翳　　　E. 宣通鼻窍

2. 下列具有升阳、发表作用的药物是（　　）

    A. 麻黄　　　　　B. 升麻　　　　　C. 柴胡　　　　　D. 葛根　　　　　E. 牛蒡子

3. 下列各项，属于防风治疗的病证是（　　）

    A. 外感风寒，头身疼痛　　　B. 风寒湿痹，肢体疼痛　　　C. 肝脾不和，腹痛泄泻

    D. 湿热痹证，惊厥抽搐　　　E. 破伤风，角弓反张

4. 下列各项，属于白芷所治病证的是（　　）

    A. 头痛鼻塞　　　B. 鼻渊鼻塞　　　C. 痈肿疮疡　　　D. 寒湿带下　　　E. 风寒咳喘

5. 下列各项，属于牛蒡子功效的是（　　）

    A. 疏散风热　　　B. 透疹利咽　　　C. 解毒消肿　　　D. 宣肺祛痰　　　E. 息风止痉

三、简答题

1. 细辛的功效、用法用量和使用注意？

2. 麻黄与桂枝之异同为何？

3. 解表药的使用注意为何？

（李春巧）

书网融合……

知识回顾　　　微课1　　　微课2　　　微课3　　　微课4

微课5　　　微课6　　　微课7　　　习题

第七章 | 清热药

学习目标

知识要求：

1. 掌握清热药的含义、功效、应用、分类、用法用量及使用注意；掌握石膏、知母、栀子、夏枯草、黄芩、黄连、黄柏、金银花、连翘、板蓝根、蒲公英、白头翁、地黄、玄参、牡丹皮、赤芍、青蒿、地骨皮的性能、功效、临床应用、用法用量及使用注意；掌握石膏与知母，黄芩、黄连与黄柏，金银花与连翘，玄参与地黄，牡丹皮与赤芍的功用异同。

2. 熟悉芦根、天花粉、淡竹叶、决明子、龙胆、苦参、大青叶、青黛、绵马贯众、紫花地丁、穿心莲、射干、山豆根、鱼腥草、败酱草、马齿苋、大血藤、土茯苓、白花蛇舌草、鸦胆子、紫草、水牛角、白薇、银柴胡、胡黄连的功效及临床应用。

3. 了解谷精草、密蒙花、青葙子、秦皮、白鲜皮、野菊花、马勃、漏芦、山慈菇、熊胆粉、拳参、半边莲、木蝴蝶、重楼的功效及临床应用。

技能要求：

学会利用药物的性能和功效辨证治疗热证。

凡以清泄里热为主要作用，用以治疗里热证的药物，称为清热药。

清热药药性大多寒凉，味苦，入五脏六腑，具有清热泻火、燥湿、凉血、解毒及清虚热等作用；本类药物中部分药物性味甘寒，兼具滋生津液作用；另有性味咸寒者，兼具消散疮痈肿毒重证及润肠通便作用。主要适用于里热证，如外感热病高热烦渴、湿热泻痢、痈肿疮毒、温病发斑以及阴虚发热等。

由于里热证发病部位不同、病变阶段不同、病情轻重差异，根据清热药的功效，可分为清热泻火药、清热燥湿药、清热凉血药、清热解毒药、清虚热药。

使用清热药要辨明热证虚实，发病部位，病情轻重。实热证有热在气分、热入营血、火热致毒及湿热之分，分别予以清热泻火、清热凉血、清热解毒、清热燥湿治疗；虚热证有邪热伤阴、阴虚发热，则予以清热养阴透热或滋阴退热除蒸治疗；同时，根据兼证不同，灵活配伍药物治疗。里热兼表证者，治宜先解表后治里，或与解表药同用；气血两燔者，应清热泻火药与清热凉血药同用；热盛伤津者，应清热泻火药与养阴生津药同用；里热兼积滞者，则应配伍泻下药。

本类药物，药性寒凉，易伤脾胃，脾胃虚弱，食少便溏者慎用；苦寒药易化燥伤阴，热证伤阴及阴虚患者须慎用；甘寒药物滋生津液，湿热者慎用；阴盛格阳、真寒假热之证，禁用清热药。此外，使用本类药物应中病即止，不可过量，以免克伐太过，损伤正气。

第一节 清热泻火药

清热泻火药性味多苦寒或甘寒，主入肺、胃经；苦能清泄，甘能生津，寒可除热，以清泄气分热为主要作用，其清热力强，主要用于治疗气分实热病证，症见高热、烦渴、汗出、舌红苔黄、脉洪大有力，重则神昏谵语，小便短赤。部分药物兼有生津、止渴、除烦、利尿等作用，用治肺、胃、心、肝等脏腑火热证兼有热盛伤津者。

石 膏

shígāo《神农本草经》

【来源】为硫酸盐类矿物硬石膏族石膏。主产于湖北、甘肃、四川、安徽等地，习惯以湖北应城产者质量最佳。全年可采挖。采挖后，除去泥沙及杂石，打碎生用或煅用。

【处方用名】生石膏、煅石膏。

【性味归经】甘、辛，大寒。归肺、胃经。

【功效】生用清热泻火，除烦止渴；煅用收湿，生肌，敛疮，止血。

【临床应用】

1. **气分实热证** 本品甘、辛，大寒，善于解肌透热、清胃热、生津液而清热泻火，除烦止渴，为清泻肺胃气分实热之要药。用于高热、烦渴、汗出、脉洪大有力的温病气分实热证，常与知母相须为用，以增强清热除烦之功，如白虎汤；治疗气血两燔，高热、神昏谵语、发斑者，常与水牛角、玄参等配伍组成化斑汤，以气血两清。

2. **肺热咳喘** 本品辛散透达，兼大寒之性，主入肺经，善清泄肺热以治疗肺热咳喘，常与麻黄、杏仁、甘草配伍应用，如麻杏甘石汤。

3. **胃火牙痛** 本品善清胃火，故用于治疗胃火上攻之牙龈肿痛，常与黄连、升麻等同用，如清胃散；治疗胃热上蒸，牙痛烦渴，常配伍知母、麦冬等，如玉女煎。

4. **疮疡溃疡不敛、湿疹瘙痒、水火烫伤、外伤出血** 本品煅品外用有收湿，生肌，敛疮，止血作用。可单用，或配伍黄柏、青黛同用。

【用法用量】生石膏，先煎，15~60g。煅石膏，外用适量，研末撒敷患处。生石膏用以清热泻火，除烦止渴；煅石膏用以收湿，生肌，敛疮，止血。

【使用注意】本品药性大寒，伤胃，故脾胃虚寒及阴虚内热忌服。

【现代研究】

1. **化学成分** 本品主要成分为含水硫酸钙（$CaSO_4 \cdot 2H_2O$，含量≥95%），尚含有机物、硫化物及微量元素铁、镁、钛、铝、硅等。

2. **药理作用** 本品内服有解热、减轻其口渴状态、缩短凝血时间，促进胆汁排泄、利尿、镇静、镇痉及降血糖作用；小剂量可使心率加快，增加血流量；大剂量则呈抑制状态，减少血流量。此外，还能加速骨缺损的愈合。

3. **现代应用** 临床以本品配伍他药，可治疗糖尿病、牙龈炎、牙周炎、口腔炎、舌炎、三叉神经痛、急性传染性和感染性疾病等。

知 母

zhīmǔ《神农本草经》

【来源】为百合科植物知母 *Anemarrhena asphodeloides* Bge. 的干燥根茎。主产于河北、山西及东北等地。春、秋二季采挖，除去须根与泥沙，晒干，习称"毛知母"。或除去外皮，晒干，习称"知母肉"。切片，干燥，去毛屑入药，生用或盐水炙用。

【处方用名】知母、盐知母。

【性味归经】苦、甘，寒。归肺、胃、肾经。

【功效】清热泻火，滋阴润燥。

【临床应用】

1. **气分实热证** 本品苦而甘寒质润，善清肺胃气分实热而生津止渴除烦，常与石膏相须为用，如白虎汤。

2. **肺热咳嗽、阴虚燥咳** 本品甘润苦泄，长于泻肺热、润肺燥。治肺热咳嗽、痰黄黏稠者，配伍瓜蒌、贝母、黄芩等。治阴虚燥咳、干咳少痰或无痰者，配伍贝母，如二母散。

3. **骨蒸潮热** 本品滋肾阴，润燥，泻肾火，退骨蒸，有滋阴降火作用。治阴虚火旺所致骨蒸潮热、盗汗、心烦等症，配伍黄柏相须为用，并加入养阴药组成知柏地黄丸。

4. **阴虚消渴、肠燥便秘** 本品能滋阴润燥，生津止渴。治久热伤津，口渴引饮的消渴病，配伍天花粉、葛根等，如玉液汤。治肠燥便秘，配伍生地黄、玄参、麦冬等。

【用法用量】煎服，6~12g。生用以清热泻火；盐炙用以滋阴润燥。

【使用注意】本品性寒质润，滑润大肠，故脾胃虚寒、大便溏泻泄忌服。

【现代研究】

1. **化学成分** 本品主要成分为知母皂苷，尚含有芒果苷以及多糖、生物碱、有机酸等。

2. **药理作用** 本品有解热、抑制血小板聚集、降血糖、抗炎、利尿、祛痰、抗菌、抗癌、抗溃疡作用。

3. **现代运用** 临床以本品配伍他药，可治疗糖尿病、甲状腺功能亢进、急性传染性和感染性疾病等。

课堂互动 7-1

石膏与知母功用有何异同？

答案解析

栀 子

zhīzǐ《神农本草经》

【来源】为茜草科植物栀子 *Gardenia jasminoides* Ellis 的干燥成熟果实。产于我国长江以南地区。9~11月果实成熟呈红黄色时采收。除去果梗和杂质，蒸至上气或置沸水中略烫，取出，干燥。生用、炒焦或炒炭用。

【处方用名】黄栀子、黑山栀、炒栀子、炙栀子、焦山栀。

【性味归经】苦，寒。归心、肺、三焦经。

【功效】泻火除烦，清热利湿，凉血解毒；外用消肿止痛。

【临床应用】

1. **热病心烦** 本品苦寒，入心、肺、三焦经，能泻肺火，清心除烦，清泻三焦实火，为治热病心烦、躁扰不宁之要药，常与淡豆豉相须为用，如栀子豉汤；治疗高热烦躁，神昏谵语的三焦火毒证，常与黄芩、黄连、黄柏配伍组成黄连解毒汤以泻火解毒；此外，还可用于治疗肝胆火热上攻之目赤肿痛。

2. **湿热黄疸、淋证** 本品苦寒，能清泄，燥湿，善于清热利湿退黄，是治疗湿热黄疸之要药，还是湿热淋证的常用药。用于面目俱黄，黄色鲜明的湿热黄疸，常与茵陈、大黄配伍组成茵陈蒿汤以清热利湿退黄；治疗尿频、尿急、尿痛的湿热淋证，常与车前子、大黄等配伍组成八正散以清热利湿通淋。

3. **血热出血** 本品入血分，有清热凉血止血作用。治疗血热妄行所致吐血、衄血、尿血等症，常与侧柏叶、白茅根等配伍组成十灰散；治疗尿血之血淋，常与生地黄、小蓟、白茅根组成八正散加减方；治疗发热吐血、衄血的三焦火毒证，常与黄芩、黄连、黄柏配伍组成黄连解毒汤。

4. **疮疡肿毒、跌打损伤**　本品清泻三焦火热，入血而凉血解毒。治疗火毒疮疡，红肿热痛，常与金银花、连翘、蒲公英等配伍；治疗外伤性肿痛、热毒疮疡，用生栀子粉以面粉或鸡蛋清，或韭菜捣烂，调敷局部以消肿止痛。

【用法用量】煎服，6~10g。外用生品适量，研末调敷。生栀子清热泻火、除烦利尿；焦栀子凉血止血；栀子炭止血。

【使用注意】本品苦寒，久服易伤脾胃，脾虚便溏者慎用。

【现代研究】

1. **化学成分**　本品主要成分为栀子苷、栀子酮苷等苷类。尚含有机酸、栀子素、藏红花素等。

2. **药理作用**　本品有抗溶血性链球菌、抗真菌、抗病毒、镇静、抗惊厥、促进胆汁分泌、降低血中胆红素含量、促进血中胆红素迅速排泄等作用；此外，还有止血、保肝、泻下、降压、持久降温作用。

3. **现代运用**　临床常以本品随证配伍，治疗败血症、脓毒血症、急性黄疸型肝炎、胆囊炎、胆结石、急性泌尿系感染、肺炎、流行性脑脊髓膜炎、流行性乙型脑炎等疾病。

夏枯草

xiàkūcǎo《神农本草经》

【来源】为唇形科植物夏枯草 *Prunella vulgaris* L. 的干燥果穗。我国各地均产，主产于江苏、浙江、安徽、河南等地。夏季果穗呈棕红色时采收，除去杂质，晒干。生用。

【处方用名】夏枯草、夏枯球。

【性味归经】辛、苦，寒。归肝、胆经。

【功效】清肝泻火，明目，散结消肿。

【临床应用】

1. **目赤肿痛、头痛眩晕**　本品苦寒，入肝胆经，具有清肝泻火，明目的作用，是治疗肝火上炎所致目赤肿痛、头痛眩晕及肝阴不足之目珠疼痛的要药。治疗肝火上炎所致目赤肿痛、头痛眩晕，常与菊花、决明子等配伍；治疗肝阴不足之目珠疼痛，常与当归、枸杞子配伍。

2. **瘰疬瘿瘤**　本品味辛，有散结消肿作用，又能苦寒泄热，是治疗痰火郁结所致瘰疬、瘿瘤常用药。治瘰疬，常与浙贝母、玄参、牡蛎等配伍；治瘿瘤，常与昆布、海藻等配伍。

【用法用量】煎服，9~15g。

【使用注意】本品苦寒，久服易伤脾胃，脾胃虚弱者慎用。

【现代研究】

1. **化学成分**　本品主要成分为三萜类、黄酮类、甾体糖苷及香豆素类等成分。

2. **药理作用**　本品有明显的降压、抗心律失常、抗炎、减轻胸腺及脾脏重量、抑制志贺菌属、伤寒沙门菌、皮肤真菌等；还有抑制肿瘤、降血糖、兴奋子宫、增强胃肠蠕动和组胺样作用。

3. **现代运用**　临床常以本品随证配伍，治疗高血压、乙型肝炎、急性黄疸型肝炎、肺结核、胸壁结核、淋巴结结核、甲状腺肿、乳腺增生、淋巴肉瘤等疾病。

芦　根

lúgēn《名医别录》

【来源】为禾本科植物芦苇 *Phragmites communis* Trin. 的新鲜或干燥根茎。全国各地均有分布。全年均可采挖，除去芽、须根及膜状叶。鲜用或晒干。

【处方用名】芦根、鲜芦根。

【性味归经】甘，寒。归肺、胃经。

【功效】清热泻火，生津止渴，除烦，止呕，利尿。

【临床应用】

1. **热病烦渴** 本品甘寒，入肺、胃经，既能清透肺胃气分实热，又能生津止渴除烦，性质不滋腻。治疗热病伤津，烦热口渴，常与麦冬、天花粉等配伍。

2. **胃热呕吐呃逆** 本品入胃经，能清胃热而止呕呃，常与竹茹、姜汁等配伍。

3. **肺热或风热咳嗽、肺痈吐脓** 本品性寒，入肺经，善清透肺热，祛痰排脓。治疗肺热咳嗽，常与瓜蒌、贝母、黄芩等配伍；治疗风热咳嗽，常与桑叶、菊花、桔梗等配伍，如桑菊饮；治疗肺痈吐脓，常与薏苡仁、冬瓜仁等配伍，如苇茎汤。

4. **热淋涩痛** 本品甘寒，有清热利尿作用。治疗热淋，常与白茅根、车前子等配伍。

【用法用量】煎服，15~30g。鲜品用量加倍，或捣汁用。

【使用注意】本品甘寒，脾胃虚寒者慎用。

【现代研究】

1. **化学成分** 本品主要成分为糖类，包含木聚糖等具有免疫活性的多糖，尚含有维生素、蛋白质、脂肪、薏苡素等。

2. **药理作用** 本品有镇吐、解热、镇咳、促进免疫作用，体外能抑制β-溶血链球菌。

3. **现代运用** 临床常以本品随证配伍，治疗中暑、上呼吸道感染、急慢性支气管炎、小儿肺炎等疾病。

天花粉
tiānhuāfěn《神农本草经》

【来源】为葫芦科植物栝楼 *Trichosanthes kirilowii* Maxim. 或双边栝楼 *Trichosanthes rosthornii* Harms 的干燥根。全国南北各地均产。秋、冬二季采挖，洗净，除去外皮，切段或纵剖成瓣，干燥。生用或干燥用。

【处方用名】天花粉、花粉、栝楼根。

【性味归经】甘、微苦，微寒。归肺、胃经。

【功效】清热泻火，生津止渴，消肿排脓。

【临床应用】

1. **热病烦渴、内热消渴** 本品味甘，性微寒，既能清肺胃之热，又能生津止渴。治疗热病烦渴，常与芦根、石膏等配伍以清热除烦止渴；治疗肺胃内燥，咽干口渴，常与沙参、麦冬配伍组成沙参麦冬汤以养阴润燥止渴；治疗阴虚内热，消渴多饮，常与葛根、知母等配伍组成玉液汤以清热滋阴止渴。

2. **肺热咳嗽或燥咳** 本品甘寒，入肺经，清肺润燥。治疗咳痰黄稠，咽喉不利，常与射干配伍；治疗燥热伤肺，干咳少痰，痰中带血，常与沙参、麦冬、地黄等配伍。

3. **疮疡肿毒** 治疗疮疡初起，脓未成者，可使其消散；红肿热痛，脓已成者，可消肿排脓，常与金银花、白芷等配伍，如仙方活命饮。

【用法用量】煎服，10~15g。

【使用注意】本品性寒而润，脾胃虚寒，大便溏泄者慎服；孕妇慎用；不宜与川乌、制川乌、草乌、制草乌、附子同用。

【现代研究】

1. **化学成分** 本品主要成分为蛋白质，其中包括具有引产活性的天花粉蛋白，尚含多糖、植物凝集素、酶等。

2. **药理作用** 本品有抗早孕、致流产、抑制艾滋病病毒、抑制蛋白质的生物合成、降血糖、抑菌作用。

3. **现代运用** 临床常以本品随证配伍，治疗糖尿病、急性支气管炎、肺炎、慢性喉炎、流行性腮腺炎等疾病。

淡竹叶

dànzhúyè《本草纲目》

【来源】为禾本科植物淡竹叶 *Lophatherum gracile* Brongn. 的干燥茎叶。主产于浙江、江苏、安徽等地。夏季未抽花穗前采割，晒干。

【处方用名】淡竹叶。

【性味归经】甘、淡，寒。归心、胃、小肠经。

【功效】清热泻火，除烦止渴，利尿通淋。

【临床应用】

1. 热病烦渴　本品甘寒，入心、胃经，能清热泻火，除烦止渴。治疗热病伤津，心烦口渴，常与石膏、知母、芦根等配伍。

2. 口舌生疮、热淋涩痛　本品味淡，能利水渗湿。治疗心胃火盛之口舌生疮，心火移热于小肠之热淋涩痛，常与木通、地黄、甘草配伍以清心利尿；治疗膀胱湿热，热淋涩痛，常与车前子、滑石等配伍以清热通淋。

【用法用量】煎服，6~10g。

【使用注意】本品性寒清利，脾胃虚寒及阴虚火旺者慎用。

【现代研究】

1. 化学成分　本品主要成分为三萜化合物，其主要成分为芦竹素、印白茅素、蒲公英赛醇等。

2. 药理作用　本品有退热、利尿及增高血糖作用。

3. 现代运用　临床常以本品随证配伍，治疗中暑、尿道炎、膀胱炎、急慢性肾盂肾炎等疾病。

【附药】竹叶

为禾本科植物淡竹 *Phyllostachys nigra*（Lodd.）*Munro* var. *henonis*（Mitf.）Stapf et Rendle 的干燥叶。主产于长江流域。味甘、淡，性寒，归心、肺、胃经。具有清热除烦、生津、利尿的功效，用于热病烦渴，尿赤涩痛，口舌生疮。煎服，6~15g；鲜品15~30g。脾胃虚寒及阴虚火旺者慎用。

决明子

juémíngzǐ《神农本草经》

【来源】为豆科植物钝叶决明 *Cassia obtusifolia* L. 或决明（小决明）*Cassia tora* L. 的干燥成熟种子。全国各地均有栽培，主产于安徽、广西、四川、浙江、广东等地。秋季采收成熟果实，晒干，打下种子，除去杂质。生用或炒用。

【处方用名】决明子、草决明、炒决明。

【性味归经】甘、苦、咸，微寒。归肝、大肠经。

【功效】清热明目，润肠通便。

【临床应用】

1. 目赤涩痛、羞明多泪、目暗不明　本品入肝经，苦能清泻肝火，甘能滋阴益肝。治疗目赤涩痛的肝经实火，常与夏枯草、栀子等配伍；治疗风热上攻的头痛目赤，常与菊花、青葙子配伍组成决明子丸；治疗肝肾阴虚的目暗不明、视物昏花或青盲内障，常与山茱萸、枸杞子等配伍。

2. 头痛眩晕　治疗肝火上炎或肝阳上亢的头痛、眩晕，常与菊花、钩藤、夏枯草等配伍以清肝火、平肝阳。

3. 大便秘结　本品味甘且咸，入大肠经，能润肠通便。治疗大便秘结、肠燥内热，常与火麻仁、瓜蒌仁等配伍。

【用法用量】煎服，9~15g。炒用偏于明目，治疗目暗不明。

【使用注意】气虚便溏者不宜使用。

【现代研究】

1. 化学成分　本品主要成分为蒽醌类，其主要为决明子素、金黄决明子素等。

2. 药理作用　本品有一定的抗菌、降压、降血脂和抗血小板聚集作用。

3. 现代运用　临床常以本品随证配伍，治疗高血压、高脂血症等疾病。

谷精草

gǔjīngcǎo《开宝本草》

【来源】为谷精草科植物谷精草 *Eriocaulon buergerianum* Koern. 的干燥带花茎的头状花序。主产于浙江、江苏、安徽等地。秋季采收，将花序连同花茎拔出，晒干，切段。生用。

【处方用名】谷精草。

【性味归经】辛、甘，平。归肝、肺经。

【功效】疏散风热，明目退翳。

【临床应用】

1. 目赤、翳障　本品入肝经，轻浮升散，能疏散头面风热，明目退翳。治疗风热上攻的目赤肿痛、羞明多泪、目生翳膜，常与荆芥、龙胆草、决明子等配伍。

2. 头痛齿痛　本品疏散头面风热，治疗风热头痛、牙痛，常与菊花、薄荷、牛蒡子等配伍。

【用法用量】煎服，5~10g。

【使用注意】阴虚血亏目疾不宜使用。

【现代研究】

1. 化学成分　本品主要成分为谷精草素、万寿菊素等。

2. 药理作用　本品对金黄色葡萄球菌、伤寒沙门菌、大肠埃希菌及皮肤真菌有抑制作用。

3. 现代运用　临床常以本品随证配伍，治疗角膜炎、结膜炎等疾病。

密蒙花

mìménghuā《开宝本草》

【来源】为马钱科植物密蒙花 *Buddleja officinalis* Maxim. 的干燥花蕾和花序。主产于湖北、四川、河南等地。春季花未开放时采收，除去杂质，干燥。生用。

【处方用名】密蒙花。

【性味归经】甘，微寒。归肝经。

【功效】清热泻火，养肝明目，退翳。

【临床应用】

1. 目赤肿痛、羞明多泪、目生翳膜　本品入肝经，味甘性微寒，能清肝养肝，明目退翳。治疗肝火上炎的目赤肿痛，常与菊花、石决明等配伍；治疗肝火郁滞、目生翳障，常与蝉蜕、白蒺藜配伍。

2. 肝虚目暗、视物昏花　治疗肝肾阴虚的目暗不明、视物昏花或目生翳障，常与菟丝子、枸杞子等配伍。

【用法用量】煎服，3~9g。

【现代研究】

1. 化学成分　本品主要成分为多种苷类，包括刺槐素、刺槐苷、密蒙皂苷等。

2. 药理作用　本品有抗炎、调节免疫、降血糖、抗氧化、抗血管内皮细胞增生、降低血管通透性及脆性等作用。

3. 现代运用　临床常以本品随证配伍，治疗角膜炎、结膜炎、夜盲症、白内障等疾病。

青葙子

qīngxiāngzǐ《神农本草经》

【来源】为苋科植物青葙 *Celosia argentea* L. 的干燥成熟种子。中国大部分地区均产，秋季果实成熟时采割植株或摘取果穗，晒干，收集种子，除去杂质。生用。

【处方用名】青葙子。

【性味归经】苦，微寒。归肝经。

【功效】清肝泻火，明目退翳。

【临床应用】

1. 肝热目赤、目生翳膜、视物昏花　本品入肝经，味苦性微寒，能清肝泻火，明目退翳。治疗肝火上炎的目赤肿痛，目生翳膜，视物昏花，常与决明子等配伍。

2. 肝火眩晕　治疗肝阳上亢的眩晕、头痛，常与石决明、菊花、夏枯草等配伍。

【用法用量】煎服，9~15g。

【使用注意】本品有扩散瞳孔作用，青光眼患者禁用。

【现代研究】

1. 化学成分　本品主要成分为脂肪油、烟酸、丰富的硝酸钾等。

2. 药理作用　本品有降血压、扩瞳等作用。

3. 现代运用　临床常以本品随证配伍，治疗虹膜睫状体炎、高血压等疾病。

第二节　清热燥湿药

PPT

清热燥湿药性味苦寒，苦能泄能燥，寒能清热，故以清热燥湿为主要功效，兼有泻火解毒作用，主要适用于湿热证及火毒证。湿热入侵人体部位不同，临床表现各异，如湿热蕴结脾胃，则脘腹胀满、呕吐、泻痢；湿热蕴结肝胆，则见黄疸尿赤、胁肋胀痛、耳肿流脓；湿热壅滞大肠，可见泄泻痢疾、痔瘘肿痛；湿热下注，则见带下色黄，或热淋灼痛；湿热流注关节，则见关节红肿热痛；湿热浸淫肌肤，则见湿疹湿疮。此外，本类药物还用于脏腑实热证。

本类药物苦寒之力较强，过服易伐胃伤阴，凡脾胃虚弱和津伤阴亏者当慎用，或常与健脾药、养阴药同用。

黄　芩

huángqín《神农本草经》

【来源】为唇形科植物黄芩 *Scutellaria baicalensis* Georgi 的干燥根。主产于河北、山西、内蒙古、河南、陕西等地。春、秋两季采挖，去除须根及泥沙，晒后撞去粗皮，蒸透或开水润透切片，晒干。生用、酒炙或炒炭用。

【处方用名】黄芩、酒黄芩、黄芩炭。

【性味归经】苦，寒。归肺、胆、脾、大肠、小肠经。

【功效】清热燥湿，泻火解毒，止血，安胎。

【临床应用】

1. 湿温、暑湿、泻痢、黄疸　本品苦燥性寒，有较强的清热燥湿作用，能清肺、脾、胆、大肠湿热，尤善清中上焦湿热。治疗湿温发热、胸脘痞闷，常与滑石、白豆蔻、通草等配伍；治疗湿热中阻、痞满呕吐，常与半夏、黄连等配伍；治疗大肠湿热的身热泻痢腹痛，常与葛根、黄连等配伍组成葛根黄芩黄连汤；治疗湿热黄疸，常与茵陈、栀子等配伍。

2. **肺热咳嗽、高热烦渴**　本品苦寒，入肺经，善清泄肺火及上焦实火；入胆经，清胆热，可和解少阳。治疗肺热壅盛、咳嗽痰黄常可单用，如清金丸；治疗外感热病，壮热烦渴，尿赤便秘，常与薄荷、栀子、大黄等配伍组成凉膈散；治疗寒热往来少阳证，常与柴胡、半夏等组成小柴胡汤。

3. **痈肿疮毒**　治疗热毒壅盛的疮痈肿毒，常与黄连、黄柏、栀子等配伍，如黄连解毒汤；治疗咽喉肿痛，常配伍金银花、连翘、板蓝根等。

4. **血热吐衄**　治疗热盛迫血妄行的吐血、衄血、便血，常与地黄、侧柏叶等配伍以凉血止血。

5. **胎动不安**　本品为除热安胎之要药，治疗血热胎动不安，常与生地黄配伍组成保阴煎；治疗气虚血热，胎动不安，常与白术配伍组成芩术汤；治肾虚有热胎动不安，常与熟地黄、续断、人参等配伍。

【用法用量】煎服，3~10g。生用以清热泻火解毒；炒用以安胎；酒炙以清上焦热；炒炭止血。

【使用注意】本品苦寒伤胃，脾胃虚寒者不宜使用。

【现代研究】

1. **化学成分**　本品主要成分为黄酮类成分，包括黄芩苷元、黄芩苷、汉黄芩苷、黄芩新素等。尚含挥发油等。

2. **药理作用**　本品有解热、抗菌、抗病毒、抗炎、促进细胞免疫、抗过敏、镇静、降压、降血脂、保肝、利胆、抗凝血和抗血栓形成、抗肿瘤等作用。

3. **现代应用**　临床以本品配伍他药，可治疗上呼吸道感染、急慢性支气管炎、肺炎、细菌性痢疾、急性肠炎、高血压病、皮肤疖肿、急性膀胱炎等疾病。

黄　连

huánglián《神农本草经》

【来源】为毛茛科植物黄连 *Coptis chinensis* Franch.、三角叶黄连 *Coptis deltoidea* C. Y. Cheng et Hsiao 或云连 *Coptis teeta* Wall. 的干燥根茎。以上三种分别可称为"味连""雅连""云连"。多系栽培，主产于四川、云南、湖北等地。秋季采挖，除去须根及泥沙，干燥，撞去残留须根。生用或清炒、姜汁炙、酒炙、吴茱萸水炙用。

【处方用名】黄连、姜黄连、酒黄连、萸黄连。

【性味归经】苦，寒。归心、脾、胃、肝、胆、大肠经。

【功效】清热燥湿，泻火解毒。

【临床应用】

1. **湿热痞满、泻痢、黄疸**　本品大苦大寒，清热燥湿之力胜于黄芩，尤长于清中焦湿热，为治疗湿热泻痢之要药。治疗湿热中阻、痞满呕吐，常与半夏、黄芩等配伍；治疗湿热泻痢轻证单用即可；治疗湿热泻痢，里急腹痛，常与木香配伍组成香连丸；治疗湿热痢疾，下利脓血，常与白头翁等配伍组成白头翁汤；治疗大肠湿热的身热泻痢腹痛，常与葛根、黄芩等配伍组成葛根黄芩黄连汤；治疗湿热黄疸，常与茵陈、栀子等配伍。

2. **火热炽盛、高热烦躁**　本品苦寒，泻火解毒，尤善清心胃之火。治心火亢盛，烦躁不眠，常与朱砂、生地黄、当归等配伍，如朱砂安神丸；治疗热盛伤阴，心烦不寐，常与白芍、阿胶配伍组成黄连阿胶汤；治胃火上攻，牙龈肿痛，常与生地黄、升麻、丹皮等同用，如清胃散；治肝火犯胃，胁肋胀痛，呕吐吞酸，常与吴茱萸同用，如左金丸；治胃火炽盛，消谷善饥之消渴，常与麦冬配伍，如消渴丸；治高热烦躁，神昏谵语，常与黄芩、黄柏、栀子配伍，如黄连解毒汤。

3. **痈肿疮毒、湿疹湿疮、耳道流脓**　治疗热毒壅盛的疮痈肿毒，常与黄芩、黄柏、栀子等配伍，如黄连解毒汤；治疗皮肤湿疹、湿疮，用黄连制成软膏外敷；治疗耳道疖肿、耳道流脓，用黄连浸汁敷于患处；治疗目赤肿痛，可用人乳浸汁点眼。

4. **血热出血**　治疗心胃火盛，迫血妄行的吐血、衄血，常与大黄、黄芩等配伍组成泻心汤。

【用法用量】煎服，2~5g。外用适量。生用清热燥湿、泻火解毒；酒黄连清上焦火热；姜黄连清胃和胃止呕；萸黄连疏肝和胃止呕。

【使用注意】本品大苦大寒，过服久服易伤脾胃，脾胃虚寒者禁用；苦燥易伤阴津，阴虚津伤者慎用。

【现代研究】

1. **化学成分**　本品主要成分为生物碱，其中主要为小檗碱、黄连碱、甲基黄连碱、掌叶防己碱等。

2. **药理作用**　本品对多种球菌或杆菌、皮肤真菌、各型流感病毒等有抑制作用。此外，还具有解热、抗炎、抗心律失常、增强心肌收缩力、降血压、降血糖、抗肿瘤、利胆、抗溃疡等作用。

3. **现代应用**　临床以本品单用或配伍他药，可治疗呼吸道感染、急慢性胃肠炎、胆囊炎、结肠炎、细菌性痢疾、心律失常、糖尿病、病毒性肝炎、化脓性中耳炎、结膜炎、角膜炎等疾病。

🍎 **思政课堂**

让黄连回"家"

20世纪50年代，黄连的供应曾一度紧缺，四川、湖北等主产地的种植面积连年递减。原来，人工栽种黄连必须伐木搭棚遮阴，药农种一亩黄连要砍三亩森林，直至无林可伐，无地可种。目睹这种情况，中国医学科学院药用植物研究所的栽培学家徐锦堂主动请缨去黄连产区，要改变这种黄连生产局面。在产区，徐锦堂每天都要穿越3座大山和人迹罕至的原始森林往返于场站和试验基地之间。过于艰苦的环境，劝退了很多人，而徐锦堂坚持了下来，一干就是8年。

黄连原生于山谷中凉湿荫蔽的密林中，森林就是黄连的"家"。徐锦堂想让黄连回到森林中，在林下栽培。为此，他与场里派来的老周师傅，怀揣饭团，手持砍刀，走进深山老林，开辟了林下试验田，并成功地在林下栽活了黄连。但这时又有老药农提出："林间栽连好是好，但谁敢担保下大雨淋不死黄连？要知道棚栽黄连，棚子高过5尺都要淋死黄连哩！"这确实是个问题。为此，徐锦堂冒雨蹲在试验田里仔细观察，他全身被淋透，冻得上下牙直打架，终于找到了黄连淋不死的原因：树叶对雨滴有天然的缓冲，不会影响黄连的生长。林下栽培黄连就这样试验成功并最终推广开来，如今荒山已成为了一片林海，黄连在参天大树的庇护下茁壮成长。

徐锦堂为了中药栽培事业，不计个人得失，甘心奉献，深入基层，勇于实践，勤于探索和创新，为国家做出了突出贡献。

黄　柏

huángbò《神农本草经》

【来源】为芸香科植物黄皮树 *Phellodendron chinense* Schneid. 的干燥树皮。习称"川黄柏"。主产于四川、贵州、湖北、云南等地。清明之后剥取树皮，刮去粗皮、晒干压平，润透，切丝。生用或盐炙、炒炭用。

【处方用名】黄柏、盐黄柏、黄柏炭、川黄柏。

【性味归经】苦，寒。归肾、膀胱经。

【功效】清热燥湿，泻火除蒸，解毒疗疮。

【临床应用】

1. **湿热泻痢、黄疸尿赤、带下阴痒、热淋涩痛、脚气痿躄**　本品苦寒，长于清下焦湿热。治疗湿热泻痢腹痛，常与白头翁、黄连、秦皮等配伍，如白头翁汤；治疗湿热黄疸，常与栀子、甘草配伍，如栀子柏皮汤；治湿热带下的阴痒、黄浊臭秽，常与山药、芡实、车前子等配伍组成易黄汤；治湿热淋证，常与车前子、木通、滑石等同用；治湿热下注之脚气肿痛、痿躄，常与苍术、牛膝配伍，如三妙丸。

2. **疮疡肿毒、湿疹湿疮**　治疗热毒壅盛的疮痈肿毒，常与黄芩、黄连、栀子等配伍，如黄连解毒汤；治疗皮肤湿疹、湿疮，常与荆芥、苦参、白鲜皮等配伍。

3. **骨蒸劳热、盗汗、遗精**　本品苦寒清降，入肾经，还可退虚热，降火以坚阴。治疗肾阴不足的阴虚发热、五心烦热、骨蒸盗汗及遗精，常与知母、地黄、山药配伍组成知柏地黄丸。

【用法用量】煎服，3~12g。外用适量。生用清热燥湿、泻火解毒；盐炙清虚热；炒炭止血。

【使用注意】本品苦寒，易伤脾胃，脾胃虚寒者禁用。

【现代研究】

1. **化学成分**　本品主要成分为小檗碱及少量木兰碱、黄柏碱、掌叶防己碱、内酯等成分。另含甾醇等。

2. **药理作用**　本品有抗菌、抑杀皮肤真菌及利胆、利尿、降压、解热、降血糖、保护血小板等作用。

3. **现代应用**　现代临床以本品单用或配伍他药，可治疗细菌性痢疾、滴虫性阴道炎、外用治烧伤、下肢溃疡、带状疱疹、化脓性中耳炎等疾病。

课堂互动 7-2

黄芩、黄连与黄柏功用有何异同？

答案解析

龙　胆

lóngdǎn《神农本草经》

【来源】为龙胆科植物条叶龙胆 *Gentiana manshurica* Kitag.、龙胆 *Gentiana scabra* Bge.、三花龙胆 *Gentiana triflora* Pall. 或坚龙胆 *Gentiana rigescens* Franch. 的干燥根及根茎。前三种习称"龙胆"，后一种习称"坚龙胆"。全国各地均有分布，以东北产量最大，故习称"关龙胆"。春、秋二季采挖，洗净，晒干，切段。生用。

【处方用名】龙胆、坚龙胆。

【性味归经】苦，寒。归肝、胆经。

【功效】清热燥湿，泻肝胆火。

【临床应用】

1. **湿热黄疸、阴肿阴痒、带下、湿疹瘙痒**　本品大苦大寒，清热燥湿，尤善清下焦湿热。治疗湿热黄疸，常与茵陈、栀子、黄柏等配伍；治疗湿热下注之阴肿阴痒、女子带下黄稠、男子阴囊肿痛、湿疹瘙痒等，常与黄柏、苦参、车前子等配伍。

2. **肝火目赤、耳鸣耳聋、胁痛口苦**　本品苦寒，泻肝胆火，常与柴胡、黄芩、栀子等配伍，如龙胆泻肝汤。

3. **惊风抽搐**　治疗肝经热盛、热极动风所致高热惊风抽搐证，常与牛黄、钩藤、黄连等配伍组成凉惊丸。

【用法用量】煎服，3~6g。外用适量。

【使用注意】脾胃虚寒者不宜用，阴虚津伤者慎用。

【现代研究】

1. **化学成分**　本品主要成分为龙胆苦苷、獐芽菜苦苷，尚含龙胆黄碱、龙胆碱、龙胆三糖等。

2. **药理作用**　本品有保肝、降低谷丙转氨酶、利胆、抗炎、抑杀疟原虫、降血压、利尿、抗菌等作用。

3. **现代应用**　临床以本品单用或配伍他药，可治疗急性黄疸型肝炎、胆囊炎、胆结石、化脓性中耳炎、高血压、泌尿生殖系统炎症、带状疱疹、肛门湿疹、痔疮等疾病。

苦 参

kǔshēn《神农本草经》

【来源】为豆科植物苦参Sophora flavescens Ait. 的干燥根。我国各地均产。春、秋二季采挖，除去根头及小支根，洗净，干燥，或趁鲜切片，干燥。生用。

【处方用名】苦参。

【性味归经】苦，寒。归心、肝、胃、大肠、膀胱经。

【功效】清热燥湿，杀虫，利尿。

【临床应用】

1. **热痢、便血、黄疸尿闭、赤白带下、阴肿阴痒**　本品苦寒，清热燥湿，治湿热泻痢，可单用，也常与木香等配伍；治疗湿热肠风便血，痔疮出血，常与地黄配伍；治湿热黄疸，常与茵陈、栀子等配伍；治湿热带下、阴肿阴痒、带下黄臭，常与黄柏、蛇床子等同用，内服外用均可。

2. **湿疹、湿疮、皮肤瘙痒、疥癣麻风**　治疗湿疹湿疮，单用煎水外洗，或与黄柏、蛇床子煎水外洗；治疗皮肤瘙痒，常与荆芥、皂角配伍；治疗风疹瘙痒，常与防风、蝉蜕、荆芥等配伍组成消风散；治疗疥癣，单用煎水外洗，或与荆芥穗、蛇床子、白矾煎水外洗，或与硫黄、枯矾制成软膏外涂；治疗麻风，常与大风子、苍耳子配伍。

3. **湿热淋证、小便不利**　治疗湿热蕴结膀胱，小便不利，灼热涩痛，常与石韦、车前子、栀子等配伍。

【用法用量】煎服，4.5~9g。外用适量，煎汤洗患处。

【使用注意】不宜与藜芦同用。脾胃虚寒者忌用。

【现代研究】

1. **化学成分**　本品主要成分为多种生物碱，含有苦参碱、氧化苦参碱以及苦参醇等。

2. **药理作用**　本品有抗心律失常，增加冠脉流量，保护心肌缺血及降血脂，抑制阴道滴虫、志贺菌属、大肠埃希菌、金黄色葡萄球菌、皮肤真菌等作用，此外还有抗炎、利尿、抗过敏、镇静、平喘、祛痰作用。

3. **现代应用**　临床以本品单用或配伍他药，可治疗急性黄疸型肝炎、慢性乙型肝炎、妇科炎症、心律失常、湿疹、荨麻疹、哮喘等疾病。

白鲜皮

báixiānpí《神农本草经》

【来源】为芸香科植物白鲜Dictamnus dasycarpus Turcz. 的干燥根皮。主产于辽宁、河北、四川、江苏等地。春、秋二季采挖根部，除去泥沙及粗皮，剥取根皮，干燥。生用。

【处方用名】白鲜皮。

【性味归经】苦，寒。归脾、胃、膀胱经。

【功效】清热燥湿，祛风解毒。

【临床应用】

1. **湿热疮毒、黄水淋漓、湿疹、风疹、疥癣疮癞**　本品苦寒，功效似苦参，常与苦参相须使用。治湿热疮毒、黄水淋漓，常与苦参、连翘等配伍；治疗湿疹、风疹，常与黄柏、防风、地肤子等配伍；治疥癣疮癞，常与苦参、蛇床子等配伍，煎汤外洗。

2. **湿热黄疸**　治疗肝胆湿热的黄疸、尿赤，常与茵陈、栀子等配伍。

3. **风湿热痹**　治疗风湿热痹，关节红肿疼痛，常与苍术、黄柏等配伍。

【用法用量】煎服，5~10g。外用适量，煎汤洗或研粉敷。

【使用注意】脾胃虚寒者慎用。

【现代研究】

1. 化学成分　本品主要成分为白鲜碱、胆碱、白鲜内酯、谷甾醇、秦皮酮、黄柏酮等。

2. 药理作用　本品有抑制皮肤真菌作用，此外还有解热作用。

3. 现代应用　现代临床以本品配伍他药，可治疗急性肝炎、湿疹等疾病。

秦　皮

qínpí《神农本草经》

【来源】为木犀科植物苦枥白蜡树 *Fraxinus rhynchophylla* Hance、白蜡树 *Fraxinus chinensis* Roxb.、尖叶白蜡树 *Fraxinus szaboana* Lingelsh 或宿柱白蜡树 *Fraxinus stylosa* Lingelsh 的干燥枝皮或干皮。主产于吉林、辽宁、河南等地。春、秋二季剥取，晒干。生用。

【处方用名】秦皮。

【性味归经】苦、涩，寒。归肝、胆、大肠经。

【功效】清热燥湿，收涩止痢，止带，明目。

【临床应用】

1. 湿热泻痢、赤白带下　本品味苦涩性寒，既能清热燥湿，又能收涩止痢、止带。治湿热泻痢、里急后重，常与黄连、白头翁等配伍组成白头翁汤；治疗湿热下注、赤白带下，常与牡丹皮、当归等配伍。

2. 目赤肿痛、目生翳膜　本品入肝经，性味苦寒，能清泻肝火、明目退翳。治疗肝经火热的目赤肿痛、目生翳膜，常与菊花、龙胆草等配伍，或单品煎水外洗。

【用法用量】煎服，6~12g。外用适量。

【使用注意】脾胃虚寒者忌用。

【现代研究】

1. 化学成分　本品主要成分为香豆精类化合物，包含秦皮素、秦皮苷、七叶素、七叶苷等。

2. 药理作用　本品有抑制志贺菌属、大肠埃希菌、金黄色葡萄球菌作用，抗炎、利尿、促进尿酸排泄作用，还有镇咳、祛痰、平喘、镇静、镇痛、抗惊厥等作用。

3. 现代应用　临床以本品配伍他药，可治疗细菌性痢疾、肠炎、急慢性支气管炎、角膜炎等疾病。

第三节　清热解毒药

PPT

清热解毒药性味多苦寒，能清解热毒或火毒，清热之中更善解毒，这里的毒是火热壅盛导致，有热毒或火毒之分。本类药物主要适用于疮疡肿毒、丹毒、瘟毒发斑、痄腮、咽喉肿痛、热毒下痢、虫蛇咬伤、癌肿以及其他热毒病证等。在临床应用时，要根据各种证候及兼证不同，准确地选择药物，并与其他类型药物进行合理配伍。治热毒深陷血分者，应配伍清热凉血药；治火热炽盛者，应配伍清热泻火药；治夹有湿邪者，应配伍燥湿、化湿、利湿药；治疮痈肿毒、咽喉肿痛者，应配伍软坚散结及活血消肿药；治热毒血痢、里急后重者，应配伍活血行气药等。

本类药物性味苦寒，易伤脾胃，中病即止，不可久服。

金银花

jīnyínhuā《新修本草》

【来源】为忍冬科植物忍冬 *Lonicera japonica* Thunb. 的干燥花蕾或初开的花。我国南北各地均有分布。

夏初花开放前采收，阴干。生用，炒炭或制成露剂使用。

【处方用名】金银花。

【性味归经】甘，寒。归肺、心、胃经。

【功效】清热解毒，疏散风热。

【临床应用】

1. 痈肿疔疮、喉痹、丹毒　本品性味甘寒，能清热解毒，消散痈肿，为治疗一切阳证痈肿疔疮之要药。治疗痈疮初起，红肿热痛者，可单用本品煎服，或常与白芷、皂角刺等配伍组成仙方活命饮；治疗疔疮肿毒，根深坚硬，红肿热痛，常与蒲公英、紫花地丁、野菊花等配伍组成五味消毒饮；治疗热毒内蕴的脱疽，溃烂流脓，常与玄参、当归、甘草配伍组成四妙勇安汤以解毒散结、活血止痛；治疗肠痈腹痛，常与大血藤、薏苡仁、黄芩等配伍；治疗咽喉肿痛，常与射干、山豆根等配伍；治疗肺痈咳吐脓血，常与鱼腥草、桔梗等配伍。

2. 风热感冒、温病发热　本品甘寒，芳香疏散，解毒之中有透热达表之效。治疗外感风热，温病初起，症见发热、微恶风寒、头痛、口渴、咳嗽、咽喉肿痛、脉浮数，常与连翘、薄荷、牛蒡子等配伍组成银翘散，以清热解毒，疏散风热。

3. 热毒血痢　治疗热毒泻痢、便下脓血，常与黄芩、黄连、白头翁等配伍。

【用法用量】煎服，6~15g。生用疏散风热、清热解毒；炒炭止血；蒸馏制露，清解暑热。

【使用注意】脾胃虚寒及气虚疮疡脓清者忌用。

【现代研究】

1. 化学成分　本品主要成分为氯原酸、异氯原酸、木犀草素、忍冬苷，尚含挥发油、皂苷等。

2. 药理作用　本品对金黄色葡萄球菌、肺炎双球菌、志贺菌属、脑膜炎双球菌等均有抑制作用。还有抑制炎症、解热、抑制多种皮肤真菌、抗病毒、降血脂、抗早孕等作用。

3. 现代应用　临床以本品配伍他药，可治疗上呼吸道感染、急慢性支气管炎、急性扁桃体炎、肺炎、咽炎、流行性感冒、细菌性痢疾等疾病。

【附药】忍冬藤

为忍冬科植物忍冬 *Lonicera japonica* Thunb. 的干燥茎枝。秋、冬二季采割，晒干。性味甘，寒。归肺、胃经，具有清热解毒，疏风通络作用，用于温病发热，热毒血痢，痈肿疮疡，风湿热痹，关节红肿热痛。煎服，9~30g。

连　翘

lián qiào《神农本草经》

【来源】为木犀科植物连翘 *Forsythia suspensa*（Thunb.）Vahl. 的干燥果实。产于我国东北、华北、长江流域至云南。野生家种均有。秋季果实初熟尚带绿色时采收，除去杂质，蒸熟，晒干，习称"青翘"；果实熟透时采收，晒干，除去杂质，习称"老翘"。生用。

【处方用名】连翘。

【性味归经】苦，微寒。归肺、心、小肠经。

【功效】清热解毒，消肿散结，疏散风热。

【临床应用】

1. 痈疽、瘰疬、乳痈、丹毒　本品性味苦寒，主入心经，既能清心火，解疮毒，又能消肿散结，有"疮家圣药"之称。治疗痈肿疮毒，常与金银花、蒲公英、野菊花等配伍；治疗瘰疬痰核，常与夏枯草、浙贝母、玄参、牡蛎等配伍以清肝散结、化痰消肿；治疗咽喉肿痛，常与金银花等配伍。

2. 风热感冒、温病初起、温热入营、高热烦渴、神昏发斑　本品性味苦寒，入心、肺经，能清心火，散上焦风热。治疗温病初起，症见头痛发热、口渴咽痛等，常与金银花、薄荷、牛蒡子等配伍组成银翘散；本品能透热转气，对于温病热入营分，常与水牛角、生地黄、金银花、竹叶等配伍组成清营汤；治疗热入心包，高热神昏，常与连翘心、麦冬、莲子心等组成清宫汤。

3. **热淋涩痛**　治疗热淋涩痛，常与车前子、木通、白茅根等配伍。

【用法用量】煎服，6~15g。

【使用注意】脾胃虚寒及气虚疮疡脓清者不宜用。

【现代研究】

1. **化学成分**　本品主要成分为挥发油，包含β-蒎烯、α-蒎烯等。尚含连翘酚、连翘苷及香豆素等。

2. **药理作用**　本品对金黄色葡萄球菌、大肠埃希菌、志贺菌属、伤寒沙门菌、链球菌、霍乱弧菌、白喉棒状杆菌等有很强抑制作用。还有解热、镇吐、利尿、抗肝损伤等作用。

3. **现代应用**　临床以本品配伍他药，可治疗上呼吸道感染、急慢性支气管炎、急性扁桃体炎、肺炎、咽炎、流行性感冒、细菌性痢疾、急性皮肤化脓性感染、过敏性紫癜等疾病。

👐 课堂互动 7-3 ─────────────────────────────

金银花与连翘功用有何异同？

────────────────────────────────── 答案解析

大青叶

dàqīngyè《名医别录》

【来源】为十字花科植物菘蓝 *Isatis indigotica* Fort. 的干燥叶。主产于江苏、安徽、河北、河南、浙江等地。冬季栽培，夏、秋二季分2~3次采收，除去杂质，鲜用或晒干。生用。

【处方用名】大青叶。

【性味归经】苦，寒。归心、胃经。

【功效】清热解毒，凉血消斑。

【临床应用】

1. **温病高热、神昏、发斑发疹**　本品性味苦寒，入心、胃经，善清心胃实火，且咸寒入血，能凉血消斑。治疗发斑、神昏、壮热、烦躁等，常与水牛角、玄参、栀子等配伍；治疗温病初起，发热头痛、口渴咽痛，常与金银花、连翘、牛蒡子等配伍。

2. **痄腮、喉痹、丹毒、痈肿**　本品苦寒，能解瘟疫时毒，具有解毒利咽作用。治疗瘟毒上攻，症见头痛发热、痄腮、喉痹、咽痛、口舌生疮等，常与金银花、薄荷、牛蒡子等配伍组成银翘散；本品能透热转气，对于温病热入营分，常与山豆根、玄参、黄连等配伍；治疗丹毒、痈肿，可用鲜品捣烂外敷，或与蒲公英、紫花地丁等配伍煎服。

【用法用量】煎服，9~15g。鲜品30~60g。外用适量。

【使用注意】脾胃虚寒者忌用。

【现代研究】

1. **化学成分**　本品主要成分为靛蓝、菘蓝苷、靛玉红、靛红烷B、葡萄糖芸苔素及挥发性成分等。

2. **药理作用**　本品有抗菌，抑制流感病毒、腮腺炎病毒，抑制肿瘤，保肝，抗炎，解热等作用。

3. **现代应用**　临床以本品配伍他药，可治疗上呼吸道感染、急慢性支气管炎、流行性感冒、细菌性痢疾、流行性乙型脑炎等疾病。

板蓝根

bǎnlángēn《新修本草》

【来源】为十字花科植物菘蓝 *Isatis indigotica* Fort. 的干燥根。主产于江苏、安徽、河北、河南、浙江等地。秋季采挖，除去泥沙，晒干。切片，生用。

【处方用名】板蓝根。

【性味归经】苦，寒。归心、胃经。

【功效】清热解毒，凉血利咽。

【临床应用】

1. **瘟疫时毒，发热咽痛，温毒发斑**　本品性味苦寒，入心、胃经，类似大青叶有清热解毒凉血作用，且更善于解毒利咽。治疗温病初起，发热头痛、咽痛，常与金银花、连翘、荆芥等配伍；治疗温病发热、发斑、头痛、咽痛等，常与金银花、连翘、石膏等配伍。

2. **痄腮、烂喉丹痧、大头瘟疫、丹毒、痈肿**　治疗丹毒、痄腮、大头瘟疫、头面红肿、咽喉不利，常与玄参、连翘、牛蒡子等配伍组成普济消毒饮。

【用法用量】煎服，9~15g。

【使用注意】脾胃虚寒者忌用。

【现代研究】

1. 化学成分　本品主要成分为靛蓝，靛玉红，板蓝根乙素、丙素、丁素，尚含芥子苷和多种氨基酸等。

2. 药理作用　本品有抗菌、抑制流感病毒、增强免疫功能、抗血小板聚集等作用。

3. 现代应用　临床以本品配伍他药，用于治疗急性咽炎、麻疹、流行性感冒、流行性乙型脑炎、肺炎、带状疱疹、流行性腮腺炎等疾病。

青　黛

qīngdài《药性论》

【来源】为爵床科植物马蓝 Baphicacanthus cusia（Nees）Bremek、蓼科植物蓼蓝 Polygonum tinctorium Ait. 或十字花科植物菘蓝 Isatis indigotica Fort. 的叶或茎叶经加工制得的干燥粉末、团块或颗粒。主产于浙江、江苏、安徽、河北等地。秋季采收以上植物的落叶，加水浸泡，至叶腐烂，叶落脱皮时，捞去落叶，加适量石灰乳，充分搅拌至浸液由乌绿色转为深红色时，捞取液面泡沫，晒干而成。研细用。

【处方用名】青黛。

【性味归经】咸，寒。归肝经。

【功效】清热解毒，凉血消斑，泻火定惊。

【临床应用】

1. **温毒发斑、血热吐衄**　本品味咸以入血，性寒能清热，故有清热解毒、凉血消斑之效。治疗温毒发斑，常与生地黄、石膏、栀子等配伍；治疗血热吐衄，常与生地黄、牡丹皮、白茅根等配伍。

2. **口疮、痄腮、喉痹**　治疗痄腮喉痹，可单用本品或配冰片调敷，或与黄芩、板蓝根、玄参等配伍；治疗火毒疮疡，常与蒲公英、紫花地丁、金银花等配伍。

3. **胸痛咳血**　治疗肝火犯肺所致咳嗽胸痛、痰中带血，常与瓜蒌仁、栀子等配伍组成咳血丸。

4. **小儿惊痫**　治疗小儿惊风抽搐，常与钩藤、牛黄等配伍组成凉惊丸。

【用法用量】1~3g，宜入丸散用。外用适量。

【使用注意】胃寒者慎用。

【现代研究】

1. 化学成分　本品主要成分为靛蓝、靛玉红，尚含靛棕、靛黄、鞣酸、β-谷甾醇、蛋白质及大量无机盐。

2. 药理作用　本品对金黄色葡萄球菌、肺炎球菌、志贺菌属等有抑制作用，对皮肤真菌有较强抑制作用，还有抗癌等作用。

3. 现代应用　临床以本品配伍他药，可治疗急慢性肝炎、腮腺炎、带状疱疹、湿疹等疾病。

绵马贯众

miánmǎguànzhòng《神农本草经》

【来源】为鳞毛蕨科植物粗茎鳞毛蕨 *Dryopteris crassirhizoma* Nakai 的干燥根茎及叶柄残基。主产于黑龙江、吉林、辽宁等地。秋季采挖，削去叶柄、须根，除去泥沙，晒干。切片生用或炒炭用。

【处方用名】贯众、绵马贯众。

【性味归经】苦，微寒；有小毒。归肝、胃经。

【功效】清热解毒，止血，驱虫。

【临床应用】

1. **风热感冒、温毒发斑、疮疡** 本品既能清气分之实热，又能解血分之热毒。治疗风热感冒，邪在卫分，常与桑叶、金银花等配伍；治疗温病热入营血，温毒发斑常与水牛角、玄参、大青叶等配伍；治疗痄腮，常与板蓝根、金银花、连翘等配伍。

2. **血热出血** 治疗血热衄血者，可单味药研末调服；治疗血热吐血、便血，常与侧柏叶、白茅根等配伍；治疗血热崩漏，常与五灵脂配伍。

【用法用量】煎服，生用4.5~9g，炒炭5~10g。生用清热解毒，炒炭止血。

【使用注意】本品有小毒，用量不宜过大。脾胃虚寒者及孕妇慎用。忌油腻。

【现代研究】

1. **化学成分** 本品主要成分为绵马酸类、黄绵马酸类、白绵马酸类，尚含有三萜、挥发油、树脂等。

2. **药理作用** 本品对流感病毒有抑制作用，有一定抑菌作用，有较强驱虫作用，能收缩子宫，有止血、抗肿瘤等作用。

3. **现代应用** 临床以本品配伍他药，可治疗病毒感染性疾病、流行性感冒、上呼吸道感染、上消化道出血、妇科出血等疾病。

◉ **知识拓展**

贯众的不良反应

本品作用于消化系统和中枢神经系统，大剂量损害视神经，引起失明。中毒表现为：轻者头痛、头晕、腹泻、腹痛、呼吸困难、短暂失明；重者谵妄、昏迷、黄疸、肾功能损伤；终至四肢强直、阵发性惊厥、呼吸衰竭而死亡。中毒后恢复缓慢，可造成永久失明。救治主要是对症治疗。服用盐类泻药，促进肠管毒物排出，禁用油类泻剂；惊厥时，静脉注射巴比妥盐类控制；呼吸困难时，给氧，使用呼吸兴奋剂，或人工呼吸；输液补充体液、电解质；服用通用解毒剂也有效果。

蒲公英

púgōngyīng《新修本草》

【来源】为菊科植物蒲公英 *Taraxacum mongolicum* Hand. –Mazz.、碱地蒲公英 *Taraxacum borealisinense* Kitam. 或同属数种植物的干燥全草。全国各地均有分布。春至秋季花初开时采挖，除去杂质，洗净，晒干。鲜用或生用。

【处方用名】蒲公英。

【性味归经】苦、甘，寒。归肝、胃经。

【功效】清热解毒，消肿散结，利尿通淋。

【临床应用】

1. **热毒疮痈** 本品苦能降泄，甘能解毒，寒能清热，清热解毒之中兼散滞气，有清热解毒、消痈散结之功，主治内外热毒疮痈诸证，还是治疗乳痈之要药。治乳痈肿痛者，可单用本品浓煎内服，或用鲜品捣汁内服，渣敷患处，或常与全瓜蒌、金银花、牛蒡子等配伍；治痈肿疔毒，常与野菊花、紫花地丁、金银花等配伍组成五味消毒饮；治肠痈腹痛，常与大黄、牡丹皮、桃仁等配伍；治肺痈吐脓，常与鱼腥草、冬瓜仁、芦根等配伍；治疗咽喉肿痛，常与板蓝根、玄参等配伍；鲜品外敷可治毒蛇咬伤。

2. **湿热黄疸、热淋涩痛**　本品苦寒，清热利湿，利尿通淋，对湿热淋证、黄疸疗效较好。治热淋涩痛，常与白茅根、金钱草、车前子等配伍；治湿热黄疸，常与茵陈、栀子、大黄等配伍。

3. **目赤肿痛**　本品入肝经，能清肝明目，治疗肝火上炎的目赤肿痛，单用取汁点眼，或浓煎内服，或常与菊花、夏枯草、黄芩等配伍应用。

【**用法用量**】煎服，10~15g。外用适量。

【**使用注意**】本品用量过大可致缓泻，脾虚便溏者慎用。

【**现代研究**】

1. **化学成分**　本品主要成分为蒲公英甾醇、蒲公英素、胆碱、菊糖、果胶等。

2. **药理作用**　本品对金黄色葡萄球菌、溶血性链球菌有较强抑制作用，对肺炎双球菌、脑膜炎球菌、白喉棒状杆菌、铜绿假单胞菌、志贺菌属有抑制作用，对幽门螺杆菌有抑制作用，可抑制胃酸分泌，还有利胆、拮抗内毒素、利尿作用。

3. **现代应用**　临床以本品配伍他药，可治疗急性黄疸型肝炎、胆囊炎、上呼吸道感染、流行性腮腺炎、胃及十二指肠溃疡、乳腺炎、泌尿系结石等疾病。

紫花地丁

zǐhuādìdīng《新修本草》

【**来源**】为堇菜科植物紫花地丁 *Viola yedoensis* Makino 的干燥全草。主产于我国长江下游南部地区。春、秋二季采收，除去杂质，晒干。生用。

【**处方用名**】紫花地丁。

【**性味归经**】苦、辛，寒。归心、肝经。

【**功效**】清热解毒，凉血消肿。

【**临床应用**】

1. **疔疮肿毒、痈疽发背、丹毒**　本品辛散苦泄，寒能清热，入心、肝经，有清热解毒、消痈散结的作用，是治疗疔疮肿毒、痈疽发背、丹毒的常用药，尤以治疗毒为特长。治疗痈肿、疔疮、丹毒，可单用鲜品捣汁内服，渣敷患处，或常与金银花、蒲公英、野菊花等配伍组成五味消毒饮；治疗乳痈，常与蒲公英配伍，内服、外敷均有良效；治疗肠痈，常与大黄、红藤等配伍。

2. **毒蛇咬伤**　本品可解蛇毒。治疗毒蛇咬伤，可用鲜品与雄黄少许，捣烂外敷。

3. **目赤肿痛**　治疗肝火上炎的目赤肿痛，常与菊花、蝉蜕等配伍应用。

【**用法用量**】煎服，15~30g。外用适量。

【**使用注意**】体质虚寒者忌服。

【**现代研究**】

1. **化学成分**　本品主要成分为苷类、黄酮类、棕榈酸、对羟基苯甲酸、丁二醇等。

2. **药理作用**　本品对金黄色葡萄球菌、肺炎球菌、志贺菌属、结核分枝杆菌、皮肤真菌有抑制作用，有抗病毒作用，有解热、消炎、消肿等作用。

3. **现代应用**　临床以本品配伍他药，可治疗急性扁桃体炎、急性肺炎、外科化脓性炎症等疾病。

穿心莲

chuānxīnlián《岭南采药录》

【**来源**】为爵床科植物穿心莲 *Andrographis paniculata*（Burm. f.）Nees 的干燥地上部分。主产于广东、

广西、福建等地，秋初茎叶茂盛时采割，晒干。切段，生用。

【处方用名】穿心莲。

【性味归经】苦，寒。归心、肺、大肠、膀胱经。

【功效】清热解毒，凉血，消肿。

【临床应用】

1. **感冒发热、咽喉肿痛、口舌生疮、顿咳劳嗽**　本品苦寒降泄，入肺经，有清热解毒，清肺火作用，善治肺热肺火引起的病证。治疗温病初起、感冒发热，常与金银花、连翘、薄荷等配伍；治疗肺热咳喘，常与黄芩、桑白皮、地骨皮等配伍；治疗肺痈咳吐脓血，常与鱼腥草、桔梗等配伍；治疗咽喉肿痛，常与玄参、牛蒡子、板蓝根等配伍。

2. **泄泻痢疾、热淋涩痛**　本品苦寒性燥，有清热解毒燥湿作用。治疗腹痛泄泻，下痢脓血，常与马齿苋、黄连配伍；治疗热淋涩痛，常与车前子、白茅根、黄柏等配伍；治疗湿疹瘙痒，可以本品为末，甘油调涂。

3. **痈肿疮疡、蛇虫咬伤**　本品清热解毒，燥湿消肿，可用于湿热火毒诸证。治疗热毒疮痈，常与金银花、野菊花等配伍应用；治疗毒蛇咬伤，可用鲜品捣烂外敷，或与白花蛇舌草、重楼等配伍。

【用法用量】煎服，6~9g。多作丸、散、片剂。外用适量。

【使用注意】本品味极苦，煎剂易致恶心呕吐，脾胃虚寒者不宜服。

【现代研究】

1. **化学成分**　本品主要成分为穿心莲内酯、去氧穿心莲内酯、新穿心莲内酯及黄酮类等。

2. **药理作用**　本品对金黄色葡萄球菌、肺炎球菌、志贺菌属、甲链球菌有抑制作用，有抗病毒作用，有解热、抗炎、抗肿瘤、抗蛇毒等作用。

3. **现代应用**　临床以本品配伍他药，治疗外伤感染、疖、痈、丹毒、上呼吸道感染、急慢性扁桃体炎、急慢性咽喉炎、急慢性支气管炎、急性细菌性痢疾、急性胃肠炎、尿路感染、子宫内膜炎、盆腔炎、中耳炎、胆囊炎、高血压、水火烫伤、毒蛇咬伤等疾病。

✏️ **知识拓展**

穿心莲的不良反应

穿心莲及其多种制剂口服较大剂量可致胃肠不适，食欲减退。穿心莲片、穿心莲注射液可引起药疹、上腹痛、过敏性休克，甚至死亡。临床用药应注意用量。

射 干

shègān《神农本草经》

【来源】为鸢尾科植物射干*Belamcanda chinensis*（L.）DC.的干燥根茎。主产于湖北、河南、江苏、安徽等地。春初刚发芽或秋末茎叶枯萎时采挖，除去须根及泥沙，洗净，晒干，切薄片。生用。

【处方用名】射干。

【性味归经】苦，寒。归肺经。

【功效】清热解毒，消痰，利咽。

【临床应用】

1. **热毒痰火郁结、咽喉肿痛**　本品苦寒降泄，入肺经，有清热解毒，清肺火作用，能祛痰利咽消肿。治疗咽喉肿痛，常与黄芩、桔梗、甘草等配伍；治外感风热，咽痛音哑，常与连翘、牛蒡子等配伍。

2. **痰涎壅盛、咳嗽气喘**　本品能降气消痰，止咳平喘。治疗痰热咳嗽，常与桑白皮、桔梗等配伍；治疗寒痰气喘，咳嗽痰多，常与麻黄、细辛、半夏等配伍。

【用法用量】煎服，3~10g。

【使用注意】孕妇忌用。

【现代研究】

1. 化学成分　本品主要成分为鸢尾黄酮、鸢尾黄酮苷、紫檀素、射干酮等。

2. 药理作用　本品能抑制流感病毒、疱疹病毒，对致病性皮肤真菌有较强抑制作用。也有解热、镇痛、抗炎及利尿等作用。

3. 现代应用　临床以本品配伍他药，治疗咽喉炎、支气管炎、哮喘、肺炎等疾病。

山豆根

shāndòugēn《开宝本草》

【来源】为豆科植物越南槐 *Sophora tonkinensis* Gapnep. 的干燥根及根茎。主产于广西、广东、江西、贵州等地。秋季采挖，除去杂质，洗净，干燥，切厚片。生用。

【处方用名】山豆根。

【性味归经】苦，寒；有毒。归肺、胃经。

【功效】清热解毒，消肿利咽。

【临床应用】

1. 火毒蕴结、乳蛾喉痹、咽喉肿痛　本品大苦大寒，入肺、胃经，有清热解毒，利咽消肿作用。治疗火毒蕴结、咽喉肿痛，轻者可单用本品水煎服或含漱；重者常与玄参、射干、板蓝根等配伍。

2. 齿龈肿痛、口舌生疮　本品大苦大寒，入胃经，有清胃火。治疗胃火上炎的牙龈肿痛、口舌生疮，可单用煎汤漱口，或与石膏、黄连、升麻、牡丹皮等配伍。

此外，本品还能用于肺热咳嗽、湿热黄疸、疮痈肿毒等症。

【用法用量】煎服，3~6g。外用适量。

【使用注意】本品苦寒有毒，过量服用易引起呕吐、腹泻、胸闷、心悸等副作用，故用量不宜过大。脾胃虚寒者慎用。

【现代研究】

1. 化学成分　本品主要成分为生物碱，包含槐果碱、苦参碱、氧化苦参碱、臭豆碱等。

2. 药理作用　本品有抗癌、增加心肌收缩力、抗炎、保肝等作用。此外，本品对结核分枝杆菌、霍乱弧菌、皮肤致病性真菌有抑制作用。

3. 现代应用　临床以本品配伍他药，治疗银屑病，白细胞减少症，宫颈糜烂，慢性肝炎，钩端螺旋体病，早期肺癌、喉癌、膀胱癌，痢疾，心律失常等疾病。

🖉 知识拓展

山豆根的不良反应

山豆根大剂量可引起心肌复极化障碍、呈负性频率、负性传导，对呼吸中枢先兴奋后抑制。中毒症状为：头痛、头晕、恶心、呕吐、腹痛、四肢无力、心悸、胸闷；重则面色苍白、四肢颤抖、麻木、大汗淋漓、心跳加快、血压升高、步态不稳；继则呼吸急促、浅表、面唇青紫、瞳孔散大，最终呼吸衰竭死亡。

鱼腥草

yúxīngcǎo《名医别录》

【来源】为三白草科植物蕺菜 *Houttuynia cordata* Thunb. 的新鲜全草或干燥地上部分。主产于长江流域以南地区。鲜品全年均可采割；干品夏季茎叶茂盛花穗多时采割，除去杂质，洗净，晒干。生用。

【处方用名】鱼腥草。

【性味归经】辛，微寒。归肺经。

【功效】清热解毒，消痈排脓，利尿通淋。

【临床应用】

1. 肺痈吐脓、痰热喘咳　本品辛能散结，寒能清泄，主入肺经，有清热解毒、消痈排脓作用，是治疗肺痈之要药。治痰热壅肺，胸痛，咳吐脓血，常与桔梗、芦根、瓜蒌等配伍；治肺热咳嗽，痰黄，呼吸气急，常与黄芩、知母、贝母等配伍。

2. 痈肿疮毒　治疗外痈疮毒，既可单用鲜品捣烂外敷，也常与野菊花、蒲公英、金银花等相伍，煎汤内服。

3. 热痢、热淋　本品清热除湿，利尿通淋。治疗湿热下注所致淋证，常与车前子、白茅根、海金沙等配伍。

【用法用量】15~25g，不宜久煎；鲜品用量加倍，水煎或捣汁服。外用适量，捣敷或煎汤熏洗患处。

【使用注意】含挥发油，不宜久煎。

【现代研究】

1. 化学成分　本品主要成分为挥发油，其有效成分为癸酰乙醛、月桂醛、月桂烯，此外，还含槲皮素、槲皮苷等。

2. 药理作用　本品能抗菌、抗病毒、抗炎、利尿、促进免疫功能、抗肿瘤、利尿、镇咳、平喘等作用。

3. 现代应用　临床以本品配伍他药，治疗上呼吸道感染、急慢性支气管炎、支气管肺炎、大叶性肺炎、肺脓肿、前列腺炎、带状疱疹、红斑狼疮、肛周脓肿等疾病。

败酱草

bàijiàngcǎo《神农本草经》

【来源】为败酱草科植物黄花败酱 *Patrinia scabiosaefolia* Fisch.、白花败酱 *Patrinia villosa* Juss. 的干燥全草。主产于长江下游地区。秋季采收，洗净，阴干，切段，生用。

【处方用名】败酱草。

【性味归经】辛、苦，微寒。归胃、大肠、肝经。

【功效】清热解毒，消痈排脓，祛瘀止痛。

【临床应用】

1. 肺痈、肠痈、疮痈肿毒　本品辛散苦泄，有清热解毒、消痈排脓作用，是治疗肠痈之要药。治肠痈初起，常与牡丹皮、蒲公英等配伍；治肠痈脓成，常与薏苡仁、附子等配伍；治肺痈吐脓，常与鱼腥草、桔梗等配伍；治疗疮痈肿毒，常与金银花、连翘等配伍，或鲜品捣烂外敷。

2. 产后瘀阻腹痛　本品辛散能行，破血行瘀，通经止痛。可单用煎服，或常与五灵脂、当归配伍。

【用法用量】煎服，6~15g。外用适量。

【使用注意】脾胃虚弱，食少泄泻者忌服。孕妇慎用。

【现代研究】

1. 化学成分　本品主要成分为挥发油，包含败酱烯、异败酱烯、白花败酱苷、莫诺苷、马钱苷等。

2. 药理作用　黄花败酱对金黄色葡萄球菌、白色葡萄球菌、类白喉棒状杆菌有轻度抑制作用。白花败酱对流感病毒有抑制作用。

3. 现代应用　临床以本品配伍他药，治疗感冒、流行性感冒、流行性腮腺炎、急性化脓性扁桃体炎、肺炎、急性阑尾炎、盆腔炎、急性胰腺炎、结肠炎、急性黄疸型肝炎等疾病。

白头翁

báitóuwēng《神农本草经》

【来源】为毛茛科植物白头翁 Pulsatilla chinensis（Bge.）Regel 的干燥根。主产于我国东北、内蒙古及华北等地。春、秋二季采挖，除去叶及残留的花茎和须根，保留根头白绒毛，晒干。切薄片，生用。

【处方用名】白头翁。

【性味归经】苦，寒。归胃、大肠经。

【功效】清热解毒，凉血止痢。

【临床应用】

1. 热毒血痢 本品苦寒降泄，有清热解毒、凉血止痢作用，善清胃肠湿热及血分热毒，为治热毒血痢之良药。治疗腹痛，下痢脓血，可单用；或与黄连、黄柏、秦皮等配伍组成白头翁汤。

2. 阴痒带下 本品苦寒，清热燥湿。治疗阴痒（滴虫性阴道炎），常与秦皮配伍，煎汤外洗。

此外，本品还能治疗疟疾，常与柴胡、黄芩、槟榔等配伍。

【用法用量】煎服，9~15g。外用适量。

【使用注意】虚寒泻痢者忌服。

【现代研究】

1. 化学成分 本品主要成分为三萜皂苷。尚含白头翁素、胡萝卜苷等。

2. 药理作用 本品能显著抑制阿米巴原虫的生长；对金黄色葡萄球菌、铜绿假单胞菌、志贺菌属、伤寒沙门菌等均有抑制作用。此外，有抑杀阴道滴虫、抗流感病毒、镇静、镇痛作用。

3. 现代应用 临床以本品配伍他药，治疗细菌性痢疾、阿米巴痢疾、消化性溃疡、盆腔炎、功能失调性子宫出血等疾病。

马齿苋

mǎchǐxiàn《本草经集注》

【来源】为马齿苋科植物马齿苋 Portulaca oleracea L. 的干燥地上部分。我国南北各地均产。夏、秋二季采收，除去残根及杂质，洗净，略蒸或烫后晒干。鲜用或生用。

【处方用名】马齿苋。

【性味归经】酸，寒。归肝、大肠经。

【功效】清热解毒，凉血止血，止痢。

【临床应用】

1. 热毒血痢 本品性寒质滑，酸能收敛，入大肠经，有清热解毒、凉血止痢作用，为治痢疾常用药。可单用水煎服；或用鲜品捣汁入蜜调服，或与黄连、黄芩等配伍。

2. 痈肿疔疮、湿疹、丹毒、蛇虫咬伤 本品有清热解毒、凉血消肿作用。可单用水煎服；或以鲜品捣烂外敷；或与清热解毒药配伍。

3. 便血、痔血、崩漏下血 本品微寒，入肝经，有清热凉血止血作用。治疗血热妄行，崩漏下血，可单用捣汁服；治疗大肠湿热，便血痔血，常与地榆、槐花等配伍。

【用法用量】煎服，9~15g。外用适量捣敷患处。

【使用注意】脾胃虚寒、肠滑作泄者忌服。

【现代研究】

1. 化学成分 本品主要成分为β-香树脂醇、丁基迷帕醇，尚含槲皮素、氨基酸、糖类等。

2. 药理作用 本品对金黄色葡萄球菌、志贺菌属、伤寒沙门菌等均有抑制作用，对血管有显著收缩作用，对子宫平滑肌有明显兴奋作用，还有增强肠蠕动和利尿作用。

3. 现代应用 临床以本品配伍他药，治疗细菌性痢疾、急慢性胃肠炎、腹泻，化脓性皮肤病、外科感染等疾病。

大血藤

dàxuèténg《本草图注》

【来源】为木通科植物大血藤 *Sargentodoxa cuneata*（Oliv.）Rehd. et Wils. 的干燥藤茎。主产于江西、湖北、湖南、江苏等地，秋、冬二季采收，除去侧枝，截段，干燥，切厚片。生用。

【处方用名】大血藤。

【性味归经】苦，平。归大肠、肝经。

【功效】清热解毒，活血，祛风止痛。

【临床应用】

1. **肠痈腹痛、热毒疮疡**　本品苦降开泄，入大肠经，有清热解毒、消痈止痛作用，是治疗肠痈的要药。治疗肠痈，常与金银花、连翘、大黄等配伍；治疗热毒疮疡，常与金银花、白芷、赤芍等配伍。

2. **经闭、痛经、跌仆肿痛、风湿痹痛**　本品有活血散瘀、消肿止痛作用。治疗跌打损伤，瘀血肿痛，常与骨碎补、续断、赤芍等配伍；治疗经闭痛经，常与当归、香附、益母草等配伍；治疗风湿痹痛，常与独活、牛膝、防风等配伍。

【用法用量】煎服，9~15g。

【使用注意】孕妇慎用。

【现代研究】

1. **化学成分**　本品主要成分为鞣质、大黄素、β-谷甾醇、胡萝卜苷、毛柳苷、原儿茶酸、红藤多糖等。

2. **药理作用**　本品能抑制球菌和部分杆菌，还能抑制血小板聚集，抑制血栓形成等作用。

3. **现代应用**　临床以本品配伍他药，治疗急性单纯性阑尾炎、早期化脓性阑尾炎、阑尾脓肿、卵巢囊肿、风湿性关节炎及跌打损伤等疾病。

土茯苓

tǔfúlíng《本草纲目》

【来源】为百合科植物光叶菝葜 *Smilax glabra* Roxb. 的干燥根茎。长江流域及其南部地区均有分布。夏、秋二季采挖，除去须根，洗净，干燥；或趁鲜切成薄片，干燥。生用。

【处方用名】土茯苓。

【性味归经】甘、淡，平。归肝、胃经。

【功效】解毒，除湿，通利关节。

【临床应用】

1. **梅毒所致肢体拘挛、筋骨疼痛**　本品甘淡，能解毒利湿，通利关节，解汞毒，故对梅毒或因梅毒服汞剂中毒而致肢体拘挛、筋骨疼痛者疗效尤佳，为治梅毒之要药。治梅毒，可单用本品大剂量水煎服，也常与金银花、白鲜皮、威灵仙、甘草等配伍；若治汞中毒而致肢体拘挛，常与薏苡仁、防风、木瓜等配伍。

2. **淋浊、带下、痈肿、瘰疬、疥癣**　本品有解毒利湿作用。治热淋，常与木通、萹蓄、蒲公英、车前子等配伍；治阴痒带下，常与苍术、黄柏、苦参等配伍；治疮痈瘰疬，可单用研末，或与连翘、夏枯草、玄参等配伍；治湿疹疥癣，常与生地黄、赤芍、地肤子、白鲜皮、茵陈等配伍。

【用法用量】煎服，15~60g。外用适量。

【使用注意】肝肾阴亏者慎用；本品忌茶叶。

【现代研究】

1. **化学成分**　本品主要成分为皂苷、鞣质、树脂及落新妇苷等。

2. **药理作用** 本品有抑制多种球菌或杆菌以及利尿、镇痛、抗肿瘤、抗棉酚毒性等作用。

3. **现代应用** 临床以本品配伍他药，治疗梅毒、淋病、急性睾丸炎、心律失常、痛风、银屑病、滴虫性阴道炎、肾盂肾炎等疾病。

白花蛇舌草
báihuāshéshécǎo《广西中药志》

【来源】为茜草科植物白花蛇舌草 *Oldenlandia diffusa*（Willd.）Roxb. 的干燥全草。产于福建、广西、广东、云南、浙江、江苏、安徽等地。夏、秋二季采收，洗净，晒干，切段。生用。

【处方用名】白花蛇舌草。

【性味归经】微苦、甘，寒。归胃、大肠、小肠经。

【功效】清热解毒，利湿通淋。

【临床应用】

1. **痈肿疮毒、咽喉肿痛、毒蛇咬伤** 治痈肿疮毒，常与金银花、连翘、野菊花等配伍；治肠痈腹痛，常与大血藤、败酱草、牡丹皮等配伍；治咽喉肿痛，常与黄芩、玄参、板蓝根等配伍；治毒蛇咬伤，常与半枝莲、紫花地丁、重楼等配伍。

2. **热淋涩痛** 本品甘寒，有清热利湿通淋作用，常与白茅根、车前子、石韦等配伍。

【用法用量】煎服，15~60g。外用适量。

【使用注意】阴疽及脾胃虚寒者忌用。

【现代研究】

1. **化学成分** 本品主要成分为齐墩果酸、熊果酸等有机酸、黄酮苷、甾醇及白花蛇舌草素、对位香豆苷等。

2. **药理作用** 本品有抗肿瘤、抗炎、抑制多种杆菌等作用。

3. **现代应用** 临床以本品配伍他药，治疗多种癌症，以及扁桃体炎、喉炎、腮腺炎、慢性支气管炎、肺炎、慢性肝炎、泌尿系感染、盆腔炎、宫颈糜烂、急性阑尾炎、胆囊炎、胆结石、胃溃疡、十二指肠溃疡、慢性胃炎、疔疮肿毒、毒蛇咬伤等疾病。

鸦胆子
yādǎnzǐ《本草纲目拾遗》

【来源】为苦木科植物鸦胆子 *Brucea javanica*（L.）Merr. 的干燥成熟果实。主产于广东、广西、云南等地。秋季果实成熟时采收，除去杂质，晒干，去壳取仁。生用。

【处方用名】鸦胆子。

【性味归经】苦，寒；有小毒。归大肠、肝经。

【功效】清热解毒，截疟，止痢；外用腐蚀赘疣。

【临床应用】

1. **痢疾** 本品苦寒，清热解毒，燥湿杀虫，凉血止痢，治热毒血痢，便下脓血，里急后重，可单用本品；治冷积久痢，常口服与灌肠并用。

2. **疟疾** 本品苦寒，入肝经，有清肝胆湿热、杀虫截疟作用，可治疗各型疟疾。

3. **赘疣、鸡眼** 本品外用有腐蚀作用，鸦胆子仁捣烂外敷，或用鸦胆子油局部外敷，注意要防止对正常皮肤的刺激。

【用法用量】0.5~2g，用龙眼肉包裹或装入胶囊吞服。外用适量。

【使用注意】本品对胃肠道及肝、肾均有损害，不宜多用久服，内服须严格控制剂量，胃肠出血及肝、肾病患者忌用，孕妇及小儿慎用。

【现代研究】

1. **化学成分**　本品主要成分为苦木苦味素类、生物碱、苷类、酚性成分、黄酮类成分、香草酸、鸦胆子甲素、鸦胆子油等。

2. **药理作用**　本品有杀灭阿米巴原虫、抗疟、驱杀其他寄生虫、抗肿瘤、使赘疣细胞坏死脱落等作用。

3. **现代应用**　临床以本品配伍他药，治疗多种癌症，以及阿米巴痢疾、疟疾、传染性疣等疾病。

野菊花

yějúhuā《本草正》

【来源】为菊科植物野菊 *Chrysanthemum indicum* L. 的干燥头状花序。全国各地均有分布，主产于江苏、四川、安徽、广东、山东等地。秋、冬二季花初开放时采摘，晒干或蒸后干燥。鲜用或生用。

【处方用名】野菊花。

【性味归经】苦、辛，微寒。归肝、心经。

【功效】清热解毒，泻火平肝。

【临床应用】

1. **疔疮痈肿**　本品辛散苦降，有清热解毒、利咽、消肿止痛作用。治疗热毒蕴结所致痈疽疔疖，咽喉肿痛，常与蒲公英、紫花地丁、金银花等配伍组成五味消毒饮。

2. **目赤肿痛、头痛眩晕**　本品苦而微寒，入肝经，有清肝泻火作用。治风热上攻的目赤肿痛，常与金银花、密蒙花、夏枯草等配伍；治肝火上炎的目赤肿痛，常与夏枯草、决明子等配伍。

【用法用量】煎服，9~15g。外用适量。煎汤外洗或制膏外涂。

【现代研究】

1. **化学成分**　本品主要成分为野菊花内酯，苦味素，挥发油，维生素A、B$_1$等。

2. **药理作用**　本品有抑制金黄色葡萄球菌、白喉棒状杆菌、志贺菌属、流感病毒、疱疹病毒作用，有显著抗炎作用，有降血压等作用。

3. **现代应用**　临床以本品配伍他药，治疗肺炎、支气管炎、慢性前列腺炎、盆腔炎、高血压、丹毒、流行性腮腺炎、化脓性指头炎等疾病。

马　勃

mǎbó《名医别录》

【来源】为灰包科真菌脱皮马勃 *Lasiosphaera fenzlii* Reich.、大马勃 *Calvatia gigantea*（Batsch ex Pers.）Lloyd 或紫色马勃 *Calvatia lilacina*（Mont. et Berk.）Lloyd 的干燥子实体。脱皮马勃主产于辽宁、江苏、安徽等地；大马勃主产于青海、内蒙古、河北等地；紫色马勃主产于广西、广东、湖北、江苏等地。夏、秋二季子实体成熟时及时采收，除去泥沙，干燥。生用。

【处方用名】马勃。

【性味归经】辛，平。归肺经。

【功效】清肺利咽，止血。

【临床应用】

1. **风热郁肺咽痛、音哑、咳嗽**　本品味辛质轻，入肺经，有宣散风热、清肺泻火、解毒利咽作用。治疗风热郁肺轻者，可单用研末含咽，或常与金银花、连翘、黄芩等配伍；治疗风热郁肺重者，常与薄荷、牛蒡子、玄参、黄连、板蓝根等配伍组成普济消毒饮；治疗咳嗽、音哑，常与蝉蜕、桔梗等配伍。

2. **鼻衄、创伤出血**　本品有止血作用。治火邪入肺，迫血妄行的吐血、衄血，常单用研末内服，或研末外敷创伤、出血伤口，或与侧柏叶、茜草等配伍。

【用法用量】煎服，2~6g。外用适量，敷患处。

【现代研究】

1. 化学成分 本品主要成分为马勃素、紫颓马勃酸、马勃素葡萄糖苷、麦角甾醇、亮氨酸、磷酸钠等。

2. 药理作用 本品有止血作用。煎剂对金黄色葡萄球菌、铜绿假单胞菌、肺炎双球菌有抑制作用。

3. 现代应用 临床以本品配伍他药，治疗上呼吸道感染、鼻出血、外伤性出血、上消化道出血等疾病。

漏 芦

lòulú《神农本草经》

【来源】为菊科植物祁州漏芦 Rhaponticum uniflorum（L.）DC. 的干燥根。主产于河北、辽宁、山西等地。春、秋二季采挖，除去须根和泥沙，晒干。切厚片，生用。

【处方用名】漏芦。

【性味归经】苦，寒。归胃经。

【功效】清热解毒，消痈，下乳，舒筋通脉。

【临床应用】

1. 乳痈肿痛、痈疽发背、瘰疬疮毒 本品苦寒降泄，有清热解毒，消痈散结作用。治疗疮痈肿毒，常与大黄、连翘、紫花地丁等配伍；治疗乳痈，常与瓜蒌、贝母、蒲公英等配伍。

2. 乳汁不通 本品有通经下乳作用。治疗乳汁不下，乳房胀痛，常与穿山甲、王不留行等配伍。

3. 湿痹拘挛 本品性善通利，有舒筋通脉活络作用，治疗风湿热痹，筋脉拘挛，常与秦艽、木瓜等配伍。

【用法用量】煎服，5~9g。

【使用注意】孕妇慎用。

【现代研究】

1. 化学成分 本品主要成分为挥发油、牛蒡子醛、牛蒡子醇、棕榈酸、漏芦甾酮等。

2. 药理作用 本品有抗氧化、抗动脉粥样硬化、抗衰老、增强免疫功能等作用。

3. 现代应用 临床以本品配伍他药，治疗急性乳腺炎、乳腺增生、缺乳、淋巴结结核等疾病。

山慈菇

shāncígū《本草拾遗》

【来源】为兰科植物杜鹃兰 Cremastra appendiculata（D. Don）Makino、独蒜兰 Pleione bulbocodioides（Franch.）Rolfe 或云南独蒜兰 Pleione yunnanensis Rolfe 的干燥假鳞茎。前者习称"毛慈菇"，后二者习称"冰球子"。夏、秋二季采挖，除去地上部分及泥沙，分开大小置沸水锅中蒸煮至透心，干燥。切片或捣碎，生用。

【处方用名】山慈菇。

【性味归经】甘、微辛，凉。归肝、脾经。

【功效】清热解毒，化痰散结。

【临床应用】

1. 痈肿疔毒、瘰疬痰核、蛇虫咬伤 本品味辛能散，性寒清热，有清热解毒，消痈散结作用。治疗痈肿疔毒、瘰疬痰核、蛇虫咬伤，常与雄黄、朱砂、麝香等配伍组成紫金锭。

2. 癥瘕痞块 本品有解毒、散结、消肿作用，近年来广泛用于癥瘕痞块、恶性肿瘤。治疗肝硬化，常与穿山甲、蟅虫等配伍；治疗甲状腺瘤，常与浙贝母、丹参等配伍。

【用法用量】煎服，3~9g。外用适量。

【使用注意】正虚体弱者慎用。

【现代研究】

1. 化学成分 本品主要成分为黏液质、葡萄甘露聚糖、秋水仙碱及多种生物碱等成分。

2. 药理作用 本品有抗肿瘤、镇静催眠协同作用，此外，尚有止咳平喘止痛作用。

3. **现代应用**　临床以本品配伍他药，治疗肝硬化、多种癌症等疾病。

熊胆粉
xióngdǎnfěn《新修本草》

【来源】为脊椎动物熊科棕熊 *Ursus arctos* Linnaeus、黑熊 *Selenarctos thibetanus* Cuvier 的干燥胆汁。棕熊胆主产于东北、华北地区，陕西、四川、云南、青海、新疆、甘肃等地亦有分布；黑熊胆主产于东北及华北地区。去净胆囊皮膜，研细用。现多以人工养殖熊导管引流的熊胆汁干燥后入药，称为"熊胆粉"，用法相同。

【处方用名】熊胆粉。

【性味归经】苦，寒。归肝、胆、心经。

【功效】清热解毒，息风止痉，清肝明目。

【临床应用】

1. **肝经热盛、热极动风所致高热惊痫、手足抽搐**　本品有清肝息风止痉作用。治疗小儿痰热惊痫，可用竹沥化服；治疗子痫，可单用本品温开水化服。

2. **疮痈肿毒**　本品有清热解毒、消散痈肿作用。治疗热毒疮痈，可单用本品水调化涂于患处；或加入冰片少许调涂。

3. **目赤肿痛、目生翳障**　本品苦寒，入肝经，清肝泻火明目。可配冰片外用滴眼或内服。

【用法用量】0.25~0.5g，内服多入丸散剂，不入汤剂。外用适量。

【使用注意】脾胃虚寒者忌用。虚寒证禁用。

【现代研究】

1. **化学成分**　本品主要成分为熊去氧胆酸、去氧胆酸、胆酸、鹅去氧胆酸、胆甾醇、胆红素及无机盐等。

2. **药理作用**　本品有解痉、利胆、促进胆汁分泌、溶解胆结石作用，对胆总管、括约肌有松弛作用，还有一定解毒、抗炎、抑菌、抗过敏、镇咳、祛痰、平喘、助消化、降压作用。

3. **现代应用**　临床以本品配伍他药，治疗头面带状疱疹、胃及十二指肠溃疡、胆囊炎、冠心病、心绞痛、肝炎、胆结石、急性虹膜睫状体炎等疾病。

拳　参
quánshēn《本草图经》

【来源】为蓼科植物拳参 *Polygonum bistorta* L. 的干燥根茎。主产于东北、华北、山东、江苏、湖北等地。春初发芽时或秋季茎叶将枯萎时采挖，除去泥沙，晒干，去须根。切片，生用。

【处方用名】拳参。

【性味归经】苦、涩，微寒。归肺、肝、大肠经。

【功效】清热解毒，消肿，止血。

【临床应用】

1. **赤痢热泻**　本品苦能燥湿，涩能涩肠止泻，有清热解毒、凉血止痢作用。可单用本品制成片剂，或常与金银花、白头翁、秦皮、黄芩等配伍。

2. **肺热咳嗽**　常与黄芩、款冬花等配伍。

3. **痈肿瘰疬、口舌生疮、蛇虫咬伤**　本品有清热解毒、消散痈肿作用。治疗热毒疮痈，可单用本品捣烂敷于患处；或煎汤外洗；或与半边莲、半枝莲、白花蛇舌草等配伍。

4. **血热吐衄、痔疮出血**　治疗血热妄行所致各种出血，可配凉血止血药。

【用法用量】煎服，5~10g。外用适量。

【现代研究】

1. **化学成分**　本品主要成分为鞣质、淀粉、糖类、果胶、树胶、黏液质、树脂等。

2. **药理作用**　本品对金黄色葡萄球菌、溶血性链球菌、脑膜炎双球菌、志贺菌属、伤寒沙门菌、大肠埃希菌有抑制作用。

3. **现代应用**　临床以本品配伍他药，治疗胃及十二指肠溃疡、痢疾、痔疮等疾病。

半边莲

bànbiānlián《本草纲目》

【来源】为桔梗科植物半边莲 *Lobelia chinensis* Lour. 的干燥全草。主产于长江以南各地，夏季采收，除去泥沙，洗净，晒干。生用。

【处方用名】半边莲。

【性味归经】辛，平。归心、小肠、肺经。

【功效】清热解毒，利尿消肿。

【临床应用】

1. **痈肿疔疮、蛇虫咬伤**　本品甘寒，有清热解毒的作用。治疗毒热诸证，内服外敷；或以鲜品捣烂外敷。

2. **鼓胀水肿**　本品有利水消肿的作用。治疗鼓胀腹水水肿，可单用本品或常与泽泻、茯苓、槟榔等配伍。

3. **湿热黄疸、湿疹湿疮**　治疗湿热黄疸，常与茵陈、白茅根等配伍；治疗湿疹湿疮，常与苦参、蛇床子等配伍。

【用法用量】煎服，9~15g。外用适量。

【使用注意】虚证水肿忌用。

【现代研究】

1. **化学成分**　本品主要成分为生物碱，其主要成分为山梗菜碱、山梗菜酮碱、山梗菜醇碱等。

2. **药理作用**　本品有抗蛇毒、降血压、利尿等作用。

3. **现代应用**　临床以本品配伍他药，治疗带状疱疹、毒蛇咬伤、急性肾小球肾炎、阑尾炎、肠炎、血吸虫肝硬化腹水、湿疹、痢疾、多种癌症等疾病。

木蝴蝶

mùhúdié《本草纲目拾遗》

【来源】为紫葳科植物木蝴蝶 *Oroxylum indicum*（L.）Vent. 的干燥成熟种子。主产于云南、广西、贵州等地。秋、冬二季采收成熟果实，曝晒至果实开裂，取出种子，晒干。生用。

【处方用名】木蝴蝶。

【性味归经】苦、甘，凉。归肺、肝、胃经。

【功效】清肺利咽，疏肝和胃。

【临床应用】

1. **肺热咳嗽、喉痹、音哑**　本品有清肺热、利咽喉的作用。治疗咽喉肿痛，常与玄参、麦冬、冰片等配伍；治疗音哑，常与桔梗、桑白皮、款冬花等配伍。

2. **肝胃气痛**　本品入肝胃经，有疏肝和胃止痛的作用。治疗肝气郁滞，肝胃气痛，胁肋胀痛，可单用本品研末或酒调送服。

【用法用量】煎服，1~3g。

【现代研究】

1. **化学成分**　本品主要成分为木蝴蝶甲素、木蝴蝶乙素、脂肪油、黄芩苷元、特土苷、木蝴蝶苷、白杨素等。

2. **药理作用**　本品有抗炎、抗变态反应、利尿、利胆、降胆甾醇等作用。

3. **现代应用**　现代临床以本品配伍他药，治疗胃、十二指肠球部溃疡，慢性咽炎等疾病。

重　楼

chónglóu《神农本草经》

【来源】为百合科植物云南重楼 *Paris polyphylla* Smith var. *yunnanensis*（Franch.）Hand.–Mazz. 或七叶一枝花 *Paris polyphylla* Smith var. *chinensis*（Franch.）Hara 的干燥根茎。主产于云南、四川、广西、陕西等地。秋季采挖，除去须根，洗净，晒干。切片，生用。

【处方用名】重楼、蚤休、草河车。

【性味归经】苦，微寒；有小毒。归肝经。

【功效】清热解毒，消肿止痛，凉肝定惊。

【临床应用】

1. **疔疮痈肿、咽喉肿痛、蛇虫咬伤**　本品苦而微寒，有清热解毒、消肿止痛的作用。治疗痈肿疔毒，可单用为末，醋调外敷，或与黄连、赤芍、金银花等配伍；治疗咽喉肿痛，痄腮，喉痹，常与牛蒡子、连翘、板蓝根等配伍。

2. **惊风抽搐**　本品入肝经，有凉肝、息风、定惊作用。治疗小儿惊风抽搐，常与钩藤、菊花、蝉蜕等配伍。

3. **跌打损伤**　治疗外伤出血，跌打损伤，瘀血肿痛，可单用研末冲服，也可与三七、血竭、自然铜等配伍。

【用法用量】煎服，3~9g。外用适量，研末调敷。

【使用注意】有小毒，用量不宜过大。阴证疮疡忌用。

【现代研究】

1. **化学成分**　本品主要成分为重楼皂苷等甾体皂苷，尚含黄酮类、多糖类等。

2. **药理作用**　本品对志贺菌属、伤寒沙门菌、金黄色葡萄球菌、脑膜炎双球菌、溶血性链球菌有抑制作用，还有抗肿瘤、消炎、镇静、镇痛、止血等作用。

3. **现代应用**　临床以本品配伍他药，治疗多种肿瘤、流行性腮腺炎、子宫出血、静脉炎、毛囊炎、带状疱疹等疾病。

PPT

第四节　清热凉血药

清热凉血药性味多甘苦咸寒，主入心、肝与肾经，咸能入血，寒能清热，以清热凉血为其主要作用，主要治疗热入营血证或血分实热证，症见身热夜甚、心烦不寐，或斑疹隐隐、舌绛而干、脉细数，或神昏谵语、斑疹紫黑、舌绛起刺、吐血、衄血、便血、尿血等。部分药物兼有养阴生津、清热解毒、活血散瘀、定惊等作用，用于阴虚便秘、疮疡肿痛、痛经、闭经、癥瘕积聚、惊厥等兼有热入营分、血分者。

地　黄

dìhuáng《神农本草经》

【来源】为玄参科植物地黄 *Rehmannia glutinosa* Libosch. 的新鲜或干燥块根。主产于河南、河北、内蒙古及东北等地。全国大部分地区有栽培。秋季采挖，除去芦头、须根及泥沙，鲜用；或将地黄缓缓烘焙至约八成干。前者习称"鲜地黄"，后者习称"生地黄"。切片，生用或鲜用。

【处方用名】地黄、生地、怀生地、干地黄、大生地。

【性味归经】甘，寒。归心、肝、肾经。

【功效】清热凉血，养阴生津。

【临床应用】

1. 热入营分、血分证　本品性甘寒，主入心、肝、肾经，寒能清热，甘善润养，为清热凉血、养阴生津之要药，主要用于热入营血证，症见身热夜甚、时有谵语，或斑疹隐隐、舌绛而干，常配伍玄参、金银花、丹参等，如清营汤；用于温病后期，余热未尽，津液大伤，邪伏阴分之夜热早凉，常配伍青蒿、鳖甲、知母等，如青蒿鳖甲汤。用于血热妄行之吐血、衄血、便血、尿血等，常配伍赤芍、丹皮、水牛角等。

2. 阴虚发热证　本品甘寒益阴，苦寒泄热，入肾经，能退虚热，除骨蒸，治阴虚发热、骨蒸劳热，常配伍知母、地骨皮等。

3. 津液亏损诸证　本品甘寒质润，能清热生津，养阴润燥，用于热病伤津，烦渴多饮，常配伍麦冬、沙参、玉竹等，如益胃汤；用于阴虚内热消渴，常配伍山药、黄芪、山茱萸等；用于肠燥便秘，常配伍玄参、麦冬等，如增液汤。

【用法用量】煎服，鲜地黄12~30g，生地黄10~15g。或以鲜品捣汁入药。鲜地黄清热凉血、生津作用较佳；生地黄养阴作用较强；熟地黄补血滋阴，益精填髓；地黄炭善于凉血止血。

【使用注意】脾虚湿滞、腹满便溏者不宜使用。

【现代研究】

1. 化学成分　本品主含环烯醚萜、单萜及其苷类，尚含苯甲酸等多种有机酸及甾醇、氨基酸等。

2. 药理作用　本品所含环烯醚萜类成分具有抗炎、抗氧化、抗凋亡、改善氧化应激对神经系统损伤的作用。此外，还具有降血糖、镇静、保肝、抗癌、抗辐射、利尿、抑制皮肤真菌等作用。

3. 现代应用　常以本品为主随证配伍，治疗席汉氏综合征、功能失调性子宫出血、风湿性关节炎、便秘、类风湿关节炎、神经性皮炎、荨麻疹、神经性皮炎等疾病。

玄 参

xuánshēn《神农本草经》

【来源】为玄参科植物玄参 Scrophularia ningpoensis Hemsl. 的干燥根。主产于我国长江流域及陕西、福建等地，野生、家种均有。冬季茎叶枯萎时采挖。除去根茎、幼芽、须根及泥沙，晒或烘至半干，堆放3~6天，反复数次至干燥。生用。

【处方用名】玄参、元参、黑参、乌元参、黑元参。

【性味归经】甘、苦、咸，微寒。归肺、胃、肾经。

【功效】清热凉血，滋阴降火，解毒散结。

【临床应用】

1. 热入营分、血分证　本品苦、甘、咸，寒而质润，入营分，主要用于热入营分、血分证，用于温病热入营分，身热口渴、舌绛脉数，常配伍生地黄、丹参、麦冬等，如清营汤；用于热邪陷心包，神昏谵语，常配伍麦冬、连翘心等；用于气血两燔，发斑发疹，常配伍石膏、知母等。

2. 津液亏虚　本品甘寒益阴，能清热养津，益阴润燥，用于热病伤阴，津伤便秘，常配伍生地黄、麦冬，如增液汤；用于肺肾阴虚，骨蒸劳嗽，痰中带血，常配伍百合、生地黄、贝母等，如百合固金汤。

3. 热毒证　本品苦咸寒，苦寒清降，咸能软坚，具凉血解毒、消肿散结之功，用于外感瘟毒，上攻头面之大头瘟疫，咽喉肿痛，常配伍薄荷、连翘、板蓝根等，如普济消毒饮；用于痰火蕴结的瘰疬，常配伍浙贝母、牡蛎等，如消瘰丸；用于热毒蕴结的痈肿疮痛，常配伍金银花、连翘、蒲公英等；用于热毒炽盛之脱疽，常配伍金银花、当归、甘草，如四妙勇安汤。

【用法用量】煎服，9~15g。

【使用注意】①本品性寒而滞，故脾胃虚寒、食少便溏者不宜使用。②反藜芦。

【现代研究】

1. 化学成分 本品主含环烯萜苷类，尚含植物甾醇、生物碱等。

2. 药理作用 本品所含环烯醚萜类成分具有抗炎、抗氧化、抗凋亡、改善氧化应激对神经系统损伤的作用。此外，还具有降血糖、镇静、保肝、抗癌、抗辐射、利尿、抑制皮肤真菌等作用。

3. 现代应用 常以本品为主随证配伍，治疗习惯性便秘、慢性咽炎、乳腺增生、小儿高热等疾病。

课堂互动 7-4

玄参与生地黄功用有何异同？

答案解析

牡丹皮

mǔdānpí《神农本草经》

【来源】为毛茛科植物牡丹 *Paeonia suffruticosa* Andr. 的干燥根皮。主产于安徽、山东等地。秋季采挖根部，除去细根和泥沙，剥取根皮，晒干或刮去粗皮，除去木心，晒干。前者习称"连丹皮"，后者习称"刮丹皮"。生用或酒炙。

【处方用名】牡丹皮、丹皮、粉丹皮、连丹皮、炒丹皮。

【性味归经】苦、辛，微寒。归心、肝、肾经。

【功效】清热凉血，活血化瘀。

【临床应用】

1. 热入营分、血分证 本品苦辛微寒，入营血，苦寒清热，辛善透散，既能清热凉血，又能活血散瘀，用于热入营分、血分证之发斑发疹、吐血衄血，常配伍生地黄、赤芍等。

2. 阴虚发热 本品辛寒，入血分，善于清透阴分伏热，用于温病后期，阴津大伤，热伏阴分，夜热早凉，热退无汗之阴虚发热，常配伍鳖甲、知母、生地黄等，如青蒿鳖甲汤。

3. 血瘀诸证 本品辛行苦泄，能活血化瘀，通经止痛，用于经闭，痛经，癥瘕积聚等血瘀证，常配伍赤芍、桃仁、桂枝等，如桂枝茯苓丸；用于跌打损伤，常配伍乳香、没药、当归等活血止痛药。

4. 痈肿疮毒 本品苦寒，能清热凉血，散瘀消痈，具凉血而不滞血，散瘀而不妄行的特点，用于火毒炽盛之痈肿疮毒，常配伍金银花、连翘、蒲公英等；用于瘀热互结之肠痈初起，常配伍大黄、桃仁、芒硝等，如大黄牡丹汤。

【用法用量】煎服，6~12g。牡丹皮生用清热凉血较强；炒牡丹皮寒性较弱，常治低热、骨蒸无汗等；酒炒丹皮活血化瘀较强，常用于闭经、痛经、癥瘕积聚等血瘀诸证；丹皮炭善于凉血止血，凉血而不滞血，止血而不留瘀。

【使用注意】血虚有寒、孕妇及月经过多者慎用。

【现代研究】

1. 化学成分 本品主含酚及酚苷类、单萜及其苷类，尚含有还有三萜、甾醇及其苷类、黄酮、有机酸、香豆素等。

2. 药理作用 本品所含丹皮酚具有抗菌作用。此外，还有抗血栓形成、抗动脉粥样硬化、抗心肌缺血、抗心律失常、降压、调节免疫、保肝作用。

3. 现代应用 常以本品为主随证配伍，治疗原发性血小板减少性紫癜、胃及十二指肠溃疡、急性湿疹、过敏性鼻炎等疾病。

赤 芍

chìsháo《神农本草经》

【来源】为毛茛科植物赤芍 *Paeonia lactiflora* Pall. 或川赤芍 *paeonia veitchii* Lynch 的干燥根。主产于内蒙古、四川、辽宁、河北等地。春、秋二季采挖，除去根茎、须根及泥沙，晒干，切片。生用或炒用。

【处方用名】赤芍、赤芍药、山赤芍、京赤芍。

【性味归经】苦，微寒。归肝经。

【功效】清热凉血，散瘀止痛。

【临床应用】

1. **热入营分、血分证** 本品性苦寒，主入肝经，走营血分，能清营分、血分之实热，主要治疗热入营血证，用于温病热入营血，斑疹紫暗，以及热入血分，迫血妄行之吐衄、衄血等，常配伍生地黄、牡丹皮等清热凉血药。

2. **血瘀诸证** 本品能散滞留之瘀血，为凉血散瘀之要药，主要治疗血瘀诸证，尤善于治疗血热瘀滞之证，用于血热瘀滞之闭经、痛经，常配伍益母草、丹参、泽兰等；用于血瘀之癥瘕，常配伍牡丹皮、桃仁、桂枝等，如桂枝茯苓丸；用于跌打损伤，瘀肿疼痛，常配伍红花、桃仁等；用于热毒壅盛之痈肿疮毒，常配伍金银花、连翘、栀子等。

3. **肝火诸证** 本品性苦寒，主入肝经，能清肝泻火，用于肝火上炎诸证，症见目赤肿痛、烦躁易怒、胁肋灼痛等，常配伍夏枯草、菊花、石决明等。

【用法用量】煎服，6~12g。赤芍清热凉血作用较强；酒炒赤芍寒性降低，活血之功较强；醋赤芍祛瘀止痛力较强。

【使用注意】①血寒经闭不宜用。②不宜与藜芦同用。孕妇慎用。

【现代研究】

1. **化学成分** 本品主含芍药苷、芍药内酯苷、氧化芍药苷、芍药吉酮、芍药新苷、没食子鞣质等。

2. **药理作用** 本品煎剂能使血栓形成时间延长、血栓长度缩短与重量减轻，凝血酶原时间和白陶土部分凝血活酶时间延长，优球蛋白溶解时间缩短，表明对血凝有显著抑制作用。此外，还有抗血小板聚集、降血脂、抗肿瘤、保肝等作用。

3. **现代应用** 常以本品为主随证配伍，治疗重症肝炎、肝性脑病、急性病毒性肝炎、冠心病、急性脑血栓等疾病。

📋 **课堂互动 7-5**

牡丹皮与赤芍功用有何异同？

答案解析

紫 草

zǐcǎo《神农本草经》

【来源】为紫草科植物新疆紫草 *Arnebia euchroma*（Royle）Johnst. 或内蒙紫草 *Arnebia guttata* Bunge 的干燥根。主产于辽宁、湖北、河北、新疆等地。春、秋二季采挖，除去泥沙，干燥。生用。

【处方用名】紫草、紫草根、山紫草、西紫草。

【性味归经】甘、咸，寒。归心、肝经。

【功效】清热凉血，活血解毒，透疹消斑。

【临床应用】

1. **热入营血证** 本品性甘咸寒，归心、肝经，入营分，主要用于治疗热入营血证，用于温毒发斑，血热毒盛，斑疹紫黑，常配伍赤芍、蝉蜕、甘草等；用于麻疹不透，疹色紫暗，兼咽喉肿痛，常配伍牛蒡子、山豆根、连翘等。

2. **热毒诸证**　本品性甘咸寒，甘寒善清热解毒，咸寒能活血消肿，可用于热毒诸证，治疗痈疽疮疡，湿疹，水火烫伤，可用单品或配伍白芷、当归、血竭等，熬膏外敷。

【用法用量】煎服，5~10g。外用适量，熬膏或用植物油浸泡擦涂。紫草油尤善治水火烫伤、尿布疹、婴儿湿疹。

【使用注意】脾虚便溏者忌用。

【现代研究】

1. **化学成分**　本品主含蒽醌类，其主要成分为紫草素、乙酰紫草素、去氧紫草素等多种紫草素。

2. **药理作用**　本品所含的紫草素对金黄色葡萄球菌、溶血性链球菌、大肠埃希菌、志贺菌属、副流感病毒、单纯疱疹病毒、带状疱疹病毒等均具有抑制作用。此外，还具有抗肿瘤、保肝、止血等作用。

3. **现代应用**　常以本品为主随证配伍，治疗肝炎、化脓性中耳炎、阴道炎、子宫颈糜烂、烧伤、扁平疣、银屑病、过敏性紫癜、顽固性溃疡等疾病。

水牛角

shuǐniújiǎo《名医别录》

【来源】为牛科动物水牛 *Bubalus bubalis* Linnaeus 的角。主产于华南、华东地区。取角后，水煮，除去角塞，干燥，镑片或锉成粗粉。生用或制为浓缩粉用。

【处方用名】水牛角、牛角、牛角尖、牛角灰。

【性味归经】苦，寒。归心、肝经。

【功效】清热凉血，解毒，定惊。

【临床应用】

1. **热入营分、血分证**　本品入营血分，苦寒清热，肝在体合筋，能清热凉血定惊，常作为犀牛角的替代品，但作用较之弱，主要治疗热入营血证，用于高热烦躁、惊厥抽搐，常配伍羚羊角、石膏等；用于温病热入营血，壮热不退，神昏谵语，常配伍生地黄、玄参、金银花、连翘等。

2. **血热出血证**　本品苦寒入血分，能清热凉血止血，用于血热妄行所致斑疹、吐衄，常配伍生地黄、牡丹皮、赤芍等。

3. **热毒疮疡**　本品既能清热凉血，又能解毒定惊，用于疮疡肿痛，常配伍黄连、连翘等；用于咽喉肿痛，可与玄参、桔梗等同用。

【用法用量】煎服，15~30g。锉碎先煎，亦可锉末冲服。

【使用注意】脾胃虚寒者不宜用。

【现代研究】

1. **化学成分**　本品主含胆甾醇、强心成分、肽类、氨基酸以及铁、锰、磷、锌等多种微量元素。

2. **药理作用**　本品能明显缩短出血时间，使血小板增加，而发挥止血作用。此外，还具有降血压、镇静、抗惊厥、抗菌等作用。

3. **现代应用**　常以本品为主随证配伍，治疗过敏性紫癜、原发性血小板性紫癜、乙型脑炎、急性期脑梗死等疾病。

第五节　清退虚热药

PPT

清退虚热药多性味甘寒清润，主入肝、胆与肾经。寒能清热，甘能润养，以清虚热、退骨蒸为主要作用，主要用于阴虚发热证，症见骨蒸潮热、手足心热、午后发热、虚烦不寐、盗汗遗精、舌红少苔、脉细数等。也可用于热病后期，津液大伤，余热伏阴分所致的夜热早凉。部分药物兼有清解暑热、清利湿热、利尿通淋、截疟、退黄、除疳热等作用，用治暑热、湿热痢疾、热淋、血淋、疟疾、黄疸、小儿疳热等证。

青　蒿

qīnghāo《神农本草经》

【来源】为菊科植物黄花蒿Artemisia annua L. 的干燥地上部分。全国大部分地区均有分布。秋季花盛开时采割，除去老茎。鲜用或阴干。

【处方用名】青蒿、香青蒿、黄花蒿。

【性味归经】苦、辛，寒。归肝、胆经。

【功效】清虚热，除骨蒸，解暑热，截疟，退黄。

【临床应用】

1. 虚热证　本品苦辛寒，其气芳香，入肝、胆经。苦寒清热，辛香透散，善于清泄肝胆与血分之热，透阴分之伏热，为清透虚热、凉血退蒸之要药。用于阴虚发热，劳热骨蒸，潮热盗汗，常配伍银柴胡、胡黄连、知母等，如清骨散。用于热病后期，阴液大伤，余热未尽，邪伏阴分的夜热早凉或热病后期低热不退，常配伍鳖甲、知母、丹皮、生地黄等，以增强清退虚热、凉血滋阴之功，如青蒿鳖甲汤。

2. 暑热证　本品能清解暑热，用于感受暑热，发热口渴，常配伍连翘、滑石、西瓜翠衣等。

3. 疟疾　本品芳香舒达，能清透少阳寒热，用于疟疾寒热，可单用大剂量鲜品捣汁服，或配伍黄芩、滑石、青黛等。

4. 湿热黄疸　本品苦寒，入肝、胆经，用于湿热黄疸，常配伍茵陈、栀子等。

【用法用量】煎服，6~12g，后下。或鲜用绞汁服。外用适量，鲜品捣敷，或干品煎汤洗。

【使用注意】脾胃虚弱、肠滑泄泻者忌服。

【现代研究】

1. 化学成分　本品含多种倍半萜内酯，如青蒿素，尚含有青蒿酸、青蒿醇、槲皮素、中国蓟醇、香豆素类、挥发油、豆甾醇、β-谷甾醇和棕榈酸等成分。

2. 药理作用　青蒿乙醚提取中性部分和其稀醇浸膏对鼠疟、猴疟和人疟均有显著抗疟作用，青蒿素可明显抑制恶性疟原虫无性体的生长，有直接杀伤作用；还具有抗心律失常、抑菌、解热、镇痛、抗癌、降血压、抗寄生虫等作用。

3. 现代应用　临床以本品配伍他药，可治疗各型疟疾、登革热、流行性感冒、急性黄疸型肝炎、急慢性支气管炎、肺炎、尿道感染、红斑狼疮、日本血吸虫病等；外用可治疗神经性皮炎、皮肤真菌病等疾患。

地骨皮

dìgǔpí《神农本草经》

【来源】为茄科植物枸杞Lycium chinense Mill. 或宁夏枸杞Lycium barbarum L. 的干燥根皮。我国南北各地均有分布。初春或秋后采挖根部，洗净，剥取根皮，晒干。生用。

【处方用名】地骨皮、骨皮、枸杞根皮。

【性味归经】甘，寒。归肺、肝、肾经。

【功效】凉血除蒸，清肺降火。

【临床应用】

1. 阴虚发热证　本品甘寒清润，主入肝、肾经，能退肝肾之虚热，除有汗之骨蒸，为退虚热、除骨蒸之良药，用于阴虚发热之潮热，骨蒸盗汗，常配伍知母、鳖甲、银柴胡等。

2. **肺热咳嗽** 本品甘寒，入肺经，能清泄肺热，除肺中伏火，治疗肺热郁结之咳喘，常配伍桑白皮、甘草等，如泻白散。

3. **血热出血诸证** 本品泄实热而凉血止血，用于血热妄行之吐血、衄血、尿血等。可单用本品以酒煎服，或常配伍白茅根、侧柏叶等。

【用法用量】煎服，9~15g。

【使用注意】本品甘寒清润，故表邪未解及脾虚便溏者不宜服。

【现代研究】

1. **化学成分** 本品主含桂皮酸和多量酚类物质、甜菜碱，尚含有柯碱A，枸杞素A、B，β-谷甾醇，亚油酸，亚麻酸等成分。

2. **药理作用** 本品的乙醇提取物有较强的解热作用，还有降压、降血糖、降血脂、兴奋子宫、抗菌、抗病毒等作用

3. **现代应用** 临床以本品配伍他药，可治疗原发性高血压、糖尿病、牙髓炎、化脓性溃疡、荨麻疹、皮炎等疾患。

白　薇

báiwēi《神农本草经》

【来源】为萝藦科植物白薇 *Cynanchum atratum* Bge. 或蔓生白薇 *Cynanchum versicolor* Bge. 的干燥根及根茎。主产于湖北、辽宁等地。春、秋二季采挖，洗净，干燥。生用。

【处方用名】白薇。

【性味归经】苦、咸，寒。归胃、肝、肾经。

【功效】清热凉血，利尿通淋，解毒疗疮。

【临床应用】

1. **阴虚发热、产后虚热** 本品性味苦咸寒，入血分，能清热、凉血、除骨蒸，用于阴虚发热，骨蒸潮热，或热病后期，余邪未尽，夜热早凉，常配伍地骨皮、知母、青蒿等；治产后血虚发热，低热不退及昏厥等症，常配伍人参、当归、甘草等。

2. **热淋、血淋** 本品清热凉血，利尿通淋，治膀胱湿热之热淋、血淋，常配伍木通、滑石、石韦等。

3. **疮痈肿毒** 本品能清热解毒，消肿止痛，用于热毒所致之疮痈肿毒、毒蛇咬伤，常配伍天花粉、赤芍、甘草等；用治热毒的咽喉肿痛，常配伍金银花、桔梗、山豆根等。

4. **阴虚外感** 治疗阴虚外感的发热咽干、心烦口渴。常配伍薄荷、玉竹等。

【用法用量】煎服，5~10g。

【使用注意】脾胃虚寒、便溏者慎用。

【现代研究】

1. **化学成分** 本品主含白薇素、挥发油、强心苷等成分。

2. **药理作用** 本品所含的白薇苷能直接加强心肌收缩，使心率变慢；还具有解毒、利尿、抗菌、祛痰、平喘的作用。

3. **现代应用** 临床以本品配伍他药，可治疗淋巴结结核、尿路感染、肺炎、红斑性肢痛等疾病。

银柴胡

yíncháihú《本草纲目》

【来源】为石竹科植物银柴胡 *Stellaria dichotoma* L. var. *lanceolata* Bge. 的干燥根。春、夏间植株萌发或秋后茎叶枯萎时采挖；栽培品于种植后第三年9月中旬或第四年4月中旬采挖，除去残茎、须根及泥沙，晒干。生用。

【处方用名】银柴胡、银胡。

【性味归经】甘，微寒。归肝、胃经。

【功效】清虚热，除疳热。

【临床应用】

1. 阴虚发热　本品甘寒养阴，清热凉血，为清退虚热、除骨蒸之佳品，治疗阴虚发热，盗汗，骨蒸潮热等症，多配伍地骨皮、青蒿、鳖甲等。

2. 疳积发热　本品能清退虚热，除小儿疳热，用于小儿食滞或虫积引致的疳积发热，腹部膨大，消瘦，口渴，毛发焦枯，常配伍鸡内金、胡黄连等。

【用法用量】煎服，3~10g。

【使用注意】外感风寒与血虚无热者忌服。

【现代研究】

1. 化学成分　本品主含三萜皂苷等皂苷类成分。

2. 药理作用　本品所含三萜皂苷能降低血清胆甾醇浓度，使主动脉类脂质含量降低，阻止胆甾醇的酯化及其在血管壁的沉积，也可以阻止胆甾醇从肠道吸收等，而发挥抗动脉粥样硬化作用，还有抗菌、解热、抗精子作用。

3. 现代应用　临床以本品配伍他药，可治疗胆石症、小儿外感高热等疾病。

胡黄连

húhuánglián《新修本草》

【来源】为玄参科植物胡黄连 *Picrorhiza scrophulariiflora* Pennell 的干燥根茎。主产于云南、西藏等地。秋季采挖，除去须根及泥沙，晒干。切片，或用时捣烂。生用。

【处方用名】胡黄连、胡连、黑连。

【性味归经】苦，寒。归肝、胃、大肠经。

【功效】退虚热，除疳热，清湿热。

【临床应用】

1. 阴虚发热　本品性寒，入血分，清退虚热之功似银柴胡，用于阴虚骨蒸，潮热盗汗，常配伍银柴胡、地骨皮等，如清骨散。

2. 疳积发热　本品不仅能清退虚热，还能除小儿疳积，治疗小儿疳热，消化不良，腹胀消瘦，低热不退，常配伍党参、白术、山楂等。

3. 湿热痢疾　本品苦寒，入大肠经，善清热燥湿，主要用于湿热痢疾，症见下痢赤白相间、里急后重、肛门灼热、腹痛难忍、舌苔黄腻、脉滑数有力等，常配伍黄芩、黄柏、白头翁等。

【用法用量】煎服，3~10g。

【使用注意】脾胃虚寒者慎用。

【现代研究】

1. 化学成分　本品主含胡黄连苷、梓醇、桃叶珊瑚苷、胡黄连素等环烯醚萜苷，尚含有生物碱、糖苷、甾醇等。

2. 药理作用　本品浸剂对堇色毛癣菌等皮肤真菌有抑制作用，还有利胆、保肝、抗过敏、抗氧化、拮抗平滑肌痉挛等作用。

3. 现代应用　临床以本品配伍他药，可治疗细菌性痢疾、肝炎、黄疸等疾病。

🏫 课堂互动 7-6

银柴胡与胡黄连功用有何异同？

答案解析

附：其他清热药

表7-1　其他清热药一览表

分类	药名	性味归经	功效应用	用法用量
清热泻火药	寒水石	辛、咸，寒。归心、胃、肾经	清热泻火。治热病烦渴，癫狂，口舌生疮，热毒疮肿，丹毒，烧烫伤等	9~15g
	鸭跖草	甘、淡，寒。归肺、胃、小肠经	清热泻火，解毒，利水消肿。治热病烦渴，风热感冒，咽喉肿痛，痈肿疔毒，水肿尿少，热淋涩痛	15~30g
清热解毒药	金荞麦	微辛，涩，凉。归肺经	清热解毒，排脓祛瘀。治肺痈吐脓，肺热咳嗽及乳蛾肿痛	15~45g
	千里光	苦，寒。归肺、肝经	清热解毒，明目，利湿。治痈肿疮毒，感冒发热，目赤肿痛，泄泻痢疾，皮肤湿疹	15~30g
清热解毒药	半枝莲	辛、苦，寒。归肺、肝、肾经	清热解毒，化瘀利尿。治疗痈肿疮毒，咽喉肿痛，跌仆伤痛，水肿，黄疸，蛇虫咬伤	15~30g
	白蔹	苦，微寒。归心、胃经	清热解毒，消痈散结，敛疮生肌。治痈疽发背、疔疮、瘰病、烧烫伤	5~10g
	绿豆	甘，寒。归心、胃经	清热解毒，消暑，利水。治痈肿疮毒，暑热烦渴，水肿，小便不利，食物中毒	15~30g

目标检测

答案解析

一、单项选择题

1. 内服能够清热泻火、除烦止渴，火煅外用能够敛疮生肌、收湿、止血的药物是（　　）
   A. 知母　　　　　　B. 栀子　　　　　　C. 石膏　　　　　　D. 芦根　　　　　　E. 竹叶

2. 栀子具有的功效是（　　）
   A. 清热除烦，泻火解毒，利尿　　　B. 泻火除烦，清热利湿，凉血解毒　　　C. 泻火解毒，利尿
   D. 清热燥湿，泻火解毒，止血　　　E. 清热解毒，除烦止渴，消肿止痛

3. 既能清热燥湿，又能治疗胎热不安的药物是（　　）
   A. 黄连　　　　　　B. 黄芩　　　　　　C. 黄柏　　　　　　D. 龙胆草　　　　　　E. 苏梗

4. 治疗湿热所致的腹泻、痢疾，胃热所致的呕吐，均可选用的药物是（　　）
   A. 黄芩　　　　　　B. 黄连　　　　　　C. 黄柏　　　　　　D. 大黄　　　　　　E. 龙胆草

5. 金银花的功效是（　　）
   A. 清热解毒，疏散风热，凉血止痢　　　　　　B. 清热解毒，利湿
   C. 清热解毒，凉血消斑　　　　　　D. 清热解毒，凉血散肿
   E. 清热解毒，燥湿

6. 善于治疗乳痈，人称"乳痈良药，通淋妙品"的药物是（　　）
   A. 金银花　　　　　　B. 连翘　　　　　　C. 夏枯草　　　　　　D. 菊花　　　　　　E. 蒲公英

7. 治疗温热病之身热夜甚，神昏谵语，应选用的药物是（　　）
   A. 生地黄　　　　　　B. 大黄　　　　　　C. 紫花地丁　　　　　　D. 黄连　　　　　　E. 黄芩

8. 玄参的功效是（　　）
   A. 清热解毒，凉血　　　　　　B. 清热解毒，止血　　　　　　C. 清热凉血，软坚
   D. 清热凉血，泻火解毒，滋阴　　　E. 清热泻火，散瘀

9. 既能截疟，又可退虚热的药物是（　　）

　　A．白薇　　　　　　　B．青蒿　　　　　　　C．牡丹皮　　　　　　D．知母　　　　　　　E．黄芩

10．既善凉血退蒸，又可清泄肺热的药物是（　　）

　　A．黄芩　　　　　　　B．桑叶　　　　　　　C．地骨皮　　　　　　D．石膏　　　　　　　E．白薇

二、多项选择题

1．下列药物具有清热燥湿、泻火解毒功效的是（　　）

　　A．苦参　　　　　　　B．黄连　　　　　　　C．知母　　　　　　　D．黄芩　　　　　　　E．黄柏

2．具有清热解毒利咽作用的药物是（　　）

　　A．射干　　　　　　　B．山豆根　　　　　　C．板蓝根　　　　　　D．马勃　　　　　　　E．马齿苋

3．既能清热凉血，又能活血的药物是（　　）

　　A．生地黄　　　　　　B．牡丹皮　　　　　　C．玄参　　　　　　　D．赤芍　　　　　　　E．紫草

三、简答题

1．黄连的功效及应用有哪些？

2．牡丹皮与赤芍的功用异同有哪些？

3．清热药的使用注意有哪些？

（胡雪原）

书网融合……

知识回顾　　　微课1　　　微课2　　　微课3　　　微课4

微课5　　　微课6　　　微课7　　　习题

PPT

学习目标

知识要求：

1. 掌握泻下药的含义、功效、应用、分类、用法用量及使用注意；掌握大黄、芒硝、番泻叶、火麻仁、郁李仁、甘遂、牵牛子、巴豆霜的性能、功效、临床应用、用法用量及使用注意；掌握大黄与芒硝、郁李仁与火麻仁、甘遂与京大戟的功用异同。

2. 熟悉芦荟、松子仁、芫花、京大戟的功效及临床应用。

3. 了解商陆、千金子的功效及临床应用。

技能要求：

学会利用药物的性能和功效辨证治疗大便积滞或水饮内停等里实证。

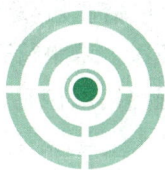

凡以引起腹泻或促进排便为主要作用，用以治疗大便积滞或水饮内停等里实证的药物，称为泻下药。

泻下药多味苦性寒，苦寒降泄，主入胃、大肠经，胃主降浊，大肠传导糟粕，故本类药物多泻下力较猛，通过泻下以排除胃肠燥屎积滞及热结、毒物、瘀、虫等有害物质，具有泻下通便的作用，主要用于治疗大便积滞等里实证，症见大便秘结、腹痛胀满等。部分药物富含油脂，味甘质润，润滑大肠，泻下力较缓，可用于治疗肠燥便秘；部分药物兼具毒性，其性峻猛，泻下力强，能引起剧烈腹泻，攻逐水饮，可用于治疗胸胁饮停、腹水肿满等。

根据泻下药的性能特点和功效主治的不同，可分为攻下药、润下药和峻下逐水药三类。

使用泻下药时，应根据患者的病情与体质不同，适当的配伍用药。如里实兼表邪，当先解表后攻里，必要时则表里双解，以免表邪陷里；如里实而正虚，应与补益药配伍，攻补兼施，使攻下而不伤正；如腹满胀痛，则与行气药配伍；热积者常配伍清热药；寒积者则应与温里药配伍。

使用本类药物时需注意：①攻下药与峻下逐水药作用峻猛，部分药物尚具有毒性，故易伤脾胃与正气，应奏效即止，慎勿过量。②年老体虚、久病体弱及脾胃虚弱者均应慎用。③妇女月经期或孕期均当忌用。④应用作用峻猛而有毒性的泻下药时，一定要严格炮制法度与控制使用剂量，以确保用药安全；病情较缓者，可用润下药，常以丸剂进行内服。

第一节　攻下药

攻下药性味多苦寒，主入胃、大肠经。苦能降泄，寒能清热，以泻下通便、清热泻火为主要作用，主要用于胃肠积滞或里热炽盛所致的里实证，症见大便秘结、腹满急痛、高热神昏、谵语发狂、头痛、目赤、咽痛、牙龈肿痛、吐血、衄血、咯血等。部分药物兼有杀虫疗疮、利水等作用，用治蛔虫病、疮积、腹水胀满等兼有大便秘结里实证者。

大　黄

dàhuáng《神农本草经》

【来源】为蓼科植物掌叶大黄 *Rheum palmatum* L.、唐古特大黄 *Rheum tanguticum* Maxim. ex Balf. 或药用大黄 *Rheum officinale* Baill. 的干燥根及根茎。主产于甘肃、青海、四川等地。秋末茎叶枯萎或次春发芽前采挖，除去细根，刮去外皮，切瓣或段，干燥。生用，酒炙，酒蒸，或炒炭用。

【处方用名】大黄、将军、川军、大黄炭、酒大黄。

【性味归经】苦，寒。归脾、胃、大肠、肝、心包经。

【功效】泻下攻积，清热泻火，凉血解毒，逐瘀通经，利湿退黄。

【临床应用】

1. **大便积滞里实证**　本品苦寒泄热，泻下通便力强，为治疗积滞便秘之要药，尤其适用于热结便秘。用于热结便秘，高热不退，腹痛胀满，常与芒硝、枳实、厚朴配伍，如大承气汤；用于热结便秘兼气血虚，常与人参、当归等配伍，如黄龙汤；用于热结伤阴，常与生地黄、玄参、麦冬等配伍以"增水行舟"，如增液承气汤；用于脾阳不足所致寒积便秘，常与附子、干姜等配伍，如温脾汤；用于湿热泻痢初起，腹痛里急后重，常与黄连、木香等配伍，如芍药汤；用于食积湿热内阻肠胃证，大便不爽，常与枳实、黄芩、黄连等配伍，如枳实导滞丸。

2. **血热出血证**　本品苦寒，能清热泻火，用于火热上炎之目赤、咽痛、口舌生疮、牙龈肿痛等，常与黄芩、栀子等配伍，如凉膈散；治血热妄行之吐血、衄血、咯血，常与黄连、黄芩等配伍，如泻心汤。

3. **热毒疮疡**　本品能清热解毒，用于疮痈初起，红肿热痛，常与金银花、连翘、白芷等配伍，内服或外用均可；用于瘀热壅滞所致肠痈，常与牡丹皮、桃仁等配伍，如大黄牡丹汤；治烧烫伤，可将大黄粉与蜂蜜或鸡蛋清调匀外敷，亦可与地榆粉同用，以麻油调敷。

4. **瘀血证**　本品能逐瘀通经，治疗新瘀、宿瘀均可，用酒大黄尤宜。用于蓄血证，瘀热结聚下焦，少腹急结或硬满，常配伍桃仁等，如桃核承气汤；用于妇女产后瘀滞腹痛，恶露不尽，常配伍桃仁、土鳖虫等；用于跌打损伤，瘀血肿痛，常配以红花、穿山甲等。

5. **湿热黄疸与淋证**　本品能清肝经、心包经之湿热，用于湿热黄疸，常配伍茵陈蒿、栀子，如茵陈蒿汤；用于湿热淋证，常配伍木通、车前子等，如八正散。

【用法用量】煎服，3~15g。外用适量，研末调敷。生大黄偏于泻下，常用于攻下，入汤剂宜后下或以开水泡服；酒大黄偏于活血，常用于瘀血证及不宜峻下者；大黄炭偏于凉血化瘀止血，常用于出血证；熟大黄泻火解毒，用于疮痈肿毒。

【使用注意】本品苦寒，易伤脾胃，故脾胃虚弱者慎用。妇女月经期、孕期及哺乳期均应慎用。

【现代研究】

1. **化学成分**　本品主含蒽醌类衍生物，少部分游离性蒽醌，尚含鞣酸质、有机酸和雌激素样物质等成分。

2. **药理作用**　本品所含结合性蒽醌苷类能刺激大肠，增加其推进性蠕动，使分泌增加，而促进排便。蒽醌衍生物对细菌的核酸和蛋白质的合成有明显抑制作用。大黄及其提取物有显著的利胆、利胰作用、改善肾功能不全作用。大黄中含的儿茶素，对透明质酸分解酶有阻抗活性的作用，从而发挥消炎镇痛作用。大黄所含的儿茶素和没食子酸有利于促进血液凝固而发挥止血作用。

3. **现代应用**　临床以本品配伍他药，可治疗便秘、急慢性肾衰竭、急性感染性疾病及菌痢肠炎、急性胰腺炎、胆囊炎、肠梗阻、出血性疾病、胃溃疡、高脂血症、病毒性肝炎等。

芒　硝

mángxiāo《名医别录》

【来源】为硫酸盐类矿物芒硝族芒硝，经加工精制而成的结晶体，主含含水硫酸钠（$Na_2SO_4 \cdot 10H_2O$）。

主产于河北、河南、山东、江苏、安徽等地。将天然产品用热水溶解，滤过，放冷析出结晶，通称"皮硝"。再取萝卜洗净切片，置锅内加水与皮硝共煮，取上层液，放冷析出结晶，即"芒硝"。以青白色、透明块状结晶、清洁无杂质者为佳。芒硝经风化失去结晶水而成的白色粉末称"玄明粉"（元明粉）。

【处方用名】芒硝、朴硝、赤硝、马牙硝、皮硝。

【性味归经】咸、苦，寒。归胃、大肠经。

【功效】泻下通便，润燥软坚，清火消肿。

【临床应用】

1. **热结便秘里实证**　本品苦咸性寒，尤善荡涤肠胃实热，软坚除燥屎，为润燥软坚、泻下通便之要药。用于胃肠实热积滞，大便燥结，腹满胀痛，常配伍大黄等，如大承气汤。

2. **热结肿痛诸症**　本品苦寒，可清热泻火、消肿止痛，常外用。用于咽喉肿痛、口疮，可配伍硼砂、冰片等，研末吹敷患处，如冰硼散，亦可将芒硝置于西瓜中制成西瓜霜外用；用于目赤肿痛，常将玄明粉化水滴眼；用于疮疡之红肿热痛且未溃者，可用本品外敷；已溃者，常将本品化水外洗；用于乳痈初起或哺乳妇女断乳之乳房胀痛，可外敷以消肿回乳；用于肠痈初起，常配伍大黄等，如大黄牡丹汤。

【用法用量】一般不入煎剂，待汤剂煎得后，溶入汤剂中服用，6~12g。外用适量。

【使用注意】孕妇慎用。不宜与硫黄、三棱同用。

【现代研究】

1. **化学成分**　本品主要成分为结晶硫酸钠（$NaSO_4 \cdot 10H_2O$），尚含少量氯化钠、硫酸镁、硫酸钙等。

2. **药理作用**　本品口服后硫酸根离子不易被肠壁吸收，在肠内溶解于水后形成高渗的盐溶液，因而使肠道保持大量水分，扩张肠道，引起肠蠕动增强而排便，而发挥润燥软坚、泻下通便的作用。10%~25%硫酸钠外敷可加快淋巴循环，增强网状内皮细胞的吞噬功能，而具有抗炎作用。此外，芒硝还具有利尿、抗肿瘤、利胆的作用。

3. **现代应用**　常以本品为主随证配伍，治疗多种便秘；以本品外用可治疗痔疮、湿疹、疥疮等疾病；也可用于大肠纤维镜、直肠纤维镜、X射线检查等检查前的肛肠清洁。

【附药】玄明粉

为芒硝经风化干燥制得。主含硫酸钠（Na_2SO_4）。性味咸、苦，寒。归胃、大肠经。具有泻热通便，润燥软坚，清火消肿功效。内服用于实热便秘，大便燥结，积滞腹痛；外用治咽喉肿痛，口舌生疮，牙龈肿痛，目赤，痈肿，丹毒。3~9g，溶入煎好的汤液中服用；外用适量，水化洗敷，或研末吹敷患处。孕妇慎用；不宜与硫黄、三棱同用。

👥 课堂互动 8-1 ─────────────────

大黄与芒硝功用有何异同？

答案解析

番泻叶
fānxièyè《饮片新参》

【来源】为豆科植物狭叶番泻 *Cassia angustifolia* Vahl 或尖叶番泻 *Cassia acutifolia* Delile 的干燥小叶。前者主产于印度、埃及和苏丹，后者主产于埃及。我国广东、海南及云南亦有栽培。狭叶番泻叶于花开前采摘，阴干；尖叶番泻叶于9月间果实将成熟时采摘，晒干。生用。

【处方用名】番泻叶、泄叶、泡竹叶、泻叶。

【性味归经】甘、苦，寒。归大肠经。

【功效】泻热行滞，通便，利水。

【临床应用】

1. **热结便秘证**　本品苦寒，苦能降泄，寒能泻热，能泻下导滞、清泻实热。小剂量使用缓泻，大剂量则峻下，用于热结便秘、习惯性便秘及老年便秘，常以单品泡服。

2. **腹水胀满**   可用单品泡服，或与大腹皮、牵牛子等配伍。

【用法用量】开水泡服或后下，2~6g。

【使用注意】妊娠期慎用。剂量过大，可引起恶心、呕吐、腹痛等副作用。

【现代研究】

1. **化学成分**   本品主要成分为番泻苷，尚含有芦荟大黄素葡萄糖苷、大黄酸葡萄糖苷等成分。

2. **药理作用**   本品所含番泻苷能刺激肠黏膜和神经丛，促进肠蠕动而发挥泻下作用。对大肠埃希菌、变形杆菌、志贺菌属等多种细菌具有抗菌作用。本品口服可增加血小板数及纤维蛋白原含量，缩短凝血时间、凝血活酶时间、血浆复钙时间和血块收缩时间，而发挥止血作用。

3. **现代应用**   临床以本品沸水泡服，可治疗便秘、急性胰腺炎、胆囊炎、胆石症及消化道出血，也可用于促进术后肠功能早期恢复及肛肠疾病术前清洁肠管。

芦　荟
lúhuì《药性论》

【来源】为百合科植物库拉索芦荟 *Aloe barbadensis* Miller、好望角芦荟 *Aloe ferox* Miller 或其他同属近缘植物叶的汁液浓缩干燥物。前者习称"老芦荟"，主产于非洲与我国广东、广西、福建等地；后者习称"新芦荟"，主产于非洲南部。全年可采。收割植物的叶片，收集其流出的液汁，于锅内熬至稠膏，倒入容器冷却凝固即可。切小块，生用。

【处方用名】芦荟、老芦荟、新芦荟。

【性味归经】苦，寒。归肝、胃、大肠经。

【功效】泻下通便，清肝泻火，杀虫疗疳。

【临床应用】

1. **热结便秘证**   本品苦寒，能泻下通便，可用于治疗热结便秘及胃肠积滞，尤其适合用于兼见肝火亢旺，烦躁失眠者，常配伍朱砂等，如更衣丸。

2. **肝经实火证**   本品能清肝泻火，常配伍龙胆、栀子等，如当归芦荟丸。

3. **小儿疳积**   本品具有杀虫疗疳的作用，治疗小儿疳积常配伍健脾、驱虫药，如肥儿丸。

【用法用量】入丸散服，每次2~5g。外用适量，研末敷患处。

【使用注意】本品苦寒泻下，故脾胃虚弱者及孕妇慎用。

【现代研究】

1. **化学成分**   本品主要成分为蒽醌，尚含有芦荟大黄素苷、芦荟大黄素等。

2. **药理作用**   本品所含芦荟苷能在肠道中释放出大黄素产生刺激性泻下作用，亦能愈创、抗肿瘤、抗菌。

3. **现代应用**   临床以芦荟汁内服可预防感冒及扁桃体炎等疾病，本品膏剂外用可治疗皮肤粗糙、雀斑、痤疮、肿疮等疾病。

第二节　润下药

润下药多为植物的种子或种仁，富含油脂，味甘质润，主入脾胃、大肠经，以润肠通便为主要作用。主要用于肠燥便秘，多见于年老、体弱、久病、产后所致津枯、阴虚、血虚便秘等，症见大便干结，腹胀满，小便频数，舌质红少津，苔薄黄或少苔，脉细数或涩等。部分药物兼有利水消肿、润肺止咳等作用，用治水肿、肺燥咳嗽等病症。

火麻仁
huǒmárén《神农本草经》

【来源】为桑科植物大麻 *Cannabis sativa* L. 的干燥成熟果实。主产于东北、山东、江苏等地。秋季果实成熟时采收，除去杂质，晒干，用时除去果皮。生用或炒用，用时打碎。

【处方用名】火麻仁、生麻仁、麻子仁、大麻仁、冬麻子。

【性味归经】甘，平。归脾、胃、大肠经。

【功效】润肠通便。

【临床应用】**肠燥便秘证** 本品性平味甘质润，能润肠通便，略兼具补虚作用，可用于治疗年老者、产后及体弱者血虚津亏所致肠燥便秘，常配伍当归、熟地黄等；若兼肠胃燥热，可与大黄、枳实等同用，如麻子仁丸；若兼气滞，常用本品与紫苏子煮粥食用；若兼气虚，可配伍黄芪等。

【用法用量】煎服，10~15g，炒后入煎利于其有效成分煎出。

【使用注意】本品用量不应过大，单次内服60~120g以上可致中毒，出现吐泻、四肢麻木等，甚至昏睡。

【现代研究】

1. **化学成分** 本品主要成分为脂肪油，包括大麻酚、植物酸钙镁等成分。

2. **药理作用** 本品所含脂肪油能润滑肠道，促进排便，还具有降血脂、降血压的作用。

3. **现代应用** 临床以本品与其他药物配伍，可治疗习惯性便秘、慢性湿疹、神经性皮炎等，还可用本品防止术后大便干燥。

郁李仁
yùlǐrén

【来源】为蔷薇科植物欧李 *Prunus humilis* Bge.、郁李 *Prunus japonica* Thunb. 或长柄扁桃 *Prunus pedunculata* Maxim. 的干燥成熟种子。前二种习称"小李仁"，主产于东北、河北、山西等地；后一种习称"大李仁"，主产于内蒙古。夏、秋季采收成熟果实，除去果肉及核壳，取出种子，晒干。生用，用时捣碎。

【处方用名】郁李仁。

【性味归经】辛、苦、甘，平。归脾、大肠、小肠经。

【功效】润肠通便，下气利水。

【临床应用】

1. **肠燥便秘** 本品润肠通便作用较火麻仁稍强，且兼行肠中气滞，常用于治疗大肠气滞，肠燥便秘，常配伍柏子仁、杏仁等，如五仁丸。

2. **水肿脚气** 本品能下气利水，用于治疗水肿胀满，脚气浮肿，常配伍桑白皮、赤小豆等。

【用法用量】煎服，6~10g。

【使用注意】孕妇慎用。

【现代研究】

1. **化学成分** 本品主要成分为苦杏仁苷、郁李仁苷，尚含脂肪油、挥发性有机酸、植物甾醇等。

2. **药理作用** 本品具有润滑缓泻作用，并增加排便次数。此外，还有降压、抗炎、镇痛作用。

3. **现代应用** 临床以本品与其他药物配伍，可治疗肛门病术后便秘。

🎓 **课堂互动 8-2** ───────────────────

火麻仁与郁李仁功用有何异同？

答案解析

松子仁
sōngzǐrén《开宝本草》

【来源】为松科植物红松 *Pinus koraiensis* Sieb. et Zucc 等的种仁。主产于东北。于果实成熟后采收，晒干，去硬壳取出种子。生用。

【处方用名】松子仁。

【性味归经】甘，温。归肺、肝、大肠经。

【功效】润肠通便，润肺止咳。

【临床应用】

1. 肠燥便秘证　本品气香甘润，有润肠通便作用，尤善于治疗津枯肠燥便秘之证。若治年老者虚秘，常与火麻仁、柏子仁等份共研，溶白醋制成丸，以黄芪汤送服。

2. 肺燥咳嗽　本品质润，能润肺止咳，用于肺燥咳嗽，常与胡桃仁共捣成膏状，加熟蜜，饭后米汤送服，为食疗佳品。

【用法用量】煎服，5~10g。

【使用注意】脾虚便溏，湿痰者禁用。

【现代研究】

1. 化学成分　本品主要成分为脂肪酸，尚含掌叶防己碱、蛋白质、挥发油等。

2. 药理作用　松子仁油具有抑制主动脉粥样硬化的作用。松子仁提取物体具有较好的溶化和溶解胆甾醇及含胆甾醇量较多的混合型胆石的功能。

3. 现代应用　临床以本品与其他药物配伍，可治疗习惯性便秘、慢性支气管炎等疾病。

第三节　峻下逐水药

峻下逐水药多性味苦寒，有毒，主入肺与大肠经，作用峻猛，可引起剧烈的腹泻，使体内潴留的水饮从二便排出，主要用于水肿、胸腹积水及痰饮喘满等邪实且正气未虚之证，症见水肿、胸胁胀满、腹大胀痛、二便不利、痰壅咳喘等。本类药多有毒而力猛，易损伤正气，故使用时应中病即止，不宜久服。体弱者慎用，孕妇禁用。若体虚兼邪实者，应视病情缓急，采用攻补兼施或先攻后补的方法慎重施治。另需注意本品炮制、配伍、用法、用量与使用注意等，以确保用药安全有效。

甘　遂

gānsuí《神农本草经》

【来源】为大戟科植物甘遂 *Euphorbia kansui* T. N. Liou ex T. P. Wang 的干燥块根。主产于陕西、山西、河南、宁夏等地。春季开花前或秋末茎叶枯萎后采挖，撞去外皮，晒干。生用或醋炙用。

【处方用名】甘遂、生甘遂、醋甘遂、漂甘遂、煨甘遂。

【性味归经】苦，寒；有毒。归肺、肾、大肠经。

【功效】泻水逐饮，消肿散结。

【临床应用】

1. 水肿停饮　本品泻水逐饮峻猛，主入肺、大肠经，善峻泻以排出体内停留水液，用于水肿、大腹鼓胀、宿食积滞、二便不利等正气未衰者，可单品研末服用，或与牵牛子配伍；或与大戟、芫花共研末，以枣汤送服，如十枣汤；用于水热互结之大结胸证，常配伍大黄、芒硝，如大陷胸汤。用于风痰癫痫，可以本品为末，入猪心煨后，与朱砂末为丸服。

2. 疮痈肿毒　本品外用能消肿散结，可配伍甘遂末，以水调敷患处。

【用法用量】入丸散服，每次 0.5~1.5g。外用消肿散结，生用；内服多醋制用，以减低毒性。

【使用注意】①孕妇禁用。②不宜与甘草同用。

【现代研究】

1. **化学成分** 本品的主要成分为大戟酮、甘遂醇、α-大戟甾醇、β-大戟甾醇、大戟二烯醇等，尚含棕榈酸、柠檬酸、鞣质、树脂等成分。

2. **药理作用** 本品能刺激肠管，增加肠内肠液，促进肠蠕动，加速肠内容物的推动而产生泻下作用。还具有抑制免疫功能、镇痛、抗生育等作用。

3. **现代应用** 临床以本品与其他药物配伍，可治疗肝硬化腹水、肠梗阻、结合性渗出性胸膜炎、类风湿关节炎关节肿大、小儿睾丸鞘膜积液等疾病。

牵牛子

qiānniúzǐ《名医别录》

【来源】为旋花科植物裂叶牵牛 *Pharbitis nil*（L.）Choisy 或圆叶牵牛 *Pharbitis purpurea*（L.）Voigt 的干燥成熟种子。主产于辽宁省。秋末果实成熟、果壳未开裂时采收，晒干。生用或炒用。

【处方用名】牵牛子、黑丑、白丑、二丑、黑白丑。

【性味归经】苦，寒；有毒。归肺、肾、大肠经。

【功效】泻水通便，消痰涤饮，杀虫攻积。

【临床应用】

1. **水肿饮停** 本品泻下利水，通二便，使水湿从二便排出，其泻下逐水之功虽较甘遂、京大戟稍逊，但仍为峻下逐水之品，宜用于实证，治疗水肿、鼓胀，可单品研末服，或与茴香为末，姜汁调服；治水肿较重者，多与甘遂、京大戟等同用，如舟车丸。

2. **痰壅咳喘** 本品能泻肺气，逐痰饮，用于痰壅咳喘，常与葶苈子、杏仁等同用，如牵牛子散。

3. **热结或食积便秘** 本品苦寒清降，能泻热通便，用于胃肠热结便秘，可单品研末服，或与槟榔、大黄等同用；用于食积便秘，可配伍山楂、麦芽等，如山楂化滞丸。

4. **虫积证** 本品以泻下通便之功能排除虫体，用于蛔虫、绦虫，常与槟榔、使君子等配伍。

【用法用量】煎服，3~6g；入丸散服，每次1.5~3g。本品炒用药性减缓。

【使用注意】①孕妇禁用。②不宜与巴豆、巴豆霜同用。③大量使用后，不仅能直接引起呕吐、腹痛、腹泻及黏液血便，还可刺激肾脏，引起血尿，严重者可损及神经系统，发生语言障碍、昏迷等。

【现代研究】

1. **化学成分** 本品的主要成分为牵牛子苷等，还含裸麦角碱、牵牛子酸甲等成分。

2. **药理作用** 本品能刺激肠管，促进蠕动而发挥泻下作用，还具有利尿、驱虫作用。

3. **现代应用** 临床以本品与其他药物配伍，可治疗肝硬化腹水、淋巴结结核、蛔虫、绦虫病、癫痫等疾病。

巴豆霜

bādòushuāng《神农本草经》

【来源】为大戟科植物巴豆 *Croton tiglium* L. 的干燥成熟果实的炮制加工品。主产于四川、广西、云南、贵州等地。秋季果实成熟，果壳尚未开裂时采收。晒干，破开果壳，取出种子。将巴豆用米汤浸泡，置日光下曝晒或烘裂，去皮取净仁，炒焦黑用，为巴豆仁；将净巴豆仁碾碎，用多层吸油纸包裹，加热微烘，压榨去油后，碾细过筛用，为巴豆霜。

【处方用名】巴豆霜。

【性味归经】辛，热；有大毒。归胃、大肠经。

【功效】峻下冷积，逐水退肿，豁痰利咽；外用蚀疮。

【临床应用】

1. **寒积便秘** 本品药性辛热，主入胃、大肠经，泻下作用峻猛，为峻下冷积的要药，可单品入胶囊服用，或与大黄、干姜配伍，如三物备急丸。

2. **腹水鼓胀** 本品逐水退肿作用强，能产生强烈泻下作用而消腹水。

3. **喉痹痰阻与寒实结胸** 本品能豁痰利咽，治疗喉痹痰涎壅塞气道，可以本品少量灌服；治寒实结胸及肺痈脓痰阻塞，常配伍贝母、桔梗等，如三物小白散。

4. **疥癣恶疮** 本品外用有蚀疮腐肉、疗疮毒之功，用于疥癣，可用单品外搽患处；用于痈疽脓成未溃，可与乳香、没药配伍制膏贴敷患处；用于痈疽脓成未溃，可以单品外敷。

【用法用量】0.1~0.3g，多入丸散用。外用适量。

【使用注意】①孕妇禁用。②不宜与牵牛子同用。

【现代研究】

1. **化学成分** 本品的主要成分为巴豆酸、巴豆油酸和甘油酯，尚含巴豆毒素、巴豆苷等。

2. **药理作用** 本品口服能产生口腔及胃黏膜的烧灼感及呕吐，短时期内有大量水泻，伴有剧烈腹痛和里急后重；还有镇痛、促血小板聚集、抑菌、抗癌作用。本品外用对皮肤有强烈刺激作用。

3. **现代应用** 临床以本品与其他药物配伍，可治疗急性肠梗阻、胆石症、面神经麻痹、甲状腺癌等疾病。

芫 花

yuánhuā《神农本草经》

【来源】为瑞香科植物芫花 *Daphne genkwa* Sieb. et Zucc. 的干燥花蕾。主产于河南、安徽、江苏、四川、山东等地。春季花未开放前采摘，除去杂质，晒干或烘干。生用或醋炙用。

【处方用名】芫花、净芫花、陈芫花、炙芫花、醋炙芫花。

【性味归经】苦、辛，温；有毒。归肺、脾、肾经。

【功效】泻水逐饮；外用杀虫疗疮。

【临床应用】

1. **水肿饮停** 本品泻水逐饮之功与甘遂、京大戟相似而力稍逊，尤善于泻胸胁水饮，并能祛痰止咳，常配伍甘遂、京大戟等，如十枣汤、舟车丸。

2. **寒痰壅肺证** 本品能祛痰止咳，主入肺经，主要用于寒饮内停之咳嗽有痰、气喘息粗者，多配桑白皮、葶苈子等同用；若久咳寒饮不化，则需配伍干姜、细辛。

3. **痈疮顽癣** 本品外用杀虫疗疮，用于痈疽肿毒、秃疮、顽癣，可单用研末，或加雄黄研末，猪脂调膏外涂。

【用法用量】1.5~3g。醋芫花研末吞服，每次0.6~0.9g，每日1次。外用适量。因本品有毒，生品宜外用，内服多醋炙用。

【使用注意】①孕妇禁用。②不宜与甘草同用。

【现代研究】

1. **化学成分** 本品的主要成分为二萜内酯，芫花酯甲、乙、丙、丁、戊，芫花烯等。尚含芫花素、芹菜素等。

2. **药理作用** 本品煎剂灌胃可明显增加大鼠排尿、排 Na^+ 及排 K^+ 量，而发挥利尿作用；小鼠灌胃醋制芫花的醇水提取液或羟基芫花素有镇咳及祛痰作用；还具有抗生育、镇痛、抗惊厥、抑菌、麻醉作用。

3. **现代应用** 临床以本品与其他药物配伍，可治疗慢性气管炎、传染性肝炎、鼻炎、冻疮等疾病。

京大戟

jīngdàjǐ《神农本草经》

【来源】为大戟科植物大戟 *Euphorbia pekinensis* Rupr. 的干燥根。主产于江苏、四川、江西、广西等地。秋末、初春采挖，晒干。生用或醋煮用。

【处方用名】京大戟、煨大戟、炙大戟、醋京大戟。

【性味归经】苦，寒；有毒。归肺、脾、肾经。

【功效】泻水逐饮，消肿散结。

【临床应用】

1. 水肿停饮　本品泻水逐饮功似甘遂但力稍逊，善于泻脏腑之水湿，治水肿、鼓胀而正气未衰者，常与大枣同煮，食枣；或配伍甘遂、芫花，如十枣汤；用于饮停胸胁、胁痛痰稠，常与甘遂、白芥子配伍，如控涎丹。

2. 疮痈肿毒　本品外用能消肿散结，常以鲜品捣敷患处。

3. 瘰疬痰核　本品能行经隧之水湿，用于瘰疬痰核，可与鸡蛋同煮，食鸡蛋。

【用法用量】1.5~3g。入丸散服，每次1g；内服醋制用。外用适量，生用。外用适量，生用。内服宜醋制用，以减低毒性。

【使用注意】①孕妇禁用。②不宜与甘草同用。

【现代研究】

1. 化学成分　本品的主要成分为大戟苷，大戟色素 A、B、C 等，尚含树胶、生物碱、树脂。新鲜叶含维生素C。

2. 药理作用　本品能刺激肠管，引起肠蠕动增强而产生泻下作用，还具有一定的扩张末梢血管和兴奋离体妊娠子宫的作用。

3. 现代应用　临床以本品与其他药物配伍，可治疗肝硬化腹水、急慢性肾炎水肿、顽固性便秘、癫痫等疾病。

商　陆

shānglù《神农本草经》

【来源】为商陆科植物商陆 *Phytolacca acinosa* Roxb. 或垂序商陆 *Phytolacca americana* L. 的干燥根。秋季至次春采挖，除去须根和泥沙，切成块或片，晒干或阴干。生用或醋炙用。

【处方用名】商陆、生商陆、醋商陆。

【性味归经】苦，寒；有毒。归肺、脾、肾、大肠经。

【功效】逐水消肿，通利二便；外用解毒散结。

【临床应用】

1. 水肿饮停　本品能泻下逐水、通利二便，但作用较弱，常用于水肿、鼓胀、二便不通，可单用，或与泽泻、茯苓皮等配伍，如疏凿饮子，也可用单品捣烂，入麝香少许，外敷脐部。

2. 痈肿疮毒　本品外用能解毒散结，用于痈肿疮毒，可用鲜品加食盐捣烂外敷患处。

【用法用量】煎服，3~9g。外用适量，煎汤熏洗。因本品有毒，生品宜外用，内服多醋炙用。

【使用注意】孕妇禁用。

【现代研究】

1. 化学成分　本品的主要成分为商陆碱、三萜皂苷、加利果酸、甾族化合物、生物碱、硝酸钾等。

2. 药理作用　本品提取物灌注蟾蜍肾能刺激血管运动中枢，扩张毛细血管，使血流量增加，肾脏血液循环加速而发挥利尿作用；其煎剂给小鼠灌胃能直接刺激呼吸道黏膜，使腺体分泌增加，痰液稀释和促进纤毛运动，对流感杆菌、肺炎双球菌等具有抑制作用，发挥止咳祛痰平喘作用。

3. 现代应用　临床以本品与其他药物配伍，可治疗慢性支气管炎、消化道出血、血小板减少性紫癜、银屑病等疾病。

📋 **课堂互动 8-3**

商陆、京大戟与芫花功用有何异同？

答案解析

千金子

qiānjīnzǐ《开宝本草》

【来源】为大戟科植物续随子 *Euphorbia lathyris* L. 的干燥成熟种子。主产于河北、浙江、四川等地。夏、秋二季果实成熟时采收，除去杂质，去皮取仁，干燥。用时打碎或制霜用。

【处方用名】千金子、菩萨豆、续随子。

【性味归经】辛，温；有毒。归肝、肾、大肠经。

【功效】泻下逐水，破血消癥；外用疗癣蚀疣。

【临床应用】

1. 水肿、鼓胀　本品能泻下逐水、通利二便，用于水肿、鼓胀、二便不通之实证，可单用千金子霜，或与大黄配伍，酒水为丸服，或与防己、槟榔等配伍，如续随子丸。

2. 癥瘕、经闭　本品能破血消癥，用于瘀阻癥瘕痞块，常配伍轻粉、青黛等，以糯米饭黏合为丸服，用于瘀滞经闭，可与当归、川芎、丹参等配伍以活血调经。

3. 顽癣、赘疣　本品外用能解毒散结，用于痈肿疮毒与毒蛇咬伤，可单用千金子或千金子霜外敷患处。

【用法用量】内服，1~2g，去壳，去油用，多入丸散服。外用适量，捣烂敷患处。

【使用注意】体弱便溏者忌服，孕妇禁用，以免中毒。

【现代研究】

1. 化学成分　本品的主要成分为脂肪油，其中含油酸等的甘油酯及多种二萜醇酯等，尚含有游离的二萜醇、甾类、香豆精类、黄酮类等成分。

2. 药理作用　本品对胃肠道黏膜有强烈的刺激而发挥峻泻作用；能抑制急性淋巴细胞，粒细胞、急性单核细胞白血病白细胞而发挥抗肿瘤作用；能增进尿量及尿酸排泄；还具有抗菌、镇痛、抗凝血等作用。

3. 现代应用　临床以本品与其他药物配伍，可治疗中暑、痢疾、疔疮肿毒、丹毒、带状疱疹等疾病。

目标检测

答案解析

一、单项选择题

1. 治疗阳明腑实证，常与大黄配伍的药物是（　　）

　　A. 番泻叶　　　　B. 甘遂　　　　C. 芒硝　　　　D. 火麻仁　　　　E. 生地黄

2. 芒硝的功效是（　　）

　　A. 润燥软坚　　　B. 泻下寒积　　C. 养血润肠　　　D. 养阴通便　　　E. 壮阳通便

3. 能够润肠通便，富含油脂，多用于治老人、虚人便秘的药物是（　　）

　　A. 火麻仁、郁李仁　　　　B. 火麻仁、芦荟　　　　C. 杏仁、当归

　　D. 番泻叶、牵牛子　　　　E. 芒硝、柏子仁

4. 既有肠燥便秘，又有水肿腹满者，应选用的药物是（ ）

    A．火麻仁   B．杏仁   C．桃仁   D．郁李仁   E．大黄

5. 具有泻下逐水、去积杀虫功效的药物是（ ）

    A．番泻叶   B．大黄   C．芒硝   D．牵牛子   E．仙鹤草

6. 治疗水肿胀满，大便秘结，小便不利，应选用的药物是（ ）

    A．大黄   B．牵牛子   C．番泻叶   D．巴豆   E．芒硝

7. 下列药物中，多制成霜使用的是（ ）

    A．火麻仁   B．郁李仁   C．巴豆   D．牵牛子   E．杏仁

8. "十九畏"中，与巴豆相畏的药物是（ ）

    A．甘草   B．朴硝   C．藜芦   D．牵牛子   E．郁金

9. 巴豆内服剂量是（ ）

    A．0.3~0.6g   B．0.7~0.9g   C．0.1~0.3g   D．0.01~0.03g   E．0.5~1g

10. 不宜与牵牛子配伍使用的药物是（ ）

    A．芒硝   B．五灵脂   C．硫黄   D．巴豆   E．郁金

二、多项选择题

1. 泻下药根据其作用强弱的不同，可分为（ ）

    A．攻下药   B．利湿药   C．泻火药   D．润下药   E．峻下逐水药

2. 大黄的功效是（ ）

    A．泻下攻积   B．清热泻火   C．凉血解毒   D．行气破滞   E．逐瘀通经

3. 具有润肠通便作用的药物是（ ）

    A．栀子   B．决明子   C．火麻仁   D．郁李仁   E．松子仁

三、简答题

1. 大黄的功效及应用有哪些？

2. 大黄与芒硝的功用异同有哪些？

3. 泻下药的使用注意有哪些？

（胡雪原）

书网融合……

知识回顾   微课1   微课2   习题

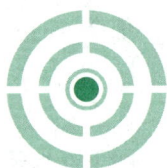

PPT

学习目标

知识要求：

1. 掌握祛风湿药的含义、功效、应用、分类、用法用量及使用注意；掌握独活、威灵仙、木瓜、蕲蛇、川乌、秦艽、防己、桑寄生、五加皮的性能、功效、临床应用、用法用量及使用注意；掌握独活与羌活、桑寄生与五加皮的功用异同。

2. 熟悉乌梢蛇、青风藤、豨莶草、络石藤、桑枝、狗脊的功效及临床应用。

3. 了解徐长卿、海风藤、伸筋草、路路通、雷公藤、丝瓜络、臭梧桐、老鹳草、鹿衔草、千年健、雪莲花的功效及临床应用。

技能要求：

学会利用药物的性能和功效辨证治疗痹证。

凡以祛除风湿之邪为主要作用，用以治疗风湿痹证的药物，称为祛风湿药。根据祛风湿药的性能特点和功效主治的不同，可分为祛风湿散寒药、祛风湿清热药、祛风湿强筋骨药三类。

祛风湿药味多辛苦，性温或凉。辛能散能行，能驱散风湿之邪、通达经络；苦味能燥湿；有的药还兼有活血通络或补肝肾、强筋骨等作用。本章药物主要用于风湿痹证之肢体疼痛、酸楚、麻木、重着、关节不利、肿大、筋脉拘挛等症。使用祛风湿药时，临床应根据痹证的不同类型、病变部位等合理配伍用药。如痹证日久，累及肝肾，宜配伍补益肝肾、益气养血之品，以扶正祛邪、标本兼顾。

使用本类药物时需注意，辛温性燥的祛风湿药易伤阴耗血，阴血亏虚者慎用。同时，痹证多属慢性病，为方便长期服药，可制成丸散剂或酒剂；也可制成外敷剂型，直接用于患处。

第一节 祛风湿散寒药

祛风湿散寒药性味多辛苦温，主归肝、脾、肾经。主要具有祛风除湿、散寒止痛等作用，主要适用于风寒湿痹；配伍清热药，亦能用于风湿热痹。

独 活

dúhuó《神农本草经》

【来源】为伞形科植物重齿毛当归 *Angelica pubescens* Maxim. f. *biserrata* Shan et Yuan 的干燥根。主产于四川、湖北、安徽等地。春初苗刚发芽或秋末茎叶枯萎时采挖，除去须根和泥沙，烘至半干，堆置2~3

天，发软后再烘至全干。

【处方用名】独活。

【性味归经】辛、苦，微温。归肾、膀胱经。

【功效】祛风除湿，通痹止痛。

【临床应用】

1. 痹证　本品辛散苦燥，气香温通，功善祛风湿，通经络，止痹痛。凡风寒湿痹，无论新久，均可运用。因其主入肾经，性善下行，故以治下部的痹证，症见腰膝、腿足关节疼痛属寒湿者尤宜，常与桑寄生、防风、当归等同用，如独活寄生汤。

2. 风寒挟湿表证　本品辛散温通苦燥，能散风寒湿而解表，治外感风寒挟湿所致的头痛头重，一身尽痛，多配羌活、防风等，如羌活胜湿汤。

此外，本品善入肾经而搜伏风，与细辛、川芎等相配，可治少阴头痛。其祛风湿之功，亦治皮肤瘙痒，内服或外洗皆可。

【用法用量】煎服，3~10g。

【现代研究】

1. 化学成分　主要含有蛇床子素、香柑内酯、花椒毒素、二氢欧山芹醇当归酸酯等。《中国药典》规定：本品含蛇床子素（$C_{15}H_{16}O_3$）不得少于0.50%，含二氢欧山芹醇当归酸酯（$C_{19}H_{20}O_5$）不得少于0.080%。

2. 药理作用　独活有抗炎、镇痛及镇静作用；对血小板聚集有抑制作用；所含香柑内酯、花椒毒素等有光敏及抗肿瘤作用。

3. 现代应用　临床常以本品为主随证配伍，治疗风湿性关节炎、类风湿关节炎、腰椎间盘突出症、坐骨神经痛、肩周炎、颈椎病、雷诺病、偏头痛、过敏性鼻炎、银屑病等。

课堂互动 9-1

独活与羌活功用有何异同？

答案解析

威灵仙

wēilíngxiān《新修本草》

【来源】为毛茛科植物威灵仙 Clematis chinensis Osbeck、棉团铁线莲 Clematis hexapetala Pall. 或东北铁线莲 Clematis manshurica Rupr. 的干燥根和根茎。主产于江苏、安徽、辽宁、山东等地。秋季采挖，除去泥沙，晒干。

【处方用名】威灵仙。

【性味归经】辛、咸，温。归膀胱经。

【功效】祛风湿，通经络。

【临床应用】风湿痹痛　本品辛散温通，通行十二经，既能祛风湿，又能通经络而止痛，为治风湿痹痛要药。凡风湿痹痛，肢体麻木，筋脉拘挛，屈伸不利，无论上下皆可应用，可单用为末服，如威灵仙散；若治风寒腹背疼痛，可与当归、肉桂同用，如神应丸。

此外，本品味咸，能软坚而消骨鲠，可单用或与砂糖、醋煎后慢慢咽下，或与砂仁、砂糖煎服；本品还具有通络止痛之功，还可用治跌打伤痛。

【用法用量】煎服，6~10g。

【使用注意】本品辛散走窜，气血虚弱者慎服。

【现代研究】

1. 化学成分　主要含有原齐墩果酸、常春藤皂苷元、原白头翁素、棕榈酸等。《中国药典》规定：本品含齐墩果酸（$C_{30}H_{48}O_3$）不得少于0.30%。

2. 药理作用 威灵仙有镇痛抗炎、抗利尿、降血糖、降血压、利胆等作用；煎剂可使食管蠕动节律增强，频率加快，幅度增大，能松弛肠平滑肌；醋浸液对鱼骨刺有一定软化作用，并使咽及食道平滑肌松弛，促使骨刺松脱；其醇提取物有引产作用。

3. 现代运用 临床常以本品为主随证配伍，可治疗风湿性关节炎、类风湿关节炎、骨质增生、痛风、骨性关节炎、坐骨神经痛、颈椎病、慢性盆腔炎、银屑病、泌尿系结石等。

木 瓜
mùguā《名医别录》

【来源】 为蔷薇科植物贴梗海棠 *Chaenomeles speciosa*（Sweet）Nakai 的干燥近成熟果实。主产于安徽、四川等地。夏、秋二季果实绿黄时采收，置沸水中烫至外皮灰白色，对半纵剖，晒干。

【处方用名】 木瓜、宣木瓜。

【性味归经】 酸，温。归肝、脾经。

【功效】 舒筋活络，和胃化湿。

【临床应用】

1. 风湿痹证 本品味酸入肝，益筋和血，善舒筋活络，且能去湿除痹，尤为湿痹筋脉拘挛要药，亦常用于腰膝关节酸重疼痛。治筋急项强，不可转侧，常与乳香、没药、生地黄同用，如木瓜煎；治脚膝疼重，不能远行久立，可与羌活、独活、附子配伍，如木瓜丹。

2. 脚气水肿 本品能温通、驱寒湿，用于寒湿伤于足络，脚气水肿，足胫肿痛不可忍者，每与吴茱萸、紫苏、槟榔等同用，如鸡鸣散。

3. 暑湿吐泻，转筋挛痛 本品温香入脾，能化湿和胃，湿去则中焦得运，泄泻可止；味酸入肝，舒筋活络而缓挛急。治湿阻中焦之腹痛吐泻转筋，偏寒湿者，常配吴茱萸、小茴香等；偏暑湿者，多配蚕沙、黄连等，如蚕矢汤。

此外，本品尚有消食作用，用于消化不良；并能生津止渴，可治津伤口渴。

【用法用量】 煎服，6~9g。

【使用注意】 胃酸过多者不宜用；内有郁热，小便短赤者忌服。

【现代研究】

1. 化学成分 主要含有齐墩果酸、熊果酸、3-*O*-乙酰熊果酸、白桦脂酸、苹果酸、酒石酸、琥珀酸、苯甲酸等。《中国药典》规定：含齐墩果酸（$C_{30}H_{48}O_3$）和熊果酸（$C_{30}H_{48}O_3$）的总量不得少于0.50%。

2. 药理作用 本品有抗炎、镇痛作用。木瓜混悬液有保肝作用，新鲜木瓜汁和木瓜煎剂有明显的抑菌作用，其提取物对小鼠艾氏腹水癌及腹腔巨噬细胞吞噬功能有抑制作用。

3. 现代运用 临床常以本品配伍他药，治疗风湿性关节炎、中风后遗症、坐骨神经痛、颈椎病、湿疹、急性病毒性肝炎、破伤风、粘连性肠梗阻、小儿泌尿系感染等。

蕲 蛇
qíshé《雷公炮炙论》

【来源】 为蝰科动物五步蛇 *Agkistrodon acutus*（Güenther）的干燥体。主产于湖北、江西等地。多于夏、秋二季捕捉，剖开蛇腹，除去内脏，洗净，用竹片撑开腹部，盘成圆盘状，干燥后拆除竹片。

【处方用名】 蕲蛇、酒蕲蛇、蕲蛇肉。

【性味归经】 甘、咸，温；有毒。归肝经。

【功效】 祛风，通络，止痉。

【临床应用】

1. 风湿顽痹、中风口眼㖞斜 本品具走窜之性，性温通络，祛内外之风邪，为截风要药。凡风湿痹证，经络不利，麻木拘挛者，常与防风、羌活、当归等配伍，如白花蛇酒；治中风口眼㖞斜，半身不遂，抽搐痉挛，常与全蝎、蜈蚣、天南星等药配伍。

2. **小儿惊风、破伤风**　本品入肝，既能祛外风，又能息内风，为治抽搐痉挛常用药。治小儿急慢惊风、破伤风之抽搐痉挛，多与乌梢蛇、蜈蚣同用，如定命散。

3. **麻风、疥癣**　本品能外走肌表而祛风止痒，兼以毒攻毒，故风毒之邪壅于肌肤亦为常用。治麻风，每与大黄、蝉蜕、皂角刺等相配；治疥癣，可与荆芥、薄荷、天麻等同用。

【**用法用量**】煎服，3~9g；研末吞服，1次1~1.5g，1日2~3次。或酒浸、熬膏、入丸散服。蕲蛇酒炙后可以矫臭去腥。

【**使用注意**】阴虚内热者忌服。

【**现代研究**】

1. **化学成分**　主要含有蛋白质及脂肪类成分，蕲蛇酶等蛇毒成分为蛋白质类成分。

2. **药理作用**　本品有抗血栓，降血压及抗肿瘤等作用；还有镇静、催眠及镇痛作用。

3. **现代运用**　临床常以蕲蛇为主随证配伍，可治疗风湿性关节炎、类风湿关节炎、肩周炎、骨质增生、坐骨神经痛、中风后遗症、慢性骨髓炎、癌症等。

【**附药**】金钱白花蛇

为眼镜蛇科动物银环蛇的幼蛇干燥体。分布于长江以南各地。夏、秋二季捕捉，剖开蛇腹除去内脏，擦净血迹，用乙醇浸泡处理后，盘成圆形，用竹签固定，干燥，切段用。本品药性、功效、应用、使用注意等与蕲蛇相似，但其力较强。煎服，2~5g；研末吞服，1次1~1.5g。

乌梢蛇

wūshāoshé《药性论》

【**来源**】为游蛇科动物乌梢蛇*Zaocys dhumnades*（Cantor）的干燥体。主产于浙江、江苏、湖北等地。多于夏、秋二季捕捉，剖开腹部或先剥皮留头尾，除去内脏，盘成圆盘状，干燥。

【**处方用名**】乌梢蛇、乌梢蛇肉、酒乌梢蛇。

【**性味归经**】甘，平。归肝经。

【**功效**】祛风，通络，止痉。

【**临床应用**】

1. **风湿顽痹、中风口眼㖞斜**　本品性走窜，能利关节，通经络，常用于治风湿痹证，尤适用于风湿顽痹，日久不愈者，治风痹，手足麻木拘挛，不能伸举，常配全蝎、天南星等；治中风口眼㖞斜，半身不遂，宜配通络活血之品。

2. **小儿惊风、破伤风**　本品能入肝祛风以定惊搐，治小儿急慢惊风，可与天麻、钩藤等同用；治破伤风之痉挛抽搐，多与蕲蛇、蜈蚣等配伍。

3. **麻风、疥癣**　本品善于祛风止痒。治麻风，常配白附子、大风子、白芷等；治干湿癣，常配甘松、荷叶等。

【**用法用量**】煎服，6~12g。乌梢蛇酒炙后可以矫臭去腥。

【**现代研究**】

1. **化学成分**　主要含有蛋白质及脂肪类成分，如赖氨酸、亮氨酸、谷氨酸等多种氨基酸，并含果糖-1, 6-二磷酸酶、原肌球蛋白等。

2. **药理作用**　乌梢蛇水煎液和醇提取液有抗炎、镇静、镇痛、抗惊厥作用。其血清有对抗五步蛇毒作用。

3. **现代运用**　临床常以本品配伍他药，治疗风湿性关节炎、类风湿关节炎、肩周炎、骨质增生、坐骨神经痛、中风后遗症、面神经麻痹、银屑病等。

【附药】蛇蜕

为游蛇科动物黑眉锦蛇、锦蛇，或乌梢蛇等蜕下的干燥表皮膜。春末夏初或冬初收集，除去泥沙，干燥。性味咸、甘，平。归肝经。具有祛风，定惊，退翳，解毒功效。用于小儿惊风、抽搐痉挛、翳障、喉痹、疔肿、皮肤瘙痒。煎服，2~3g；研末吞服，每次0.3~0.6g。外用适量。

川　乌
chuānwū《神农本草经》

【来源】为毛茛科植物乌头 *Aconitum carmichaelii* Debx. 的干燥母根。主产于四川、云南等地。6月下旬至8月上旬采挖，除去子根、须根及泥沙，晒干。

【处方用名】川乌、制川乌。

【性味归经】辛、苦，热；有大毒。归心、肝、肾、脾经。

【功效】祛风除湿，温经止痛。

【临床应用】

1. **风寒湿痹**　本品辛热升散苦燥，善于祛风除湿、温经散寒，有明显的止痛作用，为治风寒湿痹之佳品，尤适用于寒邪偏盛之风湿痹痛。治寒湿侵袭，骨节疼痛，不可俯仰者，常与麻黄、甘草等配伍，如乌头汤；治寒湿瘀血留滞经络，肢体筋脉挛痛，关节屈伸不利，日久不愈者，可与草乌、地龙、乳香等同用，如活络丹。

2. **心腹冷痛、寒疝作痛**　本品辛散温通，具有温煦脏腑，散寒止痛功效，适用于多种疼痛属寒邪凝滞者。若治寒凝心脉，心痛彻背，背痛彻心，手足不温者，常与赤石脂、附子、干姜等同用，如乌头赤石脂丸；治寒疝绕脐腹痛，手足厥冷者，每与蜂蜜同煎，如大乌头煎。

3. **跌仆伤痛、麻醉止痛**　本品止痛作用，可治跌打损伤，骨折瘀肿疼痛，多与自然铜、乳香、地龙等同用。又常以本品作为麻醉止痛药，多以生品与生草乌并用，配伍姜黄等，如整骨麻药方；或配生南星、蟾酥等外用局部麻醉，如外敷麻药方。

【用法用量】一般炮制后用，1.5~3g，先煎、久煎。

【使用注意】生品内服宜慎；孕妇禁用；不宜与半夏、瓜蒌、瓜蒌子、瓜蒌皮、天花粉、川贝母、浙贝母、平贝母、伊贝母、湖北贝母、白蔹、白及同用。

【现代研究】

1. **化学成分**　主要含有多种生物碱，主要为乌头碱、次乌头碱、新乌头碱等，以及乌头多糖A、B、C、D等。制川乌主含苯甲酰乌头原碱、苯甲酰次乌头原碱、苯甲酰新乌头原碱等。《中国药典》规定：本品含乌头碱（$C_{34}H_{47}NO_{11}$）、次乌头碱（$C_{33}H_{45}NO_{10}$）、新乌头碱（$C_{33}H_{45}NO_{11}$）的总量应为0.050%~0.17%。

2. **药理作用**　川乌有明显的抗炎、镇痛作用，有强心作用，但剂量加大则引起心律失常；乌头碱可引起心律不齐和血压升高，还可增强毒毛花苷G对心肌的毒性作用，有明显的局部麻醉作用；乌头多糖有显著降低正常血糖的作用；注射液对胃癌细胞有抑制作用。

3. **现代运用**　临床常以本品为主随证配伍，可治疗风湿性关节炎、类风湿关节炎、大骨节病、肩周炎、颈椎病、腰椎间盘突出症、三叉神经痛、面瘫、阳痿、癌症等。

【附药】草乌

本品为毛茛科植物北乌头的干燥根。主产于东北、华北。秋季茎叶枯萎时采挖，除去须根及泥沙，干燥。生用或制后用。本品的药性、功效、应用、用法用量、使用注意等与川乌相同，而毒性更强。

徐长卿
xúchángqīng《神农本草经》

【来源】为萝藦科植物徐长卿 *Cynanchum paniculatum*（Bge.）Kitag. 的干燥根和根茎。主产于安徽、江苏、湖南等地。秋季采挖，除去杂质，阴干。

【处方用名】徐长卿、逍遥竹。

【性味归经】辛，温。归肝、胃经。

【功效】祛风，化湿，止痛，止痒。

【临床应用】

1. 多种痛证　本品味辛性温，具有祛风除湿、通络止痛之功，故常用于风湿痹证腰膝酸痛等症。治疗风寒湿痹、关节疼痛、筋脉拘挛者，可与防己、威灵仙、木瓜等配伍；治肝肾亏虚、寒湿痹阻、腰膝酸软疼痛者，可与杜仲、续断、独活等同用。治牙痛，可与细辛、花椒同用；治外伤肿痛，可单用煎服，或与栀子捣烂外敷。

2. 风疹、湿疹　本品能祛风、除湿、止痒。治疗风疹湿疹、瘙痒不止者，可单用内服与外洗；亦可与苦参、黄柏、白鲜皮等配伍。

【用法用量】煎服，3~12g，后下。

【现代研究】

1. 化学成分　主要含有丹皮酚、异丹皮酚、丹皮酚原苷、丹皮酚苷、直立白薇苷、白前苷、多糖，以及徐长卿苷 A、B、C 等。《中国药典》规定：含丹皮酚（$C_9H_{10}O_3$）不得少于 1.3%。

2. 药理作用　本品有明显的镇静、镇痛、抗菌、抗炎作用，并有改善心脏功能、降血压、降血脂的作用，且对肠道平滑肌有解痉作用。

3. 现代运用　临床常以本品配伍他药，治疗腰椎间盘突出症、颈椎病、肩周炎、坐骨神经痛、神经衰弱、泌尿系结石、过敏性鼻炎、慢性胃窦炎等。

青风藤

qīngfēngténg《本草纲目》

【来源】为防己科植物青藤 Sinomenium acutum（Thunb.）Rehd. et Wils. 和毛青藤 Sinomenium acutum（Thunb.）Rehd. et Wils. var. cinereum Rehd. et Wils. 的干燥藤茎。主产于浙江、江苏、湖北等地。秋末冬初采割，扎把或切长段，晒干。

【处方用名】青风藤、清风藤、青藤。

【性味归经】苦、辛，平。归肝、脾经。

【功效】祛风湿，通经络，利小便。

【临床应用】

1. 风湿痹证　本品辛散苦燥，有较强的祛风湿，通经络作用。治风湿痹痛，关节肿胀，或风湿麻木，单用即效，亦常与防己配伍，或与防风、桂枝等同用；治肩臂痛可配姜黄、羌活等；治腰膝痛可伍独活、牛膝等。

2. 水肿、脚气肿痛　本品又能利小便。治疗水肿，可与白术等同用；治脚气肿痛，可配伍吴茱萸、木瓜等。

【用法用量】煎服，6~12g。

【现代研究】

1. 化学成分　主要含有青藤碱、异青藤碱、双青藤碱，还有脂类、甾醇类等。《中国药典》规定：含青藤碱（$C_{19}H_{23}NO_4$）不得少于 0.50%。

2. 药理作用　本品有镇痛、抗炎、调节免疫、抑制胃肠收缩、抑制中枢神经以及抗心律失常等作用。

3. 现代运用　临床常以本品配伍他药，治疗风湿性关节炎、类风湿关节炎、肩周炎、颈椎病、坐骨神经痛等。

海风藤

hǎifēngténg《本草再新》

【来源】为胡椒科植物风藤 *Piper kadsura*（Choisy）Ohwi 的干燥藤茎。主产于福建、海南等地。夏、秋二季采割，除去根、叶，晒干。

【处方用名】海风藤、风藤。

【性味归经】辛、苦，微温。归肝经。

【功效】祛风湿，通经络，止痹痛。

【临床应用】**风寒湿痹**　本品辛散、苦燥、温通，为治风寒湿痹，肢节疼痛，筋脉拘挛，屈伸不利的常用药，每与羌活、独活、桂心、当归等配伍，如蠲痹汤；亦可入膏药方中外用。

此外，本品能通络止痛，治跌打损伤，瘀肿疼痛，可与三七、土鳖虫、红花等配伍。

【用法用量】煎服，6~12g。外用适量。

【现代研究】

1. **化学成分**　主要含有海风藤酮，海风藤酚，甲基海风藤酚，海风藤素 A–L，风藤素 F、M，夫妥烯酮，以及挥发油等。

2. **药理作用**　海风藤能对抗内毒素性休克；能增加心肌营养血流量，降低心肌缺血区侧支的血管阻力；可降低脑干缺血区兴奋性氨基酸含量，对脑干缺血损伤具有保护作用；酮类化合物有抗氧化作用，并拮抗血栓形成，延长凝血时间；酚类化合物、醇类化合物有抗血小板聚集作用。

3. **现代运用**　临床常用本品治疗风湿性关节炎、类风湿关节炎、坐骨神经痛、急性腰部扭伤、踝关节扭伤、肩周炎、颈椎病、中风后遗症等。

伸筋草

shēnjīncǎo《本草拾遗》

【来源】为石松科植物石松 *Lycopodium japonicum* Thunb. 的干燥全草。主产于湖北等地。夏、秋二季茎叶茂盛时采收，除去杂质，晒干。

【处方用名】伸筋草。

【性味归经】微苦、辛，温。归肝、脾、肾经。

【功效】祛风除湿，舒筋活络。

【临床应用】**风寒湿痹、关节酸痛、屈伸不利**　本品辛温善行，主入肝经。能除风湿，舒筋活络。用于风湿痹痛，筋脉拘急，关节伸屈不利。可单用、煎服或泡酒服，或与秦艽、鸡血藤等同用，如关节风痛丸。

此外，本品能舒筋活络、消肿止痛，亦可用于治疗跌打损伤、瘀肿疼痛，多配苏木、土鳖虫、红花、桃仁等活血通络药。

【用法用量】煎服，3~12g。外用适量。

【使用注意】孕妇慎用。

【现代研究】

1. **化学成分**　主要含有石松碱、棒石松宁碱、烟碱、石松三醇、石松四醇酮、千层塔烯二醇、香草酸、阿魏酸、壬二酸等，以及甾醇类成分。

2. **药理作用**　伸筋草醇提取物有明显镇痛作用，水浸液有解热作用，其混悬液能显著延长戊巴比妥钠睡眠时间和增强可卡因的毒性反应，所含石松碱对小肠及子宫有兴奋作用。

3. **现代运用**　临床常用本品配伍他药，可治疗风湿性关节炎、坐骨神经痛、肩周炎、颈椎病、跌打损伤等。

路路通

lùlùtōng《本草纲目拾遗》

【来源】为金缕梅科植物枫香树 *Liquidambar formosana* Hance 的干燥成熟果序。主产于江苏、浙江等地。冬季果实成熟后采收，除去杂质，干燥。

【处方用名】路路通、枫香果。

【性味归经】苦，平。归肝、肾经。

【功效】祛风活络，利水，通经。

【临床应用】

1. **风湿痹痛、麻木拘挛、中风半身不遂** 本品既能祛风湿，又能舒筋活络、通经脉。治风湿痹痛、麻木拘挛者，常与伸筋草、络石藤等配伍；若气血瘀滞，脉络痹阻，中风后半身不遂，可与黄芪、川芎、红花等同用。

2. **水肿胀满** 本品苦降下行，能通利小便。用治水肿、小便不利等，可与茯苓、泽泻、车前子等同用。

3. **血瘀证** 本品能疏肝理气而通经，治气滞血瘀之经行不畅或经闭、小腹胀痛，常与当归、川芎、茺蔚子等配伍；若治跌打损伤，瘀肿疼痛，可与延胡索、当归、苏木等局部外用，如筋骨宁搽剂。

4. **乳少、乳汁不通** 本品能通经脉下乳，治乳汁不通，乳房胀痛或乳少，常配穿山甲、王不留行、青皮等。

此外，本品能祛风止痒，用于风疹瘙痒，可与地肤子、刺蒺藜、苦参等配伍，内服或外洗。

【用法用量】煎服，5~10g。

【使用注意】月经过多者不宜，孕妇慎用。

【现代研究】

1. **化学成分** 主要含有路路通酸、路路通内脂、熊果酸、齐墩果酸等，以及挥发油、甾醇、黄酮类、环烯醚萜苷类成分。《中国药典》规定：含路路通酸（$C_{30}H_{46}O_3$）不得少于0.15%。

2. **药理作用** 路路通对关节炎肿胀有抑制作用，其甲醇提取物白桦脂酮酸有明显的抗肝细胞毒活性。

3. **现代运用** 临床常用本品配伍他药，治疗风湿性关节炎、类风湿关节炎、肩周炎、颈椎病、过敏性鼻炎、输卵管阻塞、缺乳症、不射精症、子宫肌瘤、闭经、痛经等。

第二节 祛风湿清热药

祛风湿清热药味多辛苦寒，主归肝、脾、肾经。主要具有祛风除湿、清热消肿等作用，主要用于风湿热痹；配伍散寒止痛药，亦可用于治疗风寒湿痹。

秦 艽

qínjiāo《神农本草经》

【来源】为龙胆科植物秦艽 *Gentiana macrophylla* Pall.、麻花秦艽 *Gentiana straminea* Maxim.、粗茎秦艽 *Gentiana crassicaulis* Duthie ex Burk. 或小秦艽 *Gentiana dahurica* Fisch. 的干燥根。主产于陕西、甘肃、内蒙古等地。前三种按性状不同分别习称"秦艽"和"麻花艽"，后一种习称"小秦艽"。春、秋二季采挖，除去泥沙；秦艽和麻花艽晒软，堆置"发汗"至表面呈红黄色或灰黄色时，摊开晒干，或不经"发汗"直接晒干；小秦艽趁鲜时搓去黑皮，晒干。

【处方用名】秦艽、炒秦艽、酒秦艽。

【性味归经】辛、苦，平。归胃、肝、胆经。

【功效】祛风湿，清湿热，止痹痛，退虚热。

【临床应用】

1. **风湿痹证** 本品辛散苦泄，质偏润而不燥，为风药中之润剂。风湿痹痛，筋脉拘挛，骨节酸痛，无问寒热新久均可配伍应用。其性偏寒，兼有清热作用，故对热痹尤为适宜，多配防己、丹皮、络石藤、忍冬藤等；若治风寒湿痹，可配天麻、羌活、当归、川芎等，如秦艽天麻汤。

2. **中风半身不遂** 本品既能祛风邪，又善舒筋活络，可用于治疗中风半身不遂，口眼㖞斜，四肢拘急，舌强不语等，单用或配伍均可。若治中风口眼㖞斜，言语不利，可与升麻、葛根、防风等配伍；治血虚中风，与当归、熟地黄等同用。

3. **湿热黄疸** 本品苦平偏凉，入肝胆经，能消除肝胆之湿热而退黄。主要用于湿热黄疸，可单用为末服；亦可与茵陈、栀子、大黄等同用。

4. **骨蒸潮热、小儿疳积发热** 本品能退虚热，除骨蒸，亦为治虚热要药。治骨蒸日晡潮热，常与青蒿、地骨皮、知母等同用，如秦艽鳖甲散；若治肺痿骨蒸劳嗽，可与人参、鳖甲、柴胡等配伍；治小儿疳积发热，多与薄荷、炙甘草同用，如秦艽散。

【用法用量】煎服，3~10g。

【现代研究】

1. **化学成分** 主要含有龙胆苦苷、秦艽苷、当归苷、马钱苷酸、龙胆碱、龙胆次碱、有机酸类、糖类及挥发油等。《中国药典》规定：含龙胆苦苷（$C_{16}H_{20}O_9$）和马钱苷酸（$C_{16}H_{24}O_{10}$）的总量不得少于2.5%。

2. **药理作用** 秦艽具有镇静、镇痛、解热、抗炎作用；能抑制反射性肠液的分泌；能明显降低胸腺指数，有抗组胺作用；对病毒、细菌、真菌皆有一定的抑制作用；龙胆苦苷具有抗肝炎作用。

3. **现代应用** 现代临床常用本品配伍他药，治疗风湿性关节炎、类风湿关节炎、肩周炎、颈椎病、中风后遗症、脑脊髓膜炎、小儿急性黄疸型肝炎等。

防 己

fángjǐ《神农本草经》

【来源】为防己科植物粉防己 *Stephania tetrandra* S. Moore 的干燥根。主产于浙江、江西、安徽等地。秋季采挖，洗净，除去粗皮，晒至半干，切段，个大者再纵切，干燥。

【处方用名】防己、粉防己、汉防己。

【性味归经】苦，寒。归膀胱、肺经。

【功效】祛风止痛，利水消肿。

【临床应用】

1. **风湿痹痛** 本品辛能行散，苦寒降泄，既能祛风除湿止痛，又能清热。对风湿痹证湿热偏盛，肢体酸重，关节红肿疼痛及湿热身痛者，尤为要药，常与滑石、薏苡仁、蚕沙等配伍，如宣痹汤；若与麻黄、肉桂、威灵仙等同用，亦可用于治疗风寒湿痹，四肢挛急者。

2. **水肿脚气、小便不利** 本品苦寒降泄，入膀胱经，以治下部水湿停留之证尤宜。若治水饮停积，水走肠道，辘辘有声，腹满便秘者，可与椒目、葶苈子、大黄配伍，如己椒苈黄丸；治表虚不固，风水相搏，腿脚浮肿，上轻下重，不能屈伸者，可与黄芪、白术、甘草同用，如防己黄芪汤；治脚气肿满，小便不利者，常与赤茯苓、槟榔、桑白皮等同用，如汉防己散。

3. **湿疹疮毒** 本品苦以燥湿，寒以清热，治湿疹疮毒，可与苦参、金银花等配伍。

此外，本品有降血压作用，可用于治疗高血压病。

【用法用量】煎服，5~10g。

【使用注意】本品苦寒易伤胃气，胃纳不佳及阴虚体弱者慎服。

【现代研究】

1. **化学成分** 主要含有粉防己碱、防己诺林碱、轮环藤酚碱、氧防己碱、防己斯任碱等。《中国药典》规定：含粉防己碱（$C_{38}H_{42}N_2O_6$）、防己诺林碱（$C_{37}H_{40}N_2O_6$）的总量不得小于1.6%，饮片不得小于1.4%。

2. **药理作用**　本品能明显增加排尿量，总碱及流浸膏或煎剂有镇痛作用。粉防己碱有抗炎作用；对心肌有保护作用，能扩张冠状血管，增加冠脉流量，有显著降压作用，能对抗心律失常；能明显抑制血小板聚集；对子宫收缩有明显的松弛作用；低浓度的粉防己碱可使肠张力增加，节律性收缩加强，高浓度则降低张力、减弱节律性收缩；有一定抗肿瘤作用；有抗过敏作用。

3. **现代应用**　临床常用本品随证配伍，可治疗肩周炎、颈椎病、过敏性皮炎、湿疹、血栓性静脉炎、高血压、慢性肝纤维化、支气管哮喘、喘息型支气管炎、肺癌等。

【附药】广防己

为马兜铃科植物广防己的根，称为"广防己"或"木防己"。因广防己含有马兜铃酸，用量过大可致肾衰竭。国家已于2004年发布文件停用"广防己"药用标准，以"粉防己"代之。

豨莶草

xīxiāncǎo《新修本草》

【来源】为菊科植物豨莶 *Siegesbeckia orientalis* L.、腺梗豨莶 *Siegesbeckia pubescens* Makino 或毛梗豨莶 *Siegesbeckia glabrescens* Makino 的干燥地上部分。主产于湖南、湖北等地。夏、秋二季花开前和花期均可采割，除去杂质，晒干。

【处方用名】豨莶草、酒豨莶草、制豨莶草。

【性味归经】辛、苦，寒。归肝、肾经。

【功效】祛风湿，利关节，解毒。

【临床应用】

1. **风湿痹痛**　本品辛散苦燥，能祛筋骨间风湿，通经络，利关节。生用性寒，适用于风湿热痹；酒制后寓补肝肾之功，常用于风湿痹痛，筋骨无力，腰膝酸软，四肢麻痹，可单用为丸服，或与臭梧桐合用，如豨桐丸。

2. **风疹、湿疮、疮痈**　本品辛能散风邪，苦寒能解热毒、清湿热。可用于风疹、湿疮瘙痒及热毒疮痈。治风疹、湿疮，可单用本品内服或外洗，亦可与地肤子、白鲜皮配伍；治疮痈肿毒，红肿热痛，可与蒲公英、野菊花等同用。

此外，本品尚可用于风中经络之口眼㖞斜、半身不遂，可与黄芪、当归等同用。

【用法用量】煎服，9~12g。外用适量。治风湿痹痛、半身不遂宜制用，治风疹湿疮、痈肿疮毒宜生用。酒制豨莶草能增强通经活络、祛风除湿的作用。

【现代研究】

1. **化学成分**　主要含有萜类成分：奇壬醇、豨莶精醇、豨莶酸、豨莶糖苷等；还含内酯类、甾醇类等。《中国药典》规定：本品含奇壬醇（$C_{20}H_{34}O_4$）不得少于0.050%。

2. **药理作用**　本品有抗炎、镇痛、免疫抑制、抗血栓、抗菌、抗病毒、降压等作用。

3. **现代应用**　临床常用本品随证配伍，可治疗肩周炎、颈椎病、过敏性皮炎、湿疹、急性黄疸型肝炎、高血压、中风后遗症、银屑病等。

络石藤

luòshíténg《神农本草经》

【来源】为夹竹桃科植物络石 *Trachelospermum jasminoides*（Lindl.）Lem. 的干燥带叶藤茎。主产于江苏、湖北等地。冬季至次春采割，除去杂质，晒干。

【处方用名】络石藤。

【性味归经】苦，微寒。归心、肝、肾经。

【功效】祛风通络，凉血消肿。

【临床应用】

1. 风湿热痹 本品善祛风通络，苦燥湿，微寒清热，尤适用于风湿热痹，筋脉拘挛，腰膝酸痛者，每与忍冬藤、秦艽、地龙等配伍，亦可单用酒浸服。

2. 喉痹、痈肿 本品入心、肝血分，味苦性微寒，能清热凉血，利咽消肿，故可用于热毒壅盛之喉痹、痈肿。治热毒之咽喉肿痛，可单用水煎含咽；治痈肿疮毒，可与皂角刺、乳香、没药等配伍。

3. 跌仆损伤 本品通经络，消肿止痛，可用治跌仆损伤，瘀滞肿痛，可与三七、红花、透骨草等同用。

【用法用量】煎服，6~12g。

【现代研究】

1. 化学成分 主要含有黄酮类成分：牛蒡苷、络石苷等；还含二苯丁酸内酯类木质素、三萜及紫罗兰酮衍生物等。《中国药典》规定：本品含络石苷（$C_{27}H_{34}O_{12}$）不得少于0.45%，饮片不得少于0.40%。

2. 药理作用 络石藤甲醇提取物对动物双足浮肿、扭体反应有抑制作用；所含黄酮苷能抗痛风；煎剂对金黄色葡萄球菌、福氏志贺菌属及伤寒沙门菌有抑制作用；牛蒡苷可引起血管扩张、血压下降，对肠及子宫癌细胞增殖有抑制作用。

3. 现代应用 临床常用本品随证配伍，可治疗肩周炎、颈椎病、中风后遗症、高血压、扁桃体炎、咽炎、小儿腹泻等。

桑 枝

sāngzhī《本草图经》

【来源】为桑科植物桑 Morus alba L. 的干燥嫩枝。主产于江苏、浙江等地。春末夏初采收，去叶，晒干，或趁鲜切片，晒干。

【处方用名】桑枝、炒桑枝、酒桑枝。

【性味归经】微苦，平。归肝经。

【功效】祛风湿，利关节。

【临床应用】风湿痹证 本品性平，祛风湿而善达四肢经络，通利关节，痹证新久、寒热均可应用，尤适用于风湿热痹，肩臂及关节酸痛麻木者。可单用煎服治风热痹痛，或熬膏治筋骨酸痛、四肢麻木。如寒证，配桂枝、威灵仙、徐长卿等；热证，配络石藤、忍冬藤、防己等；气血虚者，配黄芪、鸡血藤、当归等。

此外，本品尚能利水，可用于治疗水肿、小便不利。

【用法用量】煎服，9~15g。

【使用注意】阴虚火旺者忌用。

【现代研究】

1. 化学成分 主要含有鞣质、蔗糖、果糖、水苏糖、葡萄糖、麦芽糖、棉子糖、阿拉伯糖、木糖、γ-氨基丁酸和 L-天门冬氨酸等。

2. 药理作用 桑枝有较强的抗炎活性，可提高人体淋巴细胞转化率，具有增强免疫的作用。

3. 现代应用 临床常用本品配伍他药，治疗肩周炎、颈椎病、过敏性皮炎、湿疹、糖尿病、高血压等。

雷公藤

léigōngténg《本草纲目拾遗》

【来源】为卫矛科植物雷公藤 Tripterygium wilfordii Hook. f. 的干燥根或根的木质部。主产于浙江、安徽等地。秋季挖取根部，去净泥土，晒干，或去皮晒干，切厚片。

【处方用名】雷公藤。

【性味归经】苦、辛，寒；有大毒。归肝、肾经。

【功效】祛风除湿，活血通络，消肿止痛，杀虫解毒。

【临床应用】

1. **风湿顽痹**　本品有较强的祛风湿、活血通络之功，为治风湿顽痹要药，尤适用于关节红肿热痛、肿胀难消、功能受限，甚至关节变形者。可单用内服或外敷，能改善功能活动，减轻疼痛，常与威灵仙、独活、防风等同用。

2. **麻风病、顽癣、湿疹、疥疮**　本品苦寒有毒，能以毒攻毒，除湿杀虫止痒，可用于治疗多种皮肤疾患，如治麻风病，可单用炖服，或与金银花、黄柏、玄参等同用。治头癣、疥疮，可单用研成细粉，醋调外敷。

【用法用量】煎服，1~3g，先煎。外用适量，研粉或捣烂敷；或制成酊剂、软膏涂擦。

【使用注意】内服宜慎；心、肝、肾功能不全及白细胞减少者慎服；孕妇忌用。

【现代研究】

1. **化学成分**　主要含有生物碱类成分、二萜类成分、三萜类成分等，还含脂肪油、挥发油、蒽醌及多糖等。

2. **药理作用**　本品有免疫抑制、抗炎、改善血液流变学、抗肿瘤及抗生育、抗凝等作用。

3. **现代应用**　临床常用本品治疗类风湿关节炎、强直性脊柱炎、银屑病、神经性皮炎、皮肤血管炎、麻风反应、晚期癌症、急性肾炎、慢性肾炎、肾病综合征等。

丝瓜络

sīguāluò《本草纲目》

【来源】为葫芦科植物丝瓜 *Luffa cylindrica*（L.）Roem. 的干燥成熟果实的维管束。夏、秋二季果实成熟、果皮变黄、内部干枯时采摘，除去外皮和果肉，洗净，晒干，除去种子。

【处方用名】丝瓜络。

【性味归经】甘，平。归肺、胃、肝经。

【功效】祛风，通络，活血，下乳。

【临床应用】

1. **风湿痹痛、筋脉拘挛**　本品善于祛风通络，唯药力平和，多入复方中应用。治风湿痹痛，筋脉拘挛，肢体麻痹，常与秦艽、防风、鸡血藤等配伍。

2. **胸胁胀痛**　本品入肝经，能通经络，和血脉，常用于气血瘀滞之胸胁胀痛，可与柴胡、香附、郁金等配伍使用。

3. **乳汁不通，乳痈肿痛**　本品善通乳络，治产后乳少或乳汁不通者，常与王不留行、路路通、穿山甲等同用；治乳痈肿痛，每与蒲公英、浙贝、瓜蒌等配伍。

【用法用量】煎服，5~12g。

【现代研究】

1. **化学成分**　主要含有木聚糖、甘露聚糖、半乳聚糖等，还含齐墩果酸等。

2. **药理作用**　本品有抗炎、镇痛、止咳、降血脂及抑菌等作用。

3. **现代应用**　临床常用本品治疗肩周炎、颈椎病、急性乳腺炎、带状疱疹、甲状腺腺瘤、哮喘、支气管炎等。

臭梧桐

chòuwútóng《本草图经》

【来源】为马鞭草科植物海州常山 *Clerodendrum trichotomum* Thunb. 的干燥嫩枝和叶。主产于浙江、江苏等地。夏季尚未开花时采收，晒干，切段。

【处方用名】臭梧桐、臭梧桐叶。

【性味归经】辛、苦，凉。归肝经。

【功效】祛风湿，平肝。

【临床应用】

1. 风湿痹证　本品辛散苦燥，能祛风湿，通经络。治风湿痹痛、四肢麻木，可单用，或与豨莶草配伍，如豨桐丸。

2. 风疹、湿疮　本品辛苦偏凉，能祛肌肤风热或湿热之邪。用于风疹、湿疮、皮肤瘙痒，可单用煎汤外洗。

3. 头痛眩晕　本品性凉入肝，能凉肝平肝，治肝阳偏亢，头痛眩晕者，可单用，或与豨莶草同用，或与钩藤、菊花、夏枯草等配伍。

【用法用量】煎服，5~15g。

【现代研究】

1. 化学成分　主要含有海州常山黄酮苷、臭梧桐素A和B、海州常山苦素A和B、内消旋肌醇、洋丁香酚苷、植物血凝素等。

2. 药理作用　臭梧桐煎剂及臭梧桐素B有镇痛作用，开花前较开花后的镇痛作用为强；煎剂及臭梧桐素A有镇静作用；其降血压作用以水浸剂和煎剂最强。

3. 现代应用　临床常用本品治疗风湿性关节炎、肩周炎、颈椎病、过敏性皮炎、原发性高血压病等。

老鹳草

lǎoguàncǎo《救荒本草》

【来源】为牻牛儿苗科植物牻牛儿苗 Erodium stephanianum Willd.、老鹳草 Geranium wilfordii Maxim. 或野老鹳草 Geranium carolinianum L. 的干燥地上部分，前者习称"长嘴老鹳草"，后两者习称"短嘴老鹳草"，夏、秋二季果实近成熟时采割，捆成把，晒干。

【处方用名】老鹳草。

【性味归经】辛、苦，平。归肝、肾、脾经。

【功效】祛风湿，通经络，止泻痢。

【临床应用】

1. 痹证　本品辛行且散，苦燥除湿，长于祛风湿，通经络。用于风湿痹痛，麻木拘挛，筋骨酸痛，可单用浸酒常饮，或与威灵仙、独活等同用。

2. 泄泻、痢疾　本品能清热解毒而止泻痢，治湿热、热毒所致泄泻、痢疾，可单用或与黄连、马齿苋等配伍。

【用法用量】煎服，9~15g。

【使用注意】本品辛温香燥，易伤阴助火，故阴虚火旺者忌服。

【现代研究】

1. 化学成分　主要含有金丝桃苷、鞣质等。

2. 药理作用　本品有抗炎、镇痛、抗溃疡、止泻、抗癌、抗氧化等作用。

3. 现代应用　临床常用本品治疗风湿性关节炎、类风湿关节炎、急性咽炎、疱疹性角膜炎、水火烫伤、湿疹等。

第三节　祛风湿强筋骨药

祛风湿强筋骨药主入肝、肾经，主要具有祛风湿、补肝肾、强筋骨的功效，主治风湿日久，损及肝肾，腰膝酸软，脚弱无力等；若配伍补肝肾药物，亦可用于治疗久病体虚，肾虚腰痛，骨痿无力者。

桑寄生

sāngjìshēng《神农本草经》

【来源】为桑寄生科植物桑寄生 *Taxillus chinensis*（DC.）Danser 的干燥带叶茎枝。主产于广西、广东等地。冬季至次春采割，除去粗茎，切段，干燥，或蒸后干燥。

【处方用名】桑寄生、桑上寄生。

【性味归经】苦、甘，平。归肝、肾经。

【功效】祛风湿，补肝肾，强筋骨，安胎元。

【临床应用】

1. 痹证　本品味甘性平，能祛风湿，作用缓和。长于补益肝肾，强筋健骨，对痹证日久，伤及肝肾，腰膝酸软，筋骨无力者尤宜，常与独活、杜仲、牛膝等同用，如独活寄生汤。

2. 妊娠漏血、胎动不安　本品能补肝肾养血，而固冲任安胎元。治肝肾亏虚，崩漏，月经过多，妊娠下血，胎动不安者，可与阿胶、续断、菟丝子等同用，如寿胎丸。

此外，本品尚能降血压，可与杜仲、牛膝等药配伍。

【用法用量】煎服，9~15g。

【现代研究】

1. 化学成分　主要含有广寄生苷、槲皮素、金丝桃苷、槲皮苷，以及挥发油等。

2. 药理作用　桑寄生有降压作用；煎剂或浸剂在体外对脊髓灰质炎病毒和多种肠道病毒均有明显抑制作用，能抑制伤寒沙门菌及葡萄球菌的生长；提取物对乙型肝炎病毒表面抗原有抑制活性。

3. 现代应用　临床常用本品治疗风湿性关节炎、类风湿关节炎、骨质增生症、坐骨神经痛、腰椎间盘突出症、高血压、心律失常、先兆流产、冻疮等。

五加皮

wǔjiāpí《神农本草经》

【来源】为五加科植物细柱五加 *Acanthopanax gracilistylus* W. W. Smith 的干燥根皮。产于湖北、河南、安徽等地。夏、秋二季采挖根部，洗净，剥取根皮，晒干。

【处方用名】五加皮、南五加皮。

【性味归经】辛、苦，温。归肝、肾经。

【功效】祛风除湿，补益肝肾，强筋壮骨，利水消肿。

【临床应用】

1. 风湿痹病　本品辛能散风，苦能燥湿，温能祛寒，且兼补益之功，尤适用于老人及久病体虚者。治风湿痹证、腰膝疼痛、筋脉拘挛，可单用或配当归、牛膝等，如五加皮酒；亦可与木瓜、松节等同用。

2. 筋骨痿软、体虚乏力　本品有滋补之效，能补肝肾，强筋骨。又常用于肝肾不足、筋骨痿软者，常与杜仲、牛膝等配伍，如五加皮散；治小儿行迟，则常与龟甲、牛膝、木瓜等同用。

3. 水肿　本品尚能利水消肿，可用于治疗水湿内停之水肿，小便不利，常与茯苓皮、大腹皮、生姜皮同用，如五皮饮。

【用法用量】煎服，5~10g。

【现代研究】

1. 化学成分　主要含有紫丁香苷，刺五加苷B1，无梗五加苷A–D、K2、K3，还有多糖、脂肪酸及挥发油等。

2. 药理作用　五加皮有抗炎、镇痛、镇静作用，有抗应激作用，能促进核酸的合成，降低血糖，有性激素样作用，并能抗肿瘤、抗溃疡，有一定的抗排异作用。

3. **现代运用** 临床常用本品治疗风湿性关节炎、骨质增生、坐骨神经痛、腰椎间盘突出症、低血压、心律失常、糖尿病、白细胞减少症、更年期综合征等。

狗 脊
gǒujǐ《神农本草经》

【来源】为蚌壳蕨科植物金毛狗脊 Cibotium barometz（L.）J. Sm. 的干燥根茎。主产于云南、广西等地。秋、冬二季采挖，除去泥沙，干燥；或去硬根、叶柄及金黄色绒毛，切厚片，干燥，为"生狗脊片"；蒸后晒至六、七成干，切厚片，干燥，为"熟狗脊片"。

【处方用名】狗脊、金毛狗脊、烫狗脊。

【性味归经】苦、甘，温。归肝、肾经。

【功效】祛风湿，补肝肾，强腰膝。

【临床应用】

1. **风湿痹痛** 本品苦温能温散风寒湿邪，甘温以补肝肾、强腰膝、坚筋骨，对肝肾不足兼有风寒湿邪之腰痛脊强，不能俯仰者最为适宜，常与杜仲、续断、五加皮等同用。

2. **腰膝酸软、下肢无力** 本品有补肝肾，强腰膝之功，又能治肝肾虚损，腰膝酸软，下肢无力，可配杜仲、牛膝、熟地黄等药。

3. **遗尿、带下** 本品甘温，入肾经，又有温补固摄之功，可用于治疗肾虚不固之尿频遗尿，可与桑螵蛸、益智等同用；治疗冲任虚寒之带下清稀，与白蔹、艾叶同用，如白蔹丸。

此外，狗脊的绒毛有止血作用，外敷可用于治疗金疮出血。

【用法用量】煎服，6~12g。

【使用注意】肾虚有热，小便不利，或短涩黄赤者慎服。

【现代研究】

1. **化学成分** 主要含有挥发油及原儿茶酸等，尚有大量的淀粉及绵马酚等。《中国药典》规定：烫狗脊含原儿茶酸（$C_7H_6O_4$）不得少于0.020%。

2. **药理作用** 本品有防治骨质疏松、抗炎、抗风湿、镇痛、抗氧化、抑菌、保肝、抗癌、止血、增加心肌血流量等作用。

3. **现代运用** 临床常用本品随证配伍，可治疗风湿性关节炎、类风湿关节炎、骨质增生、颈椎病、坐骨神经痛、腰椎管狭窄症、肥大性腰椎炎、强直性脊柱炎、骨性关节炎等。

鹿衔草
lùxiáncǎo《滇南本草》

【来源】为鹿蹄草科植物鹿蹄草 Pyrola calliantha H. Andres 或普通鹿蹄草 Pyrola decorata H. Andres 的干燥全草。全国大部分地区均产。全年均可采挖，除去杂质，晒至叶片较软时，堆置至叶片变紫褐色，晒干。

【处方用名】鹿衔草。

【性味归经】甘、苦，温。归肝、肾经。

【功效】祛风湿，强筋骨，止血，止咳。

【临床应用】

1. **痹证** 本品能入肝肾而强筋骨，常用于风湿日久而腰膝无力者，每与羌活、防风、泽泻等同用，或与桑寄生、独活、杜仲等配伍。

2. **崩漏、月经过多** 本品能补益肝肾，调经止血，用治崩漏、月经过多，常与当归、杜仲炭、熟地黄等同用。

此外，本品能治肺虚久咳或肾不纳气之虚喘，常与五味子、百部等配伍。

【用法用量】煎服，9~15g。

【现代研究】

1. 化学成分　主要含有鹿蹄草素、高熊果酚苷、伞形梅笠草素、没食子酸、原儿茶酸、肾叶鹿蹄草苷、槲皮素、金丝桃苷等成分。

2. 药理作用　本品有抗炎、降压作用，能扩张血管，增加血流量；并能增强免疫功能，对多种细菌有抑制作用。

3. 现代运用　临床常以本品随证配伍，可治疗风湿性关节炎、骨质增生、肺部感染、血栓闭塞性脉管炎等。

千年健

qiānniánjiàn《本草纲目拾遗》

【来源】为天南星科植物千年健 *Homalomena occulta*（Lour.）Schott 的干燥根茎。主产于云南、广西等地。春、秋二季采挖，洗净，除去外皮，晒干。

【处方用名】千年健。

【性味归经】苦、辛，温。归肝、肾经。

【功效】祛风湿，壮筋骨。

【临床应用】痹证　本品辛散苦燥温通，主入肝肾经，既能祛风湿，又能强筋骨。治风寒湿痹，腰膝冷痛，拘挛麻木，筋骨痿软，可与独活、桑寄生、五加皮等药配伍；亦可与牛膝、枸杞子、萆薢、蚕沙等药酒浸服。

【用法用量】煎服，5~10g。

【使用注意】阴虚内热者慎服。

【现代研究】

1. 化学成分　主要含有挥发油，如：柠檬烯、芳樟醇、香叶醛、异龙脑、广藿香醇等。《中国药典》规定：本品含芳樟醇（$C_{10}H_{18}O$）不得少于0.20%。

2. 药理作用　本品有抗炎、镇痛、抗组胺、抗凝血及抗菌等作用。

3. 现代运用　临床常以本品随证配伍，可治疗风湿性关节炎、腰椎间盘突出症、中风后遗症、骨质增生、骨折愈合迟缓等。

雪莲花

xuěliánhuā《本草纲目拾遗》

【来源】为菊科植物绵头雪莲花 *Saussurea laniceps* Hand.-Mazz.、鼠曲雪莲花 *Saussurea gnaphaloides*（Royle）Sch.-Bip.、水母雪莲花 *Saussurea medusa* Maxim. 等的带花全株。主产于四川、云南、西藏、新疆等地。6~7月间，待花开时拔取全株，除去泥土，晾干，切段。

【处方用名】雪莲、雪莲花。

【性味归经】甘、微苦，温。归肝、肾经。

【功效】祛风湿，强筋骨，补肾阳，调经止血。

【临床应用】

1. 痹证　本品能补肝肾、强筋骨，尤适用于风湿痹证而寒湿偏盛，及风湿日久，肝肾亏损，腰膝软弱者，可单用泡酒服，或与桑寄生、狗脊等药同用。

2. 阳痿、月经不调　本品能治肾虚阳痿，腰膝酸软，筋骨无力，可单用或与仙茅、枸杞子浸酒服；

治月经不调、经闭痛经、崩漏带下，可单用或与党参等同用。

此外，本品外用可治外伤出血。

【用法用量】煎服，6~12g。

【使用注意】孕妇忌用。

【现代研究】

1. 化学成分　主要含有东莨菪素、伞形花内酯、牛蒡苷、大黄素甲醚、槲皮素、芦丁等。

2. 药理作用　本品有抗炎、镇痛、抗氧化、降压、强心及兴奋子宫等作用。

3. 现代运用　临床以本品配伍他药治疗阳痿、风湿性关节炎、外伤出血等。

附：其他祛风湿药

表9-1　其他祛风湿药一览表

分类	药名	性味归经	功效应用	用法用量
祛风湿散寒药	蚕沙	甘，辛，温。归肝、脾、胃经	祛风除湿，和胃化湿。治风湿痹证，吐泻转筋，风疹湿疹瘙痒	5~15g
	油松节	苦，辛，温。归肝、肾经	祛风除湿，通络止痛。治风寒湿痹，历节风，跌打肿痛	9~15g
	穿山龙	甘、苦，温。归肝、肾、肺经	祛风除湿，舒筋通络，活血止痛，止咳平喘。用于风湿痹病，关节肿胀，疼痛麻木，跌仆损伤，闪腰岔气，咳嗽气喘	9~15g
祛风湿清热药	海桐皮	苦，辛，平。归肝经	祛风湿，通络止痛，杀虫止痒。治风湿痹证，疥癣，湿疹	5~15g

目标检测

答案解析

一、单项选择题

1. 下列各项，既能祛风湿、通痹止痛，又可解表的药物为（　　）

A. 威灵仙　　　B. 秦艽　　　C. 蕲蛇　　　D. 独活　　　E. 桂枝

2. 功效为祛风、通络、止痉的药物是（　　）

A. 白附子　　　B. 五加皮　　　C. 蕲蛇　　　D. 桑枝　　　E. 桂枝

3. 木瓜的功效为（　　）

A. 祛风通络，清热燥湿　　　B. 舒筋活络，化湿和胃　　　C. 祛风止痛，杀虫止痒

D. 祛风通络，清退虚热　　　E. 祛风通络，补益肝肾

4. 治疗湿痹、筋脉拘挛、吐泻转筋，宜选用下列药物中的（　　）

A. 木瓜　　　B. 防己　　　C. 威灵仙　　　D. 秦艽　　　E. 桑枝

5. 秦艽的功效为（　　）

A. 祛风湿，止痹痛，消骨鲠　　　B. 祛风湿，通经络，利水消肿　　　C. 祛风湿，止痹痛，解表

D. 祛风湿，退虚热，清湿热　　　E. 祛风湿，止痹痛，安胎

6. 被古人称为"风药中之润剂"的药物是（　　）

A. 威灵仙　　　B. 独活　　　C. 蕲蛇　　　D. 川乌　　　E. 秦艽

7. 下列各项，既能祛风湿，又能补肝肾，强筋骨，亦能利水消肿的药物为（　　）

A. 薏苡仁　　　B. 桑寄生　　　C. 五加皮　　　D. 桑枝　　　E. 桑白皮

8. 下列各项，既能祛风湿，又能补肝肾、强筋骨、安胎的药物是（　　）

A. 蕲蛇　　　　　B. 杜仲　　　　　C. 桑枝　　　　　D. 桑寄生　　　　　E. 防己

9. 功效为祛风通络、凉血消肿的药物是（　　）

A. 木瓜　　　　　B. 秦艽　　　　　C. 独活　　　　　D. 络石藤　　　　　E. 雷公藤

10. 防己的功效是（　　）

A. 祛风湿，舒经络，退虚热　　　B. 祛风湿，消骨鲠，解暑　　　C. 祛风湿，止痛，化湿和胃

D. 祛风湿，止痛，清湿热　　　E. 祛风湿，止痛，利水消肿

11. 治疗小儿惊风，下列最宜选用的药物是（　　）

A. 独活　　　　　B. 蕲蛇　　　　　C. 木瓜　　　　　D. 川乌　　　　　E. 草乌

12. 治疗跌打损伤，下列最宜选用的药物是（　　）

A. 川乌　　　　　B. 独活　　　　　C. 威灵仙　　　　　D. 蕲蛇　　　　　E. 防己

二、多项选择题

1. 豨莶草和臭梧桐共有的功效为（　　）

A. 祛风湿　　　　B. 强筋骨　　　　C. 补肝肾　　　　D. 利尿消肿　　　　E. 通经络

2. 下列各项，桑寄生、狗脊均可以主治（　　）

A. 风湿痹证　　　B. 腰膝酸软　　　C. 胎动不安　　　D. 白带过多　　　E. 风疹湿疮

3. 徐长卿的功效有（　　）

A. 祛风　　　　　B. 止痉　　　　　C. 止痛　　　　　D. 止痒　　　　　E. 化湿

三、简答题

1. 川乌的功效、用法用量和使用注意是什么？

2. 羌活与独活功用之异同为何？

3. 祛风湿药的使用注意为何？

（战文翔）

书网融合……

知识回顾　　　微课1　　　微课2　　　习题

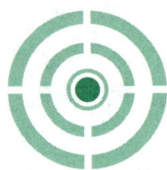

第十章　化湿药

学习目标

知识要求：

1. 掌握化湿药的含义、功效、应用、用法用量及使用注意；掌握广藿香、厚朴、苍术、砂仁的性能、功效、临床应用、用法用量及使用注意；掌握广藿香和佩兰，厚朴和苍术，砂仁、豆蔻和草果的功用异同。

2. 熟悉佩兰、豆蔻的功效及临床应用。

3. 了解草豆蔻、草果的功效及临床应用。

技能要求：

1. 学会利用重点药物的性能和功效辨证治疗湿阻中焦证。

2. 学会对功用相似的药物进行异同比较。

凡气味芳香，性偏温燥，以化湿运脾为主要功效，治疗湿阻中焦证的药物，称为化湿药，因本类药物多具芳香气味，故亦称芳香化湿药。个别药性偏于温燥且较强的，称之燥湿药。

化湿药多辛香温燥，主入脾、胃二经，能醒脾化湿，燥湿健脾。同时，因其辛能行气，香能通气，故具有化湿运脾、开胃和中、疏畅气机，解除因湿浊引起的脾胃气滞之病机的作用。化湿药主要适用于湿浊中阻，脾为湿困，运化失常所致的脘腹痞满、食少体倦、呕吐反酸、大便溏薄、口甘多涎、舌苔白腻等症。此外，部分药物有解暑、辟秽之功，暑湿、湿温等证亦可选用。

使用化湿药时，应根据湿证的不同情况及兼证进行合理的配伍用药，如湿阻气滞者，配行气药；寒湿者，配温里药；脾虚生湿者，配健脾药；湿温、湿热、暑湿者，配清热燥湿、解暑利湿之品。

使用化湿药时需注意，本类药物辛温香燥，易耗气伤阴，故阴虚血燥及气虚者慎用；化湿药气味芳香，多含挥发油，因此入汤剂宜后下，不宜久煎，以免其有效成分挥发而降低药效。

现代研究表明，化湿药多能刺激嗅觉、味觉及胃黏膜，从而促进胃液分泌，兴奋肠管蠕动，使胃肠推进运动加快，以达到增强食欲、促进消化、排除肠道积气的作用，部分化湿药还兼有抗病原微生物、抗溃疡、抗炎、抗风湿、止痛等作用。

广藿香

guǎnghuòxiāng《名医别录》

【来源】为唇形科植物广藿香*Pogostemon cablin*（Blanco）Benth. 的干燥地上部分。主产于广东、海南等地，产于广东石牌者为道地药材。夏、秋季枝叶茂盛时采割，日晒夜闷，反复至干。切段，生用。

【处方用名】广藿香、藿香、南藿香。

【性味归经】辛，微温。归脾、胃、肺经。

【功效】芳香化浊，和中止呕，发表解暑。

【临床应用】

1. **湿阻中焦证** 本品气味芳香，为芳香化湿浊要药。治湿浊内阻，脾胃不运所致脘腹痞闷、少食作呕、神疲体倦等症，常与苍术、厚朴、半夏等配伍，如不换金正气散。

2. **呕吐** 本品"治脾胃吐逆，为最要之药"，既可芳香化湿浊，又能和中止呕，尤其适用于湿浊中阻之呕吐，单用或配半夏配伍。至于其他呕吐，也可配伍使用。如寒湿呕吐配丁香、豆蔻等，湿热呕吐配黄连、竹茹等，妊娠呕吐配砂仁、紫苏梗等。

3. **湿温初起或暑湿表证** 本品芳香，既可化湿邪，又能祛暑解表。如治湿温病初起，湿热并重者，常与黄芩、滑石、石菖蒲等配伍，如甘露消毒丹。如治疗暑湿外感风寒，内伤湿浊，常与紫苏、厚朴、半夏等同用，共奏解表化湿，理气和中之功，如藿香正气散。

【用法用量】煎服，3~10g，不宜久煎，或入丸散。

【使用注意】阴虚血燥者不宜用。

【现代研究】

1. **化学成分** 本品含挥发油，其主要成分为百秋李醇（广藿香醇）、广藿香酮、丁香酚、桂皮醛等。2020年版《中国药典》规定本品含百秋李醇不得少于0.10%。

2. **药理作用** 本品有促进胃液分泌、调节胃肠功能、抗病原微生物、抗炎作用，还具有一定的抗肿瘤、抗过敏作用。

3. **现代应用** 常配伍他药治疗胃肠型感冒、小儿秋季腹泻、夏季空调综合征、消化不良、非感染性腹泻等，也可外用治疗足癣、阴道炎等疾病。

苍 术

cāngzhú《神农本草经》

【来源】为菊科植物茅苍术 *Atractylodes lancea*（Thunb.）DC. 或北苍术 *Atractylodes chinensis*（DC.）Koidz. 的干燥根茎。前者主产于江苏、湖北等地，以产于江苏茅山一带者为佳，故为茅苍术；后者主产于河北、山西等地。春秋二季采挖，除泥沙，晒干，撞去须根。以切面朱砂点多，香气浓者为佳。生用或炒用。

【处方用名】苍术、茅苍术、北苍术、炒苍术、焦苍术。

【性味归经】辛、苦，温。归脾、胃、肝经。

【功效】燥湿健脾，祛风散寒，明目。

【临床应用】

1. **湿阻中焦证** 本品"为湿家要剂"，芳香燥烈，有较强的燥湿健脾之功。主治湿阻中焦，脾失健运而致脘腹胀闷、呕恶食少、吐泻乏力、舌苔白腻等症较为适宜，单用有效，常与厚朴、陈皮、甘草等配伍，如平胃散。治脾虚湿聚，水湿内停之痰饮或外溢之水肿，则与茯苓、泽泻、猪苓等利水渗湿药同用，如胃苓汤。

2. **风湿痹证** 本品治痹证湿胜者，可与薏苡仁、独活、羌活等同用。若治湿热痹痛，可与石膏、知母等药同用；若治湿热下注，两足麻木或肿痛、痿软无力等症，常与黄柏、牛膝同用。

3. **风寒夹湿表证** 本品长于胜湿，又兼发汗解表。治风寒夹湿表证，症见恶寒发热、头身重疼、无汗者，常与麻黄、白芷、防风等同用。

此外，本品尚能明目，用于夜盲症及眼目昏涩。可单用，或与羊肝、猪肝蒸煮同食。

【用法用量】煎服，3~9g。苍术生用，温燥而辛烈，燥湿、祛风、散寒力强；麸炒苍术，辛燥之性缓和，长于燥湿健脾；焦苍术辛燥之性大减，以固肠止泻为主。

【使用注意】本品苦温燥烈，故阴虚内热、气虚多汗者忌服。

【现代研究】

1. **化学成分** 本品含挥发油，其主要成分为苍术素、茅术醇、β-桉油醇、苍术醇等成分。2020年版《中国药典》规定本品含苍术素不得少于0.30%；麸炒苍术不得少于0.20%。

2. **药理作用** 本品具有调整胃肠运动、抗溃疡、抗病原微生物、抗炎、保肝、降血糖及利尿等多种药理作用。

3. **现代应用** 临床常以本品随证配伍他药，可治慢性肾衰竭、胃下垂、慢性胃炎等疾病。

厚 朴
hòupò《神农本草经》

【来源】 为木兰科植物厚朴 *Magnolia officinalis* Rehd. et Wils. 或凹叶厚朴 *Magnolia officinalis* Rehd. et Wils. var. *biloba* Rehd. et Wils. 的干燥干皮、根皮及枝皮。主产于四川、湖北等地，习惯以产于四川者为道地药材。4~6月剥取，根皮和枝皮直接阴干；干皮置沸水中微煮后，堆置阴湿处，"发汗"至内表面变紫褐色或棕褐色时，蒸软，取出，卷成筒状，干燥。切片或丝，生用或姜汁炙用。

【处方用名】 厚朴、川厚朴、姜厚朴。

【性味归经】 苦、辛，温。归脾、胃、肺、大肠经。

【功效】 燥湿消痰，下气除满。

【临床应用】

1. **湿滞伤中、脘痞吐泻** 本品能燥湿，又能下气除胀。常与苍术、陈皮等同用，如平胃散。

2. **食积气滞、腹胀便秘** 本品可行气宽中，消积导滞。治胃肠积滞之便秘腹胀，常与大黄、枳实同用，如厚朴三物汤。治热结便秘，腹满胀痛，常与大黄、芒硝、枳实同用，如大承气汤。

3. **痰饮喘咳** 本品能燥湿消痰，降气平喘。治痰饮阻肺，肺气不降，咳喘胸闷，可与紫苏子、陈皮、半夏等同用，如苏子降气汤；治宿有喘病，复感风寒，可与桂枝、苦杏仁、生姜等同用，如桂枝加厚朴杏子汤；痰凝气滞之梅核气，多与半夏、茯苓相配，如半夏厚朴汤。

【用法用量】 煎服，3~10g。厚朴生用，辛温峻烈，对咽喉有刺激性。姜制后可消除对咽喉的刺激性，增强宽中、和胃、止呕的功效。

【使用注意】 本品苦降下气，辛温燥烈，故体虚及孕妇慎用。

【现代研究】

1. **化学成分** 本品主要含厚朴酚、和厚朴酚、生物碱、皂苷、鞣质、烟酸、挥发油等化学成分。2020年版《中国药典》规定含厚朴酚与和厚朴酚的总量不得少于2.0%。

2. **药理作用** 本品有调节胃肠功能、抗病原微生物、抗溃疡、抗炎镇痛、保肝、抗血小板凝聚集、降血压等多种药理作用。

3. **现代运用** 临床常以本品随证配伍他药，可治疗慢性咽炎、支气管哮喘、反流性食管炎、慢性胃炎、胃功能消化不良等疾病。

🏫 课堂互动 10-1

厚朴与苍术功用有何异同？

答案解析

砂 仁
shārén《药性论》

【来源】 为姜科植物阳春砂 *Amomum villosum* Lour.、绿壳砂 *Amomum villosum* Lour. var. *xanthioides* T. L. Wu et Senjen 或海南砂 *Amomum longiligulare* T. L. Wu 的干燥成熟果实。阳春砂主产于广东、广西等地；海

南砂主产于广东、海南等地；绿壳砂主产于越南、泰国、印度尼西亚等地。以阳春砂质量为优。夏、秋二季果实成熟时采收，晒干或低温干燥。用时打碎，生用。

【处方用名】砂仁、砂米、缩砂仁、阳春砂、春砂。

【性味归经】辛，温。归脾、胃、肾经。

【功效】化湿开胃，温脾止泻，理气安胎。

【临床应用】

1. 湿阻气滞证　本品有良好的化湿醒脾开胃，行气温中之效。常用于湿阻或气滞所致脾胃不和诸证。若寒湿气滞，常配厚朴、陈皮、枳实等；若脾胃气滞，常与木香、枳实、白术等药同用，如香砂枳术丸（《景岳全书》）；若脾胃气虚，痰阻气滞，常配党参、白术、茯苓等，如香砂六君子汤（《和剂局方》）。

2. 呕吐泄泻　本品有开胃止呕，温脾止泻之效。治脾胃虚寒吐泻，单用或研末吞服，或与干姜、附子等同用；治食伤胃寒，呕吐而泻，常与陈皮、丁香、木香等同用。

3. 妊娠恶阻，胎动不安　本品治妊娠气滞，胎动不安，呕逆不能食，可单用或与紫苏梗、白术等同用；治气血不足，胎动不安，可与人参、白术、熟地黄等同用，如泰山磐石散（《古今医统》）。

【用法用量】煎服，3~6g，后下。

【使用注意】砂仁辛香温燥，故阴虚血燥者慎用。

【现代研究】

1. 化学成分　本品主要成分含挥发油，油中主成分为乙酸龙脑酯、芳樟醇、龙脑、樟脑等。阳春砂及绿壳砂的种子团含挥发油不得少于3.0%（ml/g）；海南砂种子团含挥发油不得少于1.0%（ml/g）。

2. 药理作用　本品具有促进消化液分泌、促进胃肠运动、抗炎、抗血小板聚集、抗溃疡、镇痛等多种药理作用。

3. 现代应用　本品配伍他药可治疗急慢性胃炎、胃及十二指肠溃疡、慢性胆囊炎、肠易激综合征、小儿厌食等疾病。

　　🍃 知识拓展

砂仁—— 一种长在地上的果实

　　砂仁是一种草本植物，它结的果跟别的植物不一样。别的草都是往上长，在上面开花结果。砂仁则是从它自己脚下的根上单独长出一个茎，这个茎不长叶子，直接开花结果。而且这个茎非常矮，结的砂仁看上去就好像是结在地上一样。这叫附根而生，是附在根上另长出来的，故它入下焦要多一些。而我们讲的很多芳香的药，都偏入上焦、中焦，因为芳香轻浮，不容易往下走。

豆 蔻
dòukòu《名医别录》

【来源】为姜科植物白豆蔻 *Amomum kravanh* Pierre ex Gagnep. 或爪哇白豆蔻 *Amomum compactum* Soland ex Maton 的干燥成熟果实。前者习称"原豆蔻"，主产于柬埔寨、泰国、越南；后者习称"印尼白蔻"，主产于印度尼西亚。我国云南、海南、广东、广西等地亦有栽培。又名白豆蔻。秋季果实由绿色转成黄绿色时采收，晒干。均以个大、饱满、气味浓者为佳。生用，用时捣碎。

【处方用名】白豆蔻、豆蔻、白蔻仁、豆蔻仁。

【性味归经】辛，温。归肺、脾、胃经。

【功效】化湿行气，温中止呕，开胃消食。

【临床应用】

1. 湿阻气滞证　本品可化湿行气，又能开胃消食。治湿阻中焦、脘腹痞满、食积不消，常与广藿香、佩兰、陈皮等同用；治脾胃虚弱、胸腹虚胀、食少无力，常与党参、白术等同用，如白豆蔻丸（《太平圣惠方》）。

2. 呕吐　本品能化湿，行气，温中，又擅止呕。治胃寒湿阻气滞呕吐，可单用为末服，或配广藿香、半夏、陈皮等同用。治小儿胃寒，吐乳不食，可与砂仁、甘草等药研细末服之。

【用法用量】煎服，3~6g。入煎剂宜后下。

【使用注意】阴虚血燥者慎用。

【现代研究】

1. 化学成分　本品含挥发油、皂苷、色素及脂肪油等成分。2020版《中国药典》规定，原豆蔻仁含挥发油不得少于5.0%（m/g）；印尼白蔻仁不得少于4.0%（ml/g）。

2. 药理作用　本品有促进胃液分泌、增进胃肠蠕动、止呕、解酒等多种药理作用。

3. 现代运用　临床以本品配伍他药，可治疗急慢性胃炎、胃及十二指肠溃疡、消化不良等多种疾病。

【附药】草豆蔻

为姜科植物草豆蔻 *Alpinia katsumadai* Hayata 的干燥近成熟种子。辛，温。归脾、胃经。具有燥湿行气，温中止呕功效。用于寒湿内阻，脘腹胀满冷痛，嗳气呕逆，不思饮食。

豆蔻、草豆蔻两者均性味辛、温，入脾、胃经，有化湿散寒止呕的作用，皆可用于治疗寒湿中阻之证。但草豆蔻辛温燥烈之性较强，善于燥湿化浊、温中除寒、开郁化食，适用于寒湿郁结中焦之脘腹胀闷、胃脘冷痛、气逆呕吐等。豆蔻芳香气清，温燥之性较草豆蔻弱，长于行气温中化湿，尤善行中、上二焦之气滞，常用于寒湿中阻之脘腹胀满、呕吐泄泻、噎膈及湿温初起之胸闷不畅等。

📛 课堂互动 10-2

豆蔻与砂仁功用有何异同？

答案解析

佩 兰
pèilán《神农本草经》

【来源】为菊科植物佩兰 *Eupatorium fortunei* Turcz. 的干燥地上部分。主产于河北、山东等地。本品以杂质少、叶多、色绿、香气浓者为佳。夏、秋二季分两次采割，除去杂质，晒干。切段，生用。

【处方用名】佩兰、香佩兰。

【性味归经】辛，平。归脾、胃、肺经。

【功效】芳香化湿，醒脾开胃，发表解暑。

【临床应用】

1. 湿阻中焦证　本品气味芳香，其化湿和中之功与广藿香相似，治湿阻中焦证，每相须为用；治脾经湿热，口中甜腻、多涎口臭等脾瘅证，单用煎服，或与黄芩、白芍、甘草等同用。

2. 暑湿表证、湿温初起　本品化湿又能解暑。治暑湿表证，常配广藿香、苏叶、石菖蒲等，如复方藿香片（《部颁标准》）；治湿温初起，常与藿香叶、薄荷叶、芦根、薏苡仁等同用。

【用法用量】煎服，3~10g。鲜品加倍。外用适量，装香囊佩戴。

【现代研究】

1. 化学成分　本品主要含挥发油、蒲公英甾醇、豆甾醇等成分。

2. 药理作用　本品水煎剂对白喉棒状杆菌、金黄色葡萄球菌、变形杆菌、伤寒沙门菌均有抑制作用；所含伞花烃、乙酸橙花酯对流感病毒有直接抑制作用；挥发油灌胃具有明显的祛痰作用。

3. **现代运用**　应用本品配伍他药，可治疗梅尼埃病、婴儿腹泻、轮状病毒性肠炎等疾病。

👐 **课堂互动 10-3**

佩兰与广藿香功用有何异同？

答案解析

草　果

cǎoguǒ《饮膳正要》

【来源】为姜科植物草果 *Amomum tsao-ko* Crevost et Lemaire 的干燥成熟果实。主产于云南、广西等地。秋季果实成熟时采收，除去杂质，晒干或低温干燥。清炒去壳取仁用，或姜汁炙用，或取仁生用，用时捣碎。

【处方用名】草果、草果仁、炒草果仁、姜草果仁。

【性味归经】辛，温。归脾、胃经。

【功效】燥湿温中，截疟除痰。

【临床应用】

1. **寒湿中阻证**　本品燥湿、温中之力皆强于草豆蔻，故多用于治寒湿偏盛之脘腹冷痛、呕吐泄泻、舌苔浊腻等，常与吴茱萸、干姜、砂仁等同用。

2. **疟疾寒热、瘟疫发热**　本品芳香辟浊，温脾燥湿，除痰截疟。治疗疟疾寒热往来，多与常山、槟榔等同用，如草果饮（《普济方》）；治疗瘟疫发热，可与青蒿、黄芩、绵马贯众等同用。

【用法用量】煎服，3~6g。去壳取仁，捣碎用。炒草果功善除痰截疟，散邪外出，多用于治疗疟疾、瘟疫初起。姜草果燥烈之性缓和，温中祛寒止痛、止呕力增强，多用于寒湿阻滞脾胃，脘腹胀满疼痛、呕吐食少等症。

【使用注意】阴虚血燥者慎用。

【现代研究】

1. **化学成分**　本品主含挥发油，主要有桉油精、香叶醇、柠檬醛等。《中国药典》规定，草果种子团含挥发油不得少于1.4%（ml/g），炒草果仁不得少于1.0%（ml/g），姜草果仁不得少于0.7%（ml/g）。

2. **药理作用**　本品所含的 α- 和 β- 蒎烯有镇咳祛痰作用。1,8-桉油素有镇痛、解热、平喘等作用。β-蒎烯有较强的抗炎作用，并有抗真菌作用。大鼠口服香叶醇能抑制胃肠运动，小量口服有轻度利尿作用。

3. **现代应用**　本品配伍他药，可治疗急性结膜炎、剖宫产术后腹胀、急慢性胃炎、消化不良、流行性感冒等；外擦可治斑秃等疾病。

目标检测

答案解析

一、单项选择题

1. 下列各项中属于消除脘腹胀满之要药的是（　　）

　　A. 藿香　　　　　B. 佩兰　　　　　C. 苍术　　　　　D. 厚朴　　　　　E. 砂仁

2. 最宜治湿浊中阻之呕吐的药物是（　　）

　　A. 苏叶　　　　　B. 香薷　　　　　C. 生姜　　　　　D. 黄连　　　　　E. 藿香

3. 长于行气，燥湿，消积，兼能降气平喘的药物是（　　）

　　A. 苏叶　　　　　B. 厚朴　　　　　C. 砂仁　　　　　D. 豆蔻　　　　　E. 香附

4. 既能化湿，又能解暑的药物是（　　）

A. 藿香、佩兰　　　B. 苍术、厚朴　　　C. 砂仁、豆蔻　　　D. 陈皮、青皮　　　E. 茯苓、玉竹

5. 草果的功效是（　　）

A. 温中燥湿，除痰截疟　　　　　B. 芳香化湿，和中止呕　　　　　C. 芳香化湿，健脾和胃

D. 化湿行气，温脾止泻　　　　　E. 燥湿健脾，温胃止呕

6. 白豆蔻与肉豆蔻都具有的功效是（　　）

A. 芳香化湿　　　B. 涩肠止泻　　　C. 理气安胎　　　D. 疏肝理气　　　E. 温中行气

7. 入汤剂宜后下的药物是（　　）

A. 大黄、半夏　　　B. 苍术、厚朴　　　C. 砂仁、白豆蔻　　　D. 车前子、草果　　　E. 香薷、葱白

8. 具有化湿行气，温中止泻，安胎作用的药物是（　　）

A. 厚朴　　　B. 砂仁　　　C. 白豆蔻　　　D. 肉豆蔻　　　E. 草果

二、多项选择题

1. 以下关于芳香化湿药的论述，正确的是（　　）

A. 多辛温，归脾胃经　　　　　B. 入汤剂多宜后下　　　　　C. 多具有利小便作用

D. 多用治湿阻中焦　　　　　E. 易耗气伤阴

2. 以下属于厚朴功效的是（　　）

A. 行气　　　B. 活血　　　C. 燥湿　　　D. 消积　　　E. 平喘

三、简答题

1. 厚朴与苍术功用之异同为何？

2. 豆蔻与砂仁功用之异同为何？

（袁继承）

- -

书网融合……

知识回顾　　　微课1　　　微课2　　　习题

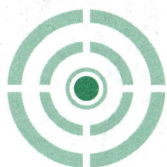

第十一章 利水渗湿药

学习目标

知识要求：

1. 掌握利水渗湿药的含义、功效、应用、分类、用法用量及使用注意；掌握茯苓、薏苡仁、泽泻、车前子、茵陈、金钱草的性能、功效、临床应用、用法用量及使用注意；掌握茯苓与薏苡仁、木通与通草的功用异同。

2. 熟悉猪苓、冬瓜皮、滑石、木通、通草、海金沙、石韦、虎杖、玉米须的功效及临床应用。

3. 了解香加皮、瞿麦、萹蓄、地肤子、灯心草的功效及临床应用。

技能要求：

学会利用药物的性能和功效辨证治疗水湿内停病证。

凡以通利水道，渗泄水湿为主要功效，常用以治疗水湿内停病证的药物，称利水渗湿药。

利水渗湿药味多甘淡或苦，性平或寒凉，主入膀胱、小肠、脾、肾经。具有利水消肿，利尿通淋，利湿退黄等作用，主要用于治疗水肿、小便不利、淋证、黄疸、湿疮、泄泻、带下、湿温等水湿内停的多种病证。

根据利水渗湿药药性及功效主治的不同，分为利水消肿药、利尿通淋药和利湿退黄药三类。

使用利水渗湿药时，须根据不同病证，选用相应的药物，并作适当配伍。如水肿骤起兼有表证者，配宣肺解表药；水肿日久兼脾肾阳虚者，配温补脾肾药；湿热黄疸、湿温、热淋等，配清热药；寒湿者，配温里祛寒药；热伤血络致尿血者，配凉血止血药；因气行则水行，气滞则水停，故本章药物还常与行气药配伍使用，以提高疗效。

使用本类药物时需注意，第一，利水渗湿药易耗伤津液，对阴虚津伤、肾虚遗精遗尿者，应慎用或忌用。第二，有些药物有较强的通利作用，孕妇慎用。

第一节 利水消肿药

本类药物味甘淡，性平或寒凉，多入小肠、肺、肾、膀胱经。淡能渗泄水湿，服药后能使小便通畅，尿量增多，具有利水消肿作用，用于水湿内停之水肿、小便不利，以及泄泻、痰饮等证。

茯 苓
fúlíng《神农本草经》

【来源】为多孔菌科真菌茯苓 *Poria cocos*（Schw.）Wolf 的干燥菌核。主产于安徽、云南、湖北等地。

多于7~9月采挖，阴干，生用。

【处方用名】茯苓、云苓、云茯苓、白茯苓、赤茯苓。

【性味归经】甘、淡，平。归心、肺、脾、肾经。

【功效】利水渗湿，健脾，宁心。

【临床应用】

1. 水肿、小便不利　本品泄而兼补，性平力缓，既可祛邪，又可扶正，利水而不伤正气，为利水渗湿之要药。无论寒热虚实各种水肿均可使用。治水湿内停之水肿、小便不利，常与泽泻、猪苓、白术等同用，如五苓散；治脾肾阳虚水肿，常与附子、生姜等同用，如真武汤；治水热互结，常与滑石、阿胶、泽泻等合用，如猪苓汤。

2. 脾虚诸证　本品能健脾渗湿，治疗脾虚湿盛泄泻，可与山药、白术、薏苡仁等同用，如参苓白术散；治疗脾胃虚弱，倦怠乏力，食少便溏，常配伍人参、白术、甘草等，如四君子汤；治脾虚湿盛之痰饮所致目眩心悸，常配伍桂枝、白术、甘草等，如苓桂术甘汤。

3. 心悸、失眠　本品健脾益心而安神。治心脾两虚之心悸、失眠，多与黄芪、当归、远志等同用，如归脾汤；治水气凌心之心悸，常与桂枝、白术等同用，如茯苓甘草汤。

【用法用量】煎服，10~15g。

【现代研究】

1. 化学成分　本品主要含多糖，以β-茯苓聚糖含量最高；三萜类成分：茯苓酸、块苓酸、齿孔酸等；甾醇类成分：麦角甾醇等。还含蛋白质、脂肪、卵磷脂、腺嘌呤等。

2. 药理作用　茯苓煎剂、糖浆剂、醇提取物、乙醚提取物，分别具有利尿、镇静、抗肿瘤、增加心肌收缩力的作用。茯苓多糖有增强免疫功能的作用。本品还有护肝、降血糖、延缓衰老、抗胃溃疡作用。

3. 现代应用　常以本品为主随证配伍，治疗各种水肿、慢性肺心病心衰、高脂血症、黄雀斑、梅尼埃病等。

【附药】茯苓皮　赤茯苓　茯神

1. 茯苓皮　为多孔菌科真菌茯苓 Poria cocos（Schw.）Wolf菌核的干燥外皮。性味甘、淡、平；归心、肺、脾、肾经。功效：利水消肿。适用于水肿，小便不利。煎服，15~30g。

2. 赤茯苓　为多孔菌科真菌茯苓 Poria cocos（Schw.）Wolf的干燥菌核近外皮部的淡红色部分。性味甘、淡、平。入心、脾、膀胱经。功效：行水、利湿热。适用于小便不利、水肿、淋浊、泄泻。煎服，6~12g；或入丸、散。

3. 茯神　为多孔菌科真菌茯苓 Poria cocos（Schw.）Wolf干燥菌核中间带有松根的部分。性味甘、淡、平；归心、肺、脾、肾经。功效：宁心安神。适用于心神不安、惊悸、健忘、失眠。煎服，10~15g。

薏苡仁
yìyǐrén《神农本草经》

【来源】为禾本科植物薏苡 Coix lacryma-jobi L. var. ma-yuen（Roman.）Stapf的干燥成熟种仁。主产于福建、河北、辽宁等地。秋季果实成熟时采收。生用或炒用。

【处方用名】薏苡仁、薏苡米、苡仁、苡米、麸炒薏苡仁。

【性味归经】甘、淡，凉。归脾、胃、肺经。

【功效】利水渗湿，健脾止泻，除痹，排脓，解毒散结。

【临床应用】

1. 水肿、小便不利　本品淡渗甘补，既渗湿，又健脾，尤善治疗脾虚湿盛之证，可与茯苓、白术、黄芪等药同用；治水湿内停之水肿，小便不利，可与猪苓、泽泻同用。

2. 脾虚泄泻 本品泄而兼补、标本同治，尤宜治脾虚湿盛之泄泻，常与人参、茯苓、白术等合用，如参苓白术散。

3. 湿痹筋脉拘挛 本品渗湿除痹，性寒凉尤适于湿热痹痛。治湿痹而筋脉挛急疼痛者，可与独活、防风、苍术等同用。治湿热痿证，常与黄柏、苍术、牛膝同用，如四妙丸；治暑湿、湿温初起邪在气分，头痛身重者，常配伍苦杏仁、白蔻仁、滑石等药，如三仁汤。

4. 肺痈、肠痈 本品上清肺热，下利胃肠湿浊。治疗肺痈胸痛，咳吐脓痰，常与苇茎、冬瓜仁、桃仁等同用，如苇茎汤。治肠痈，可与附子、败酱草、牡丹皮合用，如薏苡附子败酱散。

5. 赘疣、癌肿 本品解毒散结。可用于治疗扁平疣、癌肿等。

【用法用量】煎服，9~30g。本品力缓，用量宜大。亦可作粥食用。清热利湿宜生用，健脾止泻宜炒用。

【使用注意】孕妇慎用。

【现代研究】

1. 化学成分 本品主要含脂类成分：甘油三油酸酯，α-单油酸甘油酯等；甾醇类成分：顺、反阿魏酰豆甾醇等；苯并唑酮类成分：薏苡素等；还含薏苡仁多糖等。《中国药典》规定本品含甘油三油酸酯（$C_{57}H_{104}O_6$）不得少于0.50%，麸炒薏苡不得少于0.40%。

2. 药理作用 本品煎剂、醇及丙酮提取物对癌细胞有明显抑制作用。薏苡仁内酯对小肠有抑制作用。其脂肪油能使血清钙、血糖量下降，并有解热、镇静、镇痛、调节免疫等作用。

3. 现代应用 常以本品为主随证配伍，治疗慢性腹泻、肺脓肿、扁平疣、尖锐湿疣、带状疱疹、痛风性关节炎、恶性肿瘤、急性病毒性心肌炎等疾病。

🎓 **课堂互动 11-1** ———————————————————————————————

茯苓与薏苡仁功用有何异同？

——

答案解析

猪 苓

zhūlíng《神农本草经》

【来源】为多孔菌科真菌猪苓 *Polyporus umbellatus*(Pers.)Fries 的干燥菌核。主产于陕西、山西、河北、云南、河南等地。春、秋二季采挖，除去泥沙，干燥。切厚片，生用。

【处方用名】猪苓。

【性味归经】甘、淡，平。归肾、膀胱经。

【功效】利水渗湿。

【临床应用】**水肿，小便不利，泄泻** 本品利水渗湿作用强于茯苓而无健脾补益之功。治水湿停滞的水肿，单用即可，也常与泽泻、茯苓、白术同用，如四苓散；治肠胃寒湿，可与肉豆蔻、砂仁、荜茇等同用；治水热互结之小便不利，多与阿胶、泽泻等同用，如猪苓汤；治湿浊带下，可与茯苓、泽泻等同用。

【用法用量】煎服，6~12g。

【现代研究】

1. 化学成分 本品主要含多糖：猪苓葡聚糖、猪苓多糖等；甾醇类成分：麦角甾醇等。还含有机酸、蛋白质等。《中国药典》规定本品含麦角甾醇（$C_{28}H_{44}O$）不得少于0.070%，饮片不得少于0.050%。

2. 药理作用 本品具有利尿作用，其利尿机制是抑制肾小管对水及电解质的重吸收所致。猪苓多糖有抗肿瘤、防治肝炎的作用。猪苓水及醇提取物分别有促进免疫、抗结石形成、抗诱变及抑菌等作用。

3. 现代应用 常以本品为主随证配伍，治疗肝硬化腹水、慢性乙型肝炎、慢性肾炎、系统性红斑狼疮性肾炎、泌尿系统感染、尿道综合征等疾病。

课堂互动 11-2

茯苓与猪苓功用有何异同？

答案解析

泽 泻

zéxiè《神农本草经》

【来源】为泽泻科植物泽泻 *Alisma orientale*（Sam.）Juzep. 的干燥块茎。主产于福建、四川等地。冬季茎叶开始枯萎时采挖，洗净，干燥，除去须根和粗皮，切厚片，晒干。生用或盐水炙用。

【处方用名】泽泻、盐泽泻、建泽泻、川泽泻。

【性味归经】甘、淡，寒。归肾、膀胱经。

【功效】利水渗湿，泄热，化浊降脂。

【临床应用】

1. 水肿、小便不利、痰饮、泄泻　本品利水渗湿作用较强，治疗小便不利、水肿，常与茯苓、猪苓、桂枝等配用，如五苓散。治湿困脾胃，水谷不分，泄泻不止之水泻，常与厚朴、苍术、陈皮等配伍，如胃苓汤；治水湿痰饮之头目昏眩，常与白术等同用，如泽泻汤。

2. 热淋、湿热带下、遗精　本品性寒，既能清膀胱之热，又能泄肾经之虚火，尤适用于下焦湿热。治热淋涩痛、湿热带下，常与木通、车前子等药同用；治肾阴虚之遗精、潮热，则与熟地黄、山茱萸、牡丹皮等同用，泻相火而存阴，如六味地黄丸。

3. 高脂血症　本品利水渗湿，可化浊降脂，常用于治疗高脂血症，可与决明子、荷叶、何首乌等药同用。

【用法用量】煎服，6~10g。

【现代研究】

1. 化学成分　本品主要含四环三萜酮醇类成分：泽泻醇A、B、C，泽泻醇A乙酸酯，泽泻醇B单乙酸酯，泽泻醇C乙酸酯，23-乙酰泽泻醇B，表泽泻醇A，泽泻薁醇等。《中国药典》规定本品含23-乙酰泽泻B（$C_{32}H_{50}O_5$）不得少于0.050%，盐泽泻不得少于0.040%。

2. 药理作用　本品有利尿作用，能增加尿量，增加尿素与氯化物的排泄，对肾炎患者利尿作用更为明显。有降压、降血糖作用，还有抗脂肪肝作用。对金黄色葡萄球菌、肺炎双球菌、结核分枝杆菌有抑制作用。

3. 现代应用　常以本品为主随证配伍，治疗肾性水肿、泌尿系感染、高血压、高脂血症、糖尿病等疾病。

冬瓜皮

dōngguāpí《开宝本草》

【来源】为葫芦科植物冬瓜 *Benincasa hispida*（Thunb.）Cogn. 的干燥外层果皮。全国大部分地区均产。洗净，削取外层果皮，晒干。生用。

【处方用名】冬瓜皮。

【性味归经】甘，凉。归脾、小肠经。

【功效】利尿消肿。

【临床应用】

1. 水肿　本品性凉治水肿以偏热者为宜，单用力缓，常与五加皮、生姜皮等配伍。

2. 暑热烦渴　本品有清热解暑之功。治夏月暑热烦渴，常配冬瓜皮、西瓜皮等，煎汤代茶饮；治暑湿证，可与薏苡仁、滑石等同用。

【用法用量】煎服，9~30g。

【现代研究】

1. 化学成分　本品主要含蜡类及树脂类物质、烟酸、胡萝卜素、葡萄糖、果糖、蔗糖、有机酸。

2. 药理作用　本品有利尿、抗过敏、抗菌、降血糖、调节胃肠运动等作用。

3. 现代应用　常以本品为主随证配伍，治疗妊娠高血压水肿、急性荨麻疹、四肢创伤性水肿等疾病。

香加皮

xiāngjiāpí《中药志》

【来源】为萝藦科植物杠柳 *Periploca sepium* Bge. 的干燥根皮。主产于山西、河北、河南等地。春、秋二季采挖，剥取根皮，切厚片，晒干。生用。

【处方用名】香加皮、北五加皮。

【性味归经】辛、苦，温；有毒。归肝、肾、心经。

【功效】利水消肿，祛风湿，强筋骨。

【临床应用】

1. 水肿　本品温助心肾而利水消肿，临床常用治下肢浮肿，心悸气短，可与葶苈子、黄芪等同用。

2. 风湿痹痛、肝肾不足、筋骨痿软　本品祛风湿、强筋骨，为治风湿痹证常用药。用于风寒湿痹、腰膝酸软，常与当归、独活、淫羊藿等同用；若筋骨痿软行迟，则与怀牛膝、木瓜、巴戟天等同用。

【用法用量】煎服，3~6g。

【使用注意】本品有毒，不宜长期或过量服用。

【现代研究】

1. 化学成分　本品主要含十余种苷类化合物，其中最主要的是强心苷，有杠柳毒苷和香加皮苷 A、B、C、D、E、F、G、K 等。此外还有 4-甲氧基水杨醛。《中国药典》规定本品含 4-甲氧基水杨醛（$C_8H_8O_3$）不得少于 0.20%。

2. 药理作用　本品具有强心、升压、抗癌作用，所含的杠柳苷有增强呼吸系统功能作用。此外，香加皮尚有抗炎及杀虫作用。

3. 现代应用　常以本品为主随证配伍，治疗慢性充血性心力衰竭、水肿、风湿性关节炎等疾病。

课堂互动 11-3

南五加皮与北五加皮功用有何异同？

答案解析

第二节　利尿通淋药

本类药物多苦寒，或甘淡寒，主入膀胱、肾经。善走下焦，清利下焦湿热，以利尿通淋为主要作用，主要用于治疗热淋、血淋、石淋、膏淋等病证。

车前子

chēqiánzǐ《神农本草经》

【来源】为车前科植物车前 *Plantago asiatica* L. 或平车前 *Plantago depressa* Willd. 的干燥成熟种子。全国大部分地区均产。夏、秋二季种子成熟时采收果穗，晒干，搓出种子，除去杂质。生用或盐水炙用。

【处方用名】车前子、车前仁、盐车前子。

【性味归经】甘，寒。归肝、肾、肺、小肠经。

【功效】清热利尿通淋，渗湿止泻，明目，祛痰。

【临床应用】

1. **热淋、水肿**　本品甘寒滑利，善通利水道，清膀胱热。治湿热下注小便淋沥涩痛者，常与木通、滑石、瞿麦等同用，如八正散；治水湿内停之水肿，小便不利，可与猪苓、茯苓、泽泻等同用；若久病肾虚，腰以下水肿较甚者，可与牛膝、熟地黄、山茱萸等同用，如济生肾气丸。

2. **暑湿泄泻**　本品能利水湿，分清浊而止泻，尤适用于大肠湿盛之水泻，小便不利者，可单用研末，米汤送服；治暑湿泄泻，可与香薷、茯苓、猪苓等同用；治脾虚湿胜之泄泻，可与白术、薏苡仁等同用。

3. **目赤肿痛、目暗昏花**　本品清肝热而明目，治目赤涩痛，常与菊花、决明子等同用；治肝肾不足，目暗昏花，配伍熟地黄、菟丝子等，如驻景丸。

4. **肺热咳嗽痰多**　本品清肺化痰止咳。治肺热咳嗽痰多，多与瓜蒌、浙贝母、黄芩等清肺化痰药同用。

【用法用量】煎服，9~15g，宜包煎。

【现代研究】

1. **化学成分**　本品主要含环烯醚萜类成分：桃叶珊瑚苷、京尼平苷酸、都桷子苷酸等。还含毛蕊花糖苷、消旋车前子苷、车前子酸、琥珀酸、车前黏多糖A及甾醇等。《中国药典》规定本品含京尼平苷酸（$C_{16}H_{22}O_{10}$）不得少于0.50%，毛蕊花糖苷（$C_{29}H_{36}O_{15}$）不得少于0.40%；盐车前子含京尼平苷酸（$C_{16}H_{22}O_{10}$）不得少于0.40%，毛蕊花糖苷（$C_{29}H_{36}O_{15}$）不得少于0.30%。

2. **药理作用**　本品有显著利尿作用，还能促进呼吸道黏液分泌，稀释痰液，故有祛痰作用。对各种杆菌和葡萄球菌均有抑制作用。车前子提取液有预防肾结石形成的作用。

3. **现代应用**　常以本品为主随证配伍，治疗小儿腹泻、高血压、上呼吸道感染等疾病。

【附药】车前草

为车前科植物车前 *Plantago asiatica* L. 或平车前 *Plantago depressa* Willd. 的干燥全草。性味甘，寒；归肝、肾、肺、小肠经。具有清热利尿通淋，祛痰，凉血，解毒功效。适用于热淋涩痛，水肿尿少，暑湿泄泻，痰热咳嗽，吐血衄血，痈肿疮毒。煎服9~30g。

滑　石

huáshí《神农本草经》

【来源】为硅酸盐类矿物滑石族滑石，主含含水硅酸镁［$Mg_3(Si_4O_{10})(OH)_2$］。主产于山东、辽宁、广西等地。采挖后，除去泥沙及杂石。洗净，研粉或水飞晾干用。

【处方用名】滑石、滑石粉。

【性味归经】甘、淡，寒。归膀胱、肺、胃经。

【功效】利尿通淋，清热解暑；外用祛湿敛疮。

【临床应用】

1. **热淋、石淋**　本品甘淡滑利，性寒质重，善清膀胱湿热而利水道，质重降泄兼排石，为治热淋，石淋之常用药。治热淋，常与木通、车前子、瞿麦等同用，如八正散；若用于石淋，可与海金沙、金钱草、木通等配伍。

2. **暑湿烦渴、湿温初起**　本品甘淡性寒，为治暑湿、湿温之要药。治暑热烦渴、小便短赤，与甘草同用，即六一散；治湿温初起及暑温夹湿、头痛身重，则与薏苡仁、白蔻仁、苦杏仁等配伍，如三仁汤。

3. **湿疮、湿疹**　本品外用有清热收湿敛疮作用。治湿疮、湿疹，可单用或与枯矾、黄柏等为末，撒布患处；治痱子，可与薄荷、甘草等配合制成痱子粉外用。

【用法用量】煎服，10~20g；滑石块先煎，滑石粉包煎。外用适量。

【现代研究】

1. **化学成分**　本品主要含含水硅酸镁［$Mg_3(Si_4O_{10})(OH)_2$］。还含氧化铝、氧化镍等。《中国药典》规定本品含硅酸镁［$Mg_3(Si_4O_{10})(OH)_2$］不得少于88.0%。

2. **药理作用**　本品有利水作用。还有吸附和收敛作用，内服能保护肠壁。滑石粉撒布创面形成被膜，有保护创面，吸收分泌物，促进结痂的作用。在体外，10%滑石粉对伤寒沙门菌、甲型副伤寒沙门菌有抑制作用。

3. **现代应用**　常以本品为主随证配伍，治疗泌尿系统结石、褥疮、湿疹、皮炎、肾小球肾炎等疾病。

🏆 **课堂互动 11-4** ————————————————————————

车前子与滑石功用有何异同？

答案解析

木　通

mùtōng《神农本草经》

【来源】为木通科植物木通 *Akebia quinata*（Thunb.）Decne、三叶木通 *Akebia trifoliata*（Thunb.）Koidz.，或白木通 *Akebia trifoliata*（Tunb.）Koidz. var. *australis*（Diels）Rehd. 的干燥藤茎。主产于江苏、湖南、湖北等地。秋季采收，截取茎部，除去细枝，阴干，切片。生用。

【处方用名】木通。

【性味归经】苦，寒。归心、小肠、膀胱经。

【功效】利尿通淋，清心除烦，通经下乳。

【临床应用】

1. **淋证、水肿**　本品能利尿通淋，使湿热下行从小便排出。治膀胱湿热，小便短赤，常与车前子、滑石等配伍，如八正散；治疗水肿，可与猪苓、桑白皮等同用。

2. **心烦尿赤、口舌生疮**　本品味苦性寒，上清心火，下泄小肠。常用治心火上炎，口舌生疮，或心火下移于小肠而致的心烦尿赤，多与生地黄、甘草、竹叶等配伍，如导赤散。

3. **经闭乳少**　本品入血分，能通经下乳。治血瘀经闭，可与红花、桃仁、丹参等同用；治乳汁短少或不通，可与王不留行、穿山甲等配伍。

此外，本品还能利血脉、通关节，与桑枝、薏苡仁等同用，治疗湿热痹痛。

【用法用量】煎服，3~6g。

【现代研究】

1. **化学成分**　本品主要含三萜及其苷类成分：常春藤皂苷元、齐墩果酸、木通皂苷、白桦脂醇；苯乙醇苷类成分：木通苯乙醇苷B；还含豆甾醇、β-谷甾醇、胡萝卜苷、肌醇、蔗糖及钾盐等成分。《中国药典》规定本品含木通苯乙醇苷B（$C_{23}H_{26}O_{11}$）不得少于0.15%。

2. **药理作用**　三叶木通水提取物有抗炎作用，对乙型链球菌、志贺菌属抑菌作用明显，对大肠埃希菌、金黄色葡萄球菌也有一定抑菌作用，并有利尿作用。木通提取物有抗血栓作用。

3. **现代应用**　常以本品为主随证配伍，治疗水肿、产后缺乳、口疮、风湿性关节炎等疾病。

【附药】川木通　关木通

1. **川木通**　为毛茛科植物小木通 *Clematis armandii* Franch. 或绣球藤 *Clematis montana* Buch.-Ham. 的干燥藤茎。性味苦，寒；归心、小肠、膀胱经。具有利尿通淋，清心除烦，通经下乳功效。适用于淋证，水肿，心烦尿赤，口舌生疮，经闭乳少，湿热痹痛。煎服，3~6g。孕妇慎用；不宜长期或大量服用。

2. **关木通**　为马兜铃科植物东北马兜铃 *Aristolochia manshuriensis* Kom. 的藤茎。主产于吉林、辽宁、黑龙江等地。性味苦，寒；有毒。归心、小肠、膀胱经。具有利尿通淋，清心火，通经下乳功效。用于热淋涩痛、水肿、脚气肿痛、口舌生疮、心烦尿赤、经闭乳少、湿热痹痛。煎服，3~6g。

关木通所含的马兜铃酸为有毒成分，关木通用量过大，可引起急性肾功能衰竭，甚至死亡。中毒症状表现为上腹不适，续而呕吐、头痛、胸闷、腹胀隐痛、腹泻，或面部浮肿、尿频、尿急，渐起周身浮肿，神志不清等。中毒主要原因为过量服用和久服。近年国内外有不少关木通引起肾脏损害等不良反应的报道，为保证用药安全，国家已于2004年下文停用关木通的药用标准，以"木通"代之。

通 草

tōngcǎo《本草拾遗》

【来源】为五加科植物通脱木 *Tetrapanax papyrifer*（Hook.）K. Koch 的干燥茎髓。主产于广西、四川等地。秋季割取茎，截成段，趁鲜时取出髓部，理直，晒干，切厚片，生用。

【处方用名】通草。

【性味归经】甘、淡，微寒。归肺、胃经。

【功效】清热利尿，通气下乳。

【临床应用】

1. 湿热淋证　本品甘淡渗湿，清降力缓，能引热下行而利小便，通淋消肿不伤正气。尤适用于热淋之小便不利，可与冬葵子、滑石、石韦等同用；治石淋，可与金钱草、海金沙、石韦等同用；

2. 产后乳汁不下或乳少　本品通胃气上达而下乳汁。多用于产后乳汁不畅或乳少，常与穿山甲、王不留行、木通等同用。

此外，本品可用治湿温初起及暑温夹湿，头身疼痛、肢体倦怠、午后身热等症，常与薏苡仁、白蔻仁、苦杏仁等同用，如三仁汤。

【用法用量】煎服，3~5g。

【使用注意】孕妇慎用。

【现代研究】

1. 化学成分　本品主要含肌醇、多聚戊糖、葡萄糖、半乳糖醛酸及谷氨酸等15种氨基酸，还含有钙、镁、铁等21种微量元素。

2. 药理作用　本品有利尿作用，并能明显增加尿钾排出量，有促进乳汁分泌等作用。通草多糖具有一定调节免疫和抗氧化的作用。

3. 现代应用　常以本品为主随证配伍，治疗泌尿系结石、产后乳胀、产后尿潴留、肾盂积水等疾病。

> ✏️ 知识拓展
>
> 　　通草与木通名称不同，性味有别。但今之木通，古书称之为"通草"。今之通草，古书称之为"通脱木"。古今称谓有别，注意区分。
>
> 　　此外，小通草为旌节花科植物喜马山旌节花 *Stachyurus himalaicus* Hook. f. et Thoms.、中国旌节花 *Stachyurus chinensis* Franch.，或山茱萸科植物青荚叶 *Helwingia japonica*（Thunb.）Dietr. 的干燥茎髓。其性味归经、功效、主治病证、用法用量与通草相似，部分地区亦作通草使用。

瞿 麦

qúmài《神农本草经》

【来源】为石竹科植物瞿麦 *Dianthus superbus* L. 或石竹 *Dianthus chinensis* L. 的干燥地上部分。主产于河北、辽宁等地。夏、秋二季花果期采割，除去杂质，干燥。切段。生用。

【处方用名】瞿麦。

【性味归经】苦，寒。归心、小肠经。

【功效】利尿通淋，活血通经。

【临床应用】

1. **淋证**　本品善清心与小肠之火，导热下行而利尿通淋。治疗热淋涩痛，常与萹蓄、木通、车前子等同用，如八正散；治血淋涩痛，可与栀子、蒲黄等同用；治石淋，小便不通，可与石韦、滑石、冬葵子等配伍，如石韦散。

2. **血热瘀阻经闭，月经不调**　本品对于血热瘀阻之经闭或月经不调尤为适宜，常与桃仁、红花、丹参等同用。

【用法用量】煎服，9~15g。

【使用注意】孕妇慎用。

【现代研究】

1. **化学成分**　本品含花色苷、水杨酸甲酯、丁香油酚、维生素A样物质、皂苷、糖类。

2. **药理作用**　本品煎剂有利尿作用，其穗作用较茎强。还有兴奋肠管，抑制心脏，降低血压，影响肾血容积作用。对杆菌和葡萄球菌均有抑制作用。对着床期、早期妊娠、中期妊娠均有较显著的致流产、致死胎的作用，且随剂量增加作用增强。

3. **现代应用**　常以本品为主随证配伍，治疗泌尿系感染、尿道综合征、糖尿病肾病等疾病。

萹　蓄
biānxù《神农本草经》

【来源】为蓼科植物萹蓄 *Polygonum aviculare* L. 的干燥地上部分。全国大部分地区均产。夏季叶茂盛时采收，除去根和杂质，晒干。切段。生用。

【处方用名】萹蓄。

【性味归经】苦，微寒。归膀胱经。

【功效】利尿通淋，杀虫止痒。

【临床应用】

1. **热淋、血淋**　本品苦寒清降，专入膀胱经清利下焦湿热。治热淋涩痛、石淋，常与木通、瞿麦、车前子等同用，如八正散；治血淋，可与大蓟、小蓟、白茅根等同用。

2. **湿疹、阴痒、虫积腹痛**　本品苦能燥湿，微寒清热，用于皮肤湿疹、湿疮、阴痒带下，可单味煎水外洗，亦可配伍地肤子、蛇床子、荆芥等煎水外洗；又善"杀三虫"，治蛔虫病、蛲虫病、钩虫病，可煎汤空腹服，以提高疗效。

【用法用量】煎服，9~15g。外用适量，鲜品加倍。

【现代研究】

1. **化学成分**　本品主要含槲皮素、萹蓄苷、槲皮苷、杨梅苷、咖啡酸、绿原酸、钾盐、硅酸等。《中国药典》规定本品含杨梅苷（$C_{21}H_{20}O_{12}$）不得少于0.030%。

2. **药理作用**　本品有显著的利尿作用。有驱蛔虫、蛲虫及缓下作用。对葡萄球菌、福氏志贺菌属、铜绿假单胞菌及多种皮肤真菌均有抑制作用。其水及乙醇提取物能促进血液凝固，增强子宫张力。静脉注射有降压作用。

3. **现代应用**　常以本品为主随证配伍，治疗泌尿系感染、细菌性痢疾、滴虫性肠炎、阴囊鞘膜积液等疾病。

地肤子
dìfūzǐ《神农本草经》

【来源】为藜科植物地肤 *Kochia scoparia*(L.)Schrad. 的干燥成熟果实。主产于河北、山西、山东等地。

秋季果实成熟时采收植株，晒干，打下果实，除去杂质。生用。

【处方用名】地肤子。

【性味归经】辛、苦，寒。归肾、膀胱经。

【功效】清热利湿，祛风止痒。

【临床应用】

1. 热淋　本品苦寒降泄，清热利湿而通淋。治膀胱湿热，小便不利，常与木通、瞿麦、冬葵子等同用。

2. **风疹、湿疹、皮肤瘙痒、阴痒**　本品能清利湿热，祛风止痒。治疗风疹，湿疹，皮肤瘙痒，常与白鲜皮、蝉蜕、黄柏等同用；若治下焦湿热，外阴湿痒者，可与苦参、龙胆草、白矾等煎汤外洗患处。

【用法用量】煎服，9~15g。外用适量，煎汤熏洗。

【现代研究】

1. 化学成分　本品主要含皂苷类成分：地肤子皂苷Ⅰc、地肤子皂苷B_2、$3-O-$［$\beta-D-$吡喃木糖基（$1\rightarrow3$）$\beta-D-$吡喃葡萄糖醛酸基］齐墩果酸；甾类成分：$20-$羟基蜕皮素；三萜类成分：齐墩果酸等。《中国药典》规定本品含地肤子皂苷Ⅰc（$C_{41}H_{64}O_{13}$）不得少于1.8%。

2. 药理作用　本品水浸剂对多种皮肤真菌，均有不同程度的抑制作用。有较弱的利尿作用。还有抗过敏、抗菌、降血糖、调节胃肠运动等作用。

3. 现代应用　常以本品为主随证配伍，治疗急性乳腺炎、乳腺增生症、慢性乙型肝炎、前列腺增生等疾病。

海金沙

hǎijīnshā《嘉祐本草》

【来源】为海金沙科植物海金沙 *Lygodium japonicum*（Thunb.）Sw. 的干燥成熟孢子。主产于浙江、江苏、湖南等地。秋季孢子未脱落时采割藤叶，晒干，搓揉或打下孢子，除去藤叶。生用。

【处方用名】海金沙。

【性味归经】甘、咸，寒。归膀胱、小肠经。

【功效】清热利湿，通淋止痛。

【临床应用】各种淋证　本品咸寒通泄，甘缓止痛，功专于利尿通淋止痛，为治诸淋涩痛之要药。治热淋，以本品为末，甘草汤送服；治血淋，常配小蓟、白茅根等；治石淋，与鸡内金、金钱草等配伍；治膏淋，可与萆薢、滑石、石菖蒲等同用。

【用法用量】煎服，6~15g，包煎。

【现代研究】

1. 化学成分　本品主要含脂肪油：棕榈酸、油酸、亚油酸还含金沙素等。

2. 药理作用　本品煎剂对金黄色葡萄球菌、铜绿假单胞菌、福氏志贺菌属、伤寒沙门菌等均有抑制作用。海金沙还有利胆及降血糖作用。

3. 现代应用　常以本品为主随证配伍，治疗带状疱疹、胃脘痛、婴幼儿腹泻等疾病。

【附药】海金沙藤

为海金沙科植物海金沙 *Lygodium japonicum*（Thunb.）Sw. 的干燥地上部分。药性功效与海金沙相似。除治淋证涩痛外，亦用于痈肿疮毒、疖腮和黄疸。煎服，15~30g。外用适量，煎汤外洗或捣敷。

石　韦

shíwéi《神农本草经》

【来源】为水龙骨科植物庐山石韦 *Pyrrosia shearreri*（Bak.）Ching、石韦 *Pyrrosia lingua*（Thunb.）Farwell 或有柄石韦 *Pyrrosia petiolosa*（Christ）Ching的干燥叶。全国大部分地区均产。全年均可采收，除去根茎

及根，晒干或阴干，切段，生用。

【处方用名】石韦。

【性味归经】甘、苦，微寒。归肺、膀胱经。

【功效】利尿通淋，清肺止咳，凉血止血。

【临床应用】

1. 湿热淋证　本品清利膀胱湿热而通淋，兼可止血，排石，尤适用于血淋、石淋；用于血淋，与当归、蒲黄、小蓟等同用；用于石淋，常配金钱草、海金沙、滑石等药。用于热淋，常配车前子、瞿麦等药；

2. 肺热喘咳　本品性寒清肺热而止咳喘。治肺热咳喘，可与鱼腥草、黄芩、芦根等同用。

3. 血热出血　本品能凉血止血，治血热妄行之吐血、衄血、尿血、崩漏，可配伍侧柏叶、白茅根、地榆、槐花等药。

【用法用量】煎服，6~12g。

【现代研究】

1. 化学成分　本品主要含有机酸类成分：绿原酸；黄酮及其苷类成分：山柰酚、槲皮素、异槲皮素、三叶豆苷、紫云英苷、甘草苷、芒果苷、异芒果苷。《中国药典》规定本品含绿原酸（$C_{16}H_{18}O_9$）不得少于0.20%。

2. 药理作用　本品煎剂对金黄色葡萄球菌、变形杆菌、大肠埃希菌等有不同程度的抑制作用。还有肾保护作用、镇咳祛痰、降血糖及抗Ⅰ型单纯疱疹病毒作用。

3. 现代应用　常以本品为主随证配伍，治疗泌尿系结石、急性肾小球肾炎、急性肾盂肾炎、肾病综合征、前列腺炎、湿疹等疾病。

灯心草

dēngxīncǎo《开宝本草》

【来源】为灯心草科植物灯心草 *Juncus effusus* L. 的干燥茎髓。主产于江苏、福建、四川、贵州、云南等地。夏末至秋季割取茎，晒干，取出茎髓，剪段。生用或制炭用。

【处方用名】灯心草。

【性味归经】甘、淡，微寒。归心、肺、小肠经。

【功效】清心火，利小便。

【临床应用】

1. 热淋　本品单用质轻力薄，多与木通、瞿麦、车前子等同用，如八正散。

2. 心烦失眠、小儿夜啼　本品用于心烦失眠，可单味煎服，也可与木通、竹叶、栀子等同用；用于小儿夜啼，可与淡竹叶、车前草配伍。

【用法用量】煎服，1~3g。

【现代研究】

1. 化学成分　本品主要含灯心草二酚、去氢灯心草二酚、去氢灯心草醛、去氢-6-甲基灯心草二酚及二氢菲类化合物；还含木犀草素、酚类及有机酸等。

2. 药理作用　本品乙醇提取物有确切的镇静和催眠作用。对枯草杆菌、草分枝杆菌、环状芽孢杆菌、金黄色葡萄球菌和白假丝酵母菌有一定的抗菌作用，灯心草水提取物有一定抗氧化作用。

3. 现代应用　常以本品为主随证配伍，治疗带状疱疹，小儿顽固性呕吐、呃逆，流行性腮腺炎等疾病。

萆薢

bìxiè《神农本草经》

【来源】为薯蓣科植物绵萆薢 *Dioscorea spongiosa* J. Q. Xi、M. Mizuno et W. L. Zhao、福州薯蓣 *Dioscorea futschauensis* Uline ex R. Kunth、粉背薯蓣 *Dioscorea hypoglauca* Palibin的干燥根茎。前两种称"绵萆薢"，

主产于浙江、福建等地；后一种称"粉萆薢"，主产于浙江、安徽、江西、湖南等地。秋、冬二季采挖。除去须根，洗净，切片，晒干。生用。

【处方用名】萆薢、绵萆薢、粉萆薢。

【性味归经】苦，平。归肾、胃经。

【功效】利湿去浊，祛风除痹。

【临床应用】

1. **膏淋、白浊**　本品善于利湿而分清浊，为治膏淋要药。治膏淋，小便混浊，色白如米泔，常与乌药、益智、石菖蒲等同用，如萆薢分清饮；治湿热入膀胱之尿赤白浊者，可与黄柏、石菖蒲等同用。

2. **风湿痹证**　本品能祛风除湿，通络止痛。偏于寒湿者，可与附子、威灵仙、独活等同用；属湿热者，则与黄柏、忍冬藤、防己等配伍。

【用法用量】煎服，9~15g。

【现代研究】

1. **化学成分**　本品含薯蓣皂苷等多种甾体皂苷，总皂苷水解后生成薯蓣皂苷元等。还含有鞣质、淀粉、蛋白质等。

2. **药理作用**　本品水提取物有抗痛风作用，绵萆薢水提取物有抗骨质疏松作用，绵萆薢还具有抗心肌缺血和抗肿瘤作用，薯蓣皂苷有抗真菌作用。

3. **现代应用**　常以本品为主随证配伍，治疗慢性前列腺炎、淋病合并睾丸炎等疾病。

第三节　利湿退黄药

本类药物性味多苦寒，主入脾、胃、肝、胆经。以利胆退黄为主要作用。主要用于湿热黄疸，症见目黄、身黄、小便黄等；寒湿黄疸，则须与化湿药，温里药配用。

茵　陈

yīnchén《神农本草经》

【来源】为菊科植物滨蒿 *Artemisia scoparia* Waldst. et Kit. 或茵陈蒿 *Artemisia capillaries* Thunb. 的干燥地上部分。主产于陕西、山西、河北等地。春季幼苗高6~10cm时采收或秋季花蕾长成至花初开时采割，除去杂质及老茎，晒干。春季采收的习称"绵茵陈"，秋季采割的称"花茵陈"。生用。

【处方用名】茵陈、茵陈蒿、绵茵陈。

【性味归经】苦、辛，微寒。归脾、胃、肝、胆经。

【功效】清利湿热，利胆退黄。

【临床应用】

1. **黄疸**　本品苦寒降泄，善于清利湿热，为治黄疸之要药。无论阳黄、阴黄均可使用，其性寒尤适于阳黄。治身目发黄，色鲜明之阳黄证，常与栀子、大黄同用，如茵陈蒿汤；治湿重于热者，可与茯苓、猪苓等同用，如茵陈五苓散；治寒湿郁滞之阴黄，多与附子、干姜等配伍，如茵陈四逆汤。

2. **湿温暑湿、湿疮瘙痒**　本品清利湿热，既治疗外感湿温或暑湿邪在气分，身热倦怠，胸闷腹胀，小便不利，常与滑石、黄芩、木通等药同用，如甘露消毒丹；也可用于治疗湿热内蕴之湿疮瘙痒，可单味煎汤外洗，也可与黄柏、苦参、地肤子等同用。

【用法用量】煎服，6~15g。外用适量。

【现代研究】

1. **化学成分**　本品主要含香豆素类成分：滨蒿内酯、东莨菪素等；黄酮类成分：茵陈黄酮、异茵陈黄酮、蓟黄素等；有机酸类成分：绿原酸、水杨酸、香豆酸等。还含挥发油、烯炔、三萜、甾体等。《中国药典》规定绵茵陈含绿原酸（$C_{16}H_{18}O_9$）不得少于0.50%，花茵陈含滨蒿内酯（$C_{11}H_{10}O_4$）不得少于0.20%。

2. **药理作用** 本品有显著利胆作用，并有解热、保肝、抗肿瘤和降压作用。其煎剂对人型结核分枝杆菌有抑制作用。乙醇提取物对流感病毒有抑制作用。水煎剂对ECHD11病毒有抑制作用。

3. **现代应用** 常以本品为主随证配伍，治疗急性黄疸型肝炎、甲型肝炎、重症肝炎、淤胆型肝炎、肝硬化腹水、慢性乙型肝炎、慢性胆囊炎、胆绞痛、原发性肝癌、癌症发热、高脂血症、高血压、急性痛风性关节炎等疾病。

金钱草
jīnqiáncǎo《本草纲目拾遗》

【来源】为报春花科植物过路黄 *Lysimachia christinae* Hance 的干燥全草。习称大金钱草。主产于四川。夏、秋二季采收，除去杂质，晒干。切段。生用。

【处方用名】金钱草、大金钱草。

【性味归经】甘、咸，微寒。归肝、胆、肾、膀胱经。

【功效】利湿退黄，利尿通淋，解毒消肿。

【临床应用】

1. **湿热黄疸** 本品善清肝胆火，除下焦湿热，为治疗湿热黄疸之良药。治湿热黄疸，常与茵陈、栀子、虎杖等同用。

2. **石淋、热淋** 本品有较强的利尿通淋、排石之功，为治疗石淋之要药。治石淋，可单用大剂量煎汤代茶饮，或与海金沙、鸡内金、滑石等同用；治热淋，常与车前子、萹蓄等同用。

3. **痈肿疔疮、毒蛇咬伤** 本品有解毒消肿之效，用鲜品捣汁内服或捣烂外敷，或配蒲公英、野菊花等同用。

【用法用量】煎服，15~60g；鲜品加倍。外用适量。

【现代研究】

1. **化学成分** 本品主要含黄酮类成分：槲皮素、山奈素等。还含苷类、鞣质、挥发油、氨基酸、胆碱、甾醇等。《中国药典》规定本品含槲皮素（$C_{15}H_{10}O_7$）和山奈素（$C_{15}H_{10}O_6$）的总量不得少于0.10%。

2. **药理作用** 本品水煎液能明显促进胆汁分泌，使胆管泥沙状结石易于排出，胆管阻塞和疼痛减轻，黄疸消退。本品有抑菌作用，还有抗炎作用。对体液免疫、细胞免疫均有抑制作用。其程度与环磷酰胺相似。金钱草与环磷酰胺合用抑制更明显。抑制皮肤移植排斥反应出现的时间。

3. **现代应用** 常以本品为主随证配伍，治疗胆石症、胆囊炎、泌尿系结石、泌尿系感染、急性黄疸型肝炎、慢性前列腺炎等疾病。

虎 杖
hǔzhàng《名医别录》

【来源】为蓼科植物虎杖 *Polygonum cuspidatum* Sieb. et Zucc. 的干燥根茎和根。主产于华东、西南。春、秋二季采挖，除去须根，洗净，趁鲜切短段或厚片，晒干。生用。

【处方用名】虎杖。

【性味归经】微苦，微寒。归肝、胆、肺经。

【功效】利湿退黄，清热解毒，散瘀止痛，化痰止咳。

【临床应用】

1. **湿热黄疸、淋浊带下** 本品有清热利湿退黄之功，治湿热黄疸，可单用本品煎服，亦可与茵陈、黄柏、栀子等配伍。

2. **痈肿疮毒、烧烫伤、毒蛇咬伤** 本品有凉血清热解毒作用。治疗痈肿疮毒，单用煎汤内服或烧灰外贴；烧烫伤者，单用研末，香油调敷，亦可与地榆、冰片共研末，调油敷患处；若治毒蛇咬伤，可取鲜品捣烂敷患处，亦可浓汤内服。

3. **血瘀经闭、跌打损伤、癥瘕、风湿痹痛** 本品有活血散瘀止痛之功。治血瘀经闭、痛经，常与桃仁、延胡索、红花等配伍；治跌打损伤疼痛，可与当归、乳香、没药等配伍；治癥瘕，以本品与土瓜根、牛膝合用；治疗风湿痹痛，可与威灵仙、徐长卿、络石藤等药同用。

4. **肺热咳嗽** 本品治肺热咳嗽，可单味煎服，也可与浙贝母、枇杷叶、苦杏仁等配伍。

此外，本品还有泻热通便作用，可用于治疗热结便秘。

【用法用量】煎服，9~15g。外用适量。

【使用注意】孕妇慎用。

【现代研究】

1. **化学成分** 本品主要含游离蒽醌及蒽醌苷类成分：大黄素、大黄素甲醚、大黄酚、大黄素甲醚-8-O-β-D-葡萄糖苷、大黄素-8-O-β-D-葡萄糖苷、6-羟基芦荟大黄素等；二苯乙烯苷类成分：虎杖苷等。还含多糖及氨基酸等。《中国药典》规定本品含大黄素（$C_{15}H_{10}O_5$）不得少于0.60%，含虎杖苷（$C_{20}H_{22}O_8$）不得少于0.15%。

2. **药理作用** 本品有泻下、祛痰止咳、降压、止血、镇痛作用。煎液对金黄色葡萄球菌、铜绿假单胞菌等多种细菌均有抑制作用，对某些病毒亦有抑制作用。

3. **现代应用** 常以本品为主随证配伍，治疗急性上消化道出血、急性黄疸型肝炎、高脂血症、复发性口腔溃疡、痛风性关节炎等疾病。

垂盆草

chuípéncǎo《本草纲目拾遗》

【来源】为景天科植物垂盆草 *Sedum sarmentosum* Bunge 的干燥全草。主产于浙江、江苏等地。夏、秋二季采收。除去杂质，干燥。切段。生用。

【处方用名】垂盆草。

【性味归经】甘、淡，凉。归肝、胆、小肠经。

【功效】利湿退黄，清热解毒。

【临床应用】

1. **湿热黄疸** 本品用于湿热黄疸，小便不利，常与虎杖、茵陈等同用。

2. **痈肿疮疡，毒蛇咬伤** 本品用于痈肿疮疡，可单用内服或外敷，或配伍野菊花、紫花地丁、半边莲等药；治疗毒蛇咬伤，常与白花蛇舌草、鱼腥草配伍。

【用法用量】煎服，15~30g。外用适量。

【现代研究】

1. **化学成分** 本品主要含黄酮类成分：槲皮素、山奈素、异鼠李素、苜蓿素、苜蓿苷、木犀草素、木犀草素-7-葡萄糖苷、甘草素、甘草苷、异甘草素、异甘草苷等。还含三萜、甾醇、生物碱、氰苷、多糖等。《中国药典》规定本品含槲皮素（$C_{15}H_{10}O_7$）、山奈素（$C_{15}H_{10}O_6$）和异鼠李素（$C_{16}H_{12}O_7$）的总量不得少于0.10%。

2. **药理作用** 本品有保肝作用，对葡萄球菌、链球菌、伤寒沙门菌、白假丝酵母菌等均有抑制作用。

3. **现代应用** 常以本品为主随证配伍，治疗脂肪肝、慢性肝炎、带状疱疹、水火烫伤等疾病。

鸡骨草

jīgǔcǎo《岭南采药录》

【来源】为豆科植物广州相思子 *Abrus cantoniensis* Hance 的干燥全株。主产于广东、广西等地。全年均可采挖，除去泥沙，干燥。切段。生用。

【处方用名】鸡骨草。

【性味归经】甘、微苦，凉。归肝、胃经。

【功效】利湿退黄，清热解毒，疏肝止痛。

【临床应用】

1. 湿热黄疸　本品清热利湿而退黄，治湿热黄疸，可单味使用，或与茵陈、地耳草等药配伍。

2. 乳痈肿痛　本品清热解毒，治乳痈，常用本品鲜叶捣烂外敷。

3. 胁肋不舒，胃脘胀痛　本品疏肝止痛，治肝气郁结之胁肋不舒，胃脘疼痛，常与两面针同用。

【用法用量】煎服，15~30g。

【现代研究】

1. 化学成分　本品主要含相思子碱、相思子皂苷、黄酮类、氨基酸、糖类、相思子皂醇、甘草次酸。

2. 药理作用　本品具有防止肝损伤、抗炎、抗菌、增强免疫、抗氧化等作用。

3. 现代应用　常以本品为主随证配伍，治疗黄疸、胃脘胀痛、急性肝炎、慢性肝炎、乳腺炎等疾病。

附：其他利水渗湿药

表11-1　其他利水渗湿药一览表

分类	药名	性味归经	功效应用	用法用量
利水消肿药	玉米须	甘、平。归膀胱、肝、胆经	利水消肿，利湿退黄。治水肿，黄疸	15~30g
	葫芦	甘、平。归肺、肾经	利水消肿。治水肿胀满，淋证	15~30g
	枳椇子	甘、平。归胃经	利水消肿，解酒毒。治水肿，醉酒	10~15g
利尿通淋药	冬葵子	甘、涩、凉。归大肠、小肠、膀胱经	清热利尿，下乳，润肠通便。用于尿闭，水肿，尿路感染，乳汁不通，肠燥便秘	3~9g
利湿退黄药	广金钱草	甘、淡，凉。归肝、肾、膀胱经	利湿退黄，利尿通淋。治黄疸，热淋，石淋，小便涩痛，水肿	15~30g
	连钱草	辛、微苦，微寒。归肝、肾、膀胱经	利湿退黄，清热解毒，散瘀消肿。治热淋，石淋，黄疸，疮痈肿痛，跌打损伤	15~30g
	地耳草	苦，凉。归肝、胆、大肠经	利湿退黄，清热解毒，活血消肿。治湿热黄疸，痈肿疮毒，跌打损伤	15~30g
	珍珠草	苦，凉。归肝、肺经	利湿退黄，清热解毒，明目，消积。治湿热黄疸，淋证，疮疡肿毒，毒蛇咬伤，目赤肿痛，小儿积食	15~30g

目标检测

一、单项选择题

1. 利水渗湿药中具有利而兼补的药物是（　　）

A. 猪苓　　　　　B. 泽泻　　　　　C. 滑石　　　　　D. 茯苓　　　　　E. 木通

2. 具有利水渗湿，健脾安神功效的药是（　　）

A. 猪苓　　　　　B. 泽泻　　　　　C. 茯苓　　　　　D. 薏苡仁　　　　　E. 香加皮

3. 脾虚水肿，首选（　　）

A．茯苓   B．泽泻   C．猪苓   D．香加皮   E．车前子

4．茯苓入药部位是（   ）

    A．块根   B．鳞茎   C．菌核   D．孢子   E．子实体

5．猪苓的功效是（   ）

    A．芳香化湿   B．利湿退黄   C．利水渗湿   D．祛风胜湿   E．清热燥湿

6．既能渗湿健脾，又能清热排脓的药物是（   ）

    A．茯苓   B．薏苡仁   C．天花粉   D．泽泻   E．猪苓

7．治疗脾虚湿盛的水肿，宜选用（   ）

    A．泽泻   B．猪苓   C．车前子   D．滑石   E．薏苡仁

8．除下列哪项外，均为茯苓的适应证（   ）

    A．水肿、小便不利   B．脾虚食少便溏   C．热结便秘   D．心悸失眠   E．脾虚痰饮

9．具有甘淡渗泄，利水渗湿，兼能泻热功效的药物是（   ）

    A．茯苓   B．车前子   C．木通   D．泽泻   E．冬瓜皮

10．用于暑湿泄泻，利小便以实大便的药物是（   ）

    A．车前子   B．薏苡仁   C．滑石   D．通草   E．地肤子

11．入煎剂宜包煎的药物是（   ）

    A．决明子   B．车前子   C．栀子   D．附子   E．苏子

12．既能利尿通淋，又能通经下乳的药物是（   ）

    A．滑石   B．木通   C．车前子   D．穿山甲   E．海金沙

二、多项选择题

1．利水渗湿药适应的病证是（   ）

    A．淋证   B．痰饮证   C．水肿证   D．小便不利   E．黄疸

2．入汤剂宜包煎的药是（   ）

    A．车前子   B．泽泻   C．滑石   D．海金沙   E．木通

3．猪苓、泽泻的功效共同点是（   ）

    A．泄热   B．利水消肿   C．渗湿   D．健脾   E．安神

三、简答题

1．何谓利水渗湿药？利水渗湿药分为哪几类？

2．比较茯苓与薏苡仁功效的异同。

3．简述车前子的功效及主治病证。

（冯晟楠）

书网融合……

知识回顾   微课1   微课2   微课3   微课4

微课5   微课6   习题

第十二章	温里药

学习目标

知识要求：

1. 掌握温里药的含义、功效、应用、分类、用法用量及使用注意；掌握附子、干姜、肉桂、吴茱萸的性能、功效、临床应用、用法用量及使用注意；掌握附子、干姜、肉桂的功用异同。

2. 熟悉花椒、小茴香、丁香、高良姜的功效及临床应用。

3. 了解荜茇、荜澄茄的功效及临床应用。

技能要求：

学会利用药物的性能和功效辨证治疗里寒证。

凡以温里祛寒为主要作用，用以治疗里寒证的药物，称温里药，亦称祛寒药。

温里药多味辛而性温热，辛能散、行，温能通，善走脏腑而能温里祛寒，温经止痛，故可用治里寒证，尤以里寒实证为主。归经脾胃者，温中散寒止痛，主要用于治疗脾胃虚寒证，症见脘腹冷痛、呕吐泄泻等；归肺经者，能温肺化饮，主要用于治疗肺寒痰饮证，症见痰鸣咳喘、痰白清稀、舌淡苔白等；归肝经者，能散肝经寒凝止痛，主要用于治疗寒凝肝脉的少腹痛、寒疝腹痛或厥阴头痛等；归肾经者，能温肾助阳，主要用于治疗肾阳虚证，症见阳痿宫冷、腰膝冷痛、夜尿频多、滑精遗尿等；个别药物尚能助阳、回阳，用以治疗虚寒证、亡阳证，症见畏寒倦卧、汗出神疲、四肢厥逆、脉微欲绝等。

使用温里药时除了应根据里寒证不同证候作适当配伍外，还需注意若有外寒入里而表寒仍未解者，当与辛温解表药同用以表里双解；若有寒凝气滞血瘀者，当与行气活血药同用；若有寒湿内阻，当与化湿或燥湿药同用；若有脾肾阳虚者，当与温补脾肾药同用；若有亡阳兼气脱者，当与大补元气药同用。

使用本类药物时需注意，第一，温里药多辛热燥烈，易伤阴动火，故天气炎热时或素体火旺者当减少用量；第二，热伏于里，热深厥深，真热假寒证当禁用；第三，凡实热证、阴虚火旺、津血亏虚者忌用；第四，孕妇慎用。

附　子

fùzǐ《神农本草经》

【来源】为毛茛科植物乌头 *Aconitum carmichaelii* Debx. 的子根的加工品。主产于四川。6月下旬至8月上旬采挖，除去母根、须根及泥沙，习称"泥附子"，加工炮制成盐附子、黑顺片、白附片、淡附片、炮附片。

【处方用名】黑顺片、白附片、淡附片、炮附片。

【性味归经】辛、甘，大热；有毒。归心、肾、脾经。

【功效】回阳救逆，补火助阳，散寒止痛。

【临床应用】

1. 亡阳证　本品上助心阳、中温脾阳、下补肾阳，为"回阳救逆第一品"。治疗久病体虚，阳气衰微，阴寒内盛，或大吐、大汗、大泻所致的四肢厥冷，脉微欲绝之亡阳证，常与干姜、甘草配伍同用，如四逆汤；治疗久病气虚欲脱，或因出血所致气随血脱之气脱亡阳证，常与大补元气之人参同用，如参附汤；治疗阳虚不固，表虚汗出，常与黄芪同用，如芪附汤。

2. 阳虚证　本品辛甘温煦，可用于治疗一身上下内外阳气衰微之证。治肾阳不足，命门火衰所致阳痿滑精，宫冷不孕，腰膝冷痛，夜尿频多者，常配伍肉桂、山茱萸、熟地黄等药，如右归丸；治脾肾阳虚、寒湿内盛所致脘腹冷痛，呕吐，大便溏泄，常与人参、白术等同用，如附子理中汤；治脾肾阳虚，水气内停所致小便不利，肢体浮肿者，常与茯苓、白术等同用，如真武汤；治心阳衰弱，心悸气短，胸痹心痛者，可与人参、桂枝等同用；治寒湿内阻之黄疸，常与茵陈、干姜等同用，如茵陈四逆汤，治阳虚外感风寒者，常与麻黄、细辛同用，如麻黄附子细辛汤。

3. 寒湿痹痛　本品有较强的散寒止痛之功，能温经通络，治风寒湿痹，周身骨节疼痛，尤善治寒痹痛剧者，常与桂枝、甘草同用，如甘草附子汤。

【用法用量】煎服，3~15g；宜先煎、久煎。

【使用注意】孕妇慎用，阴虚阳亢者忌用。不宜与半夏、瓜蒌、天花粉、贝母、白蔹、白及同用。生品外用，内服须经炮制。若炮制、煎法不当或过量使用，可引起中毒。

【现代研究】

1. 化学成分　本品主要含双酯型生物碱成分：乌头碱、新乌头碱、次乌头碱、去甲乌头碱、去甲猪毛菜碱、塔拉乌头胺、异飞燕草碱、新乌宁碱等；还含单酯型生物碱：苯甲酰新乌头原碱、苯甲酰乌头原碱、苯甲酰次乌头原碱等。双酯型生物碱是附子的主要活性和毒性成分。《中国药典》规定本品含苯甲酰新乌头原碱（$C_{31}H_{43}NO_{10}$）、苯甲酰乌头原碱（$C_{32}H_{45}NO_{10}$）和苯甲酰次乌头原碱（$C_{31}H_{43}NO_9$）的总量，不得少于0.010%；饮片含双酯型生物碱以新乌头碱（$C_{33}H_{45}NO_{11}$）、次乌头碱（$C_{33}H_{45}NO_{10}$）和乌头碱（$C_{34}H_{47}NO_{11}$）的总量计，不得过0.010%。

2. 药理作用　本品煎剂、水溶性部分等，对蛙、蟾蜍及温血动物心脏均有明显的强心作用；附子水溶性部分能增加股动脉血流量，降低血管压力，对冠状血管有轻度扩大作用，其正丁醇提取物、乙醇提取物及水提取物对氯仿所致小鼠室颤有预防作用；乌头属类生物碱能扩张四肢血管，因此对血压有双向影响；附子煎剂可减弱动物血压降低、心率减慢、心收缩力减弱等变化，而显著延长休克动物生存时间；附子煎剂有抑制凝血和抗血栓形成的作用；附子有抗炎、镇痛作用。附子能增强免疫与机体抗氧化能力，并具有抗衰老作用。

3. 现代应用　常以本品为主随证配伍，治疗心功能不全、心律失常、病态窦房结综合征、感染性休克、支气管哮喘、小儿长期腹泻等疾病。

🌿 **知识拓展**

　　附子的不良反应：附子中含多种乌头碱类化合物，具有较强的毒性，尤其表现为心脏的毒性。但经水解后形成的乌头碱，毒性则大大降低。乌头碱类结构属二萜类生物碱，具有箭毒样作用，即阻断神经肌肉接头传导，还具有乌头碱样作用，表现为心律失常、血压下降、体温降低、呼吸抑制，肌肉麻痹和中枢神经功能紊乱等。附子大剂量粗制生物碱可导致多种动物全身性及呼吸麻痹症状，症状表现为呼吸停止先于循环紊乱。附子中毒原因主要是误食或用药不慎（如剂量过大，煎煮不当，配伍失宜等）或个体差异等，严重者可致死亡。

干　姜

gānjiāng《神农本草经》

【来源】为姜科植物姜 *Zingiber officinale* Rosc. 的干燥根茎。主产于四川、贵州、湖北、广东、广西等地。均系栽培。冬季采挖，除去须根和泥沙，晒干或低温干燥。趁鲜切片晒干或低温干燥者称为"干姜片"。生用或炒炭用。

【处方用名】干姜、干姜片、淡干姜。

【性味归经】辛，热。归脾、胃、肾、心、肺经。

【功效】温中散寒，回阳通脉，温肺化饮。

【临床应用】

1. **脾胃寒证**　本品主入脾胃而长于温中散寒，无论外寒内侵之实寒或脾胃阳气不足之虚寒均可使用。治脾胃虚寒，脘腹冷痛，多与人参、白术等同用，如理中丸；治寒邪直中脏腑所致腹痛，单用本品研末服；治胃寒呕吐，常配高良姜，如二姜丸。

2. **亡阳证**　本品有温心助阳，回阳通脉之功效。治心肾阳虚，阴寒内盛所致四肢厥逆，脉微欲绝之亡阳证，每与附子相须为用，如四逆汤。

3. **寒饮喘咳**　本品有较好的温肺化饮之功。治寒饮喘咳，形寒背冷，痰多清稀之证，常与细辛、五味子、麻黄等同用，如小青龙汤。

【用法用量】煎服，3~10g。干姜具有温中散寒、回阳通脉、温肺化饮的功效；姜炭炮制火力大，制品炭化多，意在炒炭存性，功效偏于止血。

【使用注意】本品辛热燥烈，阴虚内热、血热妄行者忌用。

【现代研究】

1. **化学成分**　主要含挥发油：6-姜辣素、α-姜烯、牻牛儿醇、β-甜没药烯等，6-姜辣素是其辛辣成分；姜炭中还含姜酮等。《中国药典》规定本品含挥发油不得少于0.8%（ml/g），含6-姜辣素（$C_{17}H_{26}O_4$）不得少于0.60%；饮片含6-姜辣素（$C_{17}H_{26}O_4$）不得少于0.050%。

2. **药理作用**　干姜甲醇或醚提取物有镇静、镇痛、抗炎、止呕及短暂升高血压的作用；水提取物或挥发油能明显延长大鼠实验性血栓形成时间；干姜醇提取物及其所含姜辣素和姜辣烯酮有显著灭螺和抗血吸虫作用。干姜醇提取物能明显增加大鼠肝脏胆汁分泌量，维持长达3~4小时。

3. **现代应用**　常以本品为主随证配伍，治疗急性肠胃炎、慢性胃炎、褥疮、肛裂、急性肠梗阻等疾病。

肉　桂

ròuguì《神农本草经》

【来源】为樟科植物肉桂 *Cinnamomum cassia* Presl 的干燥树皮。主产于广西、广东、云南等地。多于秋季剥取，阴干。因部位及品质差异有企边桂、板桂、油板桂等不同规格。生用。

【处方用名】肉桂、官桂。

【性味归经】辛、甘，大热。归肾、脾、心、肝经。

【功效】补火助阳，引火归元，散寒止痛，温通经脉。

【临床应用】

1. **肾阳虚证**　本品辛甘大热，善补命门之火而助阳，为治命门火衰之要药。治肾阳不足，命门火衰的阳痿宫冷，腰膝冷痛，滑精遗尿，夜尿频多，常与附子、熟地黄、山茱萸等药同用，如肾气丸、右归饮。

2. **寒凝血滞之胸腹冷痛、虚寒吐泻、寒疝腹痛**　本品甘热助阳以补虚，辛热散寒以止痛，善治寒凝冷痛。治寒邪内侵或脾胃虚寒的脘腹冷痛，吐泻，可单用研末，酒煎服；或与干姜、高良姜、荜茇等同用。治胸阳不振，寒邪内侵之胸痹心痛，可与附子、干姜等同用，如桂附丸。治寒疝腹痛，多与吴茱萸、小茴香等同用。

3. 寒凝血滞之痛经、经闭　本品辛散温通，能温通经脉，散寒止痛。治冲任虚寒，寒凝血滞之闭经、痛经，可与当归、川芎、小茴香等同用，如少腹逐瘀汤。治风寒湿痹，尤以治寒痹腰痛为主，常与独活、桑寄生、杜仲等同用，如独活寄生汤。

4. 虚阳上浮，眩晕目赤　本品大热入肝肾，治下元虚冷，虚阳上浮所致的眩晕目赤、面赤、虚喘、心悸，尺脉微弱者，常与山茱萸、五味子、牡蛎等同用，以引火归元。

此外，久病体虚气血不足者，在补益气血方中加入少量肉桂，有温运阳气以鼓舞气血生长之效，如十全大补汤。

【用法用量】煎服，1~5g，宜后下或焗服；研末冲服，每次1~2g。

【使用注意】阴虚火旺，内有实热，有出血倾向者及孕妇慎用。不宜与赤石脂同用。

【现代研究】

1. 化学成分　本品中含挥发油（桂皮油）1.98%~2.06%，主要成分为桂皮醛，占52.92%~61.20%。还含有肉桂醇、肉桂醇醋酸酯、肉桂酸、醋酸苯丙酯、香豆素等。《中国药典》规定本品含挥发油不得少于1.2%（ml/g），含桂皮醛（C_9H_8O）不得少于1.5%。

2. 药理作用　本品有增强冠脉及脑血流量的作用；其甲醇提取物及桂皮醛有抗血小板聚集、抗凝血酶作用；桂皮油、桂皮醛、肉桂酸钠具有镇静、镇痛、解热、抗惊厥等作用；桂皮油能缓解胃肠痉挛性疼痛，并可引起子宫充血；其肉桂水提取物、醚提取物对动物实验性胃溃疡的形成有抑制作用。肇庆产肉桂降糖作用明显。桂皮油对革兰阴性菌及阳性菌有抑制作用。桂皮的乙醚、醇及水浸液对多种致病性真菌有一定的抑制作用。

3. 现代应用　常以本品为主随证配伍，治疗腹泻、神经性皮炎、支气管哮喘、老年性支气管肺炎等疾病。

👥 **课堂互动 12-1** ─────────────────────────────

附子、干姜与肉桂功用有何异同？

──────────────────────────────────────
答案解析

吴茱萸

wúzhūyú《神农本草经》

【来源】为芸香科植物吴茱萸 *Euodia rutaecarpa*（Juss.）Benth.、石虎 *Euodia rutaecarpa*（Juss.）Benth. var. *officinalis*（Dode）Huang 或疏毛吴茱萸 *Euodia rutaecarpa*（Juss.）Benth. var. *bodinieri*（Dode）Huang 的干燥近成熟果实。产于贵州、湖南、四川、云南、陕西。8~11月果实尚未开裂时，剪下果枝，晒干或低温干燥，除去枝、叶、果梗等杂质。生用，或炒制用。

【处方用名】吴茱萸、制吴萸。

【性味归经】辛、苦，热；有小毒。归肝、脾、胃、肾经。

【功效】散寒止痛，降逆止呕，助阳止泻。

【临床应用】

1. 寒滞肝脉诸痛证　本品疏肝气之郁滞，散肝经之寒凝，为治肝寒气滞诸痛之要药。治厥阴颠顶头痛，干呕吐涎沫，苔白脉迟等，常与生姜、人参等同用，如吴茱萸汤；治寒疝腹痛，常与小茴香、川楝子、木香等配伍，如导气汤；治冲任虚寒，瘀血阻滞之痛经，可与桂枝、当归、川芎等同用，如温经汤；治寒湿脚气肿痛，或上冲入腹，可与木瓜、苏叶、槟榔等配伍，如鸡鸣散。

2. **呕吐吞酸**　本品温中散寒，疏肝降逆，兼能制酸止痛。治疗寒凝气滞，脘腹胀痛，可与小茴香、丁香、檀香等散寒理气药同用。治外寒内侵、胃失和降之呕吐，可与半夏、生姜等同用；治肝郁化火，肝胃不和，胁痛口苦，呕吐吞酸，常与黄连配伍，如左金丸。

3. **五更泄泻**　本品温脾益肾，助阳止泻，为治脾肾阳虚，五更泄泻之常用药，多与补骨脂、肉豆蔻、五味子等同用，如四神丸。

此外，以本品为末醋调敷足心（涌泉穴），可治口疮，现代用以治疗高血压。

【用法用量】煎服，2~5g。外用适量。

【使用注意】辛热燥烈，易耗气动火，故不宜多服、久服。阴虚有热者忌用。孕妇慎用。

【现代研究】

1. **化学成分**　本品含挥发油，油中主要为吴茱萸烯、罗勒烯、月桂烯、吴茱萸内酯、吴茱萸内酯醇等。还含吴茱萸酸、吴茱萸碱、吴茱萸次碱、异吴茱萸碱、吴茱萸啶酮、吴茱萸精、吴茱萸苦素等。《中国药典》规定本品含吴茱萸碱（$C_{19}H_{17}N_3O$）和吴茱萸次碱（$C_{18}H_{13}N_3O$）的总量不得少于0.15%，柠檬苦素（$C_{26}H_{30}O_8$）不得少于0.20%。

2. **药理作用**　本品甲醇提取物、水煎剂有抗动物实验性胃溃疡的作用；水煎剂对药物性动物胃肠痉挛有明显的镇痛作用；其煎剂、蒸馏液和冲剂过滤后，分别给正常兔、犬和实验性肾型高血压犬进行静注，均有明显的降压作用；煎剂给犬灌胃，也呈明显降压作用；能抑制血小板聚集，抑制血小板血栓及纤维蛋白血栓形成；吴茱萸次碱和脱氢吴茱萸碱对家兔离体及在体子宫有兴奋作用；在猫心肌缺血后，吴茱萸及吴茱萸汤具有一定的保护心肌缺血的作用。

3. **现代应用**　常以本品为主随证配伍，治疗小儿泄泻、高血压、哮喘、溃疡性口腔炎、呃逆、小儿多涎症、小儿支气管哮喘等疾病。

> **知识拓展**
>
> ### 吴茱萸的不良反应
>
> 吴茱萸含有多种生物碱，如吴茱萸碱、吴茱萸次碱、异吴茱萸碱等，对中枢神经有兴奋作用，大量可致错觉、视力障碍等。中毒后主要表现为：强烈的腹痛、腹泻、视力模糊、错觉、脱发、胸闷、头疼、眩晕或猩红热样药疹。吴茱萸中毒原因主要是用量过大或使用生品。

小茴香

xiǎohuíxiāng《新修本草》

【来源】为伞形科植物茴香 *Foeniculum vulgare* Mill. 的干燥成熟果实。主产于内蒙古、山西等地。秋季果实初熟时采割植株，晒干，打下果实，除去杂质。生用或盐水炙用。

【处方用名】小茴香、盐小茴香。

【性味归经】辛，温。归肝、肾、脾、胃经。

【功效】散寒止痛，理气和胃。

【临床应用】

1. **寒疝腹痛、睾丸偏坠胀痛、痛经、少腹冷痛**　本品温肾暖肝，散寒止痛。治寒疝腹痛，常与乌药、青皮、高良姜等配伍，如天台乌药散；治肝气郁滞，睾丸偏坠胀痛，可与橘核、山楂等同用；治肝经受寒之少腹冷痛，或冲任虚寒之痛经，可与当归、川芎、肉桂等同用。

2. **脘腹胀痛、食少吐泻**　治胃寒气滞之脘腹胀痛，可与高良姜、香附、乌药等同用；治脾胃虚寒，脘腹胀痛、呕吐食少，可与白术、陈皮、生姜等同用。

【用法用量】煎服，3~6g。外用适量。

【使用注意】阴虚火旺者慎用。

【现代研究】

1. 化学成分　本品主要含挥发油3%~6%，主要成分为反式茴香脑、柠檬烯、茴酮、爱草脑、γ-松油烯、α-蒎烯、月桂烯等。另含脂肪油约18%，其脂肪酸中主要为岩芹酸等。《中国药典》规定本品含挥发油不得少于1.5%（ml/g）；含反式茴香脑（$C_{10}H_{12}O$）不得少于1.4%，饮片不得少于1.3%。

2. 药理作用　本品对家兔在体肠蠕动有促进作用；十二指肠或口服给药对大鼠胃液分泌及幽门结扎引起的胃溃疡和应激性溃疡胃液分泌均有抑制作用；能促进胆汁分泌，并使胆汁固体成分增加；对豚鼠气管平滑肌有松弛作用，并能促进肝组织再生；另有镇痛及己烯雌酚样作用等。

3. 现代应用　常以本品为主随证配伍，治疗十二指肠溃疡、小儿脐周疼痛、鞘膜积液等疾病。

丁 香

dīngxiāng《雷公炮炙论》

【来源】为桃金娘科植物丁香Eugenia caryophyllata Thunb. 的干燥花蕾。习称公丁香。主产于桑给巴尔、马达加斯加、斯里兰卡、印度尼西亚等地，我国广东、海南也产。通常在花蕾由绿转红时采摘，晒干。生用。

【处方用名】丁香、公丁香。

【性味归经】辛，温。归脾、胃、肾经。

【功效】温中降逆，补肾助阳。

【临床应用】

1. 胃寒呕吐、食少吐泻　本品辛温暖脾胃，芳香行气滞，善降逆，为治胃寒呕吐呃逆之要药。治虚寒呕逆，常与柿蒂、人参、生姜等同用，如丁香柿蒂汤；治脾胃虚寒之吐泻、食少，常与白术、砂仁等同用；治妊娠恶阻，以之与藿香配伍。

2. 心腹冷痛　本品善温中散寒止痛，可用于治心腹冷痛。治疗胸痹心冷痛，可与附子、薤白、川芎等药配伍；若胃寒脘腹冷痛，可与干姜、高良姜、延胡索等同用。

3. 肾虚阳痿、宫冷　本品有温肾助阳之功。治疗肾虚阳痿，宫冷不孕，可与附子、肉桂、淫羊藿等同用。

【用法用量】煎服，1~3g，或研末外敷。

【使用注意】不宜与郁金同用。

【现代研究】

1. 化学成分　本品主要含挥发油：丁香酚、乙酰丁香酚、β-丁香烯、甲基正戊基酮、水杨酸甲酯等；还含齐墩果酸、鼠李素、山柰素等。《中国药典》规定本品含丁香酚（$C_{10}H_{12}O_2$）不得少于11.0%。

2. 药理作用　本品内服能促进胃液分泌，增强胃肠动力，减轻恶心呕吐，缓解腹部气胀，为芳香健胃剂；其水提取物、醚提取物均有镇痛抗炎作用；丁香酚有抗惊厥作用；其煎剂对葡萄球菌、链球菌及白喉棒状杆菌、变形杆菌、铜绿假单胞菌、大肠埃希菌、志贺菌属、伤寒沙门菌等均有抑制作用，并有较好的杀螨作用；另有抗血小板聚集、抗凝、抗血栓形成、抗腹泻、利胆和抗缺氧等作用。

3. 现代应用　常以本品为主随证配伍，治疗妊娠呕吐、呃逆、小儿腹泻、急性胃肠炎、口腔溃疡、牙痛等疾病。

【附药】母丁香

为桃金娘科植物丁香Eugenia caryophyllata Thunb. 的干燥近成熟果实，又名鸡舌香。药性功效与公丁香相似，但气味较淡，功力较逊。

高良姜

gāoliángjiāng《名医别录》

【来源】为姜科植物高良姜 *Alpinia officinarum* Hance 的干燥根茎。主产于广东、海南等地。夏末秋初采挖，除去须根和残留的鳞片，洗净，切段，晒干。生用。

【处方用名】高良姜、良姜。

【性味归经】辛，热。归脾、胃经。

【功效】温中止呕，散寒止痛。

【临床应用】

1. **胃寒腹痛**　本品辛散温通，为治胃寒脘腹冷痛之常用药，每与炮姜相须为用，如二姜丸；治胃寒肝郁，脘腹胀痛，多与香附合用，以疏肝解郁，散寒止痛，如良附丸。

2. **胃寒呕吐、嗳气吞酸**　本品性热，能温散寒邪，和胃止呕。治胃寒呕吐，嗳气吞酸，多与半夏、生姜等同用；治虚寒呕吐，常与党参、茯苓、白术等同用。

【用法用量】煎服，3~6g。

【现代研究】

1. **化学成分**　本品主要含挥发油0.5%~1.5%，油中主要成分为1, 8-桉叶素、桂皮酸甲酯、丁香油酚、蒎烯、荜澄茄烯及辛辣成分高良姜酚等；黄酮类成分：高良姜素、槲皮素、山柰酚、异鼠李素、槲皮素-5-甲醚、高良姜素-3-甲醚等。《中国药典》规定本品含高良姜素（$C_{15}H_{10}O_5$）不得少于0.70%。

2. **药理作用**　本品水提取物具有镇痛抗炎作用，醚提取物只有镇痛作用，二者均能抗动物实验性胃溃疡的形成及蓖麻油引起的腹泻，还能延长断头小鼠张口动作持续时间和氰化钾中毒小鼠的存活时间；煎剂灌胃能升高犬胃液总酸排出量，兴奋兔离体肠管运动，对抗因阿托品所致小鼠胃肠抑制后的墨汁推进率；水提取物或挥发油均有抗血栓形成的作用；100%煎液对多种革兰阳性菌和嗜气菌皆有抗菌作用。

3. **现代应用**　常以本品为主随证配伍，治疗胃痛、肠炎、心绞痛、复发性口腔溃疡等疾病。

花　椒

huājiāo《神农本草经》

【来源】为芸香科植物青椒 *Zanthoxylum schinifolium* Sieb et Zucc. 或花椒 *Zanthoxylum bungeanum* Maxim. 的干燥成熟果皮。主产于辽宁、河北、四川等地，传统以四川产者为佳。秋季采收成熟果实，晒干，除去种子及杂质。生用或炒用。

【处方用名】花椒、蜀椒、川椒、炒花椒。

【性味归经】辛，温。归脾、胃、肾经。

【功效】温中止痛，杀虫止痒。

【临床应用】

1. **脾胃寒证**　本品治疗外寒内侵，胃寒冷痛、呕吐，常与生姜、白豆蔻等同用；治疗脾胃虚寒，脘腹冷痛、呕吐、不思饮食，常与干姜、人参等配伍，如大建中汤；治寒湿中阻，腹痛吐泻，可与砂仁、肉豆蔻等同用。

2. **蛔虫腹痛、湿疹、阴痒**　本品有驱蛔杀虫之功。治疗虫积腹痛、手足厥逆、烦闷吐蛔等，常与乌梅、干姜、黄柏等同用，如乌梅丸；治妇人阴痒，可与吴茱萸、蛇床子等同用，水煎熏洗；治湿疹瘙痒，可单用，或与苦参、蛇床子、地肤子等，煎汤外洗。

此外，本品为常用的食用调味品。

【用法用量】煎服，3~6g。外用适量，煎汤熏洗。

【现代研究】

1. 化学成分　本品主要含挥发油，挥发油中的主要成分为柠檬烯，占总油量的25.10%，1, 8-桉叶素占21.98%，月桂烯占11.99%，还含 α-蒎烯、β-蒎烯等。还含香草木宁碱、茵芋碱等。《中国药典》规定本品含挥发油不得少于1.5%（ml/g）。

2. 药理作用　本品具有抗动物实验性胃溃疡形成的作用；对动物离体小肠有双向调节作用，小剂量时兴奋，大剂量时抑制；并有镇痛抗炎作用；其挥发油对11种皮肤癣菌和4种深部真菌均有一定的抑制和杀死作用，其中羊毛小孢子菌和红色毛癣菌最敏感，并能杀疥螨等。

3. 现代应用　常以本品为主随证配伍，治疗绦虫病、顽癣、胆道蛔虫症、真菌性阴道炎、支气管哮喘、牙痛等疾病。

荜 茇

bìbó《新修本草》

【来源】为胡椒科植物荜茇 *Piper longum* L. 的干燥近成熟或成熟果穗。国内主产于云南、广东，国外主产于印度尼西亚、菲律宾、越南。果穗由绿变黑时采收，除去杂质，晒干。生用。

【处方用名】荜茇。

【性味归经】辛，热。归胃、大肠经。

【功效】温中散寒，下气止痛。

【临床应用】

1. 脘腹冷痛、吐泻　本品辛散温通，治胃寒脘腹冷痛、呕吐、呃逆、泄泻等，常与干姜、厚朴、附子等配伍；治脾胃虚寒之腹痛冷泻，可与白术、干姜、肉豆蔻等同用。

2. 胸痹心痛、头痛、牙痛　本品治疗寒凝气滞之胸痹心痛，常与檀香、延胡索、高良姜等同用；治疗感寒头痛，可与川芎、藁本等药配伍。

【用法用量】煎服，1~3g。外用适量，研末塞龋齿孔中。

【现代研究】

1. 化学成分　本品果实含胡椒碱、棕榈酸、四氢胡椒酸、挥发油等。《中国药典》规定本品含胡椒碱（$C_{17}H_{19}NO_3$）不得少于2.5%。

2. 药理作用　本品挥发油非皂化物能降低动物外源性及内源性总胆甾醇；挥发油能对抗多种条件所致的缺氧及心肌缺血；纠正动物实验性心律失常；并有镇静、镇痛、解热等作用。

3. 现代应用　常以本品为主随证配伍，治疗高脂血症、冠心病、心绞痛等疾病。

荜澄茄

bìchéngqié《雷公炮炙论》

【来源】为樟科植物山鸡椒 *Litsea cubeba*（Lour.）Pers. 的干燥成熟果实。主产于广西、浙江、四川、福建等地。秋季果实成熟时采收，除去杂质，晒干。生用。

【处方用名】荜澄茄、山鸡椒。

【性味归经】辛，温。归脾、胃、肾、膀胱经。

【功效】温中散寒，行气止痛。

【临床应用】

1. 脘腹冷痛、呃逆　本品治胃寒脘腹冷痛、呕吐、呃逆，功似荜茇，可单用或与高良姜、丁香、厚朴等同用。

2. 寒疝腹痛　本品治疗寒疝腹痛，常与吴茱萸、香附、木香等同用。

【用法用量】煎服，1~3g。

【现代研究】

1. **化学成分**　果实含挥发油2%~6%，油中主要成分为柠檬醛、柠檬烯、香茅醛、莰烯、甲基庚烯酮、香叶醇、α-蒎烯、苧烯、对伞花烃、乙酸乙酯、β-蒎烯及甲基庚烯酮等。

2. **药理作用**　大鼠灌服荜澄茄醚提取物、水提取物有抗动物实验性胃溃疡及小鼠实验性腹泻的作用；挥发油有抗心律失常，改善兔心肌缺血的作用；并能松弛豚鼠气管平滑肌而有平喘作用等。

3. **现代应用**　常以本品为主随证配伍，治疗胃寒冷痛、冠心病、脑血栓形成、慢性支气管炎等疾病。

目标检测

答案解析

一、单项选择题

1. 温里药的共同作用是（　　）

　　A．温肾壮阳　　　　B．温肺化痰　　　　C．温肝散寒　　　　D．温胃止呕　　　　E．温里散寒

2. 附子用于回阳救逆常配伍是（　　）

　　A．细辛　　　　　　B．肉桂　　　　　　C．吴茱萸　　　　　D．干姜　　　　　　E．甘草

3. 附子入汤剂先煎的主要目的是（　　）

　　A．充分煎出有效成分　　　　　B．增强疗效　　　　　　　　C．产生新作用

　　D．降低毒性　　　　　　　　　E．减少副作用

4. 既能温中散寒，又能回阳通脉的药物是（　　）

　　A．附子　　　　　　B．肉桂　　　　　　C．干姜　　　　　　D．桂枝　　　　　　E．生姜

5. 治疗脘腹冷痛，寒呕，冷泻等脾胃寒证应首选（　　）

　　A．附子　　　　　　B．肉桂　　　　　　C．干姜　　　　　　D．小茴香　　　　　E．吴茱萸

6. 具有补火助阳功效，能引火归原的药物是（　　）

　　A．吴茱萸　　　　　B．附子　　　　　　C．肉桂　　　　　　D．小茴香　　　　　E．干姜

7. 入汤剂宜后下的药物为（　　）

　　A．肉桂　　　　　　B．附子　　　　　　C．桂枝　　　　　　D．麻黄　　　　　　E．干姜

8. 治疗寒凝肝脉，厥阴头痛的首选药物是（　　）

　　A．吴茱萸　　　　　B．干姜　　　　　　C．柴胡　　　　　　D．藁本　　　　　　E．以上都不是

9. 下列除哪项外均为附子的主治（　　）

　　A．大汗亡阳　　　　B．阳虚畏寒　　　　C．阳虚外感　　　　D．风寒湿痹　　　　E．热痹疼痛

10. 小茴香善于治疗（　　）

　　A．亡阳厥逆　　　　B．厥阴头痛　　　　C．寒饮咳喘　　　　D．寒疝腹痛　　　　E．虚阳上浮

11. 干姜、高良姜都具有的功效是（　　）

　　A．温经散寒　　　　B．温肺化饮　　　　C．补火助阳　　　　D．健脾燥湿　　　　E．温中止痛

12. 附子和肉桂都具有的功效是（　　）

　　A．回阳救逆　　　　B．补火助阳　　　　C．温经通脉　　　　D．温肺化饮　　　　E．益气温脾

二、多项选择题

1. 温里药通过何种作用治疗里寒证（　　）

　　A．温里　　　　　　B．回阳　　　　　　C．助阳　　　　　　D．散寒　　　　　　E．祛湿

2. 附子、肉桂的共同功效为（　　）

　　A．补火　　　　　　B．助阳　　　　　　C．散寒　　　　　　D．止痛　　　　　　E．回阳

3. 不宜和附子配伍的药物有（　　）

A. 白及　　　　　　B. 白芷　　　　　　C. 半夏　　　　　　D. 白蔹　　　　　　E. 白芍

三、简答题

1. 温里药所治的里寒证主要有哪些？

2. 临证如何使用温里药？

3. 简述附子与干姜功效的异同。

（冯晟楠）

书网融合……

知识回顾　　　微课1　　　微课2　　　微课3　　　微课4　　　习题

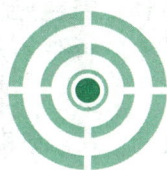

第十三章 理气药

PPT

学习目标

知识要求：

1. 掌握理气药的含义、功效、应用、用法用量及使用注意；掌握陈皮、枳实、木香、香附、沉香、川楝子、薤白的性能、功效、临床应用、用法用量及使用注意；掌握陈皮与青皮、木香与香附、枳实与枳壳的功用异同。

2. 熟悉青皮、乌药、佛手、檀香、大腹皮、荔枝核、甘松的功效及临床应用。

3. 了解化橘红、香橼、青木香、柿蒂的功效及临床应用。

技能要求：

学会利用药物的性能和功效辨证治疗气滞证或气逆证。

凡以疏通调理气机为主要作用，用以治疗气滞证与气逆证的药物，称为理气药，亦称行气药。行气力量强者，称为破气药。

理气药多味辛、苦，性温，气味芳香，主入脾、胃、肝、肺经。味辛香能行能散，味苦可降泄，温可通行，脾胃为一身气机升降之枢纽，肝主疏泄可以调畅气机，肺主气司呼吸，故本类药物可以调节气的升降出入，恢复气机正常，而达到消胀、止痛、散结、降逆等功效。因功效和主治的不同，本类药物分别具有行气消胀、行气止痛、行气消痞等功效，适用于因气滞而导致的胀满、疼痛及痞满等。又因作用部位的不同，而具有行气宽中、行气导滞、行气疏肝、行气宽胸等功效，适用于气机阻滞于脾胃、肠道、肝胆、胸中等部位。综合功效主治及部位，理气药可用于治疗脾胃气滞所致脘腹胀痛、嗳气吞酸、腹泻、便秘等；肝气郁滞所致胸胁胀痛、情志不舒、疝气疼痛、乳房胀痛、痛经等；肺胃气逆所致的胸闷胸痛、咳嗽气喘及恶心呕吐等。

使用理气药时，需结合病因、病位、病性及邪正盛衰等因素，根据病证不同而选择不同的药物进行配伍。如脾胃气滞，因饮食、湿热、寒湿所致者，适当配伍消食、清热祛湿、健脾燥湿药；肝气郁滞，兼肝血不足、瘀血阻滞、肝经受寒者，适当配伍养血柔肝、活血化瘀、暖肝散寒药；肺气壅滞，因外邪、痰饮所致者，适当配伍解表药、化痰止咳平喘药；胃气上逆，因外感寒、湿、热及饮食所致者，适当配伍相应散寒、除湿、清热、消食导滞药。

使用本类药物时需注意，第一，药多为辛香温燥之品，易耗气伤阴，故气阴不足者慎用；第二，某些药物作用强，具有破气作用，如枳实，孕妇应慎用；第三，某些药物有毒，如川楝子，不宜过量或持续服用。第四，某些药物含有挥发油，如檀香、沉香，久煎易破坏其药效，不宜久煎或应后下。

陈 皮

chénpí《神农本草经》

【来源】为芸香科植物橘*Citrus reticulata* Blanco及其栽培变种的干燥成熟果皮。主产于广东、广西、福建、四川、江西等地。药材分为"陈皮"和"广陈皮"，尤以广东新会产者效最佳，即新会陈皮。切丝，生用。

【处方用名】陈皮、广陈皮、新会陈皮、橘皮。

【性味归经】苦、辛，温。归肺、脾经。

【功效】理气健脾，燥湿化痰。

【临床应用】

1. **脾胃气滞、湿阻证**　本品辛香走窜，温通苦燥，入脾经，可行气、除胀、燥湿，是理气健脾之要药，疗脾胃气滞、湿阻之脘腹胀满、食少吐泻之佳品，尤适用于寒湿阻滞中焦证。脾胃气滞轻者可单用，气滞甚者加木香、枳实等；寒湿阻滞者，配伍苍术、厚朴等，如平胃散；食积甚者，配伍山楂、神曲等，如保和丸；兼有脾气虚者，配伍人参、白术、茯苓等，如异功散；治肝气乘脾所致腹泻、腹痛，配伍白术、白芍，如痛泻要方。

2. **呕吐、呃逆证**　本品味苦，苦能降泄，主入脾胃经，善降胃之逆气而止呕、止呃，故为治疗呕吐、呃逆之佳品。因寒所致呕吐清水、遇冷加重者，轻证可单用，也可配伍生姜同用，如橘皮汤；因热所致呕吐酸臭黄水、遇热加重者，配伍竹茹、栀子等清胃热药同用；因虚实寒热错杂者，配伍人参、竹茹、大枣等，如橘皮竹茹汤。

3. **痰湿壅滞证**　本品苦温，既能燥湿化痰，又能理脾肺之气，是治寒痰、湿痰之要药。痰湿壅滞所致胸闷、咳嗽、痰多色白者，配伍半夏、茯苓等，如二陈汤；寒饮所致咳嗽、痰多、质清稀者，配伍干姜、细辛等。

4. **胸痹证**　本品辛温行散通行，入肺经，能够行气宽胸。治疗痰气交阻阻滞心胸所致胸痹者，配伍枳实、生姜等，如橘皮枳实生姜汤。

【用法用量】煎服，3~10g。

【使用注意】本品性温，辛散苦燥，故内有实热、舌赤少津者慎用。

【现代研究】

1. **化学成分**　主要成分为黄酮类成分，如橙皮苷、新皮苷、陈皮素、柚皮苷、新柚皮苷等。还含有挥发油、有机胺和微量元素等。

2. **药理作用**　陈皮水煎液对唾液淀粉酶活性有明显的促进作用，能抑制家兔离体十二指肠的自发活动，使收缩降低，紧张性下降；对离体、在体胃及肠运动均有直接抑制作用。挥发油能松弛豚鼠离体支气管平滑肌，水提取物和挥发油均能阻断氯乙酰胆碱、磷酸组胺引起的支气管平滑肌收缩痉挛，有平喘、镇咳的作用。挥发油有刺激性祛痰作用，主要有效成分为柠檬烯。本品还有升高血压、抗血小板聚集、抗氧化、抗衰老、强心、抗休克、抗过敏、抗肿瘤、抑菌、避孕、抗紫外线辐射、杀虫等作用。

3. **现代应用**　常以本品为主随证配伍，治疗消化不良、胆结石、支气管炎、急性乳腺炎等。

【附药】橘红　橘核　橘络　橘叶

1. **橘红**　为芸香科植物橘 *Citrus reticulata* Blanco 及其栽培变种的干燥外层果皮。性味辛、苦，温；归脾、肺经。具有理气宽中，燥湿化痰功效。适用于咳嗽痰多、食积伤酒、呕恶痞闷。煎服，3~10g。

2. **橘核**　为芸香科植物橘 *Citrus reticulata* Blanco 及其栽培变种的干燥成熟种子。性味苦，平；归肝、肾经。具有理气，散结，止痛功效。适用于疝气疼痛、睾丸肿痛、乳痈乳癖等。煎服，3~9g。

3. **橘络**　为芸香科植物橘 *Citrus reticulata* Blanco 及其栽培变种的中果皮及内果皮之间的纤维束群。性味甘、苦，平；归肝、肺经。具有行气通络，化痰止咳功效。适用于痰滞经络之胸痛、咳嗽、痰多。煎服，3~5g。

4. **橘叶**　为芸香科植物橘 *Citrus reticulata* Blanco 及其栽培变种的叶。性味辛、苦，平；归肝经。具有疏肝行气，散结消肿功效。适用于胁肋作痛、乳痈、乳房结块等。煎服，6~10g。

青　皮

qīngpí《本草图经》

【来源】为芸香科植物橘 *Citrus reticulata* Blanco 及其栽培变种的干燥幼果或未成熟果实的果皮。主产于福建、浙江等地。5~6月收集自落的幼果，晒干，习称"个青皮"；7~8月采收未成熟的果实，在果皮上纵剖成四瓣至基部，除尽瓤瓣，晒干，习称"四花青皮"。生用或醋炙用。

【处方用名】青皮、个青皮、四花青皮。

【性味归经】苦、辛，温。归肝、胆、胃经。

【功效】疏肝破气，消积化滞。

【临床应用】

1. **肝气郁结证**　本品苦泄辛行温通，性猛入肝，属于破气药，善于疏理肝胆之气，尤宜于肝郁气滞诸证。治疗肝郁气滞，胸胁胀痛、乳房胀痛，配伍柴胡、郁金、香附等；治疗乳癖，乳房结块，单用煎汤，或配伍柴胡、橘叶等；治疗乳痈，配伍瓜蒌、蒲公英、漏芦等；治疗寒疝疼痛，配伍乌药、小茴香、木香等，如天台乌药散；治疗气滞血瘀之癥瘕积聚，配伍三棱、莪术、鳖甲等。

2. **食积气滞证**　本品辛行苦降，既能消积，又能行气止痛。治疗食积气滞、脘腹胀痛，配伍山楂、神曲、麦芽等。

【用法用量】煎服，3~10g。醋炙增强疏肝止痛之功。

【使用注意】本品辛散苦泄，性烈破气，气虚津伤者慎用，孕妇忌用，儿童慎用。

【现代研究】

1. **化学成分**　主要成分为挥发油及黄酮苷类。挥发油主要为柠檬烯和枸橼醛，黄酮苷主要有橙皮苷、枸橼苷、柚皮苷等。此外，还有少量的昔奈福林。

2. **药理作用**　本品煎液及提取成分有松弛胃肠道平滑肌、利胆、祛痰平喘的作用，还可升高血压、抗休克、兴奋心脏。

3. **现代运用**　临床以本品配伍他药，可治疗慢性结肠炎、休克、阵发性室上性心动过速等多种疾病。

　🎓 **课堂互动 13-1** ─────────────────

陈皮与青皮功用之异同？

─────────────────────────────
答案解析

积　实

zhǐshí《神农本草经》

【来源】为芸香科植物酸橙 *Citrus aurantium* L. 及其栽培变种或甜橙 *Citrus sinensis* Osbeck 的干燥幼果。主产于四川、江西、湖南、湖北、江苏等地。5~6月收集自落的果实，除去杂质，自中部横切为两半，晒干或低温干燥，较小者直接晒干或低温干燥。切薄片，生用或麸炒用。

【处方用名】枳实。

【性味归经】苦、辛、酸，微寒。归脾、胃经。

【功效】破气消积，化痰散痞。

【临床应用】

1. **脾胃气滞证**　本品辛行苦降，既可行气消胀，又可消积导滞，主入脾胃经，故尤适用于胃肠积滞、气机不畅者。治疗食积气滞者，配伍山楂、神曲、麦芽等，如曲麦枳术丸；治热结便秘者，配伍大黄、芒硝、厚朴等，如大承气汤；治脾虚食后脘腹痞满作胀者，配伍白术，如枳术丸；治湿热泻痢、里急后重者，配伍黄芩、黄连等，如枳实导滞丸。

2. 痰阻气滞证　本品行气消痰，又能破气除痞而止痛，为破气除痞之要药。治疗痰浊闭阻、胸阳不振所致胸痹，配伍薤白、桂枝等，如枳实薤白桂枝汤；治痰热结胸，配伍黄连、瓜蒌、半夏等，如小陷胸加枳实汤；治心下痞满，食欲不振者，配伍半夏曲、厚朴等，如枳实消痞丸。

3. 脏器下垂　本品辛行苦降，入脾经，以助脾运，通过降浊而达到升清的目的，维持内脏位置的固定，故可用于治疗脏器下垂证。治疗胃扩张、胃下垂、子宫脱垂、脱肛等，单用，或配伍黄芪、白术等。

【用法用量】煎服，3~10g。麸炒后药性平和。

【使用注意】本品破气，孕妇慎用。

【现代研究】

1. 化学成分　本品主要含挥发油、黄酮类成分，如柠檬烯、芳樟醇、橙皮苷、橙皮素、柚皮苷、柚皮素、新橙皮苷、柚皮芦丁等。还含有蛋白质、糖类、胡萝卜素、核黄素、γ-氨基丁酸等。

2. 药理作用　本品煎剂可明显降低肠平滑肌的活动，小量对肠平滑肌有抑制作用；能缓解乙酰胆碱或氯化钡所致的小肠痉挛；对胃肠道平滑肌又有兴奋作用，可使胃底平滑肌的张力明显升高，有促进胃运动、加速胃排空的作用。其中黄酮苷对大鼠离体肠平滑肌的收缩呈抑制作用，挥发油则呈先兴奋后抑制作用。还具有抗溃疡作用、利胆作用等。此外，尚有调节子宫机能、升高血压、强心、抗氧化、抗菌、镇痛、护肝、降糖、降血脂、抗血栓、抗休克、利尿、抗过敏等作用。

3. 现代运用　临床常以本品随证配伍，治疗消化道疾病、休克、胃下垂、子宫脱垂、脱肛等疾病。

【附药】枳壳

为芸香科植物酸橙及其栽培变种的干燥未成熟果实。性味苦、辛、酸，微寒；归脾、胃经。理气宽中、行滞消胀，用于胸胁气滞、胀满疼痛、食积不化、痰饮内停、脏器下垂等。煎服，3~10g。孕妇慎用。

木　香
mùxiāng《神农本草经》

【来源】为菊科植物木香 *Aucklandia lappa* Decne. 的干燥根。产于云南者称云木香，产于印度、缅甸者称广木香。秋、冬二季采挖，除去泥沙和须根，切段，大者再纵剖成瓣，干燥后撞去粗皮。生用或煨用。

【处方用名】木香、云木香、广木香、炒木香、煨木香。

【性味归经】辛、苦，温。归脾、胃、大肠、三焦、胆经。

【功效】行气止痛，健脾消食。

【临床应用】

1. 胸胁、脘腹胀痛，泻痢后重，疝气疼痛等症　本品气味芳香而辛散温通，长于行气止痛，对各个脏腑的气滞疼痛均有效，善于行脾胃气滞，为行气调中止痛之佳品，善于行大肠气滞，为泻痢后重之要药。治疗脾胃气滞脘腹胀痛属于实证者，可单用磨汁服用，也可配伍砂仁、陈皮、厚朴等；脾胃气滞脘腹胀痛属于虚证者，配伍人参、白术等，如香砂六君子汤；肝胆湿热郁蒸、气机阻滞之胸胁疼痛、黄疸者，配伍郁金、大黄、茵陈等；湿热泻痢、里急后重者，配伍黄连，如香连丸；寒疝及睾丸偏坠疼痛者，配伍川楝子、小茴香，如导气汤。

2. 食积不消　本品芳香温通，主入脾胃经，既可醒脾开胃，又可健脾消食，为治疗食积之佳品。治疗食滞中焦脘腹胀痛者，配伍陈皮、半夏、枳实等；治寒凝食积者，配伍干姜、小茴香、枳实等；治脾虚食积者，配伍砂仁、枳实、白术，如香砂枳术丸；也可用于补益剂中，以防补益药碍胃滞气，如归脾汤。

【用法用量】煎服，3~6g。生用偏于行气；煨用偏于实肠止泻，用于治疗泄泻腹痛。

【使用注意】本品辛香温燥，凡阴虚火旺者慎用。

【现代研究】

1. 化学成分　本品主要含挥发油、烯类、木香碱、多种氨基酸及萜内酯类成分等，如木香烃内酯、去氢木香内酯、天冬氨酸、谷氨酸、γ-氨基丁酸等。还含有胆胺，木香萜胺A、B、C、D、E，豆甾醇，树脂等。

2. **药理作用** 木香煎液及提取物具有调节胃肠运动、抗消化溃疡、促进胆囊收缩、松弛平滑肌、镇痛等药理作用。此外，还有抗肿瘤、扩张血管、抑制血小板聚集等作用。

3. **现代运用** 临床常以本品随证配伍，治疗消化不良、支气管哮喘、痢疾等疾病。

香 附
xiāngfù《名医别录》

【**来源**】为莎草科植物莎草 *Cyperus rotundus* L. 的干燥根茎。主产于山东、浙江、福建、湖南等地。秋季采挖，燎去毛须，置沸水中略煮或蒸透后晒干，或燎后直接晒干。生用或醋炙用。

【**处方用名**】香附、香附子、醋香附、制香附、香附炭。

【**性味归经**】辛、微苦、微甘，平。归肝、脾、三焦经。

【**功效**】疏肝解郁，理气宽中，调经止痛。

【**临床应用**】

1. **肝郁气滞证** 本品味辛香行散，主入肝经，善理肝气之郁结而解郁，适宜于肝郁气滞诸痛证，为疏肝解郁之要药。治疗肝郁气滞所致胸胁胀痛，配伍柴胡、川芎、枳壳等，如柴胡疏肝散；治寒凝气滞，肝寒犯胃所致胃脘疼痛，配伍高良姜，如良附丸；治寒疝腹痛，配伍小茴香、乌药、吴茱萸等。

2. **脾胃气滞证** 本品味辛香行散，入脾经，善于疏理中焦气机，适用于脾胃气滞证。治疗脾胃气滞所致脘腹胀痛、胸膈痞塞、嗳气吞酸、纳呆者，配伍砂仁、乌药、紫苏梗等；外感风寒兼脾胃气滞者，配伍紫苏叶、陈皮等，如香苏散；若兼夹血、痰、火、湿、食为患而致六郁证者，配伍川芎、苍术、栀子等，如越鞠丸。

3. **月经不调、经闭、痛经、乳房胀痛等** 本品辛散，主入肝经，善于行肝经循行部位之气滞而调经止痛，为妇科调经止痛之要药。治疗肝郁气滞所致月经不调、经闭、痛经，配伍柴胡、白芍等；经前乳房胀痛，或乳房结块者，配伍柴胡、当归、瓜蒌等。

【**用法用量**】煎服，6~10g。醋炙可增强疏肝止痛之效。

【**现代研究**】

1. **化学成分** 本品主要含挥发油、糖类、苷类、黄酮类、三萜类、酚类、生物碱等成分，如β-蒎烯、香附子烯、α-香附酮、β-香附酮、广藿香酮、α-莎香醇、β-莎草醇、柠檬烯、丁香烯等。

2. **药理作用** 香附煎剂及提取物具有雌激素样作用，对子宫有抑制作用；可明显增加胆汁流量、促进胆汁分泌，并对肝细胞有保护作用；有抑制肠管收缩作用。此外，还有强心、减慢心率及降低血压、解热、镇痛、安定、抗菌、抗炎、抗肿瘤等作用。

3. **现代运用** 临床常以本品随证配伍，治疗月经不调、痛经、胃炎、胃肠绞痛、胆囊炎、尿路结石等疾病。

课堂互动 13-2

木香与香附功用有何异同？

答案解析

乌 药
wūyào《本草拾遗》

【**来源**】本品为樟科植物乌药 *Lindera aggregata*（Sims）Kosterm. 的干燥块根。主产于浙江、安徽、湖南、湖北等地。全年均可采挖，除去细根，洗净，趁鲜切片，晒干，或直接晒干。生用或麸炒用。

【处方用名】乌药、天台乌药、台乌、台片。

【性味归经】辛，温。归肺、脾、肾、膀胱经。

【功效】行气止痛，温肾散寒。

【临床应用】

1. **寒凝气滞疼痛证**　本品辛散温通，入肺、脾、肾经，善于行三焦之滞、散三焦之寒而止痛。治疗胸闷、胁痛者，配伍薤白、瓜蒌、郁金、延胡索等；治脘腹胀痛者，配伍木香、吴茱萸、枳壳等；治寒疝、小腹冷痛者，配伍小茴香、青皮等，如天台乌药散；治经行腹痛者，配伍当归、吴茱萸、香附等；治寒郁气滞所致气逆喘急者，配伍麻黄、沉香、小茴香等。

2. **膀胱虚冷、遗尿尿频**　本品性温，入肾经、膀胱经，善温肾散寒而缩尿止遗。治疗肾阳不足、膀胱虚冷所致小便频数而清长、小儿遗尿者，配伍益智、山药等，如缩泉丸。

【用法用量】煎服，6~10g。

【现代研究】

1. **化学成分**　本品主要含倍半萜及其内酯类、生物碱类、脂肪酸类和挥发油成分，如乌药醚内酯、伪新乌药醚内酯、乌药醇、乌药根烯、木姜子碱、波尔定碱、去甲异波尔定碱、癸酸、月桂酸、龙脑、乙酸龙脑酯等。

2. **药理作用**　乌药煎液及提取物对胃肠道平滑肌有兴奋和抑制的双向调节作用，能促进消化液的分泌；还具有抗病毒、抑菌、抗肿瘤、兴奋心肌、改善中枢神经系统功能、抗炎镇痛、防治糖尿病肾病、保护肝脏、调节凝血功能等药理作用。

3. **现代运用**　临床常以本品随证配伍，治疗消化不良、痛经、小便不利等疾病。

薤　白

xièbái《神农本草经》

【来源】为百合科植物小根蒜 *Allium macrostemon* Bge. 或薤 *Allium chinense* G. Don 的干燥鳞茎。主产于东北、河北、江苏、湖北等地。夏、秋二季采挖，洗净，除去须根，蒸透或置沸水中烫透，晒干。生用。

【处方用名】薤白、薤白头、荄白、炒薤白。

【性味归经】辛、苦，温。归心、肺、胃、大肠经。

【功效】通阳散结，行气导滞。

【临床应用】

1. **胸痹心痛**　本品辛开行滞，苦泄痰浊，主入心经，善于散阴寒之凝滞、通胸阳之闭结，为治疗胸痹之要药。治疗寒痰阻滞、胸阳不振所致胸痹者，配伍瓜蒌、半夏、枳实等，如瓜蒌薤白白酒汤、瓜蒌薤白半夏汤、枳实薤白桂枝汤等；治痰浊兼血瘀所致胸痹者，配伍丹参、川芎、瓜蒌等。

2. **脘腹痞满胀痛、泻痢后重**　本品辛开苦降，入胃、大肠经，具有行气导滞、消胀止痛的功效。治疗胃寒气滞之脘腹痞满胀痛者，配伍高良姜、砂仁、木香等；治胃肠气滞所致泻痢后重者，单用，或配伍木香、枳实等。

【用法用量】煎服，5~10g。

【使用注意】本品辛散苦泄温通，有蒜味，气虚无滞、阴虚发热及不耐蒜味者慎服。

【现代研究】

1. **化学成分**　本品主要含有甾体皂苷类成分，如薤白苷 A~K 等。还含有前列腺素、生物碱及含氮化合物等。

2. **药理作用**　薤白乙醇浸膏能明显促进肠管炭末输送，有一定抗泻下作用。还有抗血小板聚集，降低血脂、抗动脉粥样硬化、抗氧化及镇痛、抑菌、抗炎等作用。

3. **现代运用**　临床常以本品随证配伍，治疗冠心病、消化不良等疾病。

川楝子

chuānliànzǐ《神农本草经》

【来源】为楝科植物川楝 *Melia toosendan* Sieb. et Zucc. 的干燥成熟果实。南方均产，尤以四川产者为佳。冬季果实成熟时采收，除去杂质，干燥。生用或麸炒用。

【处方用名】川楝子、金铃子、炒川楝子。

【性味归经】苦，寒；有小毒。归肝、小肠、膀胱经。

【功效】疏肝泄热，行气止痛，杀虫。

【临床应用】

1. 肝郁化火诸痛证　本品苦寒清泄，主入肝经，既能行肝气，又能泄肝火，为肝郁化火气滞疼痛之良药。治疗肝郁化火及肝火犯胃所致胸胁、脘腹疼痛者，配伍延胡索，如金铃子散；治寒疝腹痛者，配伍小茴香、吴茱萸等温里药，如导气汤。

2. 虫积腹痛证　本品苦寒泄下，虫得苦则下，故可杀虫。用于蛔虫所致虫积腹痛者，配伍槟榔、使君子同用。

3. 头癣、秃疮　本品尚可疗癣，治疗头癣、秃疮者，先用温盐水洗净患处，取川楝子适量焙黄研末，用猪油或麻油调膏，外涂患处。

【用法用量】煎服，5~10g。外用适量，研末调涂。炒用寒性缓和，毒性降低。

【使用注意】本品苦寒，有小毒，故不宜持续或过量服用，脾胃虚寒者慎服。

【现代研究】

1. 化学成分　本品主要含川楝素、黄酮、多糖、脂肪油等。

2. 药理作用　川楝子煎液及提取物具有松弛奥迪括约肌、收缩胆囊、促进胆汁排泄的作用；能兴奋肠道平滑肌，使其张力和收缩力增加；川楝素具有驱虫作用，作用缓慢而持久，对猪蛔虫、蚯蚓、水蛭等有明显的杀灭作用；川楝子对金黄色葡萄球菌、多种致病性真菌有抑制作用；此外，尚有抗炎、镇痛、抗氧化、抗生育、抗癌等作用。

3. 现代运用　临床常以本品随证配伍，治疗疝气、头癣、疥疮等疾病。

佛　手

fóshǒu《滇南本草》

【来源】为芸香科植物佛手 *Citrus medica* L. var. *sarcodactylis* Swingle 的干燥果实。主产于四川、广东等地。秋季果实尚未变黄或变黄时采收，纵切成薄片，晒干或低温干燥。生用。

【处方用名】佛手、广佛手。

【性味归经】辛、苦、酸，温。归肝、脾、胃、肺经。

【功效】疏肝理气，和胃止痛，燥湿化痰。

【临床应用】

1. 肝胃气滞证　本品气清香而不烈，性温和而不峻，入肝经，行气作用强，而止痛作用弱。治疗肝郁气滞所致，胸胁胀痛、胸闷，需配伍柴胡、香附、郁金等。

2. 脾胃气滞证　本品清香，入脾胃，可理脾胃之气而止痛。治疗脾胃气滞之脘腹胀痛、呕恶食少者，配伍木香、香附、砂仁等。

3. 咳嗽痰多　本品苦温，入肺经，可燥湿化痰。治疗湿痰壅肺所致咳嗽痰多易咯、胸闷者，配伍瓜蒌皮、陈皮等。

【用法用量】煎服，3~10g。

【现代研究】

1. 化学成分　本品主要含挥发油、黄酮类、香豆素类、萜类、多糖、有机酸等成分，如柠檬烯、γ-

松油烯、橙皮苷、香叶木苷、佛手内酯、柠檬内酯、柠檬苦素等。

2. **药理作用**　佛手煎液及提取物对肠道平滑肌有明显的抑制作用；能够扩张冠状血管，增加冠脉血流量，高浓度时抑制心肌收缩力、减缓心率、降低血压、保护实验性心肌缺血；有一定的平喘、祛痰作用。此外，佛手还有抗应激、调节免疫、抗肿瘤等作用。

3. **现代运用**　临床常以本品随证配伍，治疗消化不良、支气管哮喘等疾病。

檀 香

tánxiāng《名医别录》

【**来源**】为檀香科植物檀香 *Santalum album* L. 树干的干燥心材。国外主产于印度、澳大利亚、印度尼西亚等地，国内主产于海南、广东、云南等地。四季均可采挖，但夏季采伐为佳，镑片或劈成小碎块入药。生用。

【**处方用名**】檀香。

【**性味归经**】辛，温。归脾、胃、心、肺经。

【**功效**】行气温中，开胃止痛。

【**临床应用**】

1. **寒凝气滞之脘腹冷痛、呕吐清水等症**　本品性温祛寒，辛能行散，善于利膈宽胸，行气止痛，其气芳香醒脾，故兼有调中和胃之功。常配伍砂仁、白豆蔻、乌药等。

2. **胸痹心痛**　本品温能散寒，辛能行气，治疗气滞血瘀所致胸痹证，常配伍延胡索、细辛等，如宽胸丸。

【**用法用量**】煎服，2~5g。宜后下。或入丸、散。

【**现代研究**】

1. **化学成分**　本品主要含挥发油，如 α-檀香醇、β-檀香醇、二氢-α-沉香呋喃、二氢-β-沉香呋喃、朱栾萜烯等。

2. **药理作用**　檀香木中的 α-檀香醇、β-檀香醇具有与氯丙嗪类似的神经药理活性，对小鼠有中枢镇静作用。此外，还有抑制小鼠肠运动亢进、利尿及抑制志贺菌属、结核分枝杆菌等作用。

3. **现代运用**　临床常以本品随证配伍，治疗消化不良、冠心病等疾病。

大腹皮

dàfùpí《开宝本草》

【**来源**】为棕榈科植物槟榔 *Areca catechu* L. 的干燥果皮。国外主产于印度尼西亚、印度、菲律宾等地；国内主产于海南、广东、云南、台湾等地。冬季至次春采收未成熟的果实，煮后干燥，纵剖两瓣，剥取果皮，习称"大腹皮"；春末至秋初采收成熟果实，煮后干燥，剥取果皮，打松，晒干，习称"大腹毛"。生用。

【**处方用名**】大腹皮、大腹毛。

【**性味归经**】辛，微温。归脾、胃、大肠、小肠经。

【**功效**】行气宽中，行水消肿。

【**临床应用**】

1. **湿阻气滞、脘腹胀闷、大便不爽**　本品辛散，入脾、胃、大肠经，能行气导滞、宽中利气。治湿阻气滞之脘腹胀满，可与藿香、陈皮、厚朴等同用；治食积气滞之脘腹痞胀，大便秘结或泻而不爽，可与山楂、麦芽、枳实等同用。

2. **水肿胀满、脚气浮肿、小便不利**　本品味辛，能行气利水消肿。治疗水肿、小便不利，可与茯苓皮、五加皮等同用，如五皮饮；治脚气肿满、小便不利者，可与桑白皮、槟榔、木瓜等同用。

【**用法用量**】煎服，5~10g。生用偏于行气；煨用偏于实肠止泻，用于治疗泄泻腹痛。

【使用注意】本品辛香温燥，凡阴虚火旺者慎用。

【现代研究】

1. **化学成分**　本品主要含槟榔碱、槟榔次碱、α-儿茶素等。

2. **药理作用**　大腹皮煎液及提取物能兴奋胃肠道平滑肌、促胃肠动力作用，并有促进纤维蛋白溶解、杀绦虫等作用。

3. **现代运用**　临床常以本品随证配伍，治疗消化不良、水肿、脚气等疾病。

沉　香

chénxiāng《名医别录》

【来源】为瑞香科植物白木香 *Aquilaria sinensis*（Lour.）Gilg 含有树脂的木材。主产于广东、广西、台湾等地。全年均可采收，割取含树脂的木材，除去不含树脂的部分，阴干。锉末或磨粉服，生用。

【处方用名】沉香、沉水香、沉香木。

【性味归经】辛、苦，微温。归脾、胃、肾经。

【功效】行气止痛，温中止呕，纳气平喘。

【临床应用】

1. **寒凝气滞之胸腹胀闷疼痛**　本品辛香走窜而行气，性温而祛寒，具有良好的行气止痛作用。治疗寒凝气滞所致胸腹胀痛，配伍乌药、木香、槟榔等，如沉香四磨汤；脾胃虚寒所致脘腹冷痛者，配伍肉桂、干姜、附子等。

2. **胃寒呕吐、呃逆**　本品味苦降逆，性温散寒，故能温中降逆止呕。治疗胃寒呕吐清水，配伍陈皮、胡椒等；脾胃虚寒所致呃逆不止者，配伍丁香、柿蒂等。

3. **肾虚气逆喘急**　本品性温，入肾经，善于温肾以助纳气。治疗肾不纳气所致虚喘证，配伍肉桂、附子、补骨脂等，如黑锡丹；上盛下虚所致痰饮咳嗽者，配伍紫苏子、半夏、厚朴等，如苏子降气汤。

【用法用量】煎服，1~5g，后下。或研末冲服。

【使用注意】本品辛温助热，阴虚火旺者慎用。

【现代研究】

1. **化学成分**　本品主要含挥发油、色酮类成分，如白木香酸、白木香醛、呋喃白木香醛、沉香四醇、白木香醇、呋喃白木香醇、去氢白木香醇、6-甲氧基-2-（2-苯乙基）色酮、6,7-二甲氧基-2-（2-苯乙基）色酮等。

2. **药理作用**　沉香的水煎液对体外豚鼠回肠的自主收缩有抑制作用，并能对抗组胺、乙酰胆碱引起的痉挛性收缩；水煎醇沉液腹腔注射，能使新斯的明引起的小鼠肠推进运动减慢，呈现肠平滑肌解痉作用。此外，还有镇静、安定、麻醉、镇痛、平喘、抗菌等作用。

3. **现代运用**　临床常以本品随证配伍，治疗消化不良、支气管哮喘等疾病。

荔枝核

lìzhīhé《本草衍义》

【来源】为无患子科植物荔枝 *Litchi chinensis* Sonn. 的干燥成熟种子。主产于福建、广东、广西等地。夏季采摘成熟果实，除去果皮和肉质假种皮，洗净，晒干。生用或盐水炙用。用时捣碎。

【处方用名】荔枝、荔枝核。

【性味归经】甘、微苦，温。归肝、肾经。

【功效】行气散结，祛寒止痛。

【临床应用】

1. **寒疝腹痛、睾丸肿痛**　本品辛行苦泄，性温祛寒，主入肝经，有疏肝理气、散结消肿、散寒止痛之功。治寒凝气滞之疝气疼痛、睾丸肿痛，可与小茴香、青皮、乌药等同用；治睾丸肿痛属湿热者，可与龙胆、川楝子、黄柏等同用。

2. **胃脘胀痛、痛经、产后腹痛** 本品味辛能行气，又入肝经，可疏肝和胃止痛。治肝气郁结，肝胃不和之胃脘胀痛，可与木香、佛手等同用；治肝郁气滞血瘀之痛经及产后腹痛，可与香附、当归等同用。

【用法用量】煎服，5~10g。

【现代研究】

1. **化学成分** 本品主要含多糖、皂苷和黄酮类化合物等。

2. **药理作用** 荔枝核具有降血糖、调血脂、抗氧化、抑制病毒、抗肿瘤及防止肝损伤等药理作用。其中，黄酮类化合物可抑制病毒和抗肿瘤，皂苷能抑制病毒活性并降血糖、调血脂和增强胰岛素敏感性；黄酮类、皂苷类和多糖均具有抗氧化作用，多糖又能提高免疫功能。

3. **现代运用** 临床常以本品随证配伍，治疗疝气、睾丸炎、痛经等疾病。

化橘红

huàjúhóng《神农本草经》

【来源】为芸香科植物化州柚 *Citrus grandis* 'Tomentosa' 或柚 *Citrus grandis*（L.）Osbeck 的未成熟或近成熟的干燥外层果皮。前者习称"毛橘红"，后者习称"光七爪""光五爪"。夏季果实未成熟时采收，置沸水中略烫后，将果皮割成5瓣或7瓣，除去果瓤和部分中果皮，压制成形，干燥。生用。

【处方用名】化橘红。

【性味归经】辛、苦，温。归肺、脾经。

【功效】理气宽中，燥湿化痰。

【临床应用】**咳嗽痰多、食积伤酒、呕恶痞闷** 本品味辛行散，味苦降泄，性温通行，入脾、肺经，具有燥湿化痰、理气宽中之功效。治痰湿壅滞所致胸闷、咳嗽、痰多色白者，配伍半夏、茯苓等，如二陈汤；治痰涎壅盛所致咳嗽痰多、胸膈痞塞、恶心呕恶者，配伍茯苓、枳实等，如导痰汤。

【用法用量】煎服，3~6g。

【现代研究】

1. **化学成分** 本品主要含挥发油、黄酮类成分，如二氢黄酮、柚皮苷等。

2. **药理作用** 化橘红煎液及提取物具有调节胃肠运动、松弛平滑肌等药理作用。此外，还有扩张血管、美容、解毒等作用。

3. **现代运用** 临床常以本品随证配伍，治疗消化不良、咳嗽等病症。

香橼

xiāngyuán《神农本草经》

【来源】为芸香科植物枸橼 *Citrus medica* L. 或香圆 *Citrus wilsonii* Tanaka 的干燥成熟果实。主产于四川、云南、福建、江苏、浙江等地。秋季果实成熟时采收，趁鲜切片，晒干或低温干燥。香圆亦可整个或对剖两半后，晒干或低温干燥。生用。

【处方用名】香橼、香圆。

【性味归经】辛、苦、酸，温。归肝、脾、肺经。

【功效】疏肝理气，宽中，化痰。

【临床应用】

1. **肝胃气滞之胸胁胀痛** 本品味辛行散，味苦疏泄，入肝经，能疏肝理气而止痛。治肝郁胸胁胀痛，配伍与柴胡、郁金、佛手等。

2. **脾胃气滞、脘腹痞满、呕吐噫气** 本品气味芳香醒脾，辛行苦泄，入脾胃以行气宽中。治疗脾胃气滞之脘腹胀痛、嗳气吞酸、呕恶食少，配伍木香、砂仁、广藿香等。

3. **痰多咳嗽**　本品苦燥降泄，可化痰止咳，辛行入肺可理气宽胸。治湿痰咳嗽、痰多胸闷等，配伍生姜、半夏、茯苓等。

【用法用量】煎服，3~10g。

【现代研究】

1. **化学成分**　本品主要含挥发油、黄酮类、二萜内酯类及鞣质等成分，如右旋柠檬烯、水芹烯、枸橼醛、乙酸香叶酯、柚皮苷、橙皮苷等。

2. **药理作用**　木香煎液及提取物具有促进胃肠蠕动、健胃及祛痰作用，还有抗炎、抗病毒等作用。

3. **现代运用**　临床常以本品随证配伍，治消化不良、上呼吸道感染等疾病。

青木香

qīngmùxiāng《新修本草》

【来源】为马兜铃科植物马兜铃 *Aristolochia debilis* Sieb. et Zucc. 的干燥根。主产于江苏、浙江、安徽等地。10~11月采挖，干燥。生用。

【处方用名】青木香、土青木香、青藤香、独行根、蛇参根。

【性味归经】辛、苦，微寒。归肝，胃经。

【功效】行气止痛，解毒消肿。

【临床应用】

1. **肝胃气滞之胸胁胀痛**　本品味辛能行气止痛，又入肝、胃经，治疗肝胃气滞所致的胸胁胀痛、脘腹疼痛等，配伍香附、川楝子等。

2. **毒蛇咬伤**　本品味苦，性微寒，可解毒消肿，治疗毒蛇咬伤，可单用，也可配伍白芷同用。

【用法用量】煎服，3~9g；散剂，1.5~2g，吞服。外用适量。

【使用注意】本品含马兜铃酸，有肾毒性，不宜多用。多服易引起恶心呕吐。

【现代研究】

1. **化学成分**　本品主要含挥发油，其主要成分为马兜铃酮，并含马兜铃酸、尿囊素、青木香酸、木兰花碱、土青木香甲素及丙素等。

2. **药理作用**　青木香煎液及提取物具有降压、镇静作用，但对胃肠道有刺激作用，故不宜多服。

3. **现代运用**　临床常以本品随证配伍，治疗高血压、毒蛇咬伤等疾病。

【附药】天仙藤

马兜铃科植物马兜铃 *Aristolochia debilis* Sieb. et Zucc. 或北马兜铃 *Aristolochia contorta* Bunge. 的干燥地上部分。味苦，性温，归肝、胃、肾经。具有行气活血，通络止痛的功效。用于脘腹刺痛、关节痹痛、妊娠水肿。煎服，3~6g。

甘　松

gānsōng《开宝本草》

【来源】为败酱科植物甘松 *Nardostachys jatamansi* DC. 的干燥根及根茎。春、秋二季采挖，除去泥沙及杂质，晒干或阴干。切段，生用。

【处方用名】甘松、甘松香。

【性味归经】辛、甘，温。归脾、胃经。

【功效】理气止痛，开郁醒脾；外用祛湿消肿。

【临床应用】

1. **寒郁气滞、脘腹胀满、食欲不振、呕吐**　本品辛温芳香，专入脾胃经，故能行气消胀、醒脾开胃、散寒止痛。治寒湿阻滞、气机不畅之脘腹胀痛、食欲不振、恶心呕吐等，可与木香、砂仁、陈皮等同用；治思虑伤脾，胸闷腹胀，不思饮食，可与柴胡、郁金、豆蔻等同用。

2. **脚气肿痛、牙痛** 本品外用有祛湿消肿之功。治湿脚气，可配荷叶、藁本煎汤外洗。单用泡汤漱口，可治牙痛。

【用法用量】煎服，3~6g。外用适量，泡汤漱口或煎汤洗脚或研末敷患处。

【现代研究】

1. **化学成分** 本品主要含挥发油、倍半萜类、愈创木烷类、三萜类成分，如缬草萜酮、甘松新酮、甘松愈创木酮A~K、甘松醛、齐墩果酸、熊果酸、α, α-二甲基-苯丙酸乙烯酯、α, α-二甲基苄基异丙醚等。

2. **药理作用** 甘松提取物对小肠、大肠、子宫、支气管等离体平滑肌有降低张力、抑制收缩的作用。此外，还有镇静、抗癫痫、抗惊厥、促神经生长、改善认知能力、抗抑郁、保护心肌细胞、降血压作用和广谱抗菌作用。

3. **现代运用** 临床常以本品随证配伍，治疗消化不良、脚气、牙痛等疾病。

柿 蒂

shìdì《名医别录》

【来源】为柿树科植物柿 *Diospyros kaki* Thunb. 的干燥宿萼。主产于河北、河南、山东等地。冬季果实成熟时采摘，食用时收集，洗净，晒干。生用。

【处方用名】柿蒂。

【性味归经】苦、涩，平。归胃经。

【功效】降逆止呃。

【临床应用】**呃逆** 本品味苦降泄，主入胃经，善降胃气而为止呃逆之要药。治胃寒呃逆，可与丁香、生姜等同用，如柿蒂汤；治虚寒呃逆，可与人参、丁香同用，如丁香柿蒂汤；治胃热呃逆，可与黄连、竹茹等同用；治痰浊内阻之呃逆，可与半夏、陈皮、厚朴等同用；治命门火衰，元气暴脱，上逆作呃，配伍附子、人参、丁香等。

【用法用量】煎服，5~10g。

【现代研究】

1. **化学成分** 本品主要含三萜类、β-谷甾醇、糖苷、鞣质成分，如齐墩果酸、熊果酸及桦皮酸。
2. **药理作用** 本品有镇静、抗惊厥、抗心律失常作用
3. **现代运用** 临床常以本品随证配伍，治疗食道癌、胃炎等疾病。

附：其他理气药

表13-1 其他理气药一览表

药名	性味归经	功效应用	用法用量
玫瑰花	甘、微苦，温。归肝、脾经	行气解郁，和血，止痛。治肝胃气痛，食少呕恶，月经不调，跌仆伤痛	3~6g
梅花	微酸，平。归肝、胃、肺经	疏肝和中，化痰散结。用于肝胃气痛，郁闷心烦，梅核气，瘰疬疮毒	3~5g
婆罗子	甘，温。归肝、胃经	疏肝理气，和胃止痛。治肝胃气滞，胃脘疼痛	3~9g
九香虫	咸，温。归肝、脾、肾经	理气止痛，温肾助阳。治肝气胃痛，胃寒胀痛，肾虚阳痿，腰膝酸痛	3~9
刀豆	甘，温。归胃、肾经	温中，下气止呕，温肾助阳。治胃寒呕吐，肾虚腰痛	6~9g

目标检测

答案解析

一、单项选择题

1. 治疗脾胃气滞，脘腹胀痛及泻痢里急后重，宜选用（　）
   A. 陈皮　　　　　B. 枳壳　　　　　C. 佛手　　　　　D. 木香　　　　　E. 大腹皮

2. 陈皮、木香共有的功效是（　）
   A. 疏肝理气　　　B. 降气止呕　　　C. 行气导滞　　　D. 理气止痛　　　E. 理气健脾

3. 既能破气消积，又能化痰除痞的药物是（　）
   A. 枳实　　　　　B. 青皮　　　　　C. 沉香　　　　　D. 川楝子　　　　E. 绿萼梅

4. 治疗肝气郁结，月经不调，痛经，乳房胀痛，宜首选的药物是（　）
   A. 木香　　　　　B. 香附　　　　　C. 沉香　　　　　D. 檀香　　　　　E. 九香虫

5. 善治肝胃气滞，胁痛胸闷，脘腹疼痛，久咳痰多之证的药物是（　）
   A. 青皮　　　　　B. 佛手　　　　　C. 枳壳　　　　　D. 乌药　　　　　E. 娑罗子

6. 木香用治脾失运化、肝失疏泄之腹痛、胁痛、黄疸等症，是取其（　）功效
   A. 疏肝解郁、利胆退黄　　　B. 行气健脾、宽胸散结　　　C. 行气宽中、顺气降逆
   D. 行气健脾、疏利肝胆　　　E. 行气健脾、消积除痞

7. 沉香治疗喘证，是取其（　）功效
   A. 宣肺平喘　　　B. 纳气平喘　　　C. 清肺平喘　　　D. 益气平喘　　　E. 温肺平喘

8. 治胸痹证是取薤白的哪方面功效？
   A. 通阳散结　　　B. 理气健脾　　　C. 化痰宽胸　　　D. 宣肺化痰　　　E. 破气除痞

9. 具有行气散结、散寒止痛功效的药物是（　）
   A. 青皮　　　　　B. 橘核　　　　　C. 荔枝核　　　　D. 橘络　　　　　E. 化橘红

10. 既能行气宽中，又能利水消肿的药物是（　）
    A. 大腹皮　　　　B. 青木香　　　　C. 天仙藤　　　　D. 川楝子　　　　E. 甘松

11. 善治胃寒呕吐的药物是（　）
    A. 木香　　　　　B. 乌药　　　　　C. 香附　　　　　D. 沉香　　　　　E. 柿蒂

12. 湿热泻痢常用（　）
    A. 川楝子、延胡索　　　B. 枳实、白术　　　C. 大黄、芒硝
    D. 木香、黄连　　　　　E. 黄连、吴茱萸

13. 下列药物中，生用行气滞，煨用以止泻的药是（　）
    A. 木香　　　　　B. 五味子　　　　C. 青木香　　　　D. 乌药　　　　　E. 厚朴

14. 枳实的功效是（　）
    A. 疏肝理气、和中化痰　　　B. 破气散结、疏肝行滞　　　C. 理气和中、燥湿化痰
    D. 破气消积、化痰除痞　　　E. 通阳散结、行气导滞

二、多项选择题

1. 陈皮的功效有（　）
   A. 理气　　　　　B. 健脾　　　　　C. 化痰　　　　　D. 止痛　　　　　E. 燥湿

2. 理气药中具有破气之功的是（　）
   A. 陈皮　　　　　B. 青皮　　　　　C. 枳实　　　　　D. 枳壳　　　　　E. 木香

3. 理气药中可以止痛的药有（　）
   A. 木香　　　　　B. 香附　　　　　C. 沉香　　　　　D. 川楝子　　　　E. 乌药

三、简答题

1．试以香附的药性，功效和主治证说明其为"气病之总司、女科之主帅"。

2．为什么说薤白为"治胸痹证之要药"？

3．木香与香附功效、主治病证的共同点和不同点是什么？

（黄玉静）

书网融合……

知识回顾　　 微课1　　 微课2　　 习题

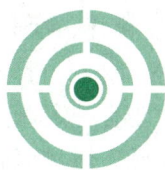

学习目标

知识要求：

1. 掌握消食药的含义、功效、应用、用法用量及使用注意；掌握山楂、麦芽、莱菔子、鸡内金的性能、功效、临床应用、用法用量及使用注意；掌握山楂、神曲与麦芽的功用异同。

2. 熟悉神曲、稻芽的功效及临床应用。

3. 了解鸡矢藤的功效及临床应用。

技能要求：

学会利用药物的性能和功效辨证治疗饮食积滞证。

凡以消食化积为主要作用，用以治疗饮食积滞证的药物，称为消食药。

消食药多味甘，其性平，主入脾胃经，故本类药物能够帮助脾的运化、胃的受纳和腐熟水谷功能，从而使停留在体内的食积得化，脏腑功能得以恢复，主要用于治疗饮食内停证，症见脘腹胀满、嗳腐吞酸、恶心呕吐、不思饮食、大便失常等。部分药物兼有行气、活血、祛痰等作用，可用于治疗血瘀证及痰证。

食积者多有兼证，因此临床应根据不同病情予以适当配伍。因食积导致气机阻滞或积滞化热者，常配伍理气药或清热药；兼有湿浊者，常配伍化湿药；兼有中焦虚寒者，常配伍温中健脾药；兼有气虚者，常配伍补气健脾药。

使用本类药物时需注意，第一，消食药药效虽缓，但仍不乏耗气之弊，故气虚而无积滞者慎用。第二，对于因暴饮暴食导致食积且症重者，当用吐法，消食药缓不济急。

山 楂

shānzhā《新修本草》

【来源】为蔷薇科植物山里红 *Crataegus pinnatifida* Bge. var. *major* N. E. Br. 或山楂 *Crataegus pinnatifida* Bge. 的干燥成熟果实。全国大部分地区均产。秋季果实成熟时采收，切片，干燥。生用或炒黄、炒焦用。

【处方用名】山楂、生山楂、炒山楂、焦山楂、山楂炭。

【性味归经】酸、甘，微温。归脾、胃、肝经。

【功效】消食健胃，行气散瘀，化浊降脂。

【临床应用】

1. **肉食积滞证**　本品味酸而甘，微温不热，善于消食化积，能治各种饮食积滞，尤为消化油腻肉食积滞之要药。凡肉食积滞之脘腹胀满、嗳气吞酸、腹痛泄泻者，均可应用。可单用，也可配伍莱菔子、神曲、炒麦芽等以增强消食化积之力。若积滞脘腹胀痛，配伍木香、青皮、枳实等。

2. **泻痢腹痛、疝气疼痛**　本品入肝经，能行气散结止痛，炒用兼能止泻止痢。治泻痢腹痛，单用，或配伍木香、槟榔等。治疝气疼痛，配伍橘核、荔枝核等。

3. **气滞血瘀、经闭痛经、产后瘀阻腹痛、心腹刺痛、胸痹心痛**　本品性温兼入肝经血分，具有行气活血之功效。治疗产后瘀阻腹痛、恶露不尽或血滞痛经、经闭者，加用红糖煎服，或配伍当归、红花、香附等，如通瘀煎；治疗胸痹心痛，配伍川芎、桃仁等。

4. **高脂血症**　本品生用可降浊化脂，单用或配伍三七、丹参、葛根等，治疗高脂血症、高血压及冠心病。

【用法用量】煎服，9~12g。大剂量可用至30g。生用偏于消食散瘀；炒焦偏于导滞止泻；炒炭偏于消食止泻，兼有止血之功。

【使用注意】本品味酸，故胃酸过多者忌服，脾胃虚弱者慎服。

【现代研究】

1. **化学成分**　本品的主要含有机酸，脂肪酸，黄酮类，三萜类及胡萝卜素，维生素B、C等成分，如枸橼酸（柠檬酸）、绿原酸、枸橼酸单甲酯、枸橼酸二甲酯、枸橼酸三甲酯、槲皮素、金丝桃苷、牡荆素、熊果酸及白桦脂醇等。

2. **药理作用**　本品所含脂肪酸能促进脂肪消化，增加胃消化酶的分泌，且对胃肠功能有一定调整作用；山楂酸等可提高蛋白分解酶的活性；解脂酶可促进脂肪分解。其提取物能扩张冠状动脉，增加冠脉血流量，保护缺血缺氧的心肌，可强心、降血压及抗心律失常；降血脂，抗动脉粥样硬化；其降低血清胆甾醇及甘油三酯作用，可能是通过提高血清中高密度胆甾醇及其亚组分浓度，增加胆甾醇的排泄而实现的。另外，还有抗血小板聚集、抗氧化、增强免疫、收缩子宫、抑菌等作用。

3. **现代应用**　临床常以本品为主，随证配伍，治疗消化不良、痢疾、冠心病、高血压、高脂血症等。

莱菔子

láifúzǐ《日华子本草》

【来源】为十字花科植物萝卜 *Raphanus sativus* L. 的干燥成熟种子。全国各地均产。夏季果实成熟时采割植株，晒干，搓出种子，除去杂质，再晒干。生用或炒用，用时捣碎。

【处方用名】莱菔子、萝卜子、炒莱菔子、炙莱菔子。

【性味归经】辛、甘，平。归脾、胃、肺经。

【功效】消食除胀，降气化痰。

【临床应用】

1. **饮食停滞、脘腹胀痛、大便秘结、积滞泻痢**　本品味辛行散，消食化积之中尤善于行气消胀。治食积气滞所致的脘腹胀满或疼痛、嗳气吞酸、大便秘结，或积滞泻痢，常配伍山楂、神曲、陈皮等，如保和丸；治食积气滞兼脾虚者，配伍白术，如大安丸。

2. **痰壅喘咳**　本品既能消食化积，又能降气化痰。用治痰壅气逆、喘咳痰多、胸闷不舒、食少者，可单用；也可配伍白芥子、紫苏子等，如三子养亲汤。

【用法用量】煎服，5~12g。生用偏于祛痰；炒后偏于消食除胀。

【使用注意】本品辛散耗气，故气虚及无食积、痰滞者慎用。不宜与人参同用。

【现代研究】

1. **化学成分**　本品主要含莱菔素、芥子碱、脂肪油、β-谷甾醇、糖类及多种氨基酸、维生素等。

2. **药理作用**　本品煎剂能增强离体兔回肠节律性收缩和抑制小鼠胃排空。还有祛痰、镇咳、平喘、改善排尿功能及降低胆甾醇、防止动脉硬化等作用。

3. **现代运用**　临床常以本品随证配伍，治疗消化不良、上呼吸道感染等疾病。

课堂互动 14-1

答案解析

山楂与莱菔子功用有何异同？

鸡内金
jīnèijīn《神农本草经》

【来源】为雉科动物家鸡 *Gallus gallus domesticus* Brisson 的干燥砂囊内壁。全国各地均产。杀鸡后，取出鸡肫，立即剥下内壁，洗净，干燥。生用、炒用或醋炙用。

【处方用名】鸡内金、炒鸡内金、炙鸡内金。

【性味归经】甘，平。归脾、胃、小肠、膀胱经。

【功效】健胃消食，涩精止遗，通淋化石。

【临床应用】

1. **食积不消、呕吐泻痢、小儿疳积**　本品消食化积作用较强，并可健运脾胃，故广泛用于米、面、薯、芋、乳、肉等各种食积证。病情较轻者，单味研末服；食积重证，配伍山楂、麦芽等。小儿脾虚疳积，配伍白术、山药、使君子等。

2. **遗精、遗尿**　本品可固精缩尿止遗。单味炒焦研末，温酒送服治疗遗精；治疗遗尿，常配伍菟丝子、桑螵蛸、覆盆子等。

3. **石淋涩痛、胆胁胀痛**　本品可化坚消石以及通淋。治疗砂淋、石淋或胆结石，配伍金钱草、虎杖等。

【用法用量】煎服，3~10g。或研末吞服，每次 1.5~3g，效果优于煎剂。

【使用注意】本品消积力量强，故脾虚无积滞者慎服。

【现代研究】

1. **化学成分**　本品主要含胃激素、角蛋白、微量胃蛋白酶、淀粉酶、多种维生素与微量元素、氨基酸等。

2. **药理作用**　本品可提高胃液分泌量、酸度和消化功能，胃运动机能明显增强，胃排空速率加快；体外实验能增强胃蛋白酶、胰脂肪酶活性。动物实验可加强膀胱括约肌收缩、减少尿量、提高醒觉。

3. **现代运用**　临床常以本品随证配伍，治疗消化不良、遗精、遗尿、胆结石、泌尿系感染等疾病。

神　曲
shénqū《药性论》

【来源】为鲜苍耳、鲜青蒿、鲜辣蓼自然汁及赤小豆、杏仁，加入面粉或麦麸混合后经发酵而得的加工品。本品原产于福建，故又称建曲；现全国各地均能生产。生用或炒焦用。

【处方用名】神曲、建曲、炒神曲、六神曲、焦神曲。

【性味归经】甘、辛，温。归脾、胃经。

【功效】消食和胃。

【临床应用】**饮食积滞**　本品味辛以行散消食，甘温健胃和中。用治食积停滞、脘腹胀满、食少纳呆、肠鸣腹泻者，常配伍山楂、麦芽、莱菔子等。又因本品味辛略能解表退热，故尤宜于食滞兼外感表证者。

此外，对于丸剂中有金石之品，难以消化吸收者，可用神曲糊丸，如磁朱丸。

【用法用量】煎服，6~15g。炒焦后消食效果更好。

【现代研究】

1. **化学成分**　本品为发酵制剂，含酵母菌、淀粉酶、维生素、蛋白质、脂肪及挥发油。

2. **药理作用**　本品所含酵母菌和维生素有增强食欲、促进消化的作用。

3. **现代运用**　临床以本品配伍他药，可治疗消化不良、厌食症等多种疾病。

麦　芽

màiyá《药性论》

【**来源**】为禾本科植物大麦 Hordeum vulgare L. 的成熟果实经发芽干燥而制成的炮制加工品。全国大部分地区均产。将麦粒用水浸泡后，保持适宜温度、湿度，待幼芽长至约5mm时，干燥。生用、炒黄或炒焦用。

【**处方用名**】麦芽、生麦芽、炒麦芽、焦麦芽、大麦芽。

【**性味归经**】甘，平。归脾、胃经。

【**功效**】行气消食，健脾开胃，回乳消胀。

【**临床应用**】

1. **食积不化、脘腹胀满、脾虚食少**　本品味甘能补，性平，可行气消食、健脾开胃，尤善于促进淀粉性食物的消化。治米、面、薯、芋类饮食积滞、脘腹胀满，配伍山楂、神曲、鸡内金等；治小儿乳食停滞，单用；治脾虚食少，食后脘腹胀满，配伍白术、陈皮等。

2. **乳汁郁积、乳房胀痛、妇女断乳**　本品大剂量使用时有回乳消胀之功，故可用于治疗妇女断乳，或乳汁郁积之乳房胀痛。

3. **肝郁胁痛、肝胃气痛**　本品主入肝、胃经，能疏肝理气解郁，治肝气郁滞或肝胃不和，胁肋、脘腹疼痛，配伍柴胡、香附、川楝子等。

【**用法用量**】煎服，10~15g；大剂量用30~120g。生用偏于消食化积；炒后偏于回乳消胀；炒焦偏于消食止泻。

【**使用注意**】本品有回乳之效，故妇女哺乳期不宜用。

【**现代研究**】

1. **化学成分**　本品主要含 α- 及 β- 淀粉酶，催化酶，麦芽糖及大麦芽碱，大麦芽胍碱，腺嘌呤，胆碱，蛋白质，氨基酸，维生素B、D、E及细胞色素C等。

2. **药理作用**　麦芽煎剂能轻度促进胃酸及胃蛋白酶的分泌，水煎提取的胰淀粉酶可助消化。生麦芽可扩张母鼠乳腺泡及增加乳汁充盈度，炮制后则作用减弱；麦芽具有回乳和催乳的双向作用，其作用关键不在于生用或炒用，而在于剂量的大小，即小剂量催乳，大剂量回乳；麦芽有类似溴隐亭类物质，能抑制泌乳素分泌。此外，还有降血糖、抗真菌等作用。

3. **现代运用**　临床常以本品随证配伍，治疗消化不良、断乳等病症。

🌱 **课堂互动 14-2**

山楂、神曲、麦芽功用有何异同？

答案解析

稻　芽

dàoyá《名医别录》

【**来源**】为禾本科植物稻 Oryza sativa L. 的成熟果实经发芽干燥而制成的炮制加工品。全国大部分地区均产。将稻谷用水浸泡后，保持适宜的温度、湿度，待须根长至约1cm时，干燥。生用、炒黄或炒焦用。

【**处方用名**】稻芽。

【**性味归经**】甘，温。归脾、胃经。

【**功效**】消食和中，健脾开胃。

【**临床应用**】**食积不消、腹胀口臭、脾胃虚弱、不饥食少**　本品味甘性温，可消食和中、健脾开胃，作用和缓，助消化而不伤胃气。主治米、面、薯、芋类食积不化和脾虚食滞证，功似麦芽，但弱于麦芽，常与麦芽相须为用。

【用法用量】煎服，9~15g。炒用偏于消食；炒焦偏于化滞。

【现代研究】

1. 化学成分 本品主要含淀粉酶，含量较麦芽低。还含有蛋白质、脂肪油、淀粉、麦芽糖、腺嘌呤、胆碱及天冬氨酸、γ-氨基丁酸等18种氨基酸等。

2. 药理作用 本品所含淀粉酶能帮助消化，但含量不高，其消化淀粉的功能不及麦芽。实验表明，谷芽可通过抑制肥大细胞组胺释放而具有抗过敏活性。

3. 现代运用 临床常以本品随证配伍，治疗消化不良等疾病。

鸡矢藤

jīshǐténg《本草纲目拾遗》

【来源】为茜草科植物鸡矢藤 *Paederia scandens*（Lour.）Merr.的干燥地上部分。夏、秋二季采割、除去杂质，阴干。生用。

【处方用名】鸡矢藤、鸡屎藤、牛皮冻、解暑藤、臭藤。

【性味归经】甘、酸，平。归心、肝、脾、肾经

【功效】消食化积，祛风利湿，止咳，止痛。

【临床应用】

1. 食积内停、小儿疳积证 本品味甘而酸，入脾经，可消食化积，治食积腹泻，可单用；治小儿疳积，常与猪小肚同炖。

2. 风湿痹证、跌打损伤、带状疱疹、热疖肿痛 本品入肝、肾经，可祛风利湿、止痛，治疗风湿痹证，配伍络石藤同用；治疗跌打损伤常泡酒服；治疗带状疱疹、热疖肿痛，常以鲜品捣烂外敷。

本品还可止咳，用于咳嗽气喘，常配伍百部、枇杷叶同用。

【用法用量】煎服，15~30g。外用适量，捣烂敷患处。

【现代研究】

1. 化学成分 本品主要含环烯醚萜苷类、β及γ-谷甾醇、挥发油等成分，如鸡屎藤苷、鸡屎藤次苷、鸡屎藤苷酸、车叶草苷、去乙酰车叶草苷、矢车菊素糖苷等。

2. 药理作用 鸡矢藤煎剂对神经系统具有明显的影响，具有镇静、镇痛、抗惊厥、阻滞神经电位及传导作用。鸡矢藤煎剂或浸膏体对金黄色葡萄球菌、福氏志贺菌属和肺炎链球菌有抑制作用。所含生物碱能松弛平滑肌。

3. 现代运用 临床常以本品随证配伍，治疗消化不良、风湿病等疾病。

目标检测

答案解析

一、单项选择题

1. 消化油腻肉食积滞的要药是（　　）

　　A. 山楂　　　　　　B. 麦芽　　　　　　C. 莱菔子　　　　　　D. 鸡内金　　　　　　E. 厚朴

2. 消食兼可解表的药物是（　　）

　　A. 山楂　　　　　　B. 神曲　　　　　　C. 麦芽　　　　　　D. 鸡矢藤　　　　　　E. 阿魏

3. 主治米、面、薯、芋类积滞的药物是（　　）

　　A. 神曲　　　　　　B. 麦芽　　　　　　C. 莱菔子　　　　　　D. 鸡内金　　　　　　E. 隔山消

4. 食积气滞应首选的药物是（   ）

　　A. 山楂　　　　　　B. 稻芽　　　　　　C. 莱菔子　　　　　　D. 鸡内金　　　　　　E. 鸡矢藤

5. 临床可广泛用于治疗各种食积及小儿疳积的药物是（   ）

　　A. 山楂　　　　　　B. 厚朴　　　　　　C. 麦芽　　　　　　D. 莱菔子　　　　　　E. 鸡内金

6. 具消食、理气、除胀功效的药物是（   ）

　　A. 砂仁　　　　　　B. 陈皮　　　　　　C. 冬葵子　　　　　　D. 莱菔子　　　　　　E. 隔山消

7. 莱菔子的功效是（   ）

　　A. 消食和中、健脾开胃　　　　B. 消食开胃、运脾调中　　　　　C. 消食化积、行气导滞

　　D. 消食化积、降气化痰　　　　E. 消食化积、纳气平喘

8. 下列不宜用麦芽的情况有（   ）

　　A. 行经期　　　　　B. 妊娠期　　　　　C. 授乳期　　　　　D. 更年期　　　　　E. 以上都不是

9. 消食药中长于降气化痰的药是（   ）

　　A. 山楂　　　　　　B. 神曲　　　　　　C. 麦芽　　　　　　D. 鸡内金　　　　　　E. 莱菔子

10. 麦芽除能消食和中外，还能（   ）

　　A. 化痰　　　　　　B. 行气　　　　　　C. 通乳　　　　　　D. 回乳　　　　　　E. 温中

11. 下列药中消食作用最强的是（   ）

　　A. 麦芽　　　　　　B. 山楂　　　　　　C. 神曲　　　　　　D. 鸡内金　　　　　　E. 建曲

12. 既能消食，也能消石的药是（   ）

　　A. 莱菔子　　　　　B. 金钱草　　　　　C. 鸡内金　　　　　D. 山楂　　　　　　E. 海金沙

13. 鸡内金除能消食外，还可治（   ）

　　A. 咳嗽、痰多　　　B. 经闭、痛经　　　C. 蛔虫腹痛　　　　D. 遗尿、遗精　　　　E. 疮疡肿毒

14. 治疗肉积不消、脘腹胀满之证，应首选（   ）

　　A. 谷芽　　　　　　B. 神曲　　　　　　C. 山楂　　　　　　D. 莱菔子　　　　　　E. 麦芽

二、多项选择题

1. 山楂功效为（   ）

　　A. 消食化积　　　　B. 利尿通淋　　　　C. 行气　　　　　　D. 散瘀　　　　　　E. 化浊降脂

2. 可以消面食的药物有（   ）

　　A. 山楂　　　　　　B. 神曲　　　　　　C. 麦芽　　　　　　D. 莱菔子　　　　　　E. 鸡内金

3. 鸡内金的功效有（   ）

　　A. 消食　　　　　　B. 健胃　　　　　　C. 涩精止遗　　　　D. 化坚消石　　　　　E. 行气

三、简答题

1. 简述消食药的性能及功效、主治证。

2. 山楂的适应证有哪些？

3. 比较莱菔子与山楂作用的共同点和不同点。

（黄玉静）

书网融合……

知识回顾　　　微课1　　　微课2　　　习题

第十五章　驱虫药

学习目标

知识要求：

1. 掌握驱虫药的含义、功效、应用、用法用量及使用注意；掌握槟榔的性能、功效、临床应用、用法用量及使用注意；掌握使君子与苦楝皮、槟榔与南瓜子的功用异同。

2. 熟悉使君子、苦楝皮、雷丸、榧子的功效及临床应用。

3. 了解南瓜子、鹤虱、鹤草芽的功效及临床应用。

技能要求：

学会利用药物的性能和功效辨证治疗肠道寄生虫病。

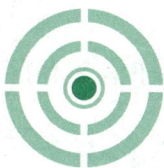

凡以驱除或杀灭人体内寄生虫为主要作用，用以治疗虫证的药物，称为驱虫药。

驱虫药性味没有明显的规律，归经多以脾、胃、大肠经为主，部分药物具有一定的毒性，对于体内寄生虫，尤其是肠道寄生虫，通过杀灭、麻痹虫体并促使其排出体外，而达到驱虫的目的。适用于肠道寄生虫病，如蛔虫、钩虫、蛲虫、绦虫、姜片虫等，症见腹胀、腹痛、饮食异常等胃肠功能失调的症状，或嗜食异物、局部瘙痒等轻微中毒反应或过敏反应，甚至虫证日久伤正，出现气血亏虚症状。

根据药物作用虫体的不同可分为广谱驱虫药和非广谱驱虫药。

使用驱虫药时，须根据寄生虫的种类和患者的体质强弱、病情缓急选用适当的驱虫药，并须结合病人的不同证候配伍用药。兼有脾胃虚弱、运化功能失常者，配伍健脾和胃药；兼饮食积滞者，配伍消食导滞药；伴见大便秘结者，配伍泻下通便药，促进虫体排出；体虚患者，需培补正气，或攻补兼施，或先补后攻。

使用本类药物时需注意，第一，驱虫药一般应空腹时服用，使药力直接作用于虫体，以达驱虫之效。第二，部分驱虫药具有毒性，且多伤人体正气，使用时要控制剂量，中病即止，以免损伤正气；素体虚弱、年老体弱、孕妇均应慎用。第三，对于发热或腹痛剧烈者，暂时不宜使用驱虫药，待症状缓解后再行驱虫治疗。

槟　榔

bīngláng《名医别录》

【来源】为棕榈科植物槟榔 *Areca catechu* L. 的干燥成熟种子。国内主产于广东、云南等地。国外主产于菲律宾、印度及印度尼西亚等地。春末至秋初采收成熟果实，用水煮后，干燥，除去果皮，取出种子，干燥。生用、炒黄或炒焦用。

【处方用名】槟榔、花槟榔、焦槟榔、炒槟榔。

【性味归经】苦、辛，温。归胃、大肠经。

【功效】杀虫，消积，行气，利水，截疟。

【临床应用】

1. **多种肠道寄生虫证**　本品辛行苦泄，既可杀虫又可泄下以促进虫体排出体外，是广谱驱虫药，可驱杀绦虫、蛔虫、蛲虫、钩虫、姜片虫等多种肠道寄生虫，尤以治疗绦虫证疗效最佳。治疗绦虫时，单用有效；与南瓜子同用时疗效更佳。治疗蛔虫、蛲虫病，配伍使君子、苦楝皮等；治姜片虫，配伍乌梅、甘草等。

2. **食积气滞、腹胀便秘、泻痢后重等**　本品辛行苦泄，既能行气消积，又可缓泄通便。治疗食积气滞、腹胀便秘，或泻痢后重，配伍木香、青皮、大黄等，如木香槟榔丸；治湿热泻痢者，配伍木香、黄连、芍药，如芍药汤。

3. **水肿、脚气肿痛**　本品味辛行散，能够行气以助水运，治疗水液停聚之证。治疗水肿实证二便不利者，配伍商陆、泽泻、木通等，如疏凿饮子；脚气肿痛属寒湿者，配伍木香、吴茱萸、陈皮等，如鸡鸣散。

4. **疟疾**　本品有截疟作用，治疗疟疾时常配伍常山、草果等，如截疟七宝饮。

【用法用量】煎服，3~10g。驱绦虫、姜片虫，30~60g。生用力佳，炒用力缓，炒焦偏于消食导滞。

【使用注意】脾虚便溏、气虚下陷者忌用；孕妇慎用。

【现代研究】

1. **化学成分**　本品主要含有生物碱、脂肪油、鞣质及槟榔红色素等，如槟榔碱、槟榔次碱、去甲基槟榔碱、去甲基槟榔次碱、槟榔副碱、高槟榔碱等。

2. **药理作用**　本品能使绦虫虫体弛缓性麻痹，尤其对猪肉绦虫有较强的麻痹作用，能使全虫各部都麻痹；对蛲虫、蛔虫、钩虫、肝吸虫、血吸虫均有麻痹或驱杀作用；对皮肤真菌、流感病毒、幽门螺杆菌均有抑制作用；槟榔碱有拟胆碱作用，能兴奋胆碱受体，促进唾液、汗腺分泌，增加肠蠕动，减慢心率，降低血压；滴眼可使瞳孔缩小。

3. **现代应用**　常以本品为主，随证配伍，治疗蛔虫病、绦虫病、姜片虫病、消化不良、疳积、水肿等。

使君子

shǐjūnzǐ《开宝本草》

【来源】为使君子科植物使君子 *Quisqualis indica* L. 的干燥成熟果实。主产于四川、广东、广西等地。秋季果皮变紫黑色时采收，除去杂质，干燥。生用或炒香用。

【处方用名】使君子、君子、使君肉。

【性味归经】甘，温。归脾、胃经。

【功效】杀虫消积。

【临床应用】

1. **蛔虫病、虫积腹痛**　本品味甘气香，性较温和，入脾胃经，炒香后便于服用，具有良好的驱虫作用，是驱蛔要药，尤其适用于小儿蛔虫病。轻者，单用炒香嚼服；重者，配伍苦楝皮、槟榔等。

2. **小儿疳积**　本品甘温，既驱蛔虫，又健脾消疳，尤适用于蛔虫所致小儿疳积证。治小儿疳积，腹痛有虫，形瘦腹大，面色萎黄，头发干枯如穗者，配伍党参、白术、鸡内金等，如肥儿丸。

【用法用量】煎服，9~12g，使君子捣碎入煎剂；入丸散或单用，使君子仁，6~9g。小儿每岁1~1.5粒，炒香嚼服，1日总量不超过20粒。

【使用注意】大量服用可引起呃逆、眩晕、呕吐、腹泻等不良反应。服药时忌饮浓茶。

【现代研究】

1. **化学成分**　本品主要含有机酸、脂肪酸、生物碱及氨基酸等成分，如使君子酸、苹果酸、柠檬酸、棕榈酸、油酸、亚油酸、硬脂酸、花生酸、胡芦巴碱等。

2. **药理作用** 本品煎剂及提取物对蛔虫头部有较强的麻痹作用。但其有毒成分使君子酸钾，可造成实验动物癫痫大发作，其引起的脑损伤与动物年龄、给药剂量有关。本品内服可致胃肠刺激及膈肌痉挛，毒副作用表现为，呃逆、头痛、眩晕、恶心、呕吐、出冷汗、四肢发冷，重者可出现抽搐、惊厥、呼吸困难、血压下降等。中毒原因主要是内服生品、误食过量新鲜果实，或用量过大。故用量不宜过大。

3. **现代运用** 临床以本品配伍他药，治疗蛔虫病、小儿疳积等多种疾病。

苦楝皮

kǔliànpí《名医别录》

【来源】为楝科植物川楝 *Melia toosendan* Sieb. et Zucc. 或楝 *Melia azedarach* L. 的干燥树皮和根皮。主产于四川、湖北、安徽、江苏、河南等地。春、秋二季剥取，晒干，或除去粗皮，晒干。生用。

【处方用名】苦楝皮、川楝皮、苦楝根皮。

【性味归经】苦，寒，有毒。归肝、脾、胃经。

【功效】杀虫，疗癣。

【临床应用】

1. **多种肠道寄生虫证** 本品苦寒有毒，杀虫作用较强，可治疗多种肠道寄生虫病，为广谱的驱虫药，尤适用于杀蛔虫。治蛔虫病，可单用，亦可配使君子、槟榔、大黄等；治蛲虫病，配伍百部、乌梅等浓煎保留灌肠；治钩虫病，配伍石榴皮等。

2. **疗癣瘙痒** 本品味苦性寒，可清热燥湿，外用治癣止痒。治疥疮、头癣、湿疮、湿疹，可单用研末，用醋或猪脂调涂患处。

【用法用量】煎服，3~6g。外用适量。

【使用注意】本品有毒，不宜过量或持续久服，孕妇及肝肾功能不全者慎用。

【现代研究】

1. **化学成分** 本品主要含川楝素、苦楝酮、苦楝萜酮内酯、苦楝萜醇内酯、苦楝萜酸甲酯、苦楝子三醇等。

2. **药理作用** 本品煎剂或醇提取物均对蛔虫、蛲虫有抑制以至麻痹作用，并能抗血吸虫。但所含川楝素和异川楝素会增强肌张力及收缩力，抑制呼吸，产生不良反应。中毒表现：恶心呕吐、剧烈腹痛、腹泻、头晕头痛、视力模糊、全身麻木、心律不齐、血压下降、呼吸困难、神志恍惚、狂躁或萎靡、震颤或惊厥，最后因呼吸和循环衰竭而死亡。中毒原因主要是用量过大，或用法不当，或患者体质原因。

3. **现代运用** 临床常以本品随证配伍，治疗蛔虫病、蛲虫病、头癣、疥疮等疾病。

👥 **课堂互动 15-1**

使君子与苦楝皮功用有何异同？

答案解析

雷 丸

léiwán《神农本草经》

【来源】为白蘑科真菌雷丸 *Omphalia lapidescens* Schroet. 的干燥菌核。主产于四川、云南、贵州等地。秋季采挖，洗净，干燥，粉碎。生用。

【处方用名】雷丸、雷实、竹苓、白雷丸、雷丸粉。

【性味归经】微苦，寒。归胃、大肠经。

【功效】杀虫消积。

【临床应用】

1. 多种肠道寄生虫证　本品驱虫面广，对多种肠道寄生虫均可驱杀，尤善驱杀绦虫。治绦虫病，可单用研末吞服，每次20g，日服3次；治钩虫病、蛔虫病，配伍槟榔、牵牛子、苦楝皮等；治蛲虫病，配伍大黄、牵牛子；治脑囊虫病，配伍半夏、茯苓等。

2. 小儿疳积　本品具杀虫消积之功，主入胃经以消疳积。治疗小儿疳积，与使君子、鹤虱、榧子肉、槟榔各等份，为末，乳食前温米饮调下；或配伍使君子、苍术等。

【用法用量】不入煎剂，15~21g。不宜入煎剂，一般研粉服，1次5~7g，饭后用温开水调服，1日3次，连服3天。

【使用注意】本品有效成分雷丸素，加热60℃会被破坏，所以不入煎剂，冷开水调，饭后服用。

【现代研究】

1. 化学成分　本品主要含蛋白酶、麦角甾醇、多糖等成分，如雷丸素、雷丸蛋白酶等。

2. 药理作用　本品所含蛋白酶可分解破坏虫体蛋白质；50%雷丸乙醇提取物对蛔虫有杀灭作用；雷丸多糖S-4002有抗炎及提高动物免疫功能的作用；雷丸素对小鼠肉瘤S180有一定的抑制作用。

3. 现代应用　临床常以本品为主随证配伍，治疗蛔虫病、绦虫病、钩虫病、疳积等。

榧　子
fěizǐ《名医别录》

【来源】为红豆杉科植物榧 *Torreya grandis* Fort. 的干燥成熟种子。主产于浙江、福建、安徽、湖北、江苏等地。秋季种子成熟时采收，除去肉质假种皮，洗净，晒干。生用或炒用。

【处方用名】榧子。

【性味归经】甘，平。归肺、胃、大肠经。

【功效】杀虫消积，润肺止咳，润燥通便。

【临床应用】

1. 多种肠道寄生虫证　本品味甘，性平，杀虫消积，但不伤正，是广谱驱虫药，对蛔虫、钩虫、绦虫、姜片虫等多种肠道寄生虫均有效。治蛔虫病，配伍使君子、苦楝皮；治钩虫病，单用或配槟榔、绵马贯众等；治疗绦虫病，配槟榔、南瓜子。

2. 小儿疳积　本品既能杀虫，又能消疳积。治疗小儿疳积，面色萎黄、形瘦腹大、腹痛有虫者，配使君子、槟榔、木香等。

3. 肺燥咳嗽　本品甘润入肺，能润肺燥、止咳嗽，但力稍弱，以轻证为宜，需配川贝母、瓜蒌仁、北沙参等。

4. 肠燥便秘　本品甘润平和，入大肠经，能润肠通便，单用炒熟嚼服治痔疮便秘；或配火麻仁、郁李仁、瓜蒌仁等治疗肠燥便秘。

【用法用量】煎服，9~15g。

【使用注意】本品可润肠通便，故大便稀溏者不宜用；孕妇慎用。

【现代研究】

1. 化学成分　本品主要含有脂肪油，不饱和脂肪酸含量高达74.88%，如亚油酸、硬脂酸、油酸等，还含有麦朊、甾醇、草酸、葡萄糖、多糖、鞣质等。

2. 药理作用　本品煎液及提取物对绦虫、蛔虫、血吸虫尾蚴、钩虫均有杀灭作用；日本产榧子所含生物碱可使子宫收缩，民间用于堕胎，故孕妇慎用。

3. 现代应用　临床常以本品为主随证配伍，治疗蛔虫病、绦虫病、血吸虫病、钩虫病、小儿疳积、便秘等。

南瓜子

nánguāzǐ《现代实用中药学》

【来源】为葫芦科植物南瓜 *Cucurbita moschata*（Duch.）Poiret 的种子。主产于浙江、江西、河北、山东等地。夏、秋果实成熟时采收，取子，干燥。研粉生用，新鲜者效更优。

【处方用名】南瓜子、白瓜子、南瓜仁。

【性味归经】甘，平。归胃、大肠经。

【功效】杀虫。

【临床应用】**绦虫病** 本品甘平，杀虫而不伤正气，专治绦虫病，可单用新鲜南瓜子30~60g，研烂，加冷开水、冰糖或蜂蜜调匀，空腹顿服；也可与槟榔相须，疗效更佳，先用本品研粉冷开水调服60~120g，两小时后服槟榔60~120g的水煎剂，再过半小时，服玄明粉15g，促使泻下，以利虫体排出。

此外，南瓜子亦可用治血吸虫病、蛔虫、蛲虫，但须较大剂量（120~200g），长期服用。

【用法用量】研粉，60~120g，冷开水调服。

【使用注意】现代研究表明，南瓜子过量服用会有小毒，故有肝肾功损伤者慎服。

【现代研究】

1. **化学成分** 本品主要含南瓜子氨酸、脂肪油、蛋白质、维生素、胡萝卜素，如亚麻仁油酸、油酸、硬脂酸等。

2. **药理作用** 本品对绦虫的中段和后段节片均有麻痹作用，并与槟榔有协同作用；对血吸虫幼虫有抑制和杀灭作用，能使成虫虫体萎缩、生殖器退化、子宫内虫卵减少，但不能杀灭。

3. **现代应用** 临床常以本品为主随证配伍，治疗绦虫病、血吸虫病等。

📋 **课堂互动 15-2**

槟榔与南瓜子功用有何异同？

答案解析

鹤 虱

hèshī《新修本草》

【来源】为菊科植物天名精 *Carpesium abrotanoides* L. 的干燥成熟果实。鹤虱有南北之分，主产于河南、山西、陕西、甘肃、贵州等地。秋季果实成熟时采收，干燥。生用或炒用。

【处方用名】鹤虱。

【性味归经】苦、辛，平；有小毒。归脾、胃经。

【功效】杀虫消积。

【临床应用】

1. **多种肠道寄生虫证** 本品辛行苦降，有杀虫之功，为广谱驱虫药，可用于治疗多种肠道寄生虫病，如蛔虫、蛲虫、钩虫及绦虫等。治疗蛔虫病时，可作散剂单用，也可配苦楝根皮、槟榔、使君子等；治疗蛲虫病，与百部、苦楝皮等药制成栓剂，每晚1粒塞入肛门；治疗虫积腹痛时，配川楝子、槟榔等。

2. **小儿疳积** 本品驱虫面广，并能消疳积。治湿热蕴结之蛔疳，配使君子、槟榔、木香等；治虫积所致四肢羸困、面色青黄、饮食虽进而骨瘦如柴等，配槟榔、苦楝皮等。

【用法用量】煎服，3~9g。生用力佳，炒用力缓，炒焦偏于消食导滞。

【使用注意】本品有小毒，孕妇慎用。

【现代研究】

1. **化学成分** 北鹤虱主要含缬草酸、正己酸、油酸、豆甾醇、天名精内酯、天名精酮、天名精素等。

南鹤虱主要含细辛醚、β-没药烯、巴豆酸等。

2. 药理作用 主要具有驱蛔作用。中毒症状有恶心呕吐，食欲不振，头晕，头痛，四肢软弱无力，不能行走，说话困难，严重时能引起阵发性痉挛、抽搐。中毒原因主要是用量或配伍不当。

3. 现代应用 常以本品为主随证配伍，治疗蛔虫病、蛲虫病、绦虫病、疳积等。

鹤草芽

hècǎoyá《中华医学杂志》

【来源】为蔷薇科植物龙芽草（即仙鹤草）*Agrimonia pilosa* Ledeb. 的干燥冬芽。全国各地均产。冬、春季新株萌发前挖取根茎，去老根及棕褐色绒毛，留取幼芽，干燥。研粉用。

【处方用名】鹤草芽、龙芽草、脱力草。

【性味归经】苦、涩，凉。归肝、小肠、大肠经。

【功效】杀虫。

【临床应用】**绦虫病** 本品善驱绦虫，对多种绦虫可驱杀，兼能泻下通便，有利于虫体排出，为治绦虫病之专药。单用本品研粉，晨起空腹顿服即效，一般在服药后5~6小时可排出虫体。

此外，本品制成栓剂，塞入阴道，可治疗滴虫性阴道炎。

【用法用量】研粉吞服，每次30~45g，小儿0.7~0.8g/kg。每日1次，晨起空腹服。

【使用注意】因有效成分不溶于水，故不入煎剂。

【现代研究】

1. 化学成分 本品主要含鹤草酚、仙鹤草内酯、仙鹤草醇、芹黄素、儿茶、鞣质等。其中，鹤草酚为间苯三酚类衍生物，是杀灭绦虫的有效成分。

2. 药理作用 本品所含鹤草酚主要作用于绦虫头节，抑制虫体的糖原分解，对虫体细胞代谢及代谢产物琥珀酸的生成均有显著的抑制作用；此外，对血吸虫有促使虫体萎缩、退化，甚至杀灭作用；对蛔虫有持久的兴奋作用，也可抑杀阴道滴虫、血吸虫、疟原虫、囊虫等。

3. 现代应用 临床常以本品为主随证配伍，治疗绦虫病、阴道滴虫病等。

● **实训实练一 中药标本实训（解表药至驱虫药）** ●

【实训目的】

（1）通过观看中药水浸或塑化标本，增强对中药植株形态的认识，了解中药生长状态，提升对中药知识的理解和记忆。

（2）通过观察中药饮片标本，认识中药饮片的入药部位及物理形态，同时通过望、闻、尝的方式，直观地了解中药饮片的性能、质地、形态，加深对中药知识的理解和记忆。

【实训地点】

中药标本馆或中药实训室。

【实训用品】

（1）根据实训内容和标本馆实际，准备中药水浸或塑化标本，至少应准备30种。

（2）根据标本馆中药标本实际情况，准备解表药至驱虫药的饮片标本，以便进行观察。至少应包含：麻黄、桂枝、荆芥、防风、细辛、羌活、苍耳子、辛夷、薄荷、桑叶、菊花、牛蒡子、蝉蜕、柴胡、葛根、升麻、石膏、知母、栀子、决明子、夏枯草、黄芩、黄连、黄柏、金银花、连翘、大青叶、板蓝根、青黛、生地黄、牡丹皮、赤芍、紫草、青蒿、地骨皮、大黄、芒硝、番泻叶、火麻仁、郁李仁、独活、川乌、乌梢蛇、蕲蛇、秦艽、防己、桑寄生、五加皮、狗脊、藿香、苍术、砂仁、豆蔻、茯苓、薏苡仁、泽泻、车前子、滑石、海金沙、通草、茵陈、附子、干姜、肉桂、吴茱萸、小茴香、陈皮、枳实、木香、香附、薤白、山楂、神曲、麦芽、槟榔等75种中药饮片。

（3）准备20种左右中药，以便进行形态和味道的品尝。至少包括：麻黄、荆芥、细辛、苍耳子、辛夷、薄荷、菊花、蝉蜕、石膏、栀子、决明子、黄连、金银花、青黛、紫草、青蒿、大黄、芒硝、火麻仁、藿香、肉桂、陈皮、山楂。

【实训方法】

1. **学生分组** 一个行政班学生建议分A、B两组。分别进行中药水浸或塑化标本与饮片标本实训。完成本组内容后进行交换。每组配备1名讲解员或实训指导教师。

2. **中药水浸或塑化标本组（A组）**

（1）A组由讲解员或指导教师对中药水浸和塑化标本进行讲解。重点讲解标本的形态、水浸或塑化的目的。20分钟。

（2）A组学生对水浸和塑化标本进行认真的观察，特别是形态、入药部位。20分钟。

3. **中药饮片标本组（B组）**

（1）B组由讲解员或指导教师对中药饮片标本进行讲解。重点讲解中药饮片的入药部位和特色形态，学生认真观察。20分钟。

（2）B组学生对部分中药饮片进行体验式实训，通过望、闻、尝的方式，看形态、闻气味、尝味道，全面体验中药。20分钟

4. **交换** AB组完成一项后，交换进行另一项。

5. **总结** 实训指导教师总结本次实训课的情况，要求学生完成实训报告。5分钟。

【实训测试】

实训指导教师随机抽取5种中药饮片，让同学写出中药的名称、功效。5分钟。

【实训注意】

（1）穿实训工作服进行场馆。

（2）听从讲解员或实训指导教师的安排。

（3）严禁私自品尝、私取中药饮片，特别是有毒中药。

（4）对标本轻拿轻放，注意安全。

【实训思考】

作为中药的药用植物，也是自然生态的重要组成部分，如何解决药用植物的科学种植、利用，促进药用植物的资源再生呢？

目标检测

答案解析

一、单项选择题

1. 下列药物中，最适用于小儿蛔虫病的药物是（ ）
   A. 使君子 　　　　B. 苦楝皮 　　　　C. 槟榔 　　　　D. 南瓜子 　　　　E. 鹤草芽

2. 下列药物中，具有疗癣的功效的是（ ）
   A. 使君子 　　　　B. 苦楝皮 　　　　C. 槟榔 　　　　D. 南瓜子 　　　　E. 鹤草芽

3. 具有杀虫、消积、行气、利水、截疟功效的药物是（ ）
   A. 使君子 　　　　B. 苦楝皮 　　　　C. 槟榔 　　　　D. 雷丸 　　　　E. 鹤虱

4. 下列常用治疗绦虫病的药物组合是（ ）
   A. 使君子、苦楝皮 　B. 槟榔、南瓜子 　C. 鹤草芽、雷丸 　D. 鹤虱、榧子 　E. 芜荑、槟榔

5. 具有杀虫消积作用，炒香嚼服的药物是（　　）

　　A．使君子　　　　　B．南瓜子　　　　　C．槟榔　　　　　D．雷丸　　　　　E．芜荑

6. 既能杀虫又能缓泻还可润肺止咳的药物是（　　）

　　A．槟榔　　　　　B．使君子　　　　　C．鹤草芽　　　　　D．榧子　　　　　E．南瓜子

7. 既能杀虫消积，又能行气利水的药物是（　　）

　　A．使君子　　　　　B．苦楝皮　　　　　C．川楝子　　　　　D．槟榔　　　　　E．大腹皮

8. 与槟榔配伍可提高驱绦虫效果的药物是（　　）

　　A．草果　　　　　B．苦楝皮　　　　　C．南瓜子　　　　　D．使君子　　　　　E．巴豆

9. 鹤草芽用于驱虫主要是杀（　　）

　　A．蛔虫　　　　　B．蛲虫　　　　　C．绦虫　　　　　D．钩虫　　　　　E．姜片虫

10. 为提高驱虫药的疗效，当配合服用的药物是（　　）

　　A．与清热解毒药配伍　　　　　B．与消食药配伍　　　　　C．与泻下药配伍

　　D．与行气药配伍　　　　　E．与解毒杀虫燥湿止痒药配伍

11. 使君子宜于驱杀（　　）

　　A．蛔虫　　　　　B．绦虫　　　　　C．钩虫　　　　　D．姜片虫　　　　　E．血吸虫

12. 可用于治疗食积气滞、泻痢后重病症的药物是（　　）

　　A．山楂　　　　　B．使君子　　　　　C．雷丸　　　　　D．槟榔　　　　　E．白头翁

13. 有杀虫疗癣功效的药物是（　　）

　　A．苦楝皮　　　　　B．鹤草芽　　　　　C．鹤虱　　　　　D．榧子　　　　　E．雷丸

14. 驱虫药的服药时间是（　　）

　　A．饭前服　　　　　B．空腹时服　　　　　C．睡前服　　　　　D．饭后服　　　　　E．不拘时服

二、多项选择题

1. 槟榔的治疗作用有（　　）

　　A．食积腹胀　　　　　B．风湿痹痛　　　　　C．泻痢后重　　　　　D．脚气肿痛　　　　　E．肠道寄生虫病

2. 善于治疗蛔虫病的药物有（　　）

　　A．使君子　　　　　B．苦楝皮　　　　　C．槟榔　　　　　D．南瓜子　　　　　E．鹤草芽

3. 使君子的功效有（　　）

　　A．杀虫　　　　　B．行气　　　　　C．利水　　　　　D．截疟　　　　　E．消积

三、简答题

1. 槟榔和南瓜子如何使用杀绦虫的效果最好？

2. 槟榔的功效有哪些？

3. 杀虫药中哪些是广谱的驱虫药？

（黄玉静）

书网融合……

知识回顾　　　微课1　　　微课2　　　习题

第十六章 止血药

学习目标

知识要求：

1. 掌握止血药的含义、功效、应用、用法用量及使用注意；掌握小蓟、大蓟、地榆、白茅根、白及、三七、茜草、蒲黄、艾叶的性能、功效、临床应用、用法用量及使用注意；掌握小蓟与大蓟，地榆与槐花，白及与仙鹤草，三七、蒲黄与茜草，艾叶、炮姜与灶心土的功用异同。

2. 熟悉槐花、侧柏叶、降香、仙鹤草、血余炭、棕榈炭、炮姜的功效及临床应用。

3. 了解苎麻根、花蕊石、藕节、紫珠叶、灶心土的功效及临床应用。

技能要求：

学会利用药物的性能和功效辨证治疗出血证。

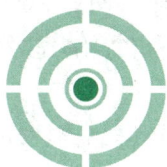

凡以制止体内外出血为主要作用，用以治疗体内外各种出血证的药物，称为止血药。

止血药多味苦、甘、辛、涩，药性有寒、温、散、敛之差别，作用亦有凉血、温经、化瘀、收敛之区别。凉血止血味多苦，性多寒凉，温经止血药味多辛，性偏温热，化瘀止血药味多苦，收敛止血药味多涩，性平。因肝主藏血、脾主通血、心主血脉，血液外溢出血主要与心、肝、脾有关，故止血药多入心、肝、脾经。临床主要适用于各种出血证，如咳血、咯血、吐血、衄血、尿血、便血、血崩、创伤出血等。

根据止血药的性能特点和功效主治的不同，可分为凉血止血药、化瘀止血药、收敛止血药、温经止血药四类。

出血证由于病因、病位、症状及病机有异，在临床使用中除了要正确选择相应的止血药，还需配伍，以使药证相符，标本兼顾。如因于热者，配伍清热药；因于瘀者，配伍活血化瘀药；因于寒者，配伍温经散寒药；因于虚者，配伍益气健脾药。根据前贤"下血必升举，吐衄必降气"之论，对于便血、崩漏等下部出血病证，应适当配伍升提药；对于衄血、吐血等上部出血病证，可适当配伍降气药。

使用本类药物时需注意，第一，凉血止血药和收敛止血药，易凉遏恋邪，有止血留瘀之弊，故出血兼有瘀滞者不宜单独使用。第二，止血药炮制时，需要根据药物特性，不能一概炒炭，有些生用效果更佳。第三，出血过多，气随血脱危急重证，则当急投大补元气之药，以挽救气脱危候。

第一节 凉血止血药

本类药物性多寒凉，味多苦甘，归心、肝、大肠经，主入血分，以止血清热，适用于血热妄行所致的各种出血证，症见出血量多、色鲜红，伴见心烦、口渴、便秘、尿黄、舌红、苔黄、脉数等里热的症状。部分药物兼有解毒消肿、利尿通淋、祛痰止咳、安胎等作用，用于热毒痈肿、水肿、小便不利、肺热咳嗽、胎动不安等兼有出血者。

小 蓟
xiǎojì《名医别录》

【来源】为菊科植物刺儿菜 Cirsium setosum（Willd.）MB. 的干燥地上部分。全国大部分地区均产。夏、秋二季花开时采割。干燥，生用或炒炭用。

【处方用名】小蓟、小蓟炭。

【性味归经】甘、苦，凉。归心、肝经。

【功效】凉血止血，散瘀解毒消痈。

【临床应用】

1. 血热出血证　本品性寒凉，善清血分之热而凉血止血，凡血热妄行之吐血、衄血、便血、崩漏，皆可选用。单用捣汁服，治九窍出血；捣烂外涂，治金疮出血；配伍大蓟、侧柏叶、白茅根等治疗多种出血证。

2. 痈肿疮毒　本品能清热解毒，散瘀消肿，用于治疗热毒疮疡初起肿痛之证。可单用鲜品捣烂外敷，也可配伍蒲公英、紫花地丁等。

此外，本品兼能利尿通淋，入心经而清心火，故尤善治尿血、血淋，单用或配伍生地黄、栀子、淡竹叶等，如小蓟饮子。

【用法用量】煎服，5~12g。鲜品加倍，可用至30~60g。

【现代研究】

1. 化学成分　本品主要含有芦丁、蒙花苷、原儿茶酸、绿原酸、咖啡酸及蒲公英甾醇等。

2. 药理作用　本品煎剂及提取物有凝血和止血作用。还可抑制白喉棒状杆菌、肺炎球菌、金黄色葡萄球菌等。

3. 现代应用　临床常以本品为主随证配伍，治疗吐血、咯血、衄血、便血、崩漏等。

大 蓟
dàjì《名医别录》

【来源】为菊科植物蓟 Cirsium japonicum Fisch. ex DC. 的干燥地上部分。全国大部分地区均产。夏、秋二季花开时采割地上部分，除去杂质，干燥。生用或炒炭用。

【处方用名】大蓟、大蓟草、马蓟、虎蓟。

【性味归经】甘、苦，凉。归心、肝经。

【功效】凉血止血，散瘀解毒消痈。

【临床应用】

1. 血热出血证及外伤出血证　本品性寒，入血分能凉血止血，主治血热妄行之多种出血证，为血热出血之要药。可单用，也可与小蓟相须为用，如十灰散；治外伤出血，单用本品研末外敷。

2. 痈肿疮毒　本品既能凉血解毒，又能散瘀消肿。治疗痈肿疮毒，轻证单用鲜品捣烂外敷；重证需配伍其他清热解毒药。

【用法用量】煎服，9~15g。鲜品可用30~60g；外用适量，捣敷患处。炒炭后偏于止血。

【现代研究】

1. 化学成分　本品主要含柳穿鱼叶苷、蒲公英甾醇乙酸酯和丁香烯等。

2. **药理作用**　本品煎剂及提取物具有止血、降压、抗菌等作用。

3. **现代运用**　临床以本品配伍他药，可治疗吐血、咯血、衄血、便血、崩漏、带状疱疹等多种疾病。

课堂互动 16-1

小蓟与大蓟功用有何异同？

答案解析

地 榆
dìyú《神农本草经》

【来源】为蔷薇科植物地榆 Sanguisorba officinalis L. 或长叶地榆 Sanguisorba officinalis L. var. longifolia（Bert.）Yü et Li 的干燥根。前者产于黑龙江、吉林、辽宁、内蒙古、山西等地。后者习称"绵地榆"，主产于安徽、江苏、浙江、江西等地。春季将发芽时或秋季植株枯萎后采挖，除去须根，洗净，切片，干燥。生用或炒炭用。

【处方用名】地榆、赤地榆、地榆炭。

【性味归经】苦、酸、涩，微寒。归肝、大肠经。

【功效】凉血止血，解毒敛疮。

【临床应用】

1. **血热出血证**　本品苦寒降泄，酸涩收敛，善泄血中之热而凉血止血，尤宜于下焦血热之便血、痔血、血痢及崩漏，常与槐花相须为用。治血热便血配伍生地黄、黄芩、槐花等；治痔疮出血，色鲜红者，配伍槐角、防风、黄芩等，如槐角丸；治血痢，配伍马齿苋、仙鹤草、当归等；治崩漏下血，配伍茜草、苎麻根、黄芩等。

2. **水火烫伤、痈肿疮毒、湿疹**　本品味苦性寒，能泻火解毒，味酸涩能敛疮，为治烧烫伤之要药，单用研末麻油调敷，或配伍紫草、冰片等；热毒疮痈，可内服外敷，以鲜品为佳；湿疹及皮肤溃烂，单用浓煎外洗，或配伍土茯苓、白鲜皮等。

【用法用量】煎服，9~15g。外用适量，研末涂敷患处。生用偏于解毒敛疮，炒炭偏于止血。

【使用注意】本品味酸涩性寒，凡虚寒性出血或有瘀者慎用。地榆含鞣质，大面积涂抹会引起中毒性肝炎，大面积烧烫伤患者不宜使用。

【现代研究】

1. **化学成分**　本品主要含鞣质、黄烷-3-醇衍生物、三萜类成分等，如地榆素 H-1~H-11、1, 2, 6-三没食子酰-β-D-葡萄糖、右旋儿茶素、地榆糖苷、地榆皂苷等。

2. **药理作用**　本品煎剂及提取成分有止血、抗菌、抗炎、促进造血等作用。

3. **现代运用**　临床常以本品随证配伍，治疗各种烧烫伤、湿疹、痔疮、小儿肠伤寒等疾病。

槐 花
huáihuā《日华子本草》

【来源】为豆科植物槐 Sophora japonica L. 的干燥花及花蕾。全国大部分地区均产。夏季花开放或花蕾形成时采收，干燥。前者习称"槐花"，后者习称"槐米"。生用、炒黄或炒炭用。

【处方用名】槐花、槐米、净槐花、槐花炭。

【性味归经】苦，微寒。归肝、大肠经

【功效】凉血止血，清肝泻火。

【临床应用】

1. **血热出血证**　本品味苦降泄，性寒清热，具有凉血止血功效，入大肠经，善清泄大肠火热，故对大肠火盛之便血、痔血、血痢最为适宜。治痔疮出血，配伍黄连、地榆等，如榆槐脏连丸；治血热便血，配伍荆芥穗、枳壳等，如槐花散。

2. **肝热目赤、头痛眩晕**　本品味苦性寒，入肝经，长于清泻肝火，治肝火上炎之目赤肿痛、头痛眩晕，单用或配伍夏枯草、菊花等。

【用法用量】煎服，5~10g。生用偏于清热泻火，炒炭偏于止血。

【使用注意】脾胃虚寒及阴虚发热而无实火者慎用。

【现代研究】

1. **化学成分**　本品主要含黄酮类、三萜皂苷类、挥发油、酚类、有机酸、苷类、香豆素类等成分，如槲皮素，芦丁，异鼠李素，赤豆皂苷Ⅰ~Ⅴ，大豆皂苷Ⅰ、Ⅱ，槐花皂苷Ⅰ、Ⅱ、Ⅲ等。

2. **药理作用**　本品煎剂及提取物具有止血、抗炎、抗菌等作用。

3. **现代运用**　临床以本品配伍他药，可治疗痔疮、痢疾等多种疾病。

【附药】**槐角**

为豆科植物槐 *Sophora japonica* L. 的干燥成熟果实，原名槐实。性味苦寒，归肝、大肠经。具有清热泻火、凉血止血功效。适用于肠热便血、痔疮肿痛出血、肝热头痛眩晕、目赤肿痛。煎服，6~9g。

👐 **课堂互动 16-2** ————————————————

地榆与槐花功用有何异同？

————————————————————————————————————　答案解析

白茅根
báimáogēn《名医别录》

【来源】为禾本科植物白茅 *Imperata cylindrica* Beauv. var. *major*（Nees）C. E. Hubb. 的干燥根茎。全国大部分地区均产。春、秋二季采挖，洗净，晒干，除去须根和膜质叶鞘，捆成小把。生用或炒炭用。

【处方用名】白茅根、茅根、茅草根、鲜茅根。

【性味归经】甘，寒。归肺、胃、膀胱经。

【功效】凉血止血，清热利尿。

【临床应用】

1. **血热出血证**　本品甘寒入血分，清血分热而止血，主入肺、胃经，善于清上部火热出血证。鼻衄，单用白茅根煎汁或鲜品捣汁；咳血，与藕同用，鲜品煮汁。又因其性寒降，入膀胱经，能清热利尿，主治下焦血热之尿血、血淋，单用，或配伍小蓟、黄芩、血余炭等。

2. **热病烦渴、肺热咳嗽、胃热呕吐**　本品甘寒，善清肺胃之热，降泄火逆。既能清胃热而止呕，又能清肺热而止咳。治疗热病烦渴，配伍芦根、天花粉等；治胃热呕吐，配伍麦冬、竹茹、半夏等；治肺热咳喘，配伍桑白皮、地骨皮等。

3. **湿热黄疸、水肿尿少、热淋涩痛**　本品甘寒，入膀胱经，清热利尿通淋。治湿热黄疸，配伍茵陈、栀子等；治热淋、水肿、小便不利，单用，或配伍清热利尿药。

【用法用量】煎服，9~30g。鲜品加倍。生用偏于清热利尿，炒炭偏于止血。

【现代研究】

1. **化学成分**　本品主要含白茅素、芦竹素、印白茅素、白头翁素、有机酸、甾醇及糖类。

2. **药理作用**　本品煎剂及提取物具有止血、利尿、抗炎等作用。

3. **现代运用**　临床以本品配伍他药，可治疗尿血、急性肾衰竭等多种疾病。

侧柏叶

cèbǎiyè《名医别录》

【来源】为柏科植物侧柏 *Platycladus orientalis*（L.）Franco 的干燥枝梢和叶。全国大部分地区均产。多在夏、秋二季采收，阴干。生用或炒炭用。

【处方用名】侧柏叶、柏叶、炒侧柏叶、鲜侧柏叶。

【性味归经】苦、涩，寒。归肺、肝、脾经。

【功效】凉血止血，化痰止咳，生发乌发。

【临床应用】

1. **各种出血证** 本品苦涩性寒，清热兼收敛止血，为治各种出血证之要药，尤以血热出血者最佳。治血热妄行之吐血、衄血，配伍荷叶、鲜地黄、艾叶等，如四生丸；治尿血、血淋，配伍蒲黄、小蓟、白茅根；治肠风下血、痔血或血痢，配伍槐花、地榆；若中焦虚寒性吐血，可配伍干姜、艾叶等，如柏叶汤。

2. **肺热咳嗽、咯痰黄稠** 本品苦能降泄，寒能清热，主入肺经，长于清肺热，化痰止咳。适用于肺热咳喘，痰稠难咯者，单用，或配伍浙贝母、瓜蒌等。

3. **血热脱发、须发早白** 本品寒凉入血而祛风，有生发乌发之效，适用于血热脱发、须发早白。单用研末麻油调敷；或配伍生地黄、制首乌、黄精等。

【用法用量】煎服，6~12g。外用适量。生用偏于祛痰止咳，炒炭偏于止血。

【现代研究】

1. **化学成分** 本品主要含黄酮类、挥发油及鞣质成分，如槲皮苷、槲皮素、山奈酚、柏木脑、乙酸松油脂等。

2. **药理作用** 侧柏叶煎剂及提取物具有止血、抗炎、抑菌、祛痰、平喘等作用。

3. **现代运用** 临床以本品配伍他药，可治疗各种出血证、外感咳嗽、湿疹、白发等多种疾病。

苎麻根

zhùmágēn《名医别录》

【来源】为荨麻科植物苎麻 *Boehmeria nivea*（L.）Gaud. 的干燥根和根茎。主产于江苏、山东、山西等地。冬、春二季采挖，干燥。生用。

【处方用名】苎麻根。

【性味归经】甘，寒。归心、肝经。

【功效】凉血止血，安胎，清热解毒。

【临床应用】

1. **血热出血证** 本品性寒而入血分，能清血分之热而凉血止血，宜于血热出血所致的咳血、吐血、衄血、崩漏、紫癜等。可单用本品，或配伍其他止血药。

2. **热盛胎动不安、胎漏下血** 本品既能止血，又能清热安胎，为安胎之要药。凡胎热不安、胎漏下血，皆可使用。如妊娠胎动下血腹痛，单味苎麻根煎汤；治劳损动胎、腹痛下血，配伍地黄、阿胶、当归等。

3. **痈肿疮毒** 本品性寒，能清热解毒，可用治热毒痈肿，多以外用为主，常以鲜品捣敷患处。

【用法用量】煎服，10~30g。外用适量。

【现代研究】

1. **化学成分** 本品主要含绿原酸、咖啡酸、奎宁酸及黄酮、生物碱、氨基酸、多糖等。

2. **药理作用** 本品煎剂及提取物具有止血、抗菌、减弱子宫收缩力等作用。

3. **现代运用** 临床以本品配伍他药，可治疗吐血、尿血、衄血、崩漏、紫癜、胎盘粘连大出血、习惯性流产等多种疾病。

第二节　化瘀止血药

本类药物味多苦甘，性寒温有异，主入肝经，止血同时兼有化瘀之功，有止血不留瘀的特点，适用于瘀血内阻所致出血证，症见出血紫黯，或夹杂血块，或疼痛部位固定不移，或有包块，舌质紫黯，或有瘀紫斑点，脉涩等瘀血内阻的症状。部分药物兼有消肿止痛等作用，用于跌打损伤、瘀滞心腹疼痛、经闭、痛经等兼有出血者。因本品有化瘀之效，孕妇及出血无瘀者应慎用。

三　七

sānqī《本草纲目》

【来源】为五加科植物三七 *Panax notoginseng*（Burk.）F. H. Chen 的干燥根和根茎。主产于云南、广西等地。秋季花开前采挖，洗净，分开主根、支根及根茎，干燥。支根习称"筋条"，根茎习称"剪口"。捣碎或碾细粉生用。

【处方用名】三七、田七、云三七、参三七、三七粉。

【性味归经】甘、微苦，温。归肝、胃经。

【功效】散瘀止血，消肿定痛。

【临床应用】

1. **各种体内外出血证**　本品味甘微苦性温，主入肝经血分，功善止血祛瘀，有止血不留瘀、化瘀不伤正的特点，对人体内外各种出血，无论有无瘀滞均可应用，尤以有瘀滞者为宜。治咳血、吐血、衄血、尿血、便血，配伍花蕊石、血余炭合用；治外伤出血，单用研末外敷，或配伍龙骨、血竭等。

2. **跌打损伤、瘀肿疼痛、痈疽溃烂**　本品活血消肿，止痛力强，为治瘀血诸证之佳品，尤为伤科要药，单用三七研末，内服或外敷；治无名痈肿，米醋调涂；治痈疽溃烂，配伍乳香、没药、儿茶等。

此外，本品还可用于治疗胸痹心痛、癥瘕积聚、痛经、血瘀经闭等。民间常以之与猪肉同炖，治虚劳损伤。

【用法用量】煎服，3~9g；研末吞服，1次1~3g。外用适量。

【使用注意】孕妇慎用。

【现代研究】

1. **化学成分**　本品主要含四环三萜类、三七素、槲皮素及多糖等成分，如人参皂苷Rb1、Rd、Re、Rg1、Rg2、Rh1，三七皂苷R1、R2、R3、R4、R6、R7，七叶胆苷，三七皂苷A、B、C、D、E、G、H、I、J。

2. **药理作用**　本品煎剂及提取物能缩短出血和凝血时间，具有抗血小板聚集及溶栓作用；促进多功能造血干细胞的增殖，具有造血作用；降低血压，减慢心率，对各种药物诱发的心律失常均有保护作用；降低心肌耗氧量和氧利用率，扩张脑血管，增强脑血管流量；提高体液免疫功能。此外，还具有镇痛、抗炎、改善学习记忆、抗疲劳、抗衰老、抗肿瘤、调节血脂等作用。

3. **现代运用**　临床以本品配伍他药，可治疗各种体内外出血、冠心病、高脂血症等多种疾病。

茜　草

qiàncǎo《神农本草经》

【来源】为茜草科植物茜草 *Rubia cordifolia* L. 的干燥根及根茎。主产于陕西、河北、山东、河南、安徽等地。春、秋二季采挖，干燥。生用或炒炭用。

【处方用名】茜草、茜草根、茜草炭。

【性味归经】苦，寒。归肝经。

【功效】凉血，祛瘀，止血，通经。

【应用】

1. **血热夹瘀出血证**　本品味苦性寒，善走血分，既能凉血止血，又能化瘀止血，故可用于治疗血热妄行或血瘀脉络之出血证，对于血热夹瘀之出血尤为适宜。治吐血，可单用；治衄血，配伍与黄芩、侧柏叶等；治血热崩漏，配伍地黄、生蒲黄等；治血热尿血，配伍小蓟、白茅根等。

2. **瘀阻经闭、风湿痹痛、跌仆肿痛**　本品主入肝经，能活血通经，故可用于治疗血滞闭经、风湿痹痛、跌打损伤之证。治血滞经闭，单用加酒煎服，或配伍桃仁、红花、当归等；治风湿痹证，单用浸酒服，或配伍鸡血藤、海风藤、延胡索等；治跌打损伤，单用泡酒服，配伍三七、乳香、没药等。

【用法用量】煎服，6~10g。生用或酒炒偏于活血通经，炒炭偏于止血。

【使用注意】孕妇慎用。

【现代研究】

1. **化学成分**　本品主要含萘醌、蒽醌、萜类、多糖、环肽化合物等成分，如大叶茜草素、茜草萘酸、茜草双酯、羟基茜草素、茜草素、茜黄素等。

2. **药理作用**　本品煎剂及提取物具有促进血液凝固、抗炎、抗肿瘤、抗氧化等作用。

3. **现代运用**　临床以本品配伍他药，可治疗月经不调、功能性子宫出血、血尿等多种疾病。

蒲　黄

púhuáng《神农本草经》

【来源】为香蒲科植物水烛香蒲 *Typha angustifolia* L.、东方香蒲 *Typha orientalis* Presl 或同属植物的干燥花粉。主产于浙江、江苏、山东、安徽、湖北等地。夏季采收蒲棒上部的黄色雄花序，晒干后碾轧，筛取花粉，干燥。生用或炒炭用。

【处方用名】蒲黄、炒蒲黄、蒲黄炭、生蒲黄。

【性味归经】甘，平。归肝、心包经。

【功效】止血，化瘀，通淋。

【临床应用】

1. **各种出血证**　本品味甘性平，寒热出血证均可选用，长于收敛止血，兼有活血行瘀之功，有止血不留瘀的特点，对出血属实夹瘀者尤为适宜。用治吐血、衄血、咳血、尿血、崩漏等，可单用，或配伍其他止血药。治血热出血，配伍黄芩、竹茹；治虚寒性出血，配伍艾叶、炮姜等；治外伤出血，单用外敷伤口。

2. **瘀滞诸痛证**　本品能活血祛瘀，凡跌打损伤、痛经、心腹疼痛等瘀血作痛者均可应用，尤为妇科所常用。治跌打损伤，单用温酒服；若治心腹刺痛、产后瘀阻腹痛、痛经等，与五灵脂相须为用，如失笑散。

3. **血淋涩痛**　本品既能止血，又能利尿通淋，故可用治血淋涩痛，配伍地黄、冬葵子、石韦等同用。

【用法用量】煎服，5~10g，包煎。外用适量，敷患处。生用偏于利尿，炒炭偏于止血。

【使用注意】孕妇慎用。

【现代研究】

1. **化学成分**　本品主要含柚皮素、异鼠李素–3–O–新橙皮苷、香蒲新苷、槲皮素、甾类、挥发油、多糖等。

2. **药理作用**　本品煎剂及提取物具有抗血栓形成、止血、抗心肌缺血、抗脑缺血、调脂等作用。

3. **现代运用**　临床以本品配伍他药，可治疗冠心病、高脂血症、急性上消化道出血、尿路感染等多种疾病。

课堂互动 16-3

三七、茜草与蒲黄功用有何异同？

答案解析

降 香

jiàngxiāng《证类本草》

【来源】为豆科植物降香檀Dalbergia odorifera T. Chen树干和根的干燥心材。主产于海南、广东、广西、云南等地。全年均可采收，除去边材，阴干。生用。

【处方用名】降香。

【性味归经】辛，温。归肝、脾经。

【功效】化瘀止血，理气止痛。

【临床应用】

1. 出血夹瘀证　本品味辛性温，善于化瘀止血，为伤科常用之品。治刀伤出血，单味研末外敷；血瘀或气火上逆之内伤吐血、咯血、衄血者，配伍牡丹皮、郁金等。

2. 血瘀气滞诸痛证　本品味辛，能行气止痛，又能化瘀，故用于血瘀气滞诸痛证。治胸痹猝痛，配伍丹参、川芎等；胃脘疼痛，配伍蒲黄、五灵脂等；胸胁疼痛，配伍郁金、丝瓜络等；跌打肿痛，配伍乳香、没药等。

【用法用量】煎服，9~15g，后下。外用适量，研末外敷。

【现代研究】

1. 化学成分　本品主要含挥发油和异黄酮等成分，如苦橙油醇、刺芝柄花素、降香黄酮等。

2. 药理作用　本品煎剂及提取物具有抗血小板、镇静、镇痛、抑制胆囊收缩的作用。

3. 现代运用　临床以本品配伍他药，可治疗冠心病、子宫内膜异位症、吐血、咯血、衄血等多种疾病。

花蕊石

huāruǐshí《嘉祐本草》

【来源】为变质岩类岩石蛇纹大理岩。主产于陕西、河南、河北、江苏等地。全年可采挖，洗净干燥，敲成碎块，生用或煅用。

【处方用名】花蕊石。

【性味归经】酸、涩，平。归肝经。

【功效】化瘀止血。

【临床应用】各种出血证　本品味酸涩，性平，既能收敛止血，又能化瘀行血，适用于出血兼有瘀滞者。治瘀滞出血，单用本品煅为细末，用酒或醋和服，或配伍白及、血余炭等；治外伤出血，单味研末外敷伤口。用治跌打损伤，瘀血肿痛，配伍三七、血竭、刘寄奴等。

【用法用量】4.5~9g，多研末服。外用适量。

【使用注意】孕妇忌用。

【现代研究】

1. 化学成分　本品主要含钙、镁的碳酸盐，并有少量铁盐、铅盐及锌、铜、钴、铅、镉、镍等元素。

2. 药理作用　本品提取成分具有止血、抗惊厥作用。

3. 现代运用　临床以本品配伍他药，可治疗咳血、衄血、便血、外伤出血等多种疾病。

第三节　收敛止血药

本类药物味多涩，炭类居多，质黏，大多性平，归心、肝经，长于收敛止血，广泛用于各种出血病证而无瘀滞者，症见出血不止、虚损不足、神疲乏力、舌淡脉细涩。部分药物兼有消肿生肌、杀虫、利尿、清热解毒等作用，用于疮疡肿毒、疟疾、滴虫性阴道炎、小便不利、黄疸等兼有出血者。本品味涩，有留瘀恋邪之弊，故临证多配伍化瘀止血药或活血化瘀药。对于出血有瘀或出血初期邪实者，当慎用之。

白　及
báijí《神农本草经》

【来源】为兰科植物白及 Bletilla striata（Thunb.）Reichb. f. 的干燥块茎。主产于贵州、四川、湖南、湖北等地。夏、秋二季采挖，除去须根，洗净，置沸水中煮或蒸至无白心，晒至半干，除去外皮，晒干。生用或研细末用。

【处方用名】白及、白及粉。

【性味归经】苦、甘、涩，微寒。归肺、胃、肝经。

【功效】收敛止血，消肿生肌。

【临床应用】

1. **体内外出血证**　本品味涩质黏，为收敛止血之要药，可用治体内外诸出血证，主入肺、胃经，尤善于治疗肺、胃出血证。治体内外出血证，单味研末糯米汤调服，如独圣散；治咳血，配伍藕节、枇杷叶等；治吐血，配伍茜草、地黄、牛膝等煎服；用治外伤或金疮出血，单用，或配伍白蔹、黄芩、龙骨等研细末外涂。

2. **疮疡肿毒、皮肤皲裂、烧烫伤**　本品寒凉苦泄，能泄血中壅滞；味涩质黏，能敛疮生肌，为外疡消肿生肌的常用药。对于疮疡无论未溃或已溃均可应用。治初起者，可单用，或配伍金银花、皂刺、乳香等，如内消散；治已溃久不收口者，配伍黄连、浙贝母、轻粉等研细末外敷，如生肌干脓散；治手足皲裂，研末麻油调涂；治烧烫伤，麻油或凡士林调膏外用。

【用法用量】煎服，6~15g；研末吞服 3~6g，外用适量。

【使用注意】不宜与川乌、制川乌、草乌、制草乌、附子同用。

【现代研究】

1. **化学成分**　本品主要含联苄类、二氢类、联菲类、二氢菲并吡喃类化合物、苄类化合物、蒽醌类及酚酸类成分。

2. **药理作用**　本品煎剂及提取物具有止血、促进伤口愈合、抗胃溃疡、抗肿瘤、抗菌等作用。

3. **现代运用**　临床以本品配伍他药，可治疗上消化道出血、十二指肠溃疡、肺结核咯血等多种疾病。

仙鹤草
xiānhècǎo《滇南本草》

【来源】为蔷薇科植物龙芽草 Agrimonia pilosa Ledeb. 的干燥地上部分。主产于浙江、江苏、湖北等地。夏、秋二季茎叶茂盛时采割，除去杂质，干燥。生用或炒炭用。

【处方用名】仙鹤草、龙牙草、脱力草。

【性味归经】苦、涩，平。归心、肝经。

【功效】收敛止血，截疟，止痢，解毒，补虚。

【临床应用】

1. **多种出血证** 本品味涩收敛，性平，功善收敛止血，可以广泛用于全身各部位的出血证，无论寒热虚实皆可应用。血热妄行之出血证，配伍地黄、侧柏叶、牡丹皮等；虚寒性出血证，配伍党参、炮姜、艾叶等。

2. **疟疾** 本品有截疟之功，治疗疟疾寒热，单品研末，于疟发前2小时吞服，或水煎服。

3. **血痢、久泻久痢** 本品味涩收敛，能涩肠止泻止痢。因其药性平和，兼能补虚，又能止血，故对于血痢及久病泻痢尤为适宜。治疗痢疾，单用，或配伍其他药物。

4. **痈肿疮毒** 本品能解毒消肿，可用于治疗痈肿疮毒，单用或配伍其他清热解毒药。

5. **阴痒带下** 本品能解毒杀虫止痒，可用于治疗阴痒带下，常与苦参、白鲜皮、黄柏等煎汤外洗。

6. **脱力劳伤** 本品有补虚强壮的作用，可治虚劳。属过度劳力者，与大枣同煮，食枣饮汁；属气血亏虚者，配伍党参、熟地黄、龙眼肉等。

【用法用量】煎服，6~12g。外用适量。炒炭偏于止血，其他方面生用。

【使用注意】本品味涩，偏于收敛，故泻痢兼表证发热者不宜用。

【现代研究】

1. **化学成分** 本品主要含黄酮类、间苯三酚类、仙鹤草内酯及鞣质等成分，如木犀草素–7–葡萄糖苷、芹菜素–7–葡萄糖苷、槲皮素、芦丁、仙鹤草B等。

2. **药理作用** 本品煎剂及提取物具有抗炎、抗肿瘤、镇痛、降糖、降压等作用。

3. **现代运用** 临床以本品配伍他药，可治疗各种出血证、过敏性紫癜、痢疾等多种疾病。

🎋 **课堂互动 16-4** ————————————————————————————

白及与仙鹤草功用有何异同？

————————————————————————————

答案解析

血余炭

xuèyútàn《神农本草经》

【来源】为人发制成的炭化物。全国大部分地区均产。取头发，除去杂质，碱水洗去油垢，清水漂净，晒干，焖煅成炭用。

【处方用名】血余炭、血余、发炭。

【性味归经】苦，平。归肝、胃经。

【功效】收敛止血，化瘀，利尿。

【临床应用】

1. **各种出血证** 本品味苦而性平，善入血分，具有收敛止血之功，且能化瘀，有止血而不留瘀的特点，可用于治疗各种出血之证，无论寒热虚实皆可。常单用本品内服或外用。治咳血、吐血，配伍花蕊石、三七等，如化血丹；治血淋，配伍蒲黄、地黄、甘草；治便血，配伍地榆、槐花等；治崩漏，可单用本品，或配伍艾叶、藕节等。

2. **小便不利** 本品味苦下行，能化瘀利窍、通利水道，故可用治小便不利，配伍滑石、白鱼等，如滑石白鱼散。

【用法用量】煎服，5~10g。外用适量。

【现代研究】

1. **化学成分** 本品主要含优角蛋白、脂肪、黑色素等成分。

2. **药理作用** 本品煎剂及提取物具有止血、抗菌作用。

3. **现代运用** 临床以本品配伍他药，可治疗内外伤出血、肾炎等多种疾病。

棕榈炭

zōnglǘtàn《本草拾遗》

【来源】为棕榈科植物棕榈 *Trachycarpus fortunei* (Hook. f.) H. Wendl. 的干燥叶柄及叶鞘纤维炭化而成。主产于湖南、四川、江苏、浙江等地。全年可采，干燥。煅炭用。

【处方用名】棕榈炭、陈棕炭。

【性味归经】苦、涩，平。归肝、肺、大肠经。

【功效】收敛止血。

【临床应用】各种出血证　本品味苦而涩，性平，为收敛止血之要药，广泛用于各种出血病证，尤以治出血而无瘀滞者为宜。可单用，或配伍血余炭、仙鹤草、侧柏叶等。治血热妄行之吐血、咳血，配伍小蓟、栀子等，如十灰散；治虚寒性崩漏下血，配伍艾叶、炮姜等。

【用法用量】煎服，3~9g。

【使用注意】出血兼有瘀滞者不宜使用。

【现代研究】

1. 化学成分　本品主要含黄酮及苷类、原儿茶醛、原儿茶酸等成分，如木犀草素–7–*O*–葡萄糖苷、木犀草素–7–*O*–芸香糖苷、金圣草黄素–7–*O*–芸香糖苷、芹黄素–7–*O*–芸香糖苷、特罗莫那醇–9–葡萄糖苷等。

2. 药理作用　本品煎剂及提取物具有止血作用，能够缩短出血及凝血时间。

3. 现代运用　临床以本品配伍他药，可治疗功能性子宫出血、外伤出血等多种疾病。

藕　节

ǒujié《名医别录》

【来源】为睡莲科植物莲 *Nelumbo nucifera* Gaertn. 的干燥根茎节部。主产于浙江、安徽、江苏等地。秋、冬二季采挖，干燥。生用或炒炭用。

【处方用名】藕节。

【性味归经】甘、涩，平。归肝、肺、胃经。

【功效】收敛止血，化瘀。

【临床应用】各种出血证　本品味甘涩质黏，性平，既能收敛止血，又能化瘀，有止血而不留瘀的特点，适用于各种出血病证，尤善治咳血、衄血、吐血等上部出血证。治吐血、衄血不止，单饮鲜藕汁；治血淋、尿血，配伍小蓟、通草、滑石等，如小蓟饮子。

【用法用量】煎服，9~15g。

【现代研究】

1. 化学成分　本品主要含淀粉、鞣质、维生素、氨基酸和蛋白质等。

2. 药理作用　本品煎剂及提取物具有止血的作用。

3. 现代运用　临床以本品配伍他药，可治疗咳血、吐血、衄血、尿血、崩漏等多种疾病。

紫珠叶

zǐzhūyè《本草拾遗》

【来源】为马鞭草科植物杜虹花 *Callicarpa formosana* Rolfe的干燥叶。主产于广东、广西等地。夏、秋二季采摘，干燥。生用或研末用。

【处方用名】紫珠。

【性味归经】苦、涩，凉。归肝、肺、胃经。

【功效】凉血收敛止血，散瘀解毒消肿。

【临床应用】

1. **各种出血证**　本品味苦涩而性凉，既能收敛止血，又能凉血止血，归肝、肺、胃经，适用于各种内外伤出血，尤多用于肺、胃出血。可单用，或配伍其他止血药。治咳血、衄血、吐血，配伍大蓟、白及等；治尿血、血淋，配伍小蓟、白茅根等；治便血、痔血，配伍地榆、槐花等；治外伤出血，可单用。

2. **热毒疮疡、水火烫伤**　本品苦涩性凉，有清热解毒敛疮之功。治热毒疮疡，单用内服外敷，或配伍其他清热解毒药物。治烧烫伤，单用研末外擦，或煎液浸湿纱布外敷。

【用法用量】煎服，3~15g；研末吞服1.5~3g。外用适量。

【现代研究】

1. **化学成分**　本品主要含黄酮类、苯乙醇苷、三萜类、甾醇等成分，如紫珠萜酮、木犀草素、芹菜素、毛蕊花糖苷、熊果酸等。

2. **药理作用**　本品煎剂及提取物具有止血、促进组织愈合、抗菌等作用。

3. **现代运用**　临床以本品配伍他药，可治疗溃疡性出血、外伤出血、上消化道出血等多种疾病。

第四节　温经止血药

本类药物性多温热，入肝、脾经，善于温经散寒，能温脾阳，固冲脉而统摄血液，具有温经止血之效。适用于脾不统血、冲脉失固之虚寒性出血病证。症见血色暗淡而稀薄、出血时间久、面色萎黄、舌质淡、乏力、畏寒肢冷、脉细或迟等症状。部分药物兼有安胎、燥湿止痒、温中止泻、止呕等作用，用于胎动不安、湿疹、腹痛、腹泻、呕吐等兼有出血者。应用时，若属脾不统血者，应配益气健脾药；属肝肾亏虚、冲脉不固者，宜配益肾暖宫补摄之品。

艾　叶

àiyè《名医别录》

【来源】为菊科植物艾 *Artemisia argyi* Lévl. et Vant. 的干燥叶。主产于山东、安徽、湖北、河北等地。以湖北蕲州产者为最优，称"蕲艾"。夏季花未开时采摘，除去杂质，晒干。生用或炒炭用。

【处方用名】艾叶、蕲艾、陈艾叶、艾草。

【性味归经】辛、苦，温；有小毒。归肝、脾、肾经。

【功效】温经止血，散寒止痛；外用祛湿止痒。

【临床应用】

1. **虚寒性出血证**　本品辛可发散，温可祛寒，能暖气血而温经脉，为温经止血之要药，适用于虚寒性出血病证，尤宜于崩漏。治疗下元虚冷、冲任不固所致的崩漏下血，单用，或配伍阿胶、芍药、地黄等，如胶艾汤。也可治血热妄行之出血证，需配伍生地黄、生荷叶、生柏叶等清热凉血止血药，如四生丸。

2. **虚寒性腹痛、月经不调、痛经、胎漏下血**　本品性温，专入三阴经而直走下焦，能温经脉，暖胞宫而散寒止痛，尤善调经，为治妇科下焦虚寒或寒客胞宫之要药。治月经不调、痛经，常配伍香附、吴茱萸、当归等，如艾附暖宫丸；治脾胃虚寒所致的脘腹冷痛，单用煎服，或艾灸脐腹，或配伍温中散寒药；治虚寒性胎动不安、胎漏下血，可单用，或配伍阿胶、桑寄生等。

3. **皮肤瘙痒**　本品味苦可燥，局部煎汤外洗有祛湿止痒之功，可用治湿疹、阴痒、疥癣等皮肤瘙痒。

此外，将本品捣绒，制成艾条、艾炷等，用以熏灸体表穴位，能温煦气血，透达经络，为艾灸的主要原料。

【用法用量】煎服，3~9g。外用适量，供灸治或熏洗用。炒炭偏于温经止血；醋制偏于散寒止痛；绒制用于灸法。

【使用注意】有小毒，用量不可过大。孕妇慎用。

【现代研究】

1. 化学成分　本品主要含挥发油、三萜类、黄酮类等成分，如桉油精、香叶烯、α及β-蒎烯芳樟醇、樟脑、异龙脑、柠檬烯、奎诺酸、羊齿烯醇、异泽兰黄素等。

2. 药理作用　本品煎剂及提取物具有止血、镇痛、抗炎、抗过敏、镇咳、平喘等作用。艾叶挥发油对皮肤有轻度刺激作用，可引起发热、潮红等。其挥发油对中枢神经系统有兴奋、致惊厥作用。口服过量对胃肠道有刺激。中毒后先出现咽喉部干燥、胃肠不适、疼痛、恶心、呕吐等刺激症状，继而全身无力、头晕、耳鸣、四肢震颤，随后局部乃至全身痉挛、肌肉弛缓，多次发作后导致谵妄、惊厥、瘫痪。数日后出现肝大、黄疸、胆红素尿、尿胆素原增多等现象。慢性中毒表现为感觉过敏、共济失调、神经炎、癫痫样惊厥等。孕妇可发生子宫出血及流产。

3. 现代运用　临床以本品配伍他药，可治疗崩漏、痛经、湿疹等多种疾病。

炮　姜
páojiāng《珍珠囊》

【来源】为姜科植物姜 Zingiber officinale Rosc. 的干燥根茎的炮制加工品。全国大部分地区均可加工炮制。炮黑或炮炭用。

【处方用名】炮姜、姜炭、干姜炭、炮姜炭。

【性味归经】辛，热。归脾、胃、肾经。

【功效】温经止血，温中止痛。

【临床应用】

1. 虚寒性出血证　本品味辛性热，主入脾、胃、肾经，能温经止血，为疗脾阳虚、脾不统血之出血的要药。治疗虚寒性吐血、便血，配伍人参、黄芪、附子等；治冲任虚寒，崩漏下血，配伍艾叶、乌梅、棕榈炭等。

2. 脾胃虚寒，腹痛吐泻　本品辛热，善暖脾胃，能温中止痛止泻，为治寒性腹痛、腹泻之佳品。治寒凝腹痛，配高良姜，如二姜丸；治中寒水泻，可单用；虚寒吐泻，配伍人参、白术等；阳虚久泻，配伍炮附子、煨肉豆蔻等，如火轮丸；产后血虚寒凝腹痛，配伍当归、川芎、桃仁等，如生化汤。

【用法用量】煎服，3~9g。

【现代研究】

1. 化学成分　本品主要含挥发油、树脂、淀粉等成分，如姜烯、水芹烯、莰烯、6-姜辣素、姜酮、姜醇等。

2. 药理作用　本品煎剂及提取物能显著缩短出血和凝血时间，对应激性及幽门结扎型胃溃疡、醋酸诱发的胃溃疡均有抑制作用。

3. 现代运用　临床以本品配伍他药，可治疗崩漏、消化不良、产后腹痛等多种疾病。

课堂互动 16-5

艾叶与炮姜功用有何异同？

答案解析

灶心土
zàoxīntǔ《名医别录》

【来源】为烧木柴或杂草的土灶内底部中心的焦黄土块。全国农村均有。又名伏龙肝。

【处方用名】灶心土、伏龙肝。

【性味归经】辛，温。归脾、胃经。

【功效】温中止血，止呕，止泻。

【临床应用】

1. **虚寒性出血证**　本品性温，专入中焦，温暖脾阳而止血，为温经止血之要药，主治脾阳虚，不能统血之出血证。治吐血、衄血，单用，或配伍附子、白术、地黄等，如黄土汤。

2. **胃寒呕吐**　本品质重而温，长于温中和胃、降逆止呕，主治脾胃虚寒呕吐，配伍干姜、半夏、白术等；治反胃、妊娠呕吐，单用，或配伍生姜、砂仁等。

3. **脾虚久泻**　本品既能温脾暖胃，又能涩肠止泻，主治脾虚久泻，常配伍附子、干姜、白术等。若治胎前下痢，产后不止者，以山楂、黑糖为丸，用本品煎汤代水送服。

【用法用量】布包先煎，15~30g；或60~120g，煎汤代水。

【现代研究】

1. 化学成分　本品主要含硅酸、氧化铅、氧化铁、氧化钠、氧化钾、氧化镁等。

2. 药理作用　本品煎剂及提取物具有缩短凝血时间，抑制纤溶酶及增加血小板第三因子活性，止呕等作用。

3. 现代运用　临床以本品配伍他药，可治疗崩漏、妊娠呕吐、腹泻等多种疾病。

附：其他止血药

表16-1　其他止血药一览表

药名	性味归经	功效应用	用法用量
羊蹄	苦、涩、寒。归心、肝、大肠经	凉血止血，解毒杀虫，泻下通便。治血热出血，疥癣疮疡，烧烫伤，热结便秘	10~15g
鸡冠花	甘、涩、凉。归肝、大肠经	收敛止血，止带，止痢。治吐血，崩漏，便血，痔血，赤白带下，久痢不止	6~12g

目标检测

答案解析

一、单项选择题

1. 在下列药物中，既能凉血止血，又能解毒敛疮的是（　　）

　　A. 大蓟　　　　B. 地榆　　　　C. 侧柏叶　　　　D. 白茅根　　　　E. 苎麻根

2. 具有凉血止血功效，尤善治尿血、血淋的药物是（　　）

　　A. 大蓟　　　　B. 小蓟　　　　C. 侧柏叶　　　　D. 槐花　　　　E. 地榆

3. 治疗血热夹瘀的出血证，宜选用（　　）

　　A. 地榆　　　　B. 艾叶　　　　C. 仙鹤草　　　　D. 茜草　　　　E. 降香

4. 蒲黄入汤剂宜（　　）

　　A. 先煎　　　　B. 后下　　　　C. 包煎　　　　D. 烊化　　　　E. 另煎

5. 既能凉血止血，又能收敛止血的药物是（　　）

　　A. 大蓟　　　　B. 白及　　　　C. 侧柏叶　　　　D. 仙鹤草　　　　E. 白茅根

6. 止血药中，能清肺胃热的药物是（　　）

　　A. 白茅根　　　　B. 小蓟　　　　C. 槐花　　　　D. 紫珠　　　　E. 地榆

7. 治疗血热所致之痔血、便血，宜首选（　　）

    A. 小蓟   B. 艾叶   C. 槐花   D. 灶心土   E. 白及

8. 素有伤科要药之称的药物是（　　）

    A. 大蓟   B. 艾叶   C. 三七   D. 花蕊石   E. 棕榈炭

9. 治疗肺胃出血，宜首选（　　）

    A. 槐花   B. 小蓟   C. 地榆   D. 白及   E. 白茅根

10. 既能收敛止血，又兼能补虚的药物是（　　）

    A. 三七   B. 仙鹤草   C. 白及   D. 炮姜   E. 艾叶

11. 治疗虚寒性崩漏下血宜首选（　　）

    A. 地榆   B. 槐花   C. 灶心土   D. 炮姜   E. 艾叶

12. 既能温中止血，又可治疗胃寒呕吐、脾虚久泻的药物是（　　）

    A. 艾叶   B. 仙鹤草   C. 降香   D. 灶心土   E. 生姜

13. 艾叶最佳产地为（　　）

    A. 辽宁   B. 广东   C. 河南   D. 四川   E. 湖北

14. 在下列药物中，能清肝泻火的药物是（　　）

    A. 白茅根   B. 侧柏叶   C. 槐花   D. 炮姜   E. 灶心土

二、多项选择题

1. 白茅根的主治病证是（　　）

    A. 尿血   B. 目赤   C. 血淋   D. 黄疸   E. 水肿

2. 下列关于艾叶的说法正确的是（　　）

    A. 是中医艾灸疗法的主要药材原料   B. 温经止血要药

    C. 妇科调经要药   D. 以湖北蕲艾为道地药材

    E. 使用时以年份新者为佳，优于陈者

3. 白及的功效有（　　）

    A. 收敛止血   B. 化瘀止血   C. 凉血止血   D. 温经止血   E. 消肿生肌

三、简答题

1. 止血药分几类，其药性、功效、主治分别是什么？

2. 试比较地榆与槐花的功效、主治病证的共同点和不同点？

3. 生姜、干姜、炮姜同出一物，其功效、主治病证有何异同？

（黄玉静）

书网融合……

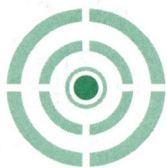

第十七章 | 活血化瘀药

学习目标

知识要求：

1. 掌握活血化瘀药的含义、功效、应用、分类、用法用量及使用注意；掌握川芎、延胡索、郁金、丹参、桃仁、红花、益母草、牛膝、土鳖虫、莪术、三棱的性能、功效、临床应用、用法用量及使用注意；掌握乳香与没药、川芎与延胡索、郁金与姜黄、桃仁与红花、川牛膝和怀牛膝的功用异同。

2. 熟悉姜黄、乳香、没药、鸡血藤、马钱子、水蛭、穿山甲的功效及临床应用。

3. 了解五灵脂、王不留行、泽兰、干漆、月季花、骨碎补、自然铜、苏木、血竭、刘寄奴、虻虫、斑蝥的功效及临床应用。

技能要求：

学会利用药物的性能和功效辨证治疗血瘀证。

凡以活血化瘀为主要作用，用以治疗血瘀证的药物，称为活血化瘀药，亦称活血祛瘀药，简称活血药。其中活血化瘀作用较强者，又称破血药。

活血化瘀药多辛、苦，温，辛散苦泄，善于走散通行，而有活血化瘀的作用。因肝藏血，心主血脉，故主归心、肝经。临床主要用于治疗血瘀证，症见刺痛、青紫、肿块、出血、舌紫脉涩等。瘀血既是病理产物，又是能导致其他疾病的致病因素，因此，本类药物通过活血化瘀，还可产生止痛、调经、消肿、消癥、疗伤等作用，主治病证涉及内、外、妇、儿各科，如胸痹、风湿痹痛、癥瘕积聚、痛经、月经不调、产后恶露不尽、跌打损伤等。

根据活血化瘀药的性能特点和功效主治的不同，可分为活血止痛药、活血调经药、活血疗伤药、破血消癥药四类。

使用活血化瘀药时，应辨证审因，合理配伍用药。治寒凝血瘀者，须配伍温里药，以温通血脉、消散瘀滞；治热瘀互结者，须配伍清热凉血药，以防瘀久化热；治正气亏虚或因虚致瘀者，须配伍补虚药，以通补兼顾、扶正祛邪；治气滞而致瘀者，须与行气药配伍，增强活血化瘀的作用，"气行则血行"；治兼风湿痹痛者，须配伍祛风湿药；治癥瘕积聚者，选用破血消癥药，并配伍软坚散结药。

使用本类药物时需注意，第一，活血化瘀易耗血动血，故无瘀血者忌用，月经过多者忌用，孕妇慎用或禁用。第二，对于活血化瘀力较强或有毒性的活血化瘀药，用量不宜过大，中病即止，以免损伤正气。

PPT

第一节　活血止痛药

本类药物味辛性温，具有辛散温通之性，主归心、肝经。既入血分，又入气分，以活血行气止痛为主要作用，主要用于气滞血瘀诸痛证。部分药物兼有清心凉血、消肿生肌等作用，用于热病神昏、癫痫、疮疡肿毒兼血瘀证者。

川 芎

chuānxiōng《神农本草经》

【来源】为伞形科植物川芎 *Ligusticum chuanxiong* Hort. 的干燥根茎。主产于四川、贵州、云南等地，习惯以四川产者质量最佳，为道地药材。夏季当茎上节盘显著突出，并略带紫色时采挖，除去泥沙，晒后烘干，再去须根。生用或酒炙用。

【处方用名】川芎、酒川芎。

【性味归经】辛，温。归肝、胆、心包经。

【功效】活血行气，祛风止痛。

【临床应用】

1. **胸痹心痛、胸胁刺痛、跌仆肿痛、月经不调、经闭痛经、癥瘕腹痛**　本品辛香行散，温通血脉。《本草汇言》载"上行头目，下调经水，中开郁结，血中气药"，既活血行气，又功善止痛，为治疗血瘀气滞诸痛证之要药。用于胸痹心痛，常与当归、桃仁、红花等同用，如血府逐瘀汤；治肝气郁结之胁肋疼痛，常配伍香附、柴胡、白芍等，如柴胡疏肝散；治中风偏瘫之气虚血瘀者，常与黄芪、当归、红花、地龙等同用，如补阳还五汤；治跌仆肿痛，常与乳香、没药、三七等同用。

本品能"下调经水"，为妇科活血调经之要药。用于冲任虚寒之瘀血阻滞，症见漏下不止或经停不至，常配伍当归、吴茱萸、桂枝等，如温经汤；治产后瘀阻腹痛，常与当归、桃仁、炮姜等同用，如生化汤。

2. **头痛、风湿痹痛**　本品辛香升散，能"上行头目"，祛风止痛，为治疗头痛之要药。古人有"头痛不离川芎"之说，无论风寒、风热、风湿、血虚、血瘀头痛均可随证配伍应用。治外感风邪头痛，常配伍薄荷、荆芥等，如川芎茶调散；治风热头痛，常配伍菊花等，如川芎散；治风湿头痛，常配伍羌活等，如羌活胜湿汤；治血瘀头痛，常配伍麝香等，如通窍活血汤。

本品能"旁通四肢"，祛风止痛，活血通痹，用于治疗风湿痹痛，常与独活、桑寄生、桂枝等同用，如独活寄生汤。

【用法用量】煎服，3~10g。生用活血行气，祛风止痛；酒炙增强温通活血升散之力；醋炙增强止痛作用。

【使用注意】本品辛温升散，故阴虚火旺、气虚多汗、妇女月经过多及孕妇均当慎用。

【现代研究】

1. **化学成分**　本品主要含川芎嗪、阿魏酸、藁本内酯、川芎内酯、挥发油、维生素A、叶酸、蔗糖等。

2. **药理作用**　本品有扩张冠状动脉、增加冠状动脉血流量、降低心肌耗氧、改善微循环、抑制血小板聚集、预防血栓形成、扩张脑血管、降低外周血管阻力等作用。此外，还有镇痛、镇静、解痉、降低血压、抑菌、调节免疫功能、促进子宫收缩、保护胃黏膜、抗肿瘤等作用。

3. **现代应用**　常以本品配伍他药，治疗冠心病、心绞痛、高脂血症、上呼吸道感染、缺血性脑血管病、偏头痛、颈椎病、神经性头痛、三叉神经下颌支痛、脑震荡后遗症、急性肾炎、慢性鼻炎、鼻窦炎等疾病。

延胡索

yánhúsuǒ《雷公炮炙论》

【来源】为罂粟科植物延胡索 *Corydalis yanhusuo* W. T. Wang 的干燥块茎。主产于浙江、江苏、湖北等地。夏初茎叶枯萎时采挖，除去须根，洗净，置沸水中煮或蒸至无白心时，取出，晒干。切厚片或用时捣碎。生用或醋炙、酒炙用。

【处方用名】延胡索、醋延胡索、酒延胡索。

【性味归经】辛、苦，温。归肝、脾经。

【功效】活血，行气，止痛。

【临床应用】**胸胁脘腹疼痛、胸痹心痛、经闭痛经、产后瘀阻、跌仆肿痛**　本品辛散苦泄，既能活血，又能行气，且具有良好的止痛作用，为活血行气止痛之要药。《本草纲目》载："能行血中气滞，气中血滞，故专治一身上下诸痛，用之中的，妙不可言。"广泛用于血瘀气滞诸痛证。用于气机郁滞致胸胁脘腹疼痛者，常与川楝子同用，如金铃子散；治膈下瘀血证，常与桃仁、红花、当归等同用，如膈下逐瘀汤；治妇女产后瘀阻、恶露不净、小腹作痛，配当归、桂心，如延胡索散；治胸痹心痛，与瓜蒌、川芎等同用；治跌仆肿痛，可单用本品研末以酒送服，也可配伍乳香、没药、三七等。

【用法用量】煎服，3~10g。研末吞服，每次1.5~3g。生用偏于活血行气止痛；醋炙增强柔肝缓急止痛作用；酒炙增强活血行气作用。

【使用注意】孕妇慎用。

【现代研究】

1. **化学成分**　本品主要含延胡索甲素、四氢帕马丁、延胡索丙素、延胡索丁素等多种生物碱。此外，还含有大量淀粉，少量有机酸、树脂、皂苷类等。

2. **药理作用**　本品具有明显的镇痛作用，还能扩张冠状动脉、增加冠脉血流量、抑制血小板聚集、抗心律失常、改善心肌供氧、增加心输出量、降低血压等。此外，还有镇静解痉、催眠、抗炎、抑制胃酸分泌、抗溃疡、抗肿瘤等作用。

3. **现代运用**　临床可治疗多种内脏痉挛性或非痉挛性疼痛、神经痛、头痛、痛经、冠心病心绞痛、心律失常、癫痫、高血压、失眠、消化性溃疡、慢性肝炎、慢性胆囊炎、胆结石、胃炎、肿瘤等；其提取物制品还可用于局部麻醉。

👐 **课堂互动 17-1**

川芎与延胡索功用有何异同？

答案解析

郁　金

yùjīn《药性论》

【来源】为姜科植物温郁金 *Curcuma wenyujin* Y. H. Chen et C. Ling、姜黄 *Curcuma longa* L.、广西莪术 *Curcuma kwangsiensis* S. G. Lee et C. F. Liang 或蓬莪术 *Curcuma phaeocaulis* Val. 的干燥块根。前两者分别习称"温郁金"和"黄丝郁金"，其余按性状不同习称"桂郁金"或"绿丝郁金"。主产于四川、浙江、广西等地。冬季茎叶枯萎后采挖，除去泥沙和细根，蒸或煮至透心，干燥。切片。

【处方用名】郁金、酒郁金、醋郁金。

【性味归经】辛、苦，寒。归肝、心、肺经。

【功效】活血止痛，行气解郁，清心凉血，利胆退黄。

【临床应用】

1. **胸胁刺痛、胸痹心痛、经闭痛经、乳房胀痛**　本品辛散苦泄，主入肝经，既活血止痛，又疏肝行气，常用于治疗血瘀气滞诸痛证，因其性寒能清热，尤长于治疗血瘀气滞兼有郁热者。治疗血瘀之胸胁腹痛、胸痹心痛，常配伍木香，如颠倒木金散；治血瘀气滞兼有郁热者，常与柴胡、香附等同用，如宣郁通经汤。

2. **热病神昏、癫痫发狂** 本品入心经，清心热，用于治疗痰浊蒙蔽清窍、热陷心包之神昏，常配伍石菖蒲、竹沥等，如菖蒲郁金汤；治痰浊蒙蔽心窍之癫痫发狂，常配伍白矾、牛黄等，如白金丸。

3. **血热吐衄** 本品苦寒清泄，入血分以凉血止血，用于治疗吐血、衄血、尿血及妇女倒经，常配伍地黄、栀子等，如生地黄汤。

4. **黄疸** 本品苦寒清泄，主入肝经，能疏肝利胆，用于湿热黄疸，常配伍茵陈、栀子、大黄等；肝胆结石伴胆胀胁痛，常配以金钱草等治疗。

【用法用量】煎服，3~10g。排结石剂量可稍大。多生用，醋制疏肝止痛作用增强。

【使用注意】不宜与丁香同用。

【现代研究】

1. **化学成分** 本品主要含挥发油、姜黄素类、生物碱、多糖等成分。

2. **药理作用** 本品可明显降低红细胞比容、抑制血小板聚集、维持血液黏度的正常，达到活血化瘀、通利血脉的效果。还可抑菌、抗炎、保肝利胆、抑制肝炎炎症反应、促进肝细胞修复，并能加强胆囊平滑肌收缩，从而利胆排石。此外，水煎液还有刺激胃液分泌、镇痛解痉、抗心律失常、抗氧化、抗肿瘤等作用。

3. **现代运用** 临床常以本品随证配伍，治疗冠心病心绞痛、高脂血症、心律失常、胆石症、肝癌、胆囊炎等疾病。

📎 **知识拓展**

"倒经"是指在月经期间子宫以外部位发生出血现象，现代医学称为"代偿性月经"。出血的部位有鼻黏膜、胃、肠、肺、乳腺等，最多见为"鼻衄"，又称"逆经"，持续天数不等，具有周期规律性。其原因可能与激素水平的变化，使黏膜血管扩张、脆性增加，易破裂出血而造成，严重者可出现只有代偿性月经而没有正常的月经流血，或者代偿性月经出血量多，子宫出血量少。

姜 黄

jiānghuáng《新修本草》

【来源】为姜科植物姜黄 *Curcuma longa* L. 的干燥根茎。主产于四川等地，冬季茎叶枯萎时采挖，洗净，煮或蒸至透心，晒干，除去须根，切厚片。

【处方用名】姜黄、毛姜黄、黄姜。

【性味归经】辛、苦，温。归脾、肝经。

【功效】破血行气，通经止痛。

【临床应用】

1. **胸胁刺痛、胸痹心痛、痛经经闭、癥瘕** 本品辛散温通，能活血行气止痛，且祛瘀力强，使瘀散滞通而痛解，为治疗血瘀气滞诸痛证之常用药。用于胸胁刺痛，常配伍枳壳、桂心等，如推气散；治疗胸痹心痛者，常与当归、乌药、木香同用，如姜黄散；用于癥瘕积聚，常与三棱、莪术等同用。

2. **风湿肩臂疼痛、跌仆肿痛** 本品辛散苦燥温通，外散风寒湿邪，内行气血，温通经络，长于行肢臂，"治风痹臂痛"，为治疗血瘀腰背疼痛之要药，多用于风寒湿痹见肩臂疼痛，常配伍羌活、防风等，如蠲痹汤；治跌仆肿痛，常配伍乳香、没药等，如姜黄汤。

【用法用量】煎服，3~10g。外用适量，研末调敷。

【使用注意】孕妇慎用。

【现代研究】

1. **化学成分**　本品主要含姜黄素类、挥发油类化合物，此外，尚有糖类、甾醇、多种微量元素等成分。

2. **药理作用**　本品所含姜黄素具有明显的抗肿瘤活性，可抑制实验动物皮肤癌、胃癌、十二指肠癌、结肠癌及乳腺癌的发生，显著减少肿瘤数目，缩小瘤体大小；姜黄素还具有明确的抗白血病细胞增殖的能力，以及降血脂、抗凝、抗氧化、保肝利胆的作用；所含挥发油还有抗炎、抑菌、镇痛解痉、提高免疫力等作用。

3. **现代运用**　临床常以本品随证配伍，治疗恶性肿瘤、高脂血症、慢性肝炎、胆囊炎、黄疸、肩周炎、颈椎病等疾病。

课堂互动 17-2

郁金与姜黄功用有何异同？

答案解析

乳　香

rǔxiāng《名医别录》

【来源】为橄榄科植物乳香树 *Boswellia carterii* Birdw. 及同属植物 *Boswellia bhaw-dajiana* Birdw. 树皮渗出的树脂。主产于索马里、埃塞俄比亚等地，以索马里产者质量最优。春夏二季采收，打碎。生用或醋炙用。

【处方用名】乳香、乳头香、炒乳香、醋乳香。

【性味归经】辛、苦，温。归心、肝、脾经。

【功效】活血定痛，消肿生肌。

【临床应用】

1. **胸痹心痛、胃脘疼痛、痛经经闭、产后瘀阻、癥瘕腹痛、风湿痹痛、筋脉拘挛**　本品辛散苦泄，芳香走窜，内能宣通脏腑，外能透达经络，活血定痛，多用于血瘀气滞诸痛证，且常与没药相须为用。用于胸痹心痛，常配伍丹参、川芎等；治痛经经闭、产后瘀阻，常配伍当归、丹参等；治风寒湿痹、筋脉拘挛，常配伍羌活、独活、川芎等，如蠲痹汤。

2. **跌打损伤、痈肿疮疡**　本品活血定痛、消肿生肌，为治疗外伤科之要药。用于跌打损伤，常配伍儿茶、红花、血竭等，如七厘散；治疮疡溃后不敛，常配伍金银花等，如仙方活命饮；治溃疡久溃不敛，则可与没药研末外敷。

【用法用量】煎服或入丸、散，3~5g。生用或炒去油用。外用适量，研末调敷。生用活血行气力强，醋炙增强柔肝缓急止痛之功，炒后减轻不良反应。

【使用注意】本品生用气味辛烈，容易出现恶心、呕吐等胃肠道不良反应，内服宜制用，且多入丸散。孕妇及胃弱者慎用。

【现代研究】

1. **化学成分**　本品主要含多种乳香酸类化合物、挥发油及树胶等成分。

2. **药理作用**　本品所含挥发油能直接作用于神经末梢，达止痛目的，又能抑制毛细血管通透性，改善局部血液循环，促进病灶处渗出液的吸收，达消肿止痛目的；所含乳香酸类化合物具有良好的抗炎、抗肿瘤、抗胃溃疡作用；乳香树脂精油则具有较好的抗氧化活性。

3. **现代运用**　临床常以本品配他药，用于治疗痛经经闭、胃脘疼痛、风湿痹痛、跌打伤痛及疮痈肿痛、恶性肿瘤、白血病等疾病。

没 药

mòyào《开宝本草》

【来源】为橄榄科植物地丁树 *Commiphora myrrha* Engl. 或哈地丁树 *Commiphora molmol* Engl. 的干燥树脂。主产于索马里、埃塞俄比亚、印度等地，以索马里产者质量最优。11月至次年2月或6~7月采收，打碎。生用或醋炙用。

【处方用名】没药、炒没药、醋没药。

【性味归经】辛、苦，平。归心、肝、脾经。

【功效】散瘀定痛，消肿生肌。

【临床应用】**胸痹心痛、胃脘疼痛、痛经经闭、产后瘀阻、癥瘕腹痛、风湿痹痛、跌打损伤、痈肿疮疡** 本品辛散苦泄，芳香走窜，功效主治与乳香相似，均有活血行气，散瘀定痛，消肿生肌之功，用于血瘀气滞诸痛证和疮疡溃后久不收口，且二者常相须为用。

【用法用量】煎服或入丸、散，3~5g。生用或炒去油用。外用适量，研末调敷。生用活血行气力强；醋炙增强柔肝缓急止痛之功，炒后减轻不良反应。

【使用注意】本品生用味苦气浊，容易出现恶心、呕吐等胃肠道不良反应，内服宜制用，且多入丸散。孕妇及胃弱者慎用。

【现代研究】

1. **化学成分** 本品主要含多种没药酸类化合物、挥发油及树胶等成分。

2. **药理作用** 本品所含没药酸类化合物和挥发油成分具有明显的抗炎抑菌、抗肿瘤、降血脂、镇痛解痉、保肝利胆、保护胃黏膜、降血压、降低胆甾醇等作用，此外，没药提取物还可有效抑制血糖升高，治疗糖尿病。

3. **现代运用** 临床常以本品配他药，可治疗冠心病、疮疡早期、各种慢性肿块疼痛、高脂血症、胃溃疡、药物性唇周炎、跌打损伤、冻疮等疾病。

课堂互动 17-3

乳香与没药功用有何异同？

答案解析

五灵脂

wǔlíngzhī《开宝本草》

【来源】为鼯鼠科动物复齿鼯鼠 *Trogopterus xanthipes* Milne Edwards 的干燥粪便。根据其外形差异，有"灵脂块"与"灵脂米"之称。主产于河北、山西、甘肃等地。全年均可采收，晒干。生用或醋炙用。

【处方用名】五灵脂、灵脂、炒五灵脂、醋五灵脂、酒五灵脂。

【性味归经】苦、咸、甘，温。归肝经。

【功效】活血止痛，化瘀止血，解毒。

【临床应用】

1. **胸痹心痛、胃脘疼痛、痛经经闭、产后瘀阻、跌打损伤** 本品入血分，能活血止痛，为治疗血瘀诸痛证之常用药，多与蒲黄相须为用，如失笑散；治胸痹刺痛，常配伍丹参、川芎等；治脘腹刺痛，常配伍延胡索、香附等，如手拈散；治经闭痛经、产后瘀阻腹痛，常配伍当归、香附等，如膈下逐瘀汤；治跌打损伤，则与乳香、没药等研末外敷。

2. **瘀血阻滞出血证** 本品入血分，既活血又止血，止血而不留瘀，常用于治疗出血夹瘀者。治疗血瘀崩漏，可单用本品炒后研末，温酒调服，如五灵脂散，或与三七、蒲黄等同用。

3. **蛇虫咬伤** 本品与雄黄酒灌服，药渣外敷治毒蛇咬伤。

【用法用量】煎服，3~10g。包煎。或入丸、散。外用适量。生用活血止痛；炒用长于化瘀止血；醋炙增强止痛作用；酒炙增强活血化瘀作用。

【使用注意】不宜与人参同用。

【现代研究】

1. **化学成分** 本品主要含尿素、尿酸、尿嘧啶等含氮类物质、三萜、黄酮、木质素、酚酸、树脂、多种微量元素和无机盐等成分。

2. **药理作用** 本品煎剂可降低血液黏度、抑制血小板聚集，达到活血化瘀之效。此外，还有抗炎、抑菌、保护胃黏膜、抗溃疡、调节免疫功能、缓解平滑肌痉挛、抗应激性损伤等作用。

3. **现代运用** 临床常以本品随证配伍，可用于治疗冠心病心绞痛、崩漏、痛经经闭、消化性溃疡、急慢性胃炎、盆腔炎、癌症性疼痛等疾病。

第二节　活血调经药

PPT

本类药物味辛，主入肝经，入血分。以活血化瘀、调经止痛为主要作用。古方中主要用于妇科的血瘀证，如月经不调、痛经经闭、产后恶露不下、瘀阻腹痛等。近年来，亦广泛用于其他各科血瘀证，如胸痹心痛、癥瘕积聚、跌打损伤、疮痈肿痛等。部分药物兼有清热解毒、凉血、养血、补肝肾、疏肝行气、利水消肿、通乳、利尿通淋等作用，用于治疗热毒疮痈、气虚血亏、肝肾不足、肝气郁结、风湿痹痛、乳汁不通、水肿等兼血瘀证者。

丹　参

dānshēn《神农本草经》

【来源】为唇形科植物丹参*Salvia miltiorrhiza* Bge. 的干燥根和根茎。主产于河北、安徽、四川、山西等地。春、秋二季采挖，除去泥沙，晒干，切厚片。生用或酒炙用。

【处方用名】丹参、酒丹参。

【性味归经】苦，微寒。归心、肝经。

【功效】活血祛瘀，通经止痛，清心除烦，凉血消痈。

【临床应用】

1. **月经不调、经闭痛经** 本品苦泄，归心、肝经，主入血分，能活血化瘀，调经止痛，又因其性偏寒，不易耗伤阴血，利于营血的新生，故前人有"一味丹参散，功同四物汤"之说，为治疗瘀血阻滞经产病证之要药。因其性微寒，血瘀有热者尤为适宜。用于瘀血阻滞之月经不调，产后恶露不下者，常配伍益母草、当归等。

2. **胸痹心痛、脘腹胁痛、癥瘕积聚、热痹疼痛** 本品能活血化瘀止痛，广泛治疗各种血瘀病证，为活血化瘀之要药。又因其性微寒，尤适用于治疗血热而有瘀滞者。治疗胸痹心痛，如中成药丹参滴丸、丹参片；治脘腹刺痛拒按、舌质紫黯或有瘀斑者，常配伍砂仁等，如丹参饮；治癥瘕积聚，常与三棱、莪术等同用；治风湿热痹，常与忍冬藤、秦艽等同用。

3. **心烦不眠** 本品性寒，入心经，可凉血清心而除烦安神，多用于热入营分证，常配伍生地黄、黄连、麦冬等，如清营汤；治阴虚血少之神志不安，常与酸枣仁、五味子、麦冬等同用，如天王补心丹。

4. **疮痈肿痛** 本品性寒入血分，能活血化瘀、凉血消痈，多用于热毒瘀阻所致疮痈肿痛，常与金银花、连翘等清热解毒药同用。

【用法用量】煎服，10~15g。生品清心除烦之力强，酒炙后寒凉之性有所缓和，善活血祛瘀调经。

【使用注意】本品活血通经，故月经过多及孕妇慎用。不宜与藜芦同用。

【现代研究】

1. **化学成分**　本品主要含脂溶性和水溶性两大类化合物，其中脂溶性的有二萜类化合物，如丹参酮类和罗列酮类，水溶性的有酚酸类化合物，如丹参素、丹酚酸A~I、迷迭香酸、紫草酸等成分。

2. **药理作用**　本品能扩张冠状动脉、增加冠脉血流量、改善微循环、提高耐缺氧能力、改善心肌缺血、保护心肌、抗心律失常、降低心肌耗氧量、降低血液黏度、抑制血小板聚集、促进纤维蛋白溶解、抑制血栓形成、抗动脉粥样硬化、降血脂、降血压等。此外，还有抗氧化、保护胃黏膜、保护肝脏、抗肿瘤、抑菌、抗炎、保护脑细胞等作用。

3. **现代运用**　临床以本品配伍他药，可治疗冠心病、高血压、慢性肾功能不全、神经衰弱、慢性肝炎、肝硬化、糖尿病、血栓闭塞性脉管炎、子宫内膜异位症、乳腺炎、过敏性鼻炎、十二指肠溃疡、恶性肿瘤等疾病。

桃　仁

táorén《神农本草经》

【来源】为蔷薇科植物桃 *Prunus persica*（L.）Batsch 或山桃 *Prunus davidiana*（Carr.）Franch. 的干燥成熟种子。主产于山东、陕西、河北等地。果实成熟后采收、晒干，用时捣碎。生用或炒用。

【处方用名】桃仁、炒桃仁、燀桃仁。

【性味归经】苦、甘，平。归心、肝、大肠经。

【功效】活血祛瘀，润肠通便，止咳平喘。

【临床应用】

1. **经闭痛经、癥瘕痞块、跌仆损伤**　本品活血化瘀力强，为治疗各种瘀血阻滞病证之常用药，且多与红花相须为用。治疗血瘀痛经，常配伍桃仁、当归、川芎等，如桃红四物汤；治产后瘀血腹痛，常与当归、炮姜等同用，如生化汤；治瘀血致癥瘕痞块，常与桂枝、牡丹皮、赤芍等同用，如桂枝茯苓丸；治跌仆损伤之瘀血，常与苏木配伍，增强活血化瘀之功。

2. **肺痈肠痈**　本品善泄血分壅滞而消痈，为治疗肠痈及肺痈之常用药。用于肺痈，常配伍苇茎、冬瓜仁、薏苡仁等，如苇茎汤；肠痈初起，常配伍大黄、芒硝、牡丹皮等，如大黄牡丹汤。

3. **肠燥便秘**　本品为种仁类药物，质润多脂，可润肠通便，为治肠燥便秘的常用药。用于脾胃实热之津亏便秘，常配伍当归、火麻仁、大黄等，如润肠丸；年老和产后血虚便秘，常配伍苦杏仁、柏子仁、郁李仁等，如五仁丸。

4. **咳嗽气喘**　本品苦泄，能止咳平喘，用于咳嗽气喘，常与苦杏仁同用，如双仁丸。

【用法用量】煎服，5~10g。生品活血祛瘀力较强。炒制活血力缓，偏于润燥和血，多用于肠燥便秘。

【使用注意】孕妇及便溏者慎用。

【现代研究】

1. **化学成分**　本品主要含脂肪酸类、苷类、蛋白质、氨基酸、挥发油、甾醇及糖类等成分。

2. **药理作用**　本品所含苷类和脂肪油类可不同程度的抑制血小板聚集、抗血栓形成、抑制动脉粥样硬化斑块形成、抗心肌缺血损伤、增加脑血流量、降低脑血管阻力、改善血流动力学等。此外，还有镇咳、促进子宫收缩、抗肺纤维化、促进肝纤维化逆转、保肝、抗肿瘤、抗炎、抗氧化、提高机体免疫力、抗过敏、健脑益智等作用。

3. **现代运用**　临床以本品配伍他药，可治疗高血压、脑动脉硬化、消化性溃疡、急性乳腺炎、肝硬化、慢性盆腔炎、子宫肌瘤、子宫内膜异位症、产后阴道出血、血栓闭塞性脉管炎、骨转移癌疼痛、自身免疫病、黄褐斑、扁平疣等。

红　花

hónghuā《新修本草》

【来源】为菊科植物红花 *Carthamus tinctorius* L. 的干燥花。主产于河南、四川、浙江等地。夏季花由黄变红时采摘，阴干或晒干，生用。

【处方用名】红花。

【性味归经】辛，温。归心、肝经。

【功效】活血通经，散瘀止痛。

【临床应用】

1. **经闭、痛经、恶露不行**　本品辛散温通，色赤，专入心、肝血分，活血化瘀作用较强，为治瘀常用之品。又长于通经、止痛，故多治疗妇产科血瘀病证，且与桃仁相须为用。用于血瘀痛经，配伍桃仁、当归、川芎等，如桃红四物汤；治产后瘀血腹痛、恶露不行，常与蒲黄、荷叶等同用，如红花散。

2. **胸痹心痛、胸胁刺痛、瘀滞腹痛、癥瘕痞块**　本品活血散瘀且止痛，为治疗血瘀诸痛证之常用药。治疗胸痹心痛，常与丹参、桂枝、瓜蒌等同用；治胸中刺痛，痛有定处，常与桃仁、川芎、当归等同用，如血府逐瘀汤；治胁肋刺痛，常与桃仁、柴胡等同用，如复元活血汤；治癥瘕痞块，常与桃仁、三棱、莪术等同用。

3. **跌仆损伤、疮疡肿痛**　本品辛散温通，能活血化瘀，止痛，为治疗跌打损伤瘀肿疼痛之要药，可单用本品制为红花油、红花酊涂擦，或配伍血竭、乳香、没药等，如七厘散；治疮疡肿痛，可单用本品捣取汁服，或与清热解毒药同用。

【用法用量】煎服，3~10g。外用适量。

【使用注意】本品小剂量活血通经，大剂量破血催产，故孕妇慎用。

【现代研究】

1. **化学成分**　本品主要含黄酮类化合物，如红花苷、红花黄色素、红花红色素、山柰酚、槲皮素等，此外，还含有木质素类、脂肪酸、挥发油、多糖及微量元素等成分。

2. **药理作用**　本品所含黄酮类化合物可以缓解血管平滑肌痉挛、扩张冠状动脉、改善微循环、改善心肌缺血、抗心律失常、降低血液黏度、抑制血小板聚集、抗血栓形成、降血压、降血脂等。此外，还有抗炎、耐缺氧、镇痛、镇静、兴奋子宫、保肝、调节免疫功能等作用。

3. **现代运用**　临床以本品配伍他药，治疗冠心病、痛经、慢性盆腔炎、盆腔瘀血综合征、血栓闭塞性脉管炎、传染性肝炎、急慢性肌肉劳损、骨关节炎、肩周炎等疾病。

【附药】西红花

为鸢尾科植物番红花 *Crocus sativus* L. 的干燥柱头。又名"藏红花""番红花"。主产于伊朗，我国已有栽培。味甘性平，归心、肝经。具有活血化瘀，凉血解毒，解郁安神之功。用于经闭癥瘕、产后瘀阻、温毒发斑、忧郁痞闷、惊悸发狂。1~3g，煎服或沸水泡服。孕妇慎用。

📖 **课堂互动 17-4**

桃仁与红花功用有何异同？

答案解析

益母草

yìmǔcǎo《神农本草经》

【来源】为唇形科植物益母草 *Leonurus japonicus* Houtt. 新鲜或干燥地上部分。全国大部分地区均产。鲜品春季幼苗期至初夏花前期采割；干品夏季茎叶茂盛、花未开或初开时采割，晒干，或切段晒干。生用或熬膏用。

【处方用名】益母草、鲜益母草、干益母草。

【性味归经】苦、辛，微寒。归肝、心包、膀胱经。

【功效】活血调经，利尿消肿，清热解毒。

【临床应用】

1. 月经不调、痛经经闭、恶露不尽　本品苦泄辛行，入血分，能活血调经，为治妇科经产诸证之要药，故有"益母"之名。用于瘀血阻滞月经不调、痛经经闭，可单用本品熬膏服，如益母草膏，或配伍川芎、当归、赤芍等，如益母丸；治产后恶露不尽、瘀阻腹痛，或难产、胎死腹中，可单味煎汤或熬服，或配伍当归、川芎、乳香等，如送胞汤。

2. 水肿尿少　本品既活血化瘀，又利尿消肿，故对水瘀互阻的水肿尤为适宜，可单用，或与白茅根、车前草等同用；治血热瘀滞之血淋、尿血，常配伍车前子、石韦、木通等。

3. 疮疡肿毒　本品性微寒，既能活血化瘀，又能清热解毒。用于热毒疮疡，可单用本品鲜品捣敷或煎汤外洗，或配伍黄柏、蒲公英等煎汤内服。

【用法用量】煎服，9~30g，或熬膏服。鲜品12~40g。外用适量，鲜品捣敷或煎汤外洗。

【使用注意】孕妇慎用。

【现代研究】

1. 化学成分　本品主要含生物碱、黄酮、脂肪酸、挥发油、多肽、多糖及多种微量元素等成分。

2. 药理作用　本品能兴奋子宫，增加子宫收缩频率及张力，扩张血管，增加冠脉流量，降低血液黏度，抑制血小板聚集，抑制血栓形成，改善心肌缺血，利尿等。此外，还有抗炎、镇痛、降血压、调节免疫功能、抗氧化、养颜美容等作用。

3. 现代运用　临床以本品配伍他药，可治疗产后出血、痛经、冠心病、心肌缺血、脑血管疾病、产后高血压、肾性高血压、肝硬化腹水、急性血尿、尿路结石、皮肤病等疾病。

牛　膝

niúxī《神农本草经》

【来源】为苋科植物牛膝*Achyranthes bidentata* Bl. 的干燥根。主产于河南、河北、山西等地，以产于河南者为道地药材，称为怀牛膝，是著名的四大怀药之一。冬季茎叶枯萎时采挖，除去须根和泥沙，捆成小把，晒至干皱后，将顶端切齐，晒干，切段。生用或酒炙。

【处方用名】牛膝、酒牛膝、盐牛膝。

【性味归经】苦、甘、酸，平。归肝、肾经。

【功效】逐瘀通经，补肝肾，强筋骨，利尿通淋，引血下行。

【临床应用】

1. 经闭、痛经　本品苦泄，入肝、肾经，活血祛瘀力较强，性善下行，能逐瘀通经，为调经疗伤之品，治疗妇科经产瘀血诸证及跌打损伤。治疗瘀血阻滞之经闭痛经、产后瘀阻腹痛，常配伍当归、桃仁、红花等，如血府逐瘀汤；治疗胞衣不下，常配伍当归、瞿麦、冬葵子等，如牛膝汤；治跌打损伤，常配伍红花、续断等，如舒筋活血汤。

2. 腰膝酸痛、筋骨无力　本品苦能降泄，甘味能补，入肝、肾经，既能逐瘀通经，又能补肝肾、强筋骨，为治肾虚腰痛及久痹腰膝酸痛无力之常品。用于肝肾亏虚之腰膝酸软无力，常配伍杜仲、续断等，如续断丸；治肝肾阴虚之腰膝酸软、筋骨痿弱者，常配伍黄柏、知母、龟甲等，如虎潜丸；治久痹腰膝疼痛，常配伍独活、桑寄生、杜仲等，如独活寄生汤；治湿热下注之痿痹，常配伍苍术、黄柏同用，如三妙丸。

3. 淋证、水肿　本品既能活血化瘀，又能利尿通淋，且性善下行，为治疗下焦水湿病证常用药，尤宜于水瘀互阻的水肿。用于淋证，常配伍冬葵子、瞿麦、萹蓄等，如牛膝汤；肾阳虚水肿，常配伍附子、车前子、茯苓等，如加味肾气丸。

4. **头痛、眩晕、牙痛、口疮、吐血、衄血**　本品苦能降泄，性善下行，多用于肝阳上亢和火热上炎证。用于肝阳上亢引起的头痛眩晕，常配伍赭石、生龙骨等，如镇肝熄风汤；治火热上炎，迫血妄行之吐血、衄血等，常配伍郁金、栀子等；治胃热阴虚之头痛、牙痛、齿衄，常配伍石膏、知母、麦冬等，如玉女煎。

此外，"能引诸药下行"，临床治疗身体下部疾病时，可用本品作为引经药。

【**用法用量**】煎服，5~12g。生用长于活血通经，利水通淋，引火（血）下行；酒炙能增强活血化瘀，通经止痛作用；盐炙增强补肝肾，强筋骨之功。

【**使用注意**】孕妇慎用。

【**现代研究**】

1. **化学成分**　本品主要含有三萜皂苷、甾酮、多糖及黄酮类化合物，此外，尚含有生物碱、多肽及多种微量元素等成分。

2. **药理作用**　本品所含三萜皂苷具有兴奋子宫、抗早孕、抗动脉粥样硬化、抑制血管内膜增厚、抑制血栓斑块形成、降血压、保肝、抗骨质疏松等作用；多糖类成分能提高免疫力、抑制肿瘤转移、抗病毒等作用；甾酮类成分可降低血糖、降低胆甾醇含量。此外，本品还具有抗脂肪肝、抗炎镇痛、抗溃疡、促进伤口愈合等作用。

3. **现代运用**　临床以本品配伍他药，可治疗冠心病、功能失调性子宫出血、月经不调、高血压、高血脂、高血糖、骨质疏松、坐骨神经痛、类风湿关节炎、血栓闭塞性脉管炎、急性鼻衄等疾病。

【**附药**】**川牛膝**

为苋科植物川牛膝 *Cyathula officinalis* Kuan 的干燥根。主产于四川、贵州、云南等地。秋、冬二季采挖，除去芦头、须根及泥沙，烘或者晒至半干，堆放回润，再烘干或晒干，切薄片。药性甘、微苦，平，归肝、肾经。具有逐瘀通经，通利关节，利尿通淋之功。用于经闭癥瘕、胞衣不下、跌仆损伤、风湿痹痛、足痿筋挛、尿血血淋。煎服5~10g。孕妇慎用。

课堂互动 17-5

川牛膝和怀牛膝功用有何异同？

答案解析

鸡血藤

jīxuèténg《本草纲目拾遗》

【**来源**】为豆科植物密花豆 *Spatholobus suberectus* Dunn 的干燥藤茎。主产于广西、云南等地。秋、冬二季采收，除去枝叶，晒干，切片。生用。

【**处方用名**】鸡血藤、血风藤。

【**性味归经**】苦、甘，温。归肝、肾经。

【**功效**】活血补血，调经止痛，舒筋活络。

【**临床应用**】

1. **月经不调、痛经、经闭**　本品苦泄温通甘补，入肝经血分，行补并能，既活血，又补血，为治疗妇科血瘀兼血虚之常用药。用于瘀血阻滞之月经不调、痛经、经闭，常配伍当归、川芎、红花等；血虚之月经不调、痛经、经闭，可单用熬膏服，如鸡血藤膏，或与当归、熟地黄、白芍等同用。

2. **风湿痹痛、麻木瘫痪、血虚萎黄**　本品既活血补血，又舒筋活络，为治疗经脉不畅、筋络不通病证之常品。用于风湿痹痛、肢体麻木，常配伍独活、川芎、牛膝等；治中风肢体麻木瘫痪，常配伍黄芪、当归、地龙等；治血虚肢体麻木，常配以黄芪、当归等增强补血之功。

【用法用量】煎服，9~15g。或熬膏服。

【现代研究】

1. 化学成分　本品主要含黄酮类、酚酸类化合物，其次，还有木脂素类、蒽醌类、三萜类、甾醇类、挥发油、脂肪酸及其衍生物等成分。

2. 药理作用　本品提取物具有扩张冠状动脉、增加动脉血流量、降低血管阻力、抗动脉粥样硬化、抑制血小板聚集、抗血栓、促进骨髓造血功能、促进细胞再生等作用。此外，还有抗炎、抗病毒、抗氧化、调节免疫功能、抗肿瘤、镇痛镇静、催眠、保肝护肝、抗早孕等作用。

3. 现代运用　临床以本品配伍他药，可治疗冠心病、贫血、崩漏、月经不调、子宫内膜异位症、白血病、中风后遗症、面部神经炎、颈椎病、风湿性心脏病、糖尿病、子宫颈癌、顽固性失眠、乳腺增生等疾病。

王不留行

wángbùliúxíng《神农本草经》

【来源】为石竹科植物麦蓝菜 *Vaccaria segetalis*（Neck.）Garcke 的干燥成熟种子。主产于河北、山东等地。夏季果实成熟、果皮尚未开裂时采割植株，晒干，打下种子，除去杂质，再晒干。生用或炒用。

【处方用名】王不留行、炒王不留行。

【性味归经】苦，平。归肝、胃经。

【功效】活血通经，下乳消肿，利尿通淋。

【临床应用】

1. 经闭、痛经　本品苦泄，入肝经血分，善于走窜，"走而不守"，长于活血通经，为瘀血阻滞之经产病证常用药。用于瘀血阻滞之经闭、痛经，常与当归、川芎、红花等同用；古方中尚用本品活血催产，用于妇人难产或胎死腹中，常与酸浆草、五灵脂、刘寄奴等同用。

2. 乳汁不下、乳痈肿痛　本品能活血通经，下乳消肿，为治疗产后乳汁不下及乳痈之常品。用于气血不畅之乳汁不通，常与穿山甲相须为用，如涌泉散；治产后气血不足之乳汁稀少，常配伍黄芪、当归等，如滋乳汤；治乳痈初起，常配伍蒲公英、夏枯草、瓜蒌、当归等，以酒煎服。

3. 淋证涩痛　本品既活血化瘀，又利尿通淋，尤宜于水瘀互阻的水肿。用于淋证，常配伍石韦、瞿麦、滑石等。

【用法用量】煎服，5~10g。生用长于消肿；炒用增强活血通经之功。

【使用注意】孕妇慎用。

【现代研究】

1. 化学成分　本品主要含有环肽、三萜、皂苷、黄酮、脂肪酸、单糖和蛋白质等成分。

2. 药理作用　本品具有增强子宫平滑肌收缩、抗早孕、抗凝血、降低血液黏度、促进乳汁分泌及抗肿瘤等作用。

3. 现代运用　临床以本品配伍他药，可治疗产后缺乳、无排卵性月经失调、乳腺增生、子宫肌瘤、带状疱疹、前列腺炎、泌尿道结石等多种疾病，现代报道还可用于晚期妊娠引产。此外，王不留行籽耳穴贴压，对心律失常、习惯性便秘、冠心病、失眠有较好的治疗作用。

泽兰

zélán《神农本草经》

【来源】为唇形科植物毛叶地瓜儿苗 *Lycopus lucidus* Turcz. var. *hirtus* Regel 的干燥地上部分。全国大部分地区均产。夏、秋二季茎叶茂盛时采割，晒干，切段。生用。

【处方用名】泽兰。

【性味归经】苦、辛，微温。归肝、脾经。

【功效】活血调经，祛瘀消痈，利水消肿。

【临床应用】

1. **月经不调、经闭、痛经、产后瘀血腹痛**　本品辛散温通，药性平和不峻，入肝经血分，功能活血化瘀而调经，为妇科活血调经常用之品。用于瘀血阻滞之月经不调、经闭、痛经、产后瘀血腹痛，常配伍当归、川芎、香附等，如泽兰汤。伤科跌打也可用本品捣敷，或与红花等同用。

2. **疮痈肿毒**　本品既活血，又消痈，用于热毒疮痈，可单用本品捣碎外敷，或配伍金银花、黄连、赤芍等，如夺命丹。

3. **水肿腹水**　本品既活血化瘀，又利水消肿，尤适用于水瘀互阻的水肿。用于产后水肿，常与防己同用；治腹水则配伍益母草、茯苓、防己等。

【用法用量】煎服，6~12g。外用适量。

【使用注意】孕妇慎用。

【现代研究】

1. **化学成分**　本品主要含三萜、酚酸、黄酮、挥发油、甾醇、糖类等成分。

2. **药理作用**　本品所含酚酸类化合物能增加子宫平滑肌收缩强度、降低血液黏度、抑制血小板聚集、抗血形成、抗动脉粥样硬化、增强纤溶活性、改善微循环等作用；三萜类有降血脂、降血糖等作用。此外，全草制剂还有强心、改善肾功能、保肝利胆、保护胃黏膜、镇痛镇静、抗菌、抗病毒、抗癌等作用。

3. **现代运用**　现代临床以本品配伍他药，可治疗月经不调、经闭痛经、急性乳腺炎、腮腺炎、胆囊炎、肝硬化腹水、产后水肿等疾病。

干　漆

gānqī《神农本草经》

【来源】漆树科植物漆树 *Toxicodendron vernicifluum*（Stokes）F. A. Barkl. 的树脂经加工后的干燥品。主产于湖北、四川、云南等地。一般收集盛漆器具底留下的漆渣，干燥。用时捣碎，炒至焦枯黑烟尽用。

【处方用名】干漆。

【性味归经】辛，温；有毒。归肝、脾经。

【功效】破瘀通经，消积杀虫。

【临床应用】

1. **瘀血经闭、癥瘕积聚**　本品辛行温通，药性峻猛气味厚浊，多用于瘀血阻滞重证。用于经闭、癥瘕，配牛膝，以地黄汁为丸服，如万病丸。治瘀血内停之干血痨、肌肤甲错，常配伍水蛭、虻虫、土鳖虫、大黄、桃仁等同用，如大黄䗪虫丸；治癥瘕积聚，可单用本品研末，醋煮面糊和丸，热酒送服。

2. **虫积腹痛**　本品能消积杀虫，单用，或与苦楝皮、槟榔等同用。

【用法用量】煎服，2~5g。外用适量，烧烟熏。生干漆毒性较强，煅干漆毒性和刺激性有所减低。

【使用注意】孕妇及对漆过敏者禁用。

【现代研究】

1. **化学成分**　本品是生漆中的漆酚在虫漆酶的作用下在空气中氧化生成的黑色树脂物质。

2. **药理作用**　本品有抗凝血及拮抗组胺、乙酰胆碱的作用，小剂量时，增强心脏收缩力，大剂量时，抑制心脏、麻痹中枢神经系统。

3. **现代运用**　临床以本品配伍他药，可治疗鼓胀、肝硬化、血栓闭塞性脉管炎、慢性盆腔炎、子宫内膜异位症、血吸虫病、丝虫病、囊虫病、喉痹等疾病。

月季花

yuèjìhuā《本草纲目》

【来源】为蔷薇科植物月季 *Rosa chinensis* Jacq. 的干燥花。又名月月红。全国大部分地区均产。全年均可采收，花微开时采摘，阴干或低温干燥。生用。

【处方用名】月季花。

【性味归经】甘，温。归肝经。

【功效】活血调经，疏肝解郁。

【临床应用】**气滞血瘀之月经不调、痛经、闭经、胸胁胀痛** 本品气味芳香，温通，入肝经，既活血调经，又疏肝解郁，用于气滞血瘀之月经不调、痛经、闭经、胸胁胀痛，可单用本品开水泡服，或配以玫瑰花、香附等增强疏肝解郁之功。

此外，本品亦可用于治疗跌打伤痛，单用研末，酒冲服，或配伍其他药物。

【用法用量】煎服，3~6g。外用适量。

【使用注意】孕妇慎用。

【现代研究】

1. 化学成分 本品主要含挥发油、黄酮类、酚酸类、鞣质、甾醇和色素等成分。

2. 药理作用 本品有抑制血小板聚集、降低血管通透性、抗真菌、抗肿瘤、抗病毒、抗氧化、调节免疫功能、利尿等作用。

3. 现代运用 临床以本品配伍他药，可治疗月经不调、痛经、闭经、不孕、产后子宫脱垂、创伤性肿痛等疾病。

第三节 活血疗伤药

PPT

本类药物味辛、苦、咸，主入肝、肾经。具有活血化瘀、消肿止痛、续筋接骨之功效，临床治疗跌打损伤、骨折、金疮出血等伤科病证或一般血瘀病证，如胸腹胁部刺痛、癥瘕积聚、月经不调、经闭、痛经、产后瘀阻腹痛、疮疡肿毒等。部分药物兼有止痛、止血、生肌敛疮、收湿、补肾强骨等作用，用于治疗瘀肿疼痛、外伤出血、吐血、衄血、疮疡不敛、湿疹湿疮、肾虚腰痛、筋骨痿软等兼血瘀证者。

土鳖虫

tǔbiēchóng《神农本草经》

【来源】为鳖蠊科昆虫地鳖 *Eupolyphaga sinensis* Walker 或冀地鳖 *Steleophaga plancyi*（Boleny）的雌虫干燥体。又名䗪虫。地鳖主产于江苏、安徽等地，冀地鳖主产于河北、北京、山东等地。捕捉后，置沸水中烫死，晒干或烘干。生用或炒用。

【处方用名】土鳖虫、炒地鳖虫。

【性味归经】咸，寒；有小毒。归肝经。

【功效】破血逐瘀，续筋接骨。

【临床应用】

1. **跌打损伤、筋伤骨折** 本品性善走窜，虽小毒而力猛，能破血逐瘀，续筋接骨，为伤科接骨所习用。用于骨折筋伤、瘀肿疼痛，可单用本品研末调敷，或研末黄酒冲服，或与骨碎补、乳香、自然铜等同用，如接骨紫金丹；治骨折筋伤后期，筋骨软弱无力，常配伍续断、杜仲等，如壮筋续骨丸。

2. **血瘀经闭、产后瘀阻腹痛、癥瘕痞块** 本品破血逐瘀力强，多用于瘀血阻滞重证。治疗血瘀经闭、产后瘀阻腹痛，常与大黄、桃仁等同用，如下瘀血汤；治瘀血内停之干血痨、肌肤甲错，常配伍干漆、大黄、桃仁等同用，如大黄䗪虫丸；治脘腹癥瘕积聚，常与鳖甲、大黄、桃仁等同用。治热毒血瘀致舌强硬肿胀，亦可用本品与食盐煎水含漱。

【用法用量】煎服，3~10g。研末，1~1.5g。外用适量。

【使用注意】孕妇禁用。

【现代研究】

1. 化学成分　本品主要含氨基酸、蛋白质、脂肪酸、生物碱、挥发油、维生素及多种微量元素等成分。

2. 药理作用　本品提取物能促进骨损伤愈合、降低心肌耗氧量、抑制血小板聚集、抗凝血、调节血脂、抗血栓形成、抗动脉粥样硬化等。此外，还有镇痛、抗肿瘤、抗氧化、调节免疫功能等作用。

3. 现代运用　临床以本品配伍他药，可治疗骨折、类风湿关节炎、急性腰扭伤、软组织挫伤、慢性肝炎、肝硬化、重伤晕厥、宫外孕、疯犬咬伤、脑震荡后遗症、肺结核、坐骨神经痛、腰痛、癌肿疼痛、黑色素瘤等疾病。

骨碎补

gūsuìbǔ《药性论》

【来源】为水龙骨科植物槲蕨 *Drynaria fortunei*（Kunze）J. Sm. 的干燥根茎。主产于浙江、陕西、湖南、福建等地。全年均可采挖，除去泥沙，干燥，或再燎去茸毛（鳞片）。切厚片。生用或砂烫用。

【处方用名】骨碎补、烫骨碎补。

【性味归经】苦，温。归肝、肾经。

【功效】疗伤止痛，补肾强骨；外用消风祛斑。

【临床应用】

1. 跌仆闪挫、筋骨折伤　本品苦泄温通，入肝肾经，既能活血疗伤止痛，又能补肾强筋骨，名曰骨碎补，实则补骨碎，为伤科常用药，内服外用均可。用于跌仆损伤，可单用本品浸酒服，或水煎服，或与没药、自然铜、龟甲等同用，如骨碎补散。

2. 肾虚腰痛、筋骨痿软、耳鸣耳聋、牙齿松动　本品性温助阳，入肾经，能温补肾阳，强筋骨，为治疗肾阳虚证之良药。用于肾虚腰痛脚弱，常与补骨脂、牛膝等同用，如神效方；治肾虚耳鸣、耳聋、牙齿松动，常与熟地黄、山茱萸、杜仲等同用；治肾虚久泻，常配伍补骨脂、益智、山药、菟丝子等补肾之品。

3. 斑秃、白癜风　本品外用能消风祛斑，可用于治疗斑秃、白癜风，单用本品浸酒外涂，或配伍斑蝥，浸酒外涂。

【用法用量】煎服，3~9g。或泡酒服。外用适量，研末敷或浸酒外涂。多砂烫，使其易于粉碎和煎出有效成分。

【使用注意】本品温燥助火，故阴虚内热、血虚风燥及孕妇慎用。

【现代研究】

1. 化学成分　本品主要含黄酮、挥发油、酚酸、甾醇、多糖类、萜类等成分。

2. 药理作用　本品能促进骨折愈合、推迟骨细胞的退行性病变、促进骨对钙的吸收、提高血钙和磷水平、抗动脉粥样硬化斑块形成、降低胆甾醇、降血脂、强心等。此外，骨碎补双氢黄酮苷有镇静、镇痛等作用。

3. 现代运用　临床以本品配伍他药，可治疗膝骨关节病、颈椎腰椎骨质增生、肾虚腰脚疼痛、肾虚耳鸣、耳聋、牙痛、肾虚久泻、跌打损伤、链霉素引起的毒副作用、寻常疣、鸡眼等多种疾病。

自然铜

zìrántóng《雷公炮炙论》

【来源】为硫化物类矿物黄铁矿族黄铁矿，主含二硫化铁（FeS_2）。主产于四川、广东、湖南、云南等地。采挖后，除去杂石，用时砸碎或研末。生用或煅至暗红、醋淬至表面呈黑褐色，光泽消失用。

【处方用名】自然铜、煅自然铜。

【性味归经】辛，平。归肝经。

【功效】散瘀止痛，续筋接骨。

【临床应用】**跌打损伤、筋骨折伤、瘀肿疼痛** 本品辛散性平，归肝经入血分，能活血散瘀止痛、续筋接骨疗伤，尤长于促进骨折愈合，为伤科续筋接骨之要药，内服外用均可。用于跌打损伤、筋骨折伤、瘀肿疼痛，常配伍乳香、没药、当归、羌活等，研末，酒送服，如自然铜散，或与苏木、乳香、血竭等同用，如八厘散；外用常与土鳖虫、骨碎补等同用，研末白蜜调敷。

【用法用量】煎服，3~9g，打碎先煎；多入丸散，外用适量。煅后醋淬，便于煎煮有效组分。

【使用注意】孕妇慎用。不宜久服。

【现代研究】

1. **化学成分** 本品主要含二硫化铁，还含有少量的铝、镁、钙、钛、锌、砷、镍、铜等20余种微量元素。

2. **药理作用** 本品具有促进骨骼愈合、抑制肿瘤转移、抗真菌等作用。

3. **现代运用** 临床常以本品随证配伍，治疗骨折愈合、软组织损伤愈合、扭挫伤、冠心病心绞痛等疾病。

苏 木

sūmù《新修本草》

【来源】为豆科植物苏木 *Caesalpinia sappan* L. 的干燥心材。主产于广东、广西、云南等地。多于秋季采伐，除去白色边材，干燥，锯成长约3cm的段，再劈成片或碾成粗粉。生用。

【处方用名】苏木。

【性味归经】甘、咸，平。归心、肝、脾经。

【功效】活血祛瘀，消肿止痛。

【临床应用】

1. **跌打损伤、骨折筋伤、瘀滞肿痛** 本品味咸入血分，既活血祛瘀，又消肿止痛，为伤科常用药，内服外用均可。常与自然铜等同用，如八厘散。

2. **经闭痛经、产后瘀阻、胸腹刺痛、痈疽肿痛** 本品能活血化瘀止痛，治疗瘀血阻滞诸痛证。用于血瘀之经闭痛经，常与川芎、当归、红花等同用，如通经丸；治产后瘀阻腹痛，单用本品水煎或酒煮服；治胸腹刺痛，常与丹参、川芎、延胡索等同用；治痈疽肿痛，常与清热解毒药同用。

【用法用量】煎服，3~9g。

【使用注意】孕妇慎用。

【现代研究】

1. **化学成分** 本品主要含苏木素类、原苏木素类、黄酮类、二苯类等，还有挥发油、甾醇、有机酸等。

2. **药理作用** 本品能抑制血小板聚集、扩张动脉、增强心肌收缩力、改善微循环、抗肿瘤、免疫抑制、抗氧化、降血糖等。此外，还有镇痛，镇静，催眠，对抗士的宁和可卡因的中枢兴奋作用，抗炎，抑制白喉棒状杆菌、金黄色葡萄球菌、伤寒沙门菌等作用。

3. **现代运用** 临床常以本品随证配伍，治疗冠心病心绞痛、跌打损伤、血栓性静脉炎等疾病。

血 竭

xuèjié《雷公炮炙论》

【来源】为棕榈科植物麒麟竭 *Daemonorops draco* BL. 果实渗出的树脂经加工制成。主产于我国广东、台湾及国外印度尼西亚、马来西亚等地。采集成熟时的果实渗出的树脂加工而成。打成碎粒或研成细末用。

【处方用名】血竭。

【性味归经】甘、咸，平。归心、肝经。

【功效】活血定痛，化瘀止血，生肌敛疮。

【临床应用】

1. **跌打损伤、心腹瘀痛** 本品甘咸走血，能活血定痛，化瘀止血，为伤科之要药，亦可治疗一般血瘀疼痛诸证，内服外用均可。用于跌打损伤疼痛，常配伍当归、赤芍、没药等，如麒麟血散；瘀血心腹刺痛，常配伍当归、莪术、三棱等。

2. **外伤出血** 本品甘咸走血，性平不偏，行中有止，多用于瘀性出血证，尤宜于外伤出血。可单用研末外敷，或与儿茶、乳香、没药等同用，如七厘散。

3. **疮疡不敛** 本品既活血化瘀止痛，又敛疮生肌，用于疮疡久溃不敛。可与铅丹共用研末外涂，如血竭散。

【用法用量】研末，1~2g，或入丸剂。外用研末撒敷或入膏药敷贴。

【使用注意】孕妇禁用，月经期慎用。

【现代研究】

1. **化学成分** 本品主要含树脂（约57.5%）及黄酮类化合物，如血竭素、血红素、血竭红素等，此外，尚含有皂苷、酚类、有机酸、多糖及挥发油等成分。

2. **药理作用** 本品能降低血液黏度、抑制血小板聚集、抗血栓形成、降血糖、降血脂等。此外，有抗炎、镇痛、调节免疫功能、抗菌等作用。

3. **现代运用** 临床常以本品随证配伍，治疗骨折、子宫肌瘤、宫颈糜烂、宫颈出血、乳腺增生、冠心病心绞痛、急性消化道出血、银屑病、溃疡性结肠炎、糖尿病、外伤感染等疾病。

马钱子

mǎqiánzǐ《本草纲目》

【来源】为马钱科植物马钱 Strychnos nux-vomica L. 的干燥成熟种子。又称番木鳖。主产于印度、越南、泰国以及我国云南、广东、海南等地。冬季采收成熟果实，取出种子，洗净果肉，晒干，即为生马钱子；砂烫至鼓起并显棕褐色或深绿色，即为制马钱子；制马钱子粉碎成细粉后，加入适量淀粉，调节士的宁的含量合乎规定，混匀，称马钱子粉。

【处方用名】生马钱子、制马钱子、马钱子粉。

【性味归经】苦，温；有大毒。归肝、脾经。

【功效】通络止痛，散结消肿。

【临床应用】

1. **跌打损伤、骨折肿痛、风湿顽痹、麻木瘫痪** 本品苦泄温通，可活血通络止痛，为伤科疗伤止痛之良药，内服外用均可。用于跌打损伤、骨折肿痛，常与乳香、没药等同用，如九分散，或与乳香、红花、血竭等同用，如八厘散。

本品还可搜筋骨之风湿，"开通经络，透达关节"，为治疗风湿顽痹、拘挛疼痛、麻木瘫痪之常用药，可单用本品，或与麻黄、乳香、全蝎、地龙等同用；治手足麻木、半身不遂，可与当归、乳香、人参、穿山甲等同用。

2. **痈疽疮毒、咽喉肿痛** 本品苦泄，善散结消肿，用于痈疽疮毒、咽喉肿痛等。治痈疽疮毒，单用研末外敷，或与穿山甲、乳香等同用，如马钱散；治喉痹肿痛，单用研末吹喉，或与山豆根、青木香等同用研末吹喉，如番木鳖散。

【用法用量】0.3~0.6g，炮制后入丸散剂。生马钱子毒性剧烈，仅供外用；制马钱子、马钱子粉，毒性降低，可内服。

【使用注意】本品孕妇禁用；不宜多服久服及生用；运动员慎用；有毒成分能经皮肤吸收，外用不宜大面积涂敷。

【现代研究】

1. 化学成分　本品主要含士的宁、伪士的宁、马钱子碱等生物碱。此外，还有脂肪油、蛋白质、绿原酸等成分。

2. 药理作用　本品能抑制血小板聚集、抗血栓、改善微循环、增加血流量、抗心律失常、兴奋中枢、抗炎、镇痛等。此外，还有抑菌、抗肿瘤、镇咳祛痰、促进消化、增强食欲、调节免疫功能等作用。

3. 现代运用　临床常以本品随证配伍，治疗骨折、类风湿关节炎、慢性中耳炎、重症肌无力、半身不遂、白喉、乳腺癌、皮肤癌等疾病。

📝 知识拓展

马钱子毒副作用：大毒，成人1次服5~10 mg的士的宁可致中毒，30 mg致死。初期表现为头痛头昏、烦躁不安，继则颈项强硬、全身发紧、角弓反张、两手握拳、牙关紧闭；严重者昏迷、呼吸急促、瞳孔散大、心律不齐，可因循环衰竭而死亡。

刘寄奴

liújìnú《新修本草》

【来源】为菊科植物奇蒿 *Artemisia anomala* S. Moore 的干燥地上部分。主产于江苏、江西、浙江等地。主销华东和华南各地，又称南刘寄奴。7~9月花开时割取地上部分，晒干，切段。生用。

【处方用名】刘寄奴、南刘寄奴。

【性味归经】辛、苦，温。归心、肝、脾经。

【功效】散瘀止痛，疗伤止血，破血通经，消食化积。

【临床应用】

1. 跌打损伤、瘀肿疼痛、创伤出血　本品既能活血散瘀止痛，又能疗伤止血，为伤科病证常用药，古人谓其为"疗金疮，止血为要药"。用于跌打损伤、瘀肿疼痛，可单用本品研末以酒调服，或与骨碎补、延胡索等同用，如流伤饮；治创伤出血，可单用鲜品捣烂外敷，或与茜草、五倍子等同用，如止血黑绒絮。

2. 血瘀经闭、产后瘀阻腹痛　本品辛行苦泄温通，入血分，其性善走，能破血通经，为治疗妇人血瘀阻证常用药。用于血瘀经闭、产后瘀阻腹痛，常与桃仁、红花、当归、川芎、益母草等同用；产后恶露不尽，常配伍知母、当归、桃仁等，如刘寄奴汤。

3. 食积腹痛　本品味辛香，入脾经，可醒脾开胃、消食化积，用于食积不化、脘腹胀痛，可单用本品煎服，或与山楂、麦芽、鸡内金、白术、枳壳等同用。

【用法用量】煎服，3~10g。外用适量，研末撒敷或调敷，亦可用鲜品捣烂外敷。

【使用注意】孕妇慎用。

【现代研究】

1. 化学成分　本品主要含黄酮类、萜类、香豆素类、脂肪酸类、挥发油和甾醇类化合物，如橙皮苷、木犀草苷、山奈酚、西米杜鹃醇、间羟基苯甲酸、肉桂酸、奇蒿黄酮、奇蒿内酯醇等。

2. 药理作用　本品水煎液能抗凝、抗菌、抗炎、抗缺氧、增加冠脉流量等。此外，有缓解平滑肌痉挛、保肝、利胆等作用。

3. 现代运用　单品外用可治疗骨折、肩部损伤、烧烫伤、硬皮病、甲状腺炎等，配伍其他中药内服，可用于治疗不孕、经闭、月经量多、经期延长、崩漏、经间期出血、产后恶露不绝、多囊卵巢综合征等妇科疾病，还可用于肝硬化腹水、瘀胆型肝炎等疾病。

> 🖋 **知识拓展**
>
> 北刘寄奴（《中国药典》品种）为玄参科植物阴行草 *Siphonostegia chinensis* Benth. 的干燥全草。主产于河北、山东、河南、吉林、黑龙江等地，故习称北刘寄奴。药性本品苦、寒，归脾、胃、肝、胆经。具有活血祛瘀，通经止痛，凉血止血，清热利湿之功。用于跌打损伤、外伤出血、瘀血经闭、月经不调、产后瘀痛、癥瘕积聚、血淋、血痢、湿热黄疸、水肿腹胀、白带过多等。6~9g煎服。

第四节 破血消癥药

PPT

本类药物味辛、苦、咸，性温，多有毒性，因古有"恶血必归于肝"之说，故本类药物更强调归肝经。本类药物活血作用较强，以破血消癥为主要功效，但易耗血动血、伤阴耗气，主要用于瘀血阻滞重证、癥瘕积聚、半身不遂等。部分破血消癥药兼有行气、止痛、通经、通乳、攻毒蚀疮等作用，还可用治气滞疼痛、风湿痹痛、中风偏瘫、乳汁不通、顽癣赘疣等兼血瘀证者。

莪 术
ézhú《药性论》

【来源】为姜科植物蓬莪术 *Curcuma phaeocaulis* Val.、广西莪术 *Curcuma kwangsiensis* S. G. Lee et C. F. Liang 或温郁金 *Curcuma wenyujin* Y. H. Chen et C. Ling 的干燥根茎。后者习称"温莪术"。主产于四川、广西、广东、浙江、福建等地。冬季茎叶枯萎后采挖，洗净，蒸或煮至透心，晒干或低温干燥后除去须根和杂质，切厚片。生用或醋炙。

【处方用名】莪术、醋莪术。

【性味归经】辛、苦，温。归肝、脾经。

【功效】行气破血，消积止痛。

【临床应用】

1. **癥瘕痞块、瘀血经闭、胸痹心痛**　本品辛散苦泄温通，药性峻猛，功善破血行气，为破血消癥要药，临床用于治疗血瘀气滞之重证，常与三棱相须为用。用于瘀血经闭、腹中痞块，常与三棱、当归、香附等同用，如莪术散；治胁下痞块，常与三棱、柴胡、鳖甲等同用；治胸痹心痛，常与丹参、川芎等同用。

2. **食积胀痛**　本品辛散苦泄，既能行气止痛，又能消食化积，用于食积脘腹胀痛，常与青皮、槟榔等同用，如莪术丸；治脾虚食积胀痛，常配党参、白术、黄芪等以补气健脾。

【用法用量】煎服，6~9g。外用适量。生用破血行气消积；醋炙长于止痛。

【使用注意】孕妇及月经过多者禁用。

【现代研究】

1. **化学成分**　本品主要含挥发油、姜黄素类、多糖、甾醇、酚酸、生物碱等。

2. **药理作用**　本品具有明显的抗肿瘤、抑制血小板聚集、改善微循环、促进动脉血流、抗血栓形成、抗动脉粥样硬化作用，此外，还有抗炎镇痛、抗菌、抗病毒、抗氧化、调血脂、降血糖、保肝、抗早孕、调节免疫功能等作用。

3. **现代运用** 临床常以本品随证配伍，治疗肿瘤、冠心病、缺血性脑病、肝脾肿大、肝硬化、消化性溃疡、皮肤溃疡、神经性皮炎、乙型肝炎、子宫颈癌、宫颈糜烂、腮腺炎、急性肾衰竭、中风偏瘫等疾病。

三 棱
sānléng《本草拾遗》

【来源】为黑三棱科植物黑三棱 *Sparganium stoloniferum* Buch.-Ham. 的干燥块茎。主产于河南、安徽、浙江、江苏等地。冬季至次年春采挖，洗净，削去外皮，晒干。切薄片。生用或醋炙用。

【处方用名】三棱、醋三棱。

【性味归经】辛、苦，平。归肝、脾经。

【功效】破血行气，消积止痛。

【临床应用】

1. **癥瘕痞块、瘀血经闭、胸痹心痛** 本品辛散苦泄，入血分气分，药性峻猛，为破血消癥要药，用于血瘀气滞之重证，常与莪术相须为用，如三棱丸；治癥瘕痞块，常与大黄、桃仁等同用；治瘀血阻滞之经闭、痛经，常与红花、当归等同用；治胸痹心痛，可配川芎、延胡索等。

2. **食积胀痛** 本品辛散苦泄，既能行气止痛，又能消食化积，用于食积胀痛，常与青皮、麦芽等同用，如三棱煎。

【用法用量】煎服，5~10g。生用破血行气之力较强；醋炙长于止痛。

【使用注意】孕妇禁用；不宜与芒硝、玄明粉同用。

【现代研究】

1. **化学成分** 本品主要含挥发油类、有机酸类、黄酮类、苯丙素类、皂苷类、甾醇类、糖类、生物碱类及微量元素等成分。

2. **药理作用** 本品提取物能降低血液黏度、抑制血小板聚集、抗血栓形成、抗肿瘤等。此外，还有镇痛、促进子宫收缩、保肝等作用。

3. **现代运用** 临床常以本品随证配伍，治疗冠心病、中风、恶性肿瘤、子宫内膜异位症、顽固性扁桃体肿大、宫外孕、盆腔炎、慢性肝炎等疾病。

👐 **课堂互动 17-6**

莪术和三棱功用有何异同？

答案解析

水 蛭
shuǐzhì《神农本草经》

【来源】为水蛭科动物蚂蟥 *Whitmania pigra* Whitman、水蛭 *Hirudo nipponica* Whitman 或柳叶蚂蟥 *Whitmania acranulata* Whitman 的干燥全体。全国大部分地区均产。夏、秋二季捕捉，用沸水烫死，晒干或低温干燥。切段。生用或用滑石粉烫至微鼓起后用。

【处方用名】水蛭、烫水蛭。

【性味归经】咸、苦，平；有小毒。归肝经。

【功效】破血通经，逐瘀消癥。

【临床应用】**血瘀经闭、癥瘕痞块、中风偏瘫、跌仆损伤** 本品咸入血，苦泄散，专入肝经，善破血逐瘀，其力峻效宏，为破血逐瘀消癥之良药，故血瘀重证常用，且多与虻虫相须为用。用于瘀血阻滞经闭、癥瘕痞块，常与桃仁、虻虫、大黄等同用，如抵当汤；若兼体虚者，可与人参、当归等同用，如化癥回生丹；治跌打损伤，常与苏木、自然铜等同用，如接骨火龙丹；治中风偏瘫，可与地龙、当归、红花等同用。

【用法用量】煎服，1~3g。或入丸散。焙干研末吞服，每次 0.3~0.5g。生品有小毒，破血力强，滑石粉烫后毒性降低。

【使用注意】孕妇禁用。

【现代研究】

1. 化学成分　本品主要含蛋白质、氨基酸、羧酸、甾体、微量元素等成分。具体包括水蛭素、透明质酸酶、组胺、溶菌酶等。

2. 药理作用　本品能抑制血小板聚集、抗血栓、抗凝血、降低血液黏度、抗动脉粥样硬化、抗肿瘤等。此外，还具有调节免疫功能、终止妊娠、抗炎、减少蛋白尿、促进血肿吸收等作用。

3. 现代运用　临床常以本品随证配伍，治疗冠心病心绞痛、中风、肿瘤、血管性头痛、高脂血症、高血压、子宫肌瘤、预防术后血栓形成等。

穿山甲

chuānshānjiǎ《名义别论》

【来源】为鲮鲤科动物穿山甲 *Manis pentadactyla* Linnaeus 的鳞甲。主产于广西、贵州、广东、云南、福建等地。收集鳞甲，洗净，晒干，用时捣碎。生用或砂烫至鼓起醋淬。

【处方用名】穿山甲、炮山甲、醋山甲。

【性味归经】咸，微寒。归肝、胃经。

【功效】活血消癥，通经下乳，消肿排脓，搜风通络。

【临床应用】

1. 血瘀经闭、癥瘕痞块　本品性善走窜，内通脏腑，外达经络，能活血消癥，治疗瘀血阻滞之经闭、癥瘕痞块。用于血瘀经闭，常与当归、红花、桃仁等同用，如化癥汤；治癥瘕积聚，配三棱、莪术等。

2. 产后乳汁不下　本品能疏通气血而下乳，为治疗产后乳汁不下之要药，常与王不留行相须为用，民间有"穿山甲，王不留，妇人服了乳长流"之说。用于气血瘀滞而乳汁不下者，可单用本品，研末酒送服，如涌泉散，或与王不留行、漏芦、通草等同用；治气血不足之乳汁稀少者，则与黄芪、党参、当归等补气养血药合用；治肝气郁滞所致乳汁不下者，常与当归、柴胡、川芎等同用，如下乳涌泉散。

3. 痈肿疮毒　本品既活血化瘀，又消肿排脓，用于痈肿疮毒，为治疗疮疡肿痛之常用药。用于痈肿疮毒初起，常与金银花、天花粉、乳香、没药、当归等同用，如仙方活命饮；治痈脓未溃者，常与黄芪、当归、皂角刺等同用，如透脓散。

4. 风湿痹痛、中风瘫痪、麻木拘挛　本品性善走窜，既能活血化瘀，又能搜风通络，可用于治疗经络不通之证。用于风湿痹痛、关节不利、麻木拘挛，常与川芎、羌活、蕲蛇、蜈蚣等同用；治中风瘫痪，可与川乌、红海蛤研末调敷，如趁风膏，或与黄芪、红花等同用。

【用法用量】煎服，5~10g。研末服，每次 1~1.5g。炮山甲质地松脆，便于煎出有效成分，且矫正腥臭气味；醋炙引药入肝经。

【使用注意】痈疽已溃者及孕妇慎用。

【现代研究】

1. 化学成分　本品主要含蛋白质、氨基酸、硬脂酸、胆甾醇、挥发油、生物碱及微量元素等成分。

2. 药理作用　本品水煎液能抗凝血、降低血液黏度、扩张血管、促进血液循环、增加动脉血流量等。此外，有抗炎、抗病毒、调节机体免疫功能、升高白细胞、抗心肌缺氧、抗心律失常及促进核酸代谢等作用。

3. **现代运用** 临床常以本品随证配伍，治疗急性乳腺炎、乳腺增生、产后缺乳、冠心病心绞痛、卵巢囊肿、血管性头痛、中风后遗症、慢性前列腺炎、前列腺增生、小儿厌食证、泌尿系结石、特发性血尿、扁平疣、痤疮等疾病。

虻 虫
méngchóng《神农本草经》

【来源】为虻科昆虫复带虻 *Tabanus bivittatus* Matsumura 等的雌虫体。全国大部分地区均产，以畜牧区为多。夏季间捕捉，沸水烫或稍蒸，晒干，去翅足。生用或炒用。

【处方用名】虻虫、牛虻、焙虻虫、米炒虻虫。

【性味归经】苦，微寒；有小毒。归肝经。

【功效】破血逐瘀，消癥散积。

【临床应用】**血瘀经闭、癥瘕痞块、跌打损伤、瘀肿疼痛** 本品味苦性微寒，专入肝经血分，性猛有毒，能破血逐瘀，消癥散积，故多用于血瘀重证。用于血瘀经闭、产后恶露不下，常与熟地黄、水蛭、桃仁等同用，如地黄通经丸；治癥瘕痞块，常与水蛭、土鳖虫等同用，如化癥回生丹；治瘀血内停之干血痨、肌肤甲错，常与土鳖虫、水蛭、大黄等同用，如大黄䗪虫丸；治跌打损伤、瘀肿疼痛，常与牡丹皮共研为末，酒送服，或与乳香、没药、三七等同用。

【用法用量】煎服，1~1.5g；研末冲服，每次0.3g。生用破血力强，焙或者米炒毒性降低。

【使用注意】孕妇禁用。

【现代研究】

1. **化学成分** 本品主要含蛋白质、多肽、多糖、脂肪酸以及多种微量元素。

2. **药理作用** 本品水提取物能抗凝、抗血小板聚集、影响血液流变性、增加耐缺氧能力等。此外，有抗炎、镇痛、抗肿瘤、兴奋子宫等作用。

3. **现代运用** 临床常以本品随证配伍，治疗冠心病心绞痛、脑血栓、脑动脉硬化、脑出血、宫颈癌、肝炎、肝硬化、肝癌等疾病。

斑 蝥
bānmáo《神农本草经》

【来源】为芫青科昆虫南方大斑蝥 *Mylabris phalerata* Pallas 或黄黑小斑蝥 *Mylabris cichorii* Linnaeus 的干燥体。主产于河南、广西、安徽等地。夏、秋二季捕捉，闷死或烫死，晒干。生用或米拌炒至米呈黄棕色后，除去头、翅、足用。

【处方用名】斑蝥、米斑蝥。

【性味归经】辛，热；有大毒。归肝、胃、肾经。

【功效】破血逐瘀，散结消癥，攻毒蚀疮。

【临床应用】

1. **癥瘕、经闭** 本品味辛性热，辛行温通，入血分，性猛有毒，能破血逐瘀，消癥散积，故多用于血瘀重证。用于瘀血阻滞经闭、癥瘕积聚，常与桃仁、大黄等同用，如斑蝥通经丸；治疗恶性肿瘤，单用或与三棱、莪术等同用。

2. **顽癣、瘰疬、赘疣、痈疽不溃、恶疮死肌** 本品有大毒，外用能以毒攻毒，消肿散结、攻毒蚀疮。用于顽癣，单用微炒研末，蜂蜜调敷；治痈疽肿硬不破，本品研末和蒜捣膏贴之；治瘰疬，常与白矾、青黛等同用，研末外擦，如生肌干脓散；治牛皮癣，可与甘遂共研成末，醋调和外涂；治赘疣，与雄黄共研成粉，蜂蜜调制成膏，外用。

此外，本品外敷易刺激皮肤发疱，可作发疱疗法，治疗面瘫、风湿痹痛等多种疾病。

【用法用量】0.03~0.06g，炮制后多入丸散用。外用适量，研末或浸酒醋，或制油膏涂敷患处，不宜大面积用。生品毒性大，多外用；米炒可降低毒性。

【使用注意】本品有大毒，内服宜慎；孕妇禁用。

【现代研究】

1. 化学成分　本品主要含斑蝥素、去甲斑蝥素、多种结合斑蝥素等。此外，还有脂肪、蜡质、蚁酸、色素和多种微量元素等成分。

2. 药理作用　本品所含斑蝥素具有明显的抗肿瘤、增强免疫、升高白细胞等作用。此外，斑蝥素对皮肤和黏膜有强烈的刺激作用，以及抗炎、抗病毒、抑菌、促雌激素样作用。

3. 现代运用　临床常以本品随证配伍，治疗各种癌症、甲型肝炎、神经性皮炎、过敏性鼻炎、寻常疣、甲沟炎等疾病。

附：其他活血化瘀药

表17-1　其他活血化瘀药一览表

药名	性味归经	功效应用	用法用量
凌霄花	甘、酸，寒。归肝、心包经	活血通经，凉血祛风。治月经不调，经闭癥瘕，产后乳肿，风疹发红，皮肤瘙痒，痤疮	5~9g
儿茶	苦、涩，微寒。归肺、心经	活血止痛，止血生肌，收湿敛疮，清肺化痰。治跌仆伤痛，外伤出血，吐血衄血，疮疡不敛，湿疹、湿疮，肺热咳嗽	1~3g，包煎

（庞淑珍）

目标检测

答案解析

一、单项选择题

1. 性善"上行头目"，为治头痛的要药是（　　）

A. 羌活　　　　　B. 川芎　　　　　C. 白芷　　　　　D. 吴茱萸　　　　　E. 藁本

2. 下列药物中，可以"行血中气滞，气中血滞，专治一身上下诸痛"的是（　　）

A. 川芎　　　　　B. 郁金　　　　　C. 延胡索　　　　　D. 姜黄　　　　　E. 乳香

3. 以下常与活血化瘀配伍使用的药物是（　　）

A. 理气药　　　　　B. 补气药　　　　　C. 补血药　　　　　D. 化痰药　　　　　E. 解表药

4. 既能活血行气，又能祛风止痛的药物是（　　）

A. 延胡索　　　　　B. 川芎　　　　　C. 郁金　　　　　D. 乳香　　　　　E. 丹参

5. 治疗血瘀气滞疼痛证的要药是（　　）

A. 乳香　　　　　B. 延胡索　　　　　C. 川芎　　　　　D. 郁金　　　　　E. 白芍

6. 被称为中药中的"吗啡"的药物是（　　）

A. 川芎　　　　　B. 延胡索　　　　　C. 白芍　　　　　D. 赤芍　　　　　E. 五灵脂

7. 既能用于治疗血瘀气滞疼痛证，又能治疗肝郁气滞证的药物是（　　）

A. 丹参　　　　　B. 川芎　　　　　C. 延胡索　　　　　D. 郁金　　　　　E. 乳香

8. 既能活血，又能凉血，并能养血的药物是（　　）

A. 丹参　　　　　B. 大黄　　　　　C. 鸡血藤　　　　　D. 郁金　　　　　E. 地黄

9. 治疗跌打损伤瘀肿疼痛之要药是（　　）

　　A. 骨碎补　　　　　B. 三七　　　　　　C. 红花　　　　　D. 苏木　　　　　E. 马钱子

10. 桃仁既能活血祛瘀，又能润肠通便，并能（　　）

　　A. 行气止痛　　　　B. 止咳平喘　　　　C. 利水消肿　　　　D. 凉血消痈　　　　E. 化瘀止血

11. 既能活血调经，又能补血调经的药物是（　　）

　　A. 红花　　　　　　B. 丹参　　　　　　C. 益母草　　　　　D. 鸡血藤　　　　　E. 桃仁

12. 临床常用于治疗月经不调、产后恶露不尽等症，并称之为妇科经产之要药的是（　　）

　　A. 丹参　　　　　　B. 红花　　　　　　C. 桃仁　　　　　　D. 益母草　　　　　E. 牛膝

二、多项选择题

1. 以下药物有毒的有（　　）

　　A. 桃仁　　　　　　B. 干漆　　　　　　C. 土鳖虫　　　　　D. 马钱子　　　　　E. 水蛭

2. 丹参的功效是（　　）

　　A. 活血化瘀　　　　B. 清心除烦　　　　C. 清热解毒　　　　D. 凉血消痈　　　　E. 调经止痛

3. 以下均具有活血化瘀，疏肝解郁的药物是（　　）

　　A. 川芎　　　　　　B. 郁金　　　　　　C. 丹参　　　　　　D. 月季花　　　　　E. 王不留行

三、简答题

1. 郁金的药性、功效及临床主治病证有哪些？

2. 牛膝"引血下行"的功效，临床主治病证有哪些？

3. 活血化瘀药的使用注意为何？

（史国玉）

书网融合……

知识回顾　　　　微课1　　　　微课2　　　　微课3　　　　微课4　　　　习题

第十八章 化痰止咳平喘药

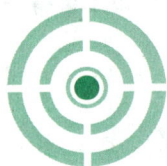

学习目标

知识要求：

1. 掌握化痰止咳平喘药的含义、功效、应用、分类、用法用量及使用注意；掌握半夏、天南星、旋覆花、芥子、白前、白附子、桔梗、川贝母、浙贝母、瓜蒌、竹茹、前胡、苦杏仁、紫苏子、百部、桑白皮、葶苈子、紫菀、款冬花、枇杷叶的性能、功效、临床应用、用法用量及使用注意；掌握半夏与天南星，川贝母与浙贝母，竹茹、竹沥与天竺黄，白前与前胡，桑白皮与葶苈子，紫菀与款冬花的功用异同。

2. 熟悉皂角刺、竹沥、天竺黄、海藻、昆布、瓦楞子、胖大海、白果的功效及临床应用。

3. 了解蛤壳、海浮石、黄药子、礞石、矮地茶、罗汉果、洋金花的功效及临床应用。

技能要求：

学会用化痰药的性能和功效辨证治疗痰证；用止咳平喘药治疗咳嗽气喘。

凡以祛痰或消痰为主要作用，用以治疗痰证的药物，称为化痰药；以减轻或制止咳嗽和喘息为主要作用，用以治疗咳嗽气喘的药物，称为止咳平喘药。化痰药多兼止咳、平喘作用，止咳平喘药又常兼有化痰之功，故合并一章介绍。

化痰止咳平喘药味多辛、苦，主入肺经，辛能行散，苦能燥泄，能够宣降肺气、化痰止咳、降气平喘，部分药物还兼有散寒清热、散结、润燥等作用。化痰药主要用于痰浊内阻或流窜全身所致的各种痰证，如痰阻于肺之痰多喘咳、痰阻于心之昏厥、癫痫，痰阻经络之肢体麻木、半身不遂、口眼㖞斜、痰核、瘰疬、瘿瘤等。止咳平喘药主要用于外感、内伤等多种原因所致咳嗽喘息之证。

根据化痰止咳平喘药的性能特点和功效主治的不同，可分为温化寒痰药、清化热痰药、止咳平喘药三类。

使用本类药物时，除应根据病证的不同，选择相应的化痰药或止咳平喘药，还应根据临床上咳喘常多夹痰，痰多易发咳喘的特点，合理配伍使用化痰药和止咳平喘药，再应根据病因、病机、病证的不同，合理配伍用药。"脾为生痰之源"，脾虚则津液不归正化而聚湿为痰，故常配伍健脾燥湿药，以绝生痰之机。"气滞则痰凝，气顺则痰消"，故常配伍理气药，以加强化痰之功。治外感而致者，配伍解表药；治火热而致者，配伍清热药；治里寒者，配伍温里药；治虚劳者，配伍补虚药。此外，治癫痫、惊厥、昏迷者，配伍平肝息风、安神、开窍药；治痰核、瘰疬、瘿瘤者，配伍软坚散结药。

使用本类药物时需注意，第一，某些温燥之性强烈的化痰药，凡痰中带血等有出血倾向者，应慎用。第二，麻疹初起有表邪之咳嗽，不宜单用止咳药，对收敛性强及温燥之药尤当忌用。

PPT

第一节　温化寒痰药

　　温化寒痰药，性多温燥，味多辛、苦，主入肺、脾、肝经。具有温肺祛寒、燥湿化痰的作用。主要用于寒痰、湿痰证，症见咳嗽气喘、痰多色白、舌苔白腻；亦可用于治疗寒痰、湿痰所致的眩晕、肢体麻木、阴疽流注等。

半　夏
bànxià《神农本草经》

　　【来源】为本品为天南星科植物半夏Pinellia ternata（Thunb.）Breit. 的干燥块茎。主产于四川、湖北、河南、安徽等地。夏、秋二季采挖，洗净，除去外皮和须根，晒干。捣碎生用，或用生石灰、甘草制成法半夏，或用生姜、白矾制成姜半夏，或用白矾制成清半夏。

　　【处方用名】半夏、生半夏、法半夏、姜半夏、清半夏。

　　【性味归经】辛，温；有毒。归脾、胃、肺经。

　　【功效】燥湿化痰，降逆止呕，消痞散结。

　　【临床应用】

　　1. 湿痰、寒痰证　本品辛温而燥，功善燥湿浊而化痰饮，为燥湿化痰、温化寒痰之要药，尤善于治疗脏腑湿痰。用于痰湿阻肺之咳嗽声重，痰白质稀者，常与陈皮、茯苓同用，以增强燥湿化痰之功，如二陈汤。治寒痰咳嗽，痰多清稀，夹有泡沫，形寒背冷，常与细辛、干姜等同用，如小青龙汤。治风痰眩晕，痰厥头痛，可与天麻、白术等同用，如半夏白术天麻汤。

　　2. 呕吐反胃　本品入脾胃经，擅燥化中焦痰湿，以助脾胃运化，又能和胃降逆止呕，为止呕要药，无论寒、热、虚、实都可以配伍使用。因其性偏温燥，善除痰饮湿浊，故对痰湿引起的恶心呕吐尤为适宜。治寒饮或胃寒所致呕吐，常与生姜同用，如小半夏汤。治胃热呕吐，可与黄连、竹茹等同用。治胃气虚呕吐，可与人参、白蜜同用，如大半夏汤。治胃阴虚呕吐，可与石斛、麦冬等同用。治妊娠呕吐，可与紫苏梗、砂仁等同用。

　　3. 胸脘痞闷、梅核气　本品既能燥湿化痰，又能消痞散结。治痰热结胸，胸脘痞闷、拒按，常与瓜蒌、黄连等同用，如小陷胸汤。治寒热互结之心下痞满，常与干姜、黄连等同用，如半夏泻心汤。治气滞痰凝之梅核气，常与紫苏、厚朴等同用，如半夏厚朴汤。

　　4. 痈疽肿毒、瘰疬痰核、毒蛇咬伤　本品内服能化痰消痞散结，外用能散结消肿止痛。治瘿瘤痰核，常与海藻、香附、青皮等同用，如通气散坚丸。治痈疽发背，乳疮初起，单用本品研末，鸡子白调涂；或本品用水磨敷。治毒蛇咬伤，可用生品研末调敷或鲜品捣敷。

　　【用法用量】煎服，3~9g，内服一般炮制后用。外用适量，磨汁涂或研末以酒调敷患处。生半夏，有毒；长于消肿散结止痛。法半夏长于燥湿健脾；姜半夏长于温中化痰、降逆止呕；清半夏长于燥湿化痰。

　　【使用注意】本品性温燥，阴虚燥咳及咳血者慎用；不宜与川乌、制川乌、草乌、制草乌、附子同用；生品内服宜慎。

　　【现代研究】

　　1. 化学成分　本品主要含挥发油成分，如茴香脑、柠檬醛，1-辛烯、β-榄香烯等。还含有机酸、生物碱等。

　　2. 药理作用　本品各种炮制品均有明显的镇咳、祛痰作用，所含有的生物碱祛痰作用最强。半夏或姜半夏所含生物碱、甲硫氨酸、甘氨酸、葡萄糖醛酸或L-麻黄碱具有镇吐的作用，是止呕的有效成分。

半夏醇对多种原因所致的胃溃疡有显著的预防和治疗作用。所含半夏蛋白、多糖、生物碱具有抗肿瘤作用。水煎剂对实验性心律失常和室性期前收缩有明显的对抗作用。煎剂可降低眼内压；此外还具有镇静催眠、降血脂、抗炎等作用。

3. **现代应用** 临床常以本品为主随证配伍，治疗急慢性胃炎、胃及十二指肠溃疡、病毒性心肌炎、心律失常、冠心病、血管神经性头痛、甲状腺肿瘤、梅核气等多种疾病。

天南星

tiānnánxīng《神农本草经》

【**来源**】为天南星科植物天南星 *Arisaema erubescens*（Wall.）Schott、异叶天南星 *Arisaema heterophyllum* Bl. 或东北天南星 *Arisaema amurense* Maxim. 的干燥块茎。天南星主产于河南、河北、四川等地；异叶天南星主产于江苏、浙江等地；东北天南星主产于辽宁、吉林等地。秋、冬二季茎叶枯萎时采挖，除去须根及外皮，干燥。生用，或用生姜、白矾制过后用。

【**处方用名**】生天南星、制天南星。

【**性味归经**】苦、辛，温；有毒。归肺、肝、脾经。

【**功效**】燥湿化痰，祛风止痉，散结消肿。

【**临床应用**】

1. **湿痰、寒痰、顽痰证** 本品苦温燥烈，有较强的燥湿化痰之功。治湿痰咳嗽，常与半夏、陈皮等同用。治寒痰咳嗽，可与半夏、肉桂等同用。治顽痰阻肺，胸膈痞满，常与半夏、枳实、橘红等同用，如导痰汤。

2. **风痰证** 本品又入肝经，善走经络，长于祛风痰，止痉搐。治风痰眩晕，可与半夏、天麻等同用。治风痰留滞经络，半身不遂，手足顽麻，口眼㖞斜，常与白附子、半夏等同用，如青州白丸子。治破伤风，常与白附子、天麻等同用，如玉真散。治癫痫，可与僵蚕、全蝎等同用。

3. **痈肿、蛇虫咬伤** 生天南星外用能消肿散结止痛。治痈疽肿痛，单用生品研末以醋调敷；或与天花粉、大黄、黄柏同用，如如意金黄散。治毒蛇咬伤，可与雄黄研末外敷。

【**用法用量**】煎服，3~9g，制用。外用生品适量，研末以醋或酒调敷患处。生天南星有毒；制天南星毒性降低，长于燥湿化痰。

【**使用注意**】阴虚燥痰者忌用。孕妇慎用。生品内服宜慎。

【**现代研究**】

1. **化学成分** 本品含三萜皂苷、苯甲酸、氨基酸、D-甘露醇、多糖、秋水仙碱、胆碱及微量元素等成分，其毒性成分为苟辣性毒素。

2. **药理作用** 本品水煎剂具有祛痰作用，所含皂苷对胃黏膜有刺激性，口服能反射性地增加气管或支气管的分泌。煎剂具有明显镇静、镇痛、抗惊厥作用，并可以延长戊巴比妥的催眠作用。乙醇提取物对心律失常有一定的对抗作用。鲜品提取物具有抗肿瘤作用。生物碱成分有一定的抗氧化作用。

3. **现代运用** 临床以本品配伍他药，可治疗癫痫、面部神经麻痹、宫颈癌、高血脂、小儿流涎等多种疾病。

🎓 **课堂互动 18-1**

半夏与天南星功用有何异同？

答案解析

【**附药**】**胆南星**

为制天南星的细粉与牛、羊或猪胆汁经加工而成，或为生天南星细粉与牛、羊或猪胆汁经发酵加工而成。苦、微辛，凉。归肺、肝、脾经。具有清热化痰，息风定惊功效。主要用于痰热咳嗽，咯痰黄稠，中风痰迷，癫狂惊痫。煎服，3~6g。

旋覆花

xuánfùhuā《神农本草经》

【来源】为菊科植物旋覆花 *Inula japonica* Thunb. 或欧亚旋覆花 *Inula britannica* L. 的干燥头状花序。全国大部分地区均产。夏、秋二季花开放时采收，除去杂质，阴干或晒干。生用或蜜炙用。

【处方用名】旋覆花、蜜旋覆花。

【性味归经】苦、辛、咸，微温。归肺、脾、胃、大肠经。

【功效】降气，消痰，行水，止呕。

【临床应用】

1. 咳喘痰多、胸膈痞闷　本品苦降辛开，咸能软坚，善降气消痰而平喘咳，兼能消痰行水而除痞满。凡痰饮为病，不论寒热虚实，皆可配伍应用。治外感风寒，咳喘痰多，常与半夏、麻黄等同用，如金沸草散。治外感风热，咳喘痰多，可与桑叶、菊花等同用。治寒痰咳喘，可与紫苏子、半夏等同用。治痰热咳喘，可与黄芩、瓜蒌等同用。治痰饮内停，胸膈痞闷，可与桑白皮、槟榔等同用。治顽痰胶结，难以咳出，可与海浮石、海蛤壳等同用。

2. 呕吐噫气　本品又善降胃气而止呕止噫。治痰浊中阻，胃气上逆之呕吐、噫气，常与赭石、半夏、生姜等同用，如旋覆代赭汤。

【用法用量】煎服，3~9g，包煎。生旋覆花，能降气化痰止呕；蜜旋覆花长于润肺止咳。

【使用注意】阴虚劳嗽、肺热燥咳者慎用。

【现代研究】

1. 化学成分　本品主要含黄酮类成分，如槲皮素、异槲皮素、木犀草素等；倍半萜类成分，如旋覆花素、大花旋覆花素、旋覆花内酯等；有机酸类成分，如咖啡酸、绿原酸等。

2. 药理作用　本品水煎剂有显著镇咳作用。水煎剂口服镇咳作用不明显，但实验动物腹腔给药显示其有较强的祛痰作用。旋覆花乙醇提取物具有抗炎、抗哮喘作用。所含绿原酸及咖啡酸对金黄色葡萄球菌、肺炎双球菌、乙型溶血性链球菌、铜绿假单胞菌等均有抑制作用；能增加胃酸分泌，所含绿原酸能提高胃肠平滑肌张力，增进胆汁分泌。所含黄酮类成分能缓解组胺引起的支气管痉挛，并对抗离体支气管痉挛，但较氨茶碱的作用慢而弱。所含槲皮素静脉注射，能增加动物的冠脉流量，对血压、心率及心肌耗氧量均无显著影响。

3. 现代运用　临床常以本品随证配伍，治疗咳嗽、肋间神经痛、老年食管癌、慢性肝炎、早期牙龈炎、面瘫、手术后顽固性呃逆等。

【附药】金沸草

为菊科植物条叶旋覆花 *Inula linariifolia* Turcz. 或旋覆花 *Inula japonica* Thunb. 的干燥地上部分。性味苦、辛、咸，温。归肺、大肠经。具有降气、消痰，行水功效。主要用于外感风寒，痰饮蓄积，咳嗽痰多，胸膈痞满。煎服，5~10g。

芥　子

jièzǐ《新修本草》

【来源】为十字花科植物白芥 *Sinapis alba* L. 或芥 *Brassica juncea*（L.）Czern. et Coss. 的干燥成熟种子。前者习称"白芥子"，后者习称"黄芥子"。主产于河南、安徽等地。夏末秋初果实成熟时采割植株，晒干，打下种子，除去杂质。生用或炒用。

【处方用名】芥子、白芥子、黄芥子、炒芥子。

【性味归经】辛，温。归肺经。

【功效】温肺豁痰利气，散结通络止痛。

【临床应用】

1. **寒痰证**　本品辛温力雄，性善走散，主入肺经，能温肺寒，豁痰涎，利气机，逐水饮。治寒痰壅肺之咳嗽气喘，常与紫苏子、莱菔子等同用，如三子养亲汤。治咳喘胸胁胀痛，可与甘遂、大戟等同用，如控涎丹。

2. **阴疽流注、肢体麻木、关节疼痛**　本品辛散温通，通经走络，善散"皮里膜外之痰"，又能利气散结、消肿止痛。治寒痰凝滞之阴疽肿毒，可与鹿角胶、肉桂、熟地黄等同用。治痰湿阻滞经络之肢体麻木、关节疼痛，常与马钱子、没药等同用，如白芥子散；或单用，研末，以醋调敷患处。

【用法用量】煎服，3~9g。外用适量。

【使用注意】本品辛温走散，耗气伤阴，故肺虚久咳及阴虚火旺者慎用；气血亏虚及有出血倾向者忌用。本品对皮肤有发疱作用，故对皮肤过敏或破溃者不宜外敷。

【现代研究】

1. **化学成分**　本品主要含含氮类成分，如芥子碱、白芥子苷、芥子碱、4-羟基-3-吲哚甲基芥子油苷等。还含有芥子酶、脂肪油、蛋白质、黏液质、多种氨基酸等。

2. **药理作用**　本品具有祛痰作用，其粉末能使唾液分泌及淀粉酶活性增加，小剂量能刺激器官黏膜，增加胃液及胰液的分泌，大剂量可迅速引起呕吐。水浸液体外对堇色毛癣菌、许兰毛癣菌等皮肤真菌有不同程度的抑制作用。所含白芥子苷遇水后，经芥子酶的作用生成挥发油，有较强的刺激作用，能使皮肤充血、发疱。所含黄芥子苷水解产生的苷元有杀菌作用。白芥子还具有辐射保护及抗衰老作用。

3. **现代运用**　临床常以本品随证配伍，治疗产后尿潴留、变态反应性鼻炎、淋巴结炎、甲状腺炎、渗出性胸膜炎、阑尾周围脓肿、耳软骨膜炎、面部神经麻痹等。

白　前
báiqián《名医别录》

【来源】为萝藦科植物柳叶白前 *Cynanchum stauntonii*（Decne.）Schltr. ex Lévl. 或芫花叶白前 *Cynanchum glaucescens*（Decne.）Hand.-Mazz. 的干燥根茎和根。主产于浙江、江苏、安徽、湖北等地。秋季采挖，洗净，晒干。生用或蜜炙用。

【处方用名】白前、蜜白前。

【性味归经】辛、苦，微温。归肺经。

【功效】降气，消痰，止咳。

【临床应用】**咳喘痰多**　本品气微温而不燥，辛开苦降，专入肺经，长于祛痰以平喘咳，为治咳嗽要药。无论外感内伤，属寒属热，新嗽久咳均可随证配伍使用，尤以痰湿或寒痰阻肺、肺失宣降之咳嗽最为适宜。治痰浊阻肺之咳嗽、气喘、痰多者，常与化橘红、半夏、苦杏仁等同用，如橘红痰咳液。治风邪犯肺之咳嗽咽痒，咳痰不爽者，常与荆芥、桔梗等同用，如止嗽散。治肺热咳喘，可与桑白皮、葶苈子等同用。治久咳肺气阴两虚者，可与黄芪、北沙参等同用。

【用法用量】煎服，3~10g。生白前，长于降气化痰；蜜炙白前，长于润肺止咳。

【使用注意】用量不宜过大，有胃溃疡和出血倾向者慎用。

【现代研究】

1. **化学成分**　本品主要含皂苷类成分，如白前皂苷A~K，白前皂苷元A、B，白前新皂苷A、B等。

2. **药理作用**　本品水提取物有祛痰、平喘作用。本品的醇、醚提取物均有镇咳和祛痰作用。柳叶白前醇提取物和醚提取物还有明显的抗炎、镇痛作用。柳叶白前醇提取物可显著抑制应激性、盐酸性及吲哚美辛-乙醇性胃溃疡的形成，并有一定的止泻作用。白前醇提取物能显著延长血栓形成和凝血时间，还有诱导白血病细胞分化作用。

3. **现代运用**　临床常以本品随证配伍，治疗慢性咳嗽、顽固性咳嗽、支气管炎等。

白附子

bóifùzǐ《中药志》

【来源】为天南星科植物独角莲 *Typhonium giganteum* Engl. 的干燥块茎。主产于河南、甘肃、湖北等地。秋季采挖，除去须根和外皮，晒干。生用，或用生姜、白矾制过后用。

【处方用名】白附子、禹白附、制白附子。

【性味归经】辛，温；有毒。归胃、肝经。

【功效】祛风痰，定惊搐，解毒散结，止痛。

【临床应用】

1. **风痰证**　本品辛温而燥，长于祛风痰、止惊搐，为治风痰之要药。其性上行，善逐头面风痰。治中风痰壅，口眼㖞斜，常与全蝎、僵蚕等同用，如牵正散，治风痰壅盛之惊风、癫痫，可与半夏、天南星同用。治破伤风，可与防风、天麻等同用。治痰厥头痛、眩晕，可与半夏等同用。治偏正头痛，可与川芎、白芷等同用。

2. **瘰疬痰核、毒蛇咬伤**　治瘰疬痰核，可鲜品捣烂外敷；治毒蛇咬伤，可磨汁内服并外敷，亦可与其他解毒药同用。

【用法用量】煎服，3~6g，一般宜炮制后用，外用生品适量捣烂，熬膏或研末以酒调敷。

【使用注意】孕妇慎用；生品内服宜慎。

【现代研究】

1. **化学成分**　本品主要含有脂肪酸及酯类成分，如油酸、油酸甲酯等。还含有 β-谷甾醇、皂苷、生物碱、氨基酸等。

2. **药理作用**　生品及炮制品均有显著祛痰作用，对巴比妥均有协同镇静催眠作用，还有抗惊厥、抗破伤风作用。对结核分枝杆菌有抑制作用。所含 β-谷甾醇有镇咳祛痰作用，但无平喘作用。煎剂或混悬液有明显的抗炎作用。体外试验表明，乙醇液对S180腹水肉瘤有明显抑制作用。

3. **现代运用**　临床以本品配伍他药，可治疗肺结核。

【附药】关白附

为毛茛科植物黄花乌头 *Aconitum coreanum*（Lévl.）Rapaics 的干燥块根。秋末冬初采挖，除去茎叶、须根及泥沙，洗净，干燥。性味辛，甘，温；有毒。归肝、胃经。具有祛寒湿，止痛功效。主要用于腰膝关节冷痛，头痛，口眼㖞斜，冻疮。煎服，1.5~4.5g，一般炮制后用。

皂角刺

zàojiǎocì《本草纲目》

【来源】为豆科植物皂荚 *Gleditsia sinensis* Lam. 的干燥棘刺。主产于四川、河北、陕西等地。全年均可采收，干燥，或趁鲜切片，干燥。生用。

【处方用名】皂角刺。

【性味归经】辛，温。归肝、胃经。

【功效】消肿托毒，排脓，杀虫。

【临床应用】

1. **痈疽初起或脓成不溃**　本品辛散温通，攻毒导滞，直达病所。治疮疡初起，可与金银花、连翘等同用。治脓成不溃，可与穿山甲等同用。

2. **疥癣麻风**　外用，醋蒸取汁涂患处。

【用法用量】煎服，3~10g；外用适量，醋蒸取汁涂患处。

【现代研究】

1. **化学成分**　本品主要含有黄酮、酚酸、三萜、香豆素、甾醇、内酯、皂苷、有机酸等成分。

2. **药理作用**　具有抑菌、抗炎、抗过敏、免疫调节、抗肿瘤、抗凝血等作用。

3. **现代运用**　临床以本品配伍他药，可治疗乳腺炎、湿疹、面部神经麻痹、不孕症等。

第二节　清化热痰药

PPT

清化热痰药，性味多寒凉，以清化热痰为主要作用，用于热痰证，症见咳嗽气喘、痰黄质稠等。部分药物兼有润燥化痰之功，用治燥痰证，症见痰少胶黏难咳、唇舌干燥等。个别药物兼能软坚散结，可用于治疗痰火郁结之瘿瘤、瘰疬。

桔　梗

jiégěng《神农本草经》

【来源】为桔梗科植物桔梗 *Platycodon grandiflorum*(Jacq.)A. DC. 的干燥根。全国大部分地区均产。春、秋二季采挖，洗净，除去须根，趁鲜剥去外皮或不去外皮，干燥。生用。

【处方用名】桔梗、苦桔梗。

【性味归经】苦、辛，平。归肺经。

【功效】宣肺，利咽，祛痰，排脓。

【临床应用】

1. **用于咳嗽痰多、胸闷不畅**　本品辛散苦泄，主入肺经，长于开宣肺气，宽胸快膈，消痰止嗽，且药性平和，凡咳嗽痰多，咯痰不爽，无论寒热皆可应用。治风寒咳嗽，常与荆芥、紫苏叶等同用，如杏苏散。治风热咳嗽，常与桑叶、菊花等同用，如桑菊饮。治痰阻气滞之胸闷、咳嗽，可与枳实、瓜蒌皮等同用。

2. **咽痛音哑**　本品性散上行，能利咽开音，善治咽痛失音。治外感风热之咽喉发干、声音嘶哑，可与黄芩、西青果等同用，如清喉利咽颗粒。治热毒内盛之咽喉肿痛、失音，可与板蓝根、胖大海、甘草等同用，如健民咽喉片。

3. **肺痈吐脓**　本品能利肺气以排壅肺之脓痰。治肺痈之咳嗽胸满、咯痰腥臭，每与甘草为伍，如桔梗汤。

【用法用量】煎服，3~10g。

【使用注意】用量过大易致呕吐。

【现代研究】

1. **化学成分**　本品主要含为三萜皂苷类成分，如桔梗皂苷 A、D，远志皂苷等。还含有甾体及其糖苷、脂肪酸、维生素、桔梗糖等。

2. **药理作用**　桔梗及所含皂苷能增强呼吸道黏蛋白的释放，表现为较强的祛痰作用。单用无明显平喘作用，但配伍成复方则作用明显。煎剂、水提取物均有良好的止咳效果。水提取物有明显的保肝作用，水与醇提取物均有降血糖作用，石油醚提取物有抗癌、抗氧化作用。本品有抗菌、抗炎、免疫增强作用，能抑制胃液分泌和抗溃疡，还有降低血压和胆甾醇、镇静、镇痛、解热、抗过敏等作用。

3. **现代应用**　现代常以本品为主，随证配伍，治疗肺炎、肺结核、急慢性支气管炎、小儿喘息性肺炎、急慢性扁桃体炎、急性咽炎、失音等。

川贝母

chuānbèimǔ《神农本草经》

【来源】为百合科植物川贝母 *Fritillaria cirrhosa* D. Don、暗紫贝母 *Fritillaria unibracteata* Hsiao et K.

C. Hsia、甘肃贝母 *Fritillaria przewalskii* Maxim.、梭砂贝母 *Fritillaria delavayi* Franch.、太白贝母 *Fritillaria taipaiensis* P. Y. Li 或瓦布贝母 *Fritillaria unibracteata Hsiao et* K. C. Hsiavar. wabuensis（S. Y. Tanget S. C. Yue）Z. D. Liu，S. Wang et S. C. Chen 的干燥鳞茎。按性状不同分别习称"松贝""青贝""炉贝"和"栽培品"。主产于四川、青海、甘肃、云南、西藏等地。夏、秋二季或积雪融化后采挖，除去须根、粗皮及泥沙，晒干或低温干燥。生用。

【处方用名】川贝母、川贝。

【性味归经】苦、甘，微寒。归肺、心经。

【功效】清热润肺，化痰止咳，散结消痈。

【临床应用】

1. **热痰、燥痰证**　本品苦寒清热，主入肺经，能清肺化痰，又味甘质润而润肺止咳，尤为燥咳之要药。治痰热内阻之咳嗽痰黄、咳痰不爽，可与桔梗、枇杷叶等同用，如川贝枇杷糖浆。治肺热、肺燥咳嗽，常与知母相须为用，如二母丸。治阴虚肺热，咳嗽，口燥咽干，可与麦冬、百合等同用，如川贝雪梨膏。

2. **瘰疬、乳痈、肺痈**　本品既能清热化痰，又能散结消痈。治痰火郁结之瘰疬，常与玄参、牡蛎同用，如消瘰丸。治热毒壅结之疮疡、乳痈，可与蒲公英、天花粉、连翘等同用。治肺痈咯吐脓血，胸闷咳嗽，常与桔梗、紫菀等同用，如四顺汤。

【用法用量】煎服，3~10g。研粉冲服，1次1~2g。

【使用注意】寒痰、湿痰不宜用。不宜与川乌、制川乌、草乌、制草乌、附子同用。

【现代研究】

1. **化学成分**　本品主要含有生物碱类成分，如川贝碱、西贝母碱、青贝碱、松贝碱、松贝甲素、松贝乙素、川贝素乙、梭砂贝母碱、梭砂贝母酮碱、川贝母酮碱、梭砂贝母芬碱、梭砂贝母芬酮碱、贝母辛、岷山碱甲、岷山碱乙。还有琼贝酮、川贝母皂苷、无机元素等。

2. **药理作用**　川贝母的流浸膏、醇提取物、生物碱及川贝总苷有明显的祛痰作用，川贝醇提取物、川贝总碱有镇咳作用，对支气管平滑肌有明显松弛作用。其醇提取物能提高实验动物耐受常压缺氧的能力，从而降低组织对氧的需要。川贝母碱和西贝母碱均具有降压作用。本品尚有一定的镇痛、催眠作用。

3. **现代应用**　临床常以本品为主，随证配伍，治疗咳嗽、百日咳、肺癌、上呼吸道感染、肝硬化腹水、乳头皲裂、乳腺癌等。

浙贝母
zhèbèimǔ《轩岐救正论》

【来源】为百合科植物浙贝母 *Fritillaria thunbergii* Miq. 的干燥鳞茎。主产于浙江。初夏植株枯萎时采挖，洗净。大小分开，大者除去芯芽，习称"大贝"。小者不去芯芽，习称"珠贝"。分别撞擦，除去外皮，拌以煅过的贝壳粉，吸去擦出的浆汁，干燥；或取鳞茎，大小分开，洗净，除去芯芽，趁鲜切成厚片，洗净，干燥，习称"浙贝片"。生用。

【处方用名】浙贝母、大贝、象贝。

【性味归经】苦，寒。归肺、心经。

【功效】清热化痰止咳，解毒散结消痈。

【临床应用】

1. **热痰证**　本品苦寒，善清化热痰，降泄肺气。治风热咳嗽，可与桑叶、牛蒡子等同用。治痰热咳嗽，可与金银花、桔梗、射干等同用，如金贝痰咳清颗粒。

2. **肺痈乳痈、瘰疬疮毒**　本品苦泄清热解毒，化痰散结消痈，其力颇猛。治痰火郁结之瘰疬痰核，常配伍川贝母、牡蛎等，如消瘰丸。治热毒疮痈、乳痈，常与蒲公英、连翘等同用。治肺痈，常与鱼腥草、桔梗等同用。

【用法用量】煎服，5~10g。

【使用注意】不宜与川乌、制川乌、草乌、制草乌、附子同用。

【现代研究】

1. 化学成分　本品主要含生物碱类成分，如贝母素甲、贝母素乙、浙贝母酮、贝母辛、异浙贝母碱、去氢浙贝母碱、浙贝母碱苷、浙贝母丙素等，还含有脂肪酸、β-谷甾醇等成分。

2. 药理作用　浙贝母祛痰效力略强于川贝母；所含生物碱有明显的镇咳作用，能松弛支气管平滑肌，具有一定的平喘作用。浙贝母生物碱能兴奋子宫，对离体动物心脏有抑制作用，并有降压作用。去氢浙贝母碱能抑制唾液分泌，对肠道有松弛作用。此外，本品还有抑菌、抗肿瘤、抗溃疡、抗甲状腺功能亢进等作用。

3. 现代运用　临床以本品配伍他药，可治疗消化性溃疡、慢性胃炎、慢性支气管炎、急慢性呼吸道感染、外阴瘙痒、前列腺肥大、急性尿潴留等。

　课堂互动 18-2

川贝母与浙贝母功用有何异同？

答案解析

瓜 蒌

guālóu《神农本草经》

【来源】为葫芦科植物栝楼 Trichosanthes kirilowii Maxim. 或双边栝楼 Trichosanthes rosthornii Harms 的干燥成熟果实。主产于山东、浙江、河南等地。秋季果实成熟时，连果梗剪下，置通风处阴干。生用。

【处方用名】瓜蒌、瓜蒌实、全瓜蒌、蜜瓜蒌。

【性味归经】甘、微苦，寒。归肺、胃、大肠经。

【功效】清热涤痰，宽胸散结，润燥滑肠。

【临床应用】

1. 肺热咳嗽、痰浊黄稠　本品甘寒而润，微苦降泄，善清肺热，润肺燥，涤痰浊。治痰热阻肺，咳嗽痰黄，质稠难咳，胸膈痞满，常与黄芩、胆南星、枳实等同用，如清气化痰丸。治燥热伤肺，干咳无痰或痰少质黏，咯吐不利，可与川贝母、天花粉、桑叶等同用。

2. 胸痹心痛、结胸痞满　本品又能利气散结而宽胸。治痰凝气滞，胸阳不振之胸痹疼痛、喘息咳唾不得卧，常与薤白、半夏同用，如瓜蒌薤白半夏汤。治痰热结胸，胸膈痞满，按之则痛，常与黄连、半夏等同用，如小陷胸汤。

3. 乳痈、肺痈、肠痈　本品能清热散结消痈。治乳痈初起，红肿热痛，可与蒲公英、天花粉、乳香等同用。治肺痈咳吐脓血，可与鱼腥草、芦根等同用。治肠痈，可与败酱草、大血藤等同用。

4. 大便秘结　本品甘寒质润入大肠，能润燥滑肠，通利大便，常与火麻仁、生地黄、玄参等同用。

【用法用量】煎服，9~15g。

【使用注意】脾虚便溏者及寒痰、湿痰证忌用。不宜与川乌、制川乌、草乌、制草乌、附子同用。

【现代研究】

1. 化学成分　本品主要含有油脂类、多糖类、甾醇类、黄酮及其苷类、三萜类及其苷类物质。

2. 药理作用　煎剂或浸剂对多种革兰阳性和阴性致病菌均有抑制作用。醇提取物能明显降低胃酸分泌和胃酸浓度，抑制溃疡形成。水提取物可使血糖先上升，后下降，最后复原，对肝糖原、肌糖原无影响。瓜蒌能扩张冠状动脉，增加冠脉血流量，较大剂量时，能抑制心脏，降低心肌收缩力，减慢心率，延长缺氧动物生存时间，提高动物耐缺氧能力。有较强的抗癌作用。所含氨基酸具有良好的祛痰效果。所含天门冬氨酸能促进细胞免疫，有利于减轻炎症，减少分泌物，并使痰液黏度下降而易于咳出。所含栝楼酸能抑制血小板聚集。

3. **现代运用**　临床常以本品为主随证配伍，治疗肺癌胸腔积液、冠心病、小儿慢性支气管炎、神经官能症、慢性阻塞性肺疾病、胃溃疡、急性乳腺炎、带状疱疹等。

【附药】瓜蒌皮　瓜蒌子

1. **瓜蒌皮**　本品为葫芦科植物栝楼 *Trichosanthes kirilowii* Maxim. 或双边栝楼 *Trichosanthesrosthornii* Harms 的干燥成熟果皮。性味甘，寒；归肺、胃经。具有清热化痰，利气宽胸功效。适用于痰热咳嗽，胸闷胁痛。煎服，6~10g。不宜与川乌、制川乌、草乌、制草乌、附子同用。

2. **瓜蒌子**　本品为葫芦科植物栝楼 *Trichosanthes kirilowii* Maxim. 或双边栝楼 *Trichosanthesrosthornii* Harms 的干燥成熟种子。性味甘，寒；归肺、胃、大肠经。具有润肺化痰，滑肠通便功效。适用于燥咳痰黏，肠燥便秘。煎服，9~15g。不宜与川乌、制川乌、草乌、制草乌、附子同用。

竹　茹

zhúrú《本草经集注》

【来源】为禾本科植物青秆竹 *Bambusa tuldoides* Munro、大头典竹 *Sinocalamus beecheyanus*（Munro） McClure var. *pubescens* P. F. Li 或淡竹 *Phyllostachys nigra*（Lodd.）Munro var. *henonis*（Mitf.）Stapf ex Rendle 的茎秆的干燥中间层。主产于江苏、浙江、江西、四川等地。全年均可采制，取新鲜茎，除去外皮，将稍带绿色的中间层刮成丝条，或削成薄片，捆扎成束，阴干。前者称"散竹茹"，后者称"齐竹茹"。生用或姜汁炙用。

【处方用名】竹茹、姜竹茹、淡竹茹。

【性味归经】甘，微寒。归肺、胃、心、胆经。

【功效】清热化痰，除烦，止呕。

【临床应用】

1. **痰热咳嗽、痰热心烦失眠**　本品甘寒，善清化热痰。治痰热咳嗽，痰黄质稠，可与桑白皮、川贝母等同用。治痰火内扰，心烦失眠，常与枳实、半夏、陈皮等同用，如温胆汤。

2. **胃热呕吐、妊娠恶阻**　本品能清胃热而降逆止呕，为治胃热呕逆之要药。治胃热呕逆，可与黄连、生姜等同用。治胃虚有热之呕吐，常与人参、陈皮、生姜等同用，如橘皮竹茹汤。治胎热恶阻呕吐，可与黄芩、枇杷叶、陈皮等同用。

【用法用量】煎服，5~10g。竹茹生品，长于清化热痰；姜竹茹，长于降逆止呕。

【现代研究】

1. **化学成分**　本品主要含生物碱、鞣质、黄酮、多糖、皂苷、氨基酸、三萜等成分。

2. **药理作用**　本品对白色葡萄球菌、大肠埃希菌、枯草杆菌均有较强的抑制作用，并有延缓衰老的作用。

3. **现代运用**　临床以本品配伍他药，可治疗妊娠恶阻、皮肤溃疡等。

竹　沥

zhúlì《名医别录》

【来源】为禾本科植物淡竹 *Phyllostachys nigra*（Lodd. ex Lindl）*Munro* var. *henonis*（Mitf.）Stapf ex Rendle 等的茎经火烤后所流出的液汁。取鲜竹竿，锯成段，两端去节，架起，中部用火烤烧，两端即有液汁流出，以器盛之。

【处方用名】竹沥、竹沥油。

【性味归经】甘、苦，寒。归心、胃经。

【功效】清热豁痰，镇惊利窍。

【临床应用】

1. **痰热咳喘** 本品性寒滑利，祛痰力强。治痰热咳喘，痰稠难咯，顽痰胶结者最为适宜，单用鲜竹沥，或与半夏、黄芩等同用。

2. **中风痰迷、惊风癫痫** 本品善涤痰泄热而开窍定惊。治中风口噤，可与姜汁同用。治小儿惊风，可与胆南星、牛黄同用。治痰火内盛化风之癫痫抽搐，可与胆南星、黄连等同用。

【用法用量】冲服，30~60ml。

【使用注意】寒痰及便溏者忌用。

【现代研究】

1. **化学成分** 本品主要含酚性成分、有机酸、多种氨基酸、糖和苷类等。

2. **药理作用** 本品有明显的镇咳、祛痰作用。具有显著的抗深部菌感染作用，对新生隐球菌、烟曲霉菌、白假丝酵母菌均有明显的抑菌作用，并具有抗炎作用。

3. **现代运用** 临床以本品配伍他药，可治疗慢性咽炎、重型乙型脑炎、流行性脑髓炎、体癣等。

天竺黄

tiānzhúhuáng《神农本草经》

【来源】为禾本科植物青皮竹 *Bambusa textilis* McClure 或华思劳竹 *Schizostachyum chinense* Rendle 等秆内的分泌液干燥后的块状物。主产于云南、广东、广西等地；进口天竺黄主产于印度尼西亚、泰国、马来西亚等地。秋、冬二季采收。生用。

【处方用名】天竺黄。

【性味归经】甘，寒。归心、肝经。

【功效】清热豁痰，凉心定惊。

【临床应用】

1. **热病神昏、中风痰迷** 本品性寒，能清心、肝之火热，化痰定惊，为清心定惊之良药。治热病神昏谵语，可与牛黄、连翘等同用。治中风痰壅，痰热癫痫，可与黄连、石菖蒲等同用。

2. **小儿痰热惊痫、抽搐、夜啼** 本品能清热化痰，定惊止痉，为小儿痰热，惊痫抽搐、夜啼之常用药。可与麝香、胆南星、朱砂等同用，如抱龙丸，亦可与郁金、白僵蚕等同用。

【用法用量】煎服，3~9g。

【现代研究】

1. **化学成分** 本品主要含无机元素、多种氨基酸、生物碱类等成分。

2. **药理作用** 本品所含竹红菌乙素具有明显的镇痛、抗炎作用。具有减慢心率、扩张微血管、抗凝血等作用。

3. **现代运用** 临床以本品配伍他药，可治疗银屑病、烧烫伤、白内障、肥厚性瘢痕等。

🎓 **课堂互动 18-3**

竹茹、竹沥、天竺黄功用有何异同？

答案解析

前 胡

qiánhú《雷公炮炙论》

【来源】为伞形科植物白花前胡 *Peucedanum praeruptorum* Dunn 的干燥根。主产于浙江、湖南、四川等地。冬季至次春茎叶枯萎或未抽花茎时采挖，除去须根，洗净，晒干或低温干燥。生用或蜜炙用。

【处方用名】前胡、炙前胡、炒前胡。

【性味归经】苦、辛，微寒。归肺经。

【功效】降气化痰，散风清热。

【临床应用】

1. 痰热喘满 本品辛散苦降，能宣降肺气，化痰止咳。治痰热壅肺之咳喘胸满，咯痰黄稠，常与桑白皮、苦杏仁等同用，如前胡散。

2. 风热咳嗽痰多 本品辛凉疏散，能宣散肺经之风热。治风热郁肺之咳嗽痰多，可与桑叶、牛蒡子、桔梗等同用。

【用法用量】煎服，3~10g。

【现代研究】

1. 化学成分 本品主要含香豆素及其苷类，如前胡醇、前胡苷、紫花前胡素、白花前胡素等。还含有有机酸类、挥发油等。

2. 药理作用 本品煎剂可显著增加呼吸道黏液分泌，且持续时间较长，有祛痰作用。白花前胡丙素具有抗心肌缺血、抗心衰、扩血管、降血压以及抑制钙内流、降低心肌耗氧等作用。前胡乙酸乙酯提取物具有抗菌活性。白花前胡香豆素类化合物在体内外均具有较好的抗炎活性及调糖降脂作用。

3. 现代运用 临床以本品配伍他药，可治疗慢性呼吸衰竭、支气管炎、支气管扩张继发感染、支气管哮喘、小儿肺炎、细菌性痢疾、慢性肠炎等。

课堂互动 18-4

白前与前胡功用有何异同？

答案解析

海 藻

hǎizǎo《神农本草经》

【来源】为马尾藻科植物海蒿子 Sargassum pallidum（Turn.）C. Ag. 或羊栖菜 Sargassum fusiforme（Harv.）Setch. 的干燥藻体。主产于辽宁、山东、浙江、福建、广东等地。前者习称"大叶海藻"，后者习称"小叶海藻"。夏、秋二季采捞，除去杂质，洗净，晒干。生用。

【处方用名】海藻。

【性味归经】苦、咸，寒。归肝、胃、肾经。

【功效】消痰软坚散结，利水消肿。

【临床应用】

1. 瘿瘤、瘰疬、睾丸肿痛 本品苦咸寒，能软坚散结，清热消痰。治痰湿凝滞，气血瘀阻之瘿瘤，常与昆布相须为用，或与青皮、当归、半夏等同用，如海藻玉壶汤。治痰火郁结，瘰疬结核，常与夏枯草、玄参、牡蛎等同用，如内消瘰疬丸。治睾丸肿胀疼痛，常与橘核、延胡索等同用，如橘核丸。

2. 痰饮水肿 本品又能通利水道，治痰饮水肿，常与茯苓、猪苓、泽泻等同用。

【用法用量】煎服，6~12g。

【使用注意】不宜与甘草同用。

【现代研究】

1. 化学成分 本品主要含多糖类成分，如羊栖菜多糖A、B、C，海藻多糖等。还含有碘、钾、氨基酸等。

2. 药理作用 水浸剂及醇提取物对流感病毒有抑制作用，在体外对人型结核分枝杆菌及某些真菌有抗菌作用。其提取物藻酸双酯钠具有抗凝血、降低血黏度及改善微循环的作用。本品的多种提取物表现出抗肿瘤活性，并有降血糖、降血脂作用。所含碘化物可预防和纠正缺碘引起的地方性甲状腺功能不足，并能抑制甲状腺功能亢进症和基础代谢率增高。海藻多糖具有抗幽门螺杆菌作用。羊栖菜多糖表现出显著的抗高血压和降低血清胆甾醇的效果。褐藻糖胶对脊髓灰质炎病毒、柯萨奇病毒有明显的抑制作用。

3. **现代运用**　临床以本品配伍他药，可治疗甲状腺瘤、乳腺增生、乳房纤维瘤、急性脑梗死、高脂血症、冠心病、糖尿病、慢性肺源性心脏病等。

昆　布

kūnbù《神农本草经》

【来源】为海带科植物海带 Laminaria japonica Aresch. 或翅藻科植物昆布 Ecklonia kurome Okam. 的干燥叶状体。主产于辽宁、山东、浙江、福建等地。夏、秋二季采捞，晒干。生用。

【处方用名】昆布。

【性味归经】咸，寒。归肝、胃、肾经。

【功效】消痰软坚散结，利水消肿。

【临床应用】

1. **瘿瘤、瘰疬、睾丸肿痛**　本品味咸性寒，功效应用与海藻相似，常与之相须为用以增强疗效。治瘿瘤初起，常与海藻、青皮、当归、半夏等同用，如海藻玉壶汤；瘿瘤日久，气血虚弱者，常与人参、当归等同用。治瘰疬初起，常与羌活、防风等同用；瘰疬遍生下颔或至颊车，常与三棱、黄连等同用。治睾丸肿硬疼痛，常与橘核、荔枝核、延胡索等同用。

2. **痰饮水肿**　本品利水道而消肿，常与防己、大腹皮、车前子等同用。

【用法用量】煎服，6~12g。

【现代研究】

1. **化学成分**　本品主要含藻胶酸，昆布多糖，氨基酸，挥发油，维生素B、C，芦丁，胡萝卜素，碘，钾等。

2. **药理作用**　昆布内含有丰富的碘，可纠正因缺碘引起的甲状腺功能不足，并能暂时抑制甲状腺功能亢进患者的基础代谢率，使症状减轻。昆布多糖能明显增强体液免疫功能，提高外周血细胞的数量，并有降血糖、镇咳、抗辐射、抗肿瘤等作用。

3. **现代运用**　临床以本品配伍他药，可治疗视网膜震荡、玻璃体混浊、乳房纤维瘤、便秘等疾病。

蛤　壳

géqiào《神农本草经》

【来源】为帘蛤科动物文蛤 Meretrix meretrix Linnaeus 或青蛤 Cyclina sinensis Gmelin 的贝壳。主产于江苏、浙江、广东等地。夏、秋二季捕捞，去肉，洗净，晒干。碾碎或水飞，生用，或取净海蛤壳煅用。

【处方用名】蛤壳、海蛤壳、煅蛤壳、蛤粉。

【性味归经】苦、咸，寒。归肺、肾、胃经。

【功效】清热化痰，软坚散结，制酸止痛；外用收湿敛疮。

【临床应用】

1. **痰热咳喘**　本品咸寒入肺经，能清肺热而化痰浊。治痰热壅肺，咳喘痰稠色黄，可与瓜蒌、胆南星、浙贝母等同用。治痰火郁结之胸胁疼痛，咯吐痰血，常与青黛同用，如黛蛤散。

2. **瘿瘤、痰核**　本品咸寒，能清热化痰，软坚散结。治瘿瘤、痰核，可与海藻、昆布、瓦楞子等同用。

3. **胃痛吞酸**　本品能制酸止痛。治疗胃痛吞酸，常与牡蛎、海螵蛸、延胡索等同用。

4. **湿疹、烫伤**　本品研末外用，可收湿敛疮，用治湿疹、烧烫伤。

【用法用量】煎服，6~15g，先煎，蛤粉包煎。外用适量，研极细粉撒布或油调后敷患处。

【现代研究】

1. 化学成分　本品主要含碳酸钙，还含有微量元素、氨基酸、壳角质等。

2. 药理作用　本品有利尿、抗炎、止血作用。尚有降低动物过氧化脂质，提高超氧化物歧化酶作用。文蛤水解液具有降糖、降脂作用。

3. 现代运用　临床以本品配伍他药，可治疗宫颈糜烂、真菌性阴道炎、银屑病、带状疱疹、小儿脓疱疮等。

海浮石
hǎifúshí《本草拾遗》

【来源】为胞孔科动物脊突苔虫 *Costazia aculeata* Canu et Bassler 及瘤分胞苔虫 *Cellporinacostazi* Audouin 等的干燥骨骼。主产于浙江、江苏、福建等沿海地区。夏、秋二季自海中捞出，用清水漂洗，除去盐质、泥沙，干燥。生用。

【处方用名】海浮石、浮海石。

【性味归经】咸，寒。归肺、肾经。

【功效】清肺化痰，软坚散结。

【临床应用】

1. 痰热喘咳　本品性寒入肺经，善清肺热而化痰止咳。治痰热胶结，咯痰色黄，质稠难咯，可与瓜蒌、浙贝母等同用。治肝火犯肺之痰中带血，可与青黛、栀子等同用。

2. 瘰疬、瘿瘤　常与海藻、牡蛎等同用。

【用法用量】煎服，10~15g，宜打碎先煎。

【现代研究】

1. 化学成分　本品主要含碳酸钙，还含有少量镁、铁及酸不溶物质等。

2. 药理作用　本品有促进支气管分泌物排出及尿液的形成与排泄的作用。

3. 现代运用　临床以本品配伍他药，可治疗支气管扩张咯血、肺动脉高血压所致的顽固性咯血、淋巴结结核等。

瓦楞子
wǎléngzǐ《本草备要》

【来源】为蚶科动物毛蚶 *Arca subcrenata* Lischke、泥蚶 *Arca granosa* Linnaeus 或魁蚶 *Arca inflata* Reeve 的贝壳。主产于山东、浙江、福建、广东等地。秋、冬至次年春捕捞，洗净，置沸水中略煮，去肉，干燥。碾碎，生用或煅用。

【处方用名】瓦楞子、煅瓦楞子。

【性味归经】咸，平。归肺、胃、肝经。

【功效】消痰化瘀，软坚散结，制酸止痛。

【临床应用】

1. 顽痰胶结　本品味咸，能消顽痰。治顽痰胶结，咳嗽痰稠，质黏难咯，可与竹沥、瓜蒌、黄芩等同用。

2. 瘿瘤、瘰疬、癥瘕结块　本品消顽痰，散郁结。治瘿瘤，可与海藻、昆布、蛤壳等同用。治痰火凝结之瘰疬，可与浙贝母、连翘等同用。治癥瘕结块，可单用，或与三棱、莪术等同用。

3. 胃痛泛酸　本品煅后可制酸止痛，用于肝胃不和，胃痛吐酸，可研粉单用，或与甘草同用。

【用法用量】煎服，9~15g，宜先煎。生瓦楞子，长于消痰散结；煅瓦楞子，长于制酸止痛。

【现代研究】

1. **化学成分** 本品主要含碳酸钙，还含有磷酸钙、硅酸盐、磷酸盐、有机质、铁、镁等。

2. **药理作用** 本品所含碳酸钙、磷酸钙能中和胃酸，可对抗消化性溃疡，加快溃疡面愈合，并能减轻胃溃疡疼痛。毛蚶水解液有保肝、降血糖、降血脂作用。

3. **现代运用** 临床以本品配伍他药，可治疗胃及十二指肠溃疡、消化道肿瘤、肝脾肿大、烧烫伤等。

黄药子

huángyàozǐ《神农本草经》

【来源】为薯蓣科植物黄独 *Dioscorea bulbifera* L. 的干燥块茎。主产于湖南、浙江、江苏等地。夏末至冬初采挖，洗净，除去须根，切开，干燥。生用。

【处方用名】黄药子、黄独。

【性味归经】苦，平；有毒。归心、肝经。

【功效】消痰软坚散结，清热解毒。

【临床应用】

1. **瘿瘤** 本品味咸，善软坚散结消瘿，为治痰火互结所致瘿瘤之要药。治项下瘿瘤结肿，单用以酒浸服，或与海藻、牡蛎等同用。

2. **疮痈肿毒、咽喉肿痛、毒蛇咬伤** 本品苦泄，清热解毒，化痰散结消痈。治疮痈肿毒，常与金银花、紫花地丁等清热解毒药同用，也可单用捣烂外敷。治热毒咽喉肿痛，常与射干、山豆根、大青叶等同用。治毒蛇咬伤，可与半枝莲、白花蛇舌草、重楼等同用，内服或外敷。

此外，本品还有凉血止血作用，可用治血热所致的吐血、衄血、咳血等；兼有止咳平喘作用，亦可治咳嗽、气喘、百日咳等。

【用法用量】煎服，4.5~9g。外用适量，鲜品捣敷，或研末调敷，或磨汁涂。

【使用注意】本品有毒，不宜过量、久服。脾胃虚弱及肝肾功能损害者慎用。

【现代研究】

1. **化学成分** 本品主要含二萜类成分，如黄独素A、B、C、D。还含有皂苷、鞣质、淀粉等成分。

2. **药理作用** 本品对缺碘所致的动物甲状腺肿有一定的治疗作用。能直接抑制心肌，醇浸物水液的抑制作用较水煎剂强。水煎剂或醇浸物水液对离体肠管有抑制作用，而对未孕子宫则有兴奋作用。水煎剂体外对多种致病真菌有不同程度的抑制作用，乙醇浸膏对单纯疱疹病毒有较强的对抗作用。甲醇总提取物有明显的抗炎作用。流浸膏有止血作用。黄药子素A、B、C以及薯蓣皂苷等均具有抗肿瘤作用。黄药子多糖还有降血糖作用。

3. **现代运用** 临床以本品配伍他药，可治疗甲状腺肿大。

胖大海

pàngdàhǎi《本草纲目拾遗》

【来源】为梧桐科植物胖大海 *Sterculia lychnophora* Hance 的干燥成熟种子。主产于泰国、越南、柬埔寨、马来西亚等地。4~6月果实成熟开裂时，采收种子，晒干。生用。

【处方用名】胖大海。

【性味归经】甘，寒。归肺、大肠经。

【功效】清热润肺，利咽开音，润肠通便。

【临床应用】

1. **肺热音哑、咽喉干痛** 本品甘寒清润入肺经，能清宣肺气，润肺化痰，利咽开音，尤为治咽痛、失音之要药。治疗肺热郁闭咽痛、声哑、喉燥干咳，常单味泡服，或与甘草同用。治肺热伤津之咳嗽痰稠，咳吐不利，或干咳无痰，咽干便燥者，常与桑白皮、地骨皮等同用。

2. **热结便秘**　本品质滑性润，入大肠经，可宣上导下，清泄火热，润肠通便。治肺热肠燥便秘，单味泡服即可；兼头痛目赤，可与大黄、火麻仁等同用。

【用法用量】2~3枚，沸水泡服或煎服。

【现代研究】

1. **化学成分**　本品主要含多糖类成分，如D-半乳糖、L-鼠李糖、蔗糖。还含有胖大海素、有机酸类、胡萝卜苷等。

2. **药理作用**　本品水浸液能促进肠蠕动，有缓泻作用，以种仁作用最强。浸剂等有抗病毒、抗菌及抗炎作用。本品对特异性免疫功能有一定促进作用，外皮、软壳、种仁的水浸液提取物皆有一定的利尿和镇痛作用，种仁作用最强。胖大海素对血管平滑肌有收缩作用，能改善黏膜炎症，减轻痉挛性疼痛。

3. **现代运用**　临床以本品配伍他药，可治疗腹泻、咽源性咳嗽、咽喉肿痛。外用可治疗急性细菌性结膜炎。

礞　石

méngshí《嘉祐本草》

【来源】为变质岩类黑云母片岩或绿泥石化云母碳酸盐片岩，或为变质岩类蛭石片岩或水黑云母片岩。《中国药典》称前者药材为青礞石，主产于江苏、湖南、湖北、四川等地；称后者药材为金礞石，主产于河南、河北等地。全年可采，采挖后，除去杂石和泥沙，砸成小块。生用或煅用。

【处方用名】礞石、青礞石、金礞石、煅青礞石、煅金礞石。

【性味归经】甘、咸，平。归肺、心、肝经。

【功效】坠痰下气，平肝镇惊。

【临床应用】

1. **顽痰咳喘**　本品质重沉降，走下坠痰。治顽痰、老痰胶结，咳逆气喘，痰多质稠难咯，常与黄芩、沉香、大黄等同用，如礞石滚痰丸。

2. **癫狂惊痫**　本品既消痰下气，又平肝镇惊，为治惊痫之良药。治痰热壅塞之惊痫抽搐，狂躁烦闷，可煅用为末，薄荷汁和白蜜调服，如夺命散。

【用法用量】多入丸散，3~6g；煎服，10~15g，宜打碎，布包先煎。

【使用注意】非痰热内结不化之实证不宜使用。脾胃虚弱、小儿慢惊忌用。孕妇慎用。

【现代研究】

1. **化学成分**　黑云母片岩主要为含钾、镁、铝、铁的硅酸盐。绿泥石化云母主要含碳酸盐。金礞石主要成分为云母与石英，亦即主含钾、铁、镁、锰、铝、硅酸等。

2. **药理作用**　青礞石能促进阳离子交换，产生吸附作用，以化痰利水。还具有泻下作用。

3. **现代运用**　临床以本品配伍他药，可治疗癫痫、冠心病、小儿肺炎重症、颈部淋巴结结核等。

第三节　止咳平喘药

PPT

止咳平喘药多味苦降泄，性或寒或温，主入肺经。以止咳平喘为主要作用，用于咳嗽、喘息之证。部分药物兼有润肠通便、利水消肿、清热利湿、解痉止痛等功效，用于治疗肠燥便秘、水肿、胸腹积水、湿热黄疸、心腹疼痛、癫痫等病证。

苦杏仁

kǔxìngrén《神农本草经》

【来源】为蔷薇科植物山杏 *Prunus armeniaca* L. var. ansu Maxim.、西伯利亚杏 *Prunus sibirica* L.、东北杏 *Prunus mandshurica*（Maxim.）Koehne 或杏 *Prunus armeniaca* L. 的干燥成熟种子。主产于山西、河北、内蒙古、辽宁等地。夏季采收成熟果实，除去果肉和核壳，取出种子，晒干。生用，或以燀法去皮用，或炒用，用时捣碎。

【处方用名】杏仁、苦杏仁、炒苦杏仁、燀苦杏仁。

【性味归经】苦，微温；有小毒。归肺、大肠经。

【功效】降气止咳平喘，润肠通便。

【临床应用】

1. 咳嗽气喘　本品苦泄重降，长于降泄上逆之肺气，又兼宣发壅闭之肺气，为治咳喘要药。凡咳嗽喘满，无论新久、寒热、虚实，皆可随证配伍使用。治风寒束肺之咳喘，可与麻黄、甘草同用，如三拗汤。治邪热壅肺之喘咳，可与石膏、麻黄、甘草同用，如麻黄杏仁石膏甘草汤。治风热咳嗽，常与桑叶、菊花等同用，如桑菊饮。治燥热咳嗽，常与桑叶、浙贝母、沙参等同用，如桑杏汤。治痰浊阻肺之咳嗽痰多，常与桔梗、陈皮、百部等同用，如杏仁止咳糖浆。

2. 肠燥便秘　本品质润多脂，能润肠通便。治津枯肠燥便秘，常与柏子仁、郁李仁等同用，如五仁丸。治血虚便秘，常与当归、生地黄、桃仁等同用，如润肠丸。

【用法用量】煎服，5~10g，生品入煎剂宜后下。

【使用注意】内服不宜过量，以免中毒。大便溏泄者慎用。婴儿慎用。

【现代研究】

1. 化学成分　本品主要含苦杏仁苷、苦杏仁苷酶、樱叶酶、油酸、亚油酸、棕榈酸、雌酮、蛋白质等成分。

2. 药理作用　本品所含的苦杏仁苷，在体内分解产生氢氰酸，能抑制呼吸中枢而起到镇咳、平喘作用；同时分解产生的苯甲醛可抑制胃蛋白酶活性而影响消化功能。苦杏仁油体外实验对蛔虫、钩虫、蛲虫及伤寒沙门菌、副伤寒沙门菌有抑制作用。本品还具有抗炎、镇痛、增强机体细胞免疫、抗消化性溃疡、抗肿瘤、抗脑缺血、降血糖等作用。

3. 现代应用　临床常以本品为主随证配伍，治疗咳嗽、支气管哮喘、上消化道溃疡、高脂血症、老年性皮肤瘙痒症、足癣等。

【附药】甜杏仁

为蔷薇科植物杏 *Prunus armeniaca* L. 或山杏 *Prunus armeniaca* L. var. Ansu Maxim. 部分栽培品种的味甜的干燥成熟种子。性味甘平；归肺、大肠经。具有润肺止咳，润肠通便功效。用于虚劳咳嗽，肠燥便秘。煎服，5~10g。

紫苏子

zǐsūzǐ《本草经集注》

【来源】为唇形科植物紫苏 *Perilla frutescens*（L.）Britt. 的干燥成熟果实。主产于湖北、江苏、河南、浙江、河北等地。秋季果实成熟时采收，除去杂质，晒干。生用或炒用。

【处方用名】紫苏子、苏子、炒紫苏子。

【性味归经】辛，温。归肺经。

【功效】降气化痰，止咳平喘，润肠通便。

【临床应用】

1. 咳喘痰多　本品性降质润主入肺经，长于降肺气，化痰涎而止咳平喘。治痰壅气逆之咳喘痰多，食少胸痞，常与白芥子、莱菔子同用，如三子养亲汤。若上盛下虚之久咳痰喘，胸膈满闷，常与半夏、厚朴、肉桂等同用，如苏子降气汤。若风寒外束，痰热内蕴之咳喘，痰多色黄，常与麻黄、桑白皮、苦杏仁等同用，如定喘汤。

2. **肠燥便秘** 本品性润下降，能润燥滑肠，且善降泄肺气以助大肠传导。治肠燥便秘，常与火麻仁、苦杏仁、瓜蒌仁等同用。

【用法用量】煎服，3~10g。

【使用注意】脾虚便溏者慎用。

【现代研究】

1. **化学成分** 本品主要含油酸、亚油酸、亚麻酸、迷迭香酸、氨基酸、维生素、微量元素等成分。

2. **药理作用** 紫苏子及其炮制品的多种提取物有不同程度的镇咳、祛痰、平喘作用。炒紫苏子醇提取物有抗炎、抗过敏、增强免疫作用。紫苏子的脂肪油提取物有降血脂作用。此外，紫苏子还有抗氧化、改善学习记忆、抗肝损伤及抑制肿瘤等作用。

3. **现代运用** 临床以本品配伍他药，可治疗胆道蛔虫症、高脂血症等。

百 部

bǎibù《名医别录》

【来源】为百部科植物直立百部 *Stemona sessilifolia*（Miq.）Miq.、蔓生百部 *Stemona japonica*（BL.）Miq. 或对叶百部 *Stemona tuberosa* Lour. 的干燥块根。主产于安徽、山东、江苏、浙江、湖北、四川等地。春、秋二季采挖，除去须根，洗净，置沸水中略烫或蒸至无白心，取出，晒干。生用或蜜炙用。

【处方用名】百部、蜜百部、炙百部。

【性味归经】甘、苦，微温。归肺经。

【功效】润肺下气止咳，杀虫灭虱。

【临床应用】

1. **咳嗽** 本品甘润苦降，微温不燥，主入肺经，善润肺下气止咳，治疗咳嗽，无论新久、寒热，均可配伍使用。治小儿顿咳、阴虚劳嗽最宜。治风寒咳嗽，微恶风、发热，常与荆芥、紫菀、桔梗等同用，如止嗽散。治风热咳嗽，可与桑叶、菊花、桔梗等同用。治小儿顿咳，可与黄芩、桑白皮等同用。治肺痨咳嗽，常与麦冬、阿胶、三七等同用，如月华丸。

2. **头虱、体虱、蛲虫病、阴痒** 治头虱、体虱，可制成20%乙醇液或50%水煎剂外搽患处。治蛲虫病，可单味浓煎灌肠。治阴道滴虫病外阴瘙痒，常与蛇床子、苦参、龙胆等同用，煎汤坐浴外洗。

【用法用量】煎服，3~9g。外用适量，水煎或酒浸。久咳宜蜜炙用，杀虫灭虱宜生用。

【现代研究】

1. **化学成分** 本品主要含生物碱类成分，如百部碱、原百部碱、对叶百部碱、百部定碱、异百部定碱、直立百部碱、蔓生百部碱等。还含蛋白质、脂类等。

2. **药理作用** 百部乙醇提取液对肺炎杆菌、金黄色葡萄球菌、乙型溶血性链球菌、铜绿假单胞菌、大肠埃希菌、枯草杆菌、白假丝酵母菌等多种病菌都有不同程度的抑制作用。5%~50%百部醇浸液及水浸液对头虱、体虱、阴虱均有一定的杀灭作用，醇浸液较水浸液效强。所含对叶百部碱有显著的镇咳、驱虫作用。所含百部碱尚有抗结核、镇静、镇痛作用。

3. **现代运用** 临床以本品配伍他药，可治疗百日咳、肺结核、足癣、梨形鞭毛虫病、酒渣鼻等。

桑白皮

sāngbáipí《神农本草经》

【来源】为桑科植物桑 *Morus alba* L. 的干燥根皮。全国大部分地区均产。秋末叶落时至次春发芽前采挖根部，刮去黄棕色粗皮，纵向剖开，剥取根皮，晒干。生用或蜜炙用。

【处方用名】桑白皮、蜜桑白皮、炙桑白皮。

【性味归经】甘，寒。归肺经。

【功效】泻肺平喘，利水消肿。

【临床应用】

1. 肺热喘咳　本品性寒主降，主入肺经，善泻肺中之火热，兼泻肺中之水饮而平喘。治肺热咳喘，常与地骨皮、甘草等同用，如泻白散。治肺虚有热之咳喘，可与人参、熟地黄等同用，如补肺汤。治水饮停肺，胀满喘急，可与麻黄、杏仁、葶苈子等同用。

2. 水肿　本品能肃降肺气，通调水道而利水消肿。常与茯苓皮、大腹皮、陈皮等同用，如五皮散。

【用法用量】煎服，6~12g。生桑白皮，长于利水消肿；炙桑白皮，长于泻肺平喘，润肺止咳。

【使用注意】肺寒咳嗽，小便量多者慎用。

【现代研究】

1. 化学成分　本品主要含黄酮类成分，如桑根皮素、环桑根皮素、桑酮、桑素、环桑素等；香豆素类成分，如伞形花内酯、东莨菪素等。还含有多糖、挥发油、鞣质等。

2. 药理作用　桑白皮水提液、水提醇沉液有降血糖作用。桑白皮水煎剂、生桑白皮水提液、桑白皮醇提取物的乙酸乙酯萃取部位均有利尿作用。桑白皮多种提取物和提取成分有不同程度的镇咳、祛痰、平喘作用。桑白皮总黄酮有抗炎、镇痛作用。此外，桑白皮还有降血压、免疫调节、抗肿瘤、抗氧化、抗缺氧、抗病毒、延缓衰老等作用。

3. 现代运用　临床以本品配伍他药，可治疗高血压、慢性阻塞性肺病、糖尿病、小儿流涎、小儿鼻出血、下肢溃疡等。

葶苈子

tínglìzǐ《神农本草经》

【来源】为十字花科植物播娘蒿 Descurainia sophia（L.）Webb. ex Prantl. 或独行菜 Lepidium apetalum Willd. 的干燥成熟种子。主产于河北、辽宁、内蒙古、江西、安徽等地。前者习称"南葶苈子"，后者习称"北葶苈子"。夏季果实成熟时采割植株，晒干，搓出种子，除去杂质。生用或炒用。

【处方用名】葶苈子、北葶苈子、南葶苈子、炒葶苈子。

【性味归经】辛、苦，大寒。归肺、膀胱经。

【功效】泻肺平喘，行水消肿。

【临床应用】

1. 痰涎壅盛之喘咳　本品辛散苦泄，大寒清热，专泻肺中水饮，清泄肺经痰饮而平喘。治痰涎壅盛，肺气上逆之喘咳痰多、胸闷喘息不得平卧，常与大枣同用，如葶苈大枣泻肺汤。治肺热停饮，咳喘不得平卧、面目浮肿者，可与桑白皮、大腹皮等同用。

2. 胸腹积水　本品上可泻肺以通调水道，下走膀胱能利水消肿。治痰热结胸之胸胁积水，常与杏仁、大黄、芒硝等同用，即大陷胸丸。治湿热蕴阻之腹水肿满，常与防己、大黄等同用，如己椒苈黄丸。

【用法用量】煎服，3~10g，包煎。

【现代研究】

1. 化学成分　本品主要含黄酮类成分，如槲皮素、槲皮素–3–O–β–D–葡萄糖–7–O–β–D–龙胆双糖苷等；挥发油，如芥子油、异硫氰酸苄酯等；脂肪酸类成分，如亚油酸、亚麻酸等。

2. 药理作用　本品所含芥子苷是镇咳的有效成分，炒制可提高芥子苷含量。所含葶苈苷、葶苈子水提液均有不同程度的强心作用，能使心肌收缩力增强，心率减慢，对衰弱的心脏可以增加心输出量，降低静脉压。此外，还具有降血脂、抗抑郁、抗血小板聚集、抗肿瘤及抗菌等作用。

3. **现代运用** 临床以本品配伍他药，可治疗肺源性心脏病、高脂血症、结核性渗出性胸膜炎、肝硬化腹水、幽门梗阻、急性咽炎、烧伤等。

🎓 **课堂互动 18-5**

桑白皮与葶苈子功用有何异同？

答案解析

紫 菀

zǐwǎn《神农本草经》

【来源】为菊科植物紫菀 *Aster tataricus* L. f. 的干燥根和根茎。主产于河北、安徽等地。春、秋二季采挖，除去有节的根茎（习称"母根"）和泥沙，编成辫状晒干，或直接晒干。生用或蜜炙用。

【处方用名】紫菀、蜜紫菀、炙紫菀。

【性味归经】辛、苦，温。归肺经。

【功效】润肺下气，消痰止咳。

【临床应用】**咳嗽** 本品辛散苦降，温润不燥，长于润肺下气，辛开肺郁，化痰浊而止咳。治咳嗽痰多，无论外感内伤、寒热虚实，咳嗽有痰或咳痰不爽，皆可应用。治外感风寒犯肺，咳嗽气喘，咽痒，常与桔梗、荆芥、白前等同用，如止嗽散。治肺热咳嗽，咯痰黄稠，常与黄芩、桑白皮、浙贝母等同用。治阴虚劳嗽，痰中带血，常与阿胶、知母、川贝母等同用。治吐血、咯血，常与茜草同用，如紫菀丸。如治妊娠咳嗽，胎动不安，常与桔梗、桑白皮、天冬等同用，如紫菀汤。

【用法用量】煎服，5~10g。外感暴咳宜生用，肺虚久咳蜜炙用。紫菀生品，以散寒、降气化痰力胜，多用于风寒咳嗽，痰饮喘咳。蜜紫菀，润肺止咳力胜，用于肺虚久咳或肺虚咳血。

【现代研究】

1. **化学成分** 本品主要含紫菀酮、紫菀皂苷、槲皮素，挥发油中含毛叶醇、乙酸毛叶酯、茴香脑、脂肪酸、芳香族酸等。

2. **药理作用** 水煎剂有祛痰作用而无镇咳及平喘作用；苯及甲醇提取物也有祛痰作用；正丁醇提取部分分离出的环肽类化合物有抗肿瘤活性。煎剂还有抗菌、抗癌等作用。

3. **现代运用** 临床常以本品随证配伍，治疗肺结核、支气管扩张、肺癌咯血等。

款冬花

kuǎndōnghuā《神农本草经》

【来源】为菊科植物款冬 *Tussilago farfara* L. 的干燥花蕾。主产于河南、陕西、山西等地。12月或地冻前当花尚未出土时采挖，除去花梗和泥沙，阴干。生用，或蜜炙用。

【处方用名】款冬花、冬花、炙冬花、蜜款冬花、蜜冬花。

【性味归经】辛、微苦，温。归肺经。

【功效】润肺下气，止咳化痰。

【临床应用】**咳嗽** 本品味辛而润，苦降肺气，温而不燥，为润肺下气，化痰止咳之良药。一切咳嗽，无论外感内伤、寒热、虚实新久皆可，尤适用于肺寒咳嗽，常与紫菀相须为用。治外感风寒，咳嗽痰多，常与细辛、射干、麻黄等同用，如射干麻黄汤。治寒邪伤肺，久咳不止，常与紫菀相须为用，如紫菀散。治肺热咳喘，痰黄浓稠，常与川贝母、桑白皮等清肺止咳化痰药同用，如款冬花汤。治阴虚燥咳，痰少咽干，可与沙参、麦冬等同用。治肺痈咳吐脓痰，常与桔梗、薏苡仁、芦根等同用，如款花汤。

【用法用量】煎服，5~10g。外感暴咳宜生用，内伤久咳宜蜜炙用。生品款冬花长于散寒止咳，多用于风寒久咳或痰饮暴咳。蜜炙后药性温润，能增强润肺止咳的功效，多用于肺虚久咳或阴虚燥咳。

【现代研究】

1. **化学成分**　本品含款冬酮、芦丁、款冬二醇、金丝桃苷、挥发油等成分。

2. **药理作用**　本品水煎剂有止咳、祛痰作用，并略有平喘作用。醇提取液具有一定的升压作用；煎剂及醇提取液对离体蟾蜍心脏呈抑制作用。醚提取物对在体或离体胃肠道平滑肌均呈抑制作用。

3. **现代运用**　临床以本品配伍他药，可治疗咳嗽。

课堂互动 18-6

款冬花与紫菀功用有何异同？

答案解析

枇杷叶
pípáyè《名医别录》

【来源】 为蔷薇科植物枇杷 *Eriobotrya japonica*（Thunb.）Lindl. 的干燥叶。全年均可采收，晒至七八成干时，扎成小把，再晒干。主产于广东、浙江等地。以色灰绿者为佳。生用，或蜜炙用。

【处方用名】 枇杷叶、炙枇杷叶、蜜枇杷叶。

【性味归经】 苦，微寒。归肺、胃经。

【功效】 清肺止咳，降逆止呕。

【临床应用】

1. **肺热咳嗽**　本品长于清降肺气而止咳喘，兼清肺化痰。治肺热咳嗽，可与桑叶、麦冬等同用，如清燥救肺汤。治肺虚久咳，常与川贝母、百部等同用，如川贝枇杷露。

2. **胃热呕吐**　本品能醒脾胃，下逆气，清胃热，止吐逆。治胃热呕吐、呃逆，可与橘皮、竹茹同用，如橘皮竹茹汤。

【用法用量】 煎服，6~10g。枇杷叶生品，长于清肺止咳，降逆止呕；蜜炙枇杷叶，长于润肺止咳。

【使用注意】 入药水煎服用，须先刷去叶片后面的绒毛，否则易引起咳嗽加重、喉头水肿、痉挛等不良反应。

【现代研究】

1. **化学成分**　本品的主要成分为挥发油、熊果酸、齐墩果酸、苦杏仁苷、维生素 B_1 等。2020版《中国药典》规定，干品含齐墩果酸和熊果酸的总量不得少于0.70%，饮片同药材。

2. **药理作用**　枇杷叶醇提取物及其多种提取成分有不同程度的镇咳、祛痰和抗炎作用，其中三萜酸还有平喘和免疫增强作用。枇杷叶所含苦杏仁苷除镇咳平喘外，还有镇痛作用。此外，枇杷叶还有抗病毒、抗菌、降血糖及抗肿瘤等多种药理作用。

3. **现代应用**　常以本品为主随证配伍，治疗咳嗽、小儿急性肾炎等。

白　果
báiguǒ《日用本草》

【来源】 为银杏科植物银杏 *Ginkgo biloba* L. 的干燥成熟种子。主产于河南、四川、广西、山东等地。秋季种子成熟时采收，除去肉质外种皮，洗净，稍蒸或略煮后，烘干。生用或炒用，用时捣碎。

【处方用名】 白果、炒白果、白果仁、炒白果仁、银杏。

【性味归经】 甘、苦、涩，平；有毒。归肺、肾经。

【功效】 敛肺定喘，止带缩尿。

【临床应用】

1. **哮喘痰咳**　本品涩敛苦降，药性平和，能敛肺定喘，兼有化痰之功。寒热虚实之哮喘痰咳，随证配伍均可用之，尤适用于日久无邪者。治风寒引发的哮喘痰嗽，配麻黄，一散一收，开合肺气而定喘，如定喘汤。治肺肾两虚之虚喘，可与五味子、胡桃仁等同用。治肺虚痰滞，咳喘气促，痰稠难咳，可与麻黄、黄芩、苦参等同用，如银黄平喘气雾剂。

2. 带下白浊、遗尿尿频 本品能收涩而固下焦，除湿泄浊，收涩止带。治妇女湿热带下，色黄腥臭，常与黄柏、车前子等同用，如易黄汤。治脾肾亏虚，带下量多色清质稀，可与山药、莲子等同用。治肾虚之小便频数、遗精、遗尿、白浊等，常与熟地黄、山茱萸等同用。

【用法用量】煎服，5~10g。

【使用注意】本品毒性大，而以绿色胚芽最毒。其毒性成分能溶于水，加热可破坏，故熟品毒性小。咳嗽痰稠者慎用。

【现代研究】

1. 化学成分 本品含银杏内酯、槲皮素、芦丁、白果素、银杏素、白果酸、白果酚、银杏醇、钙、磷、铁、胡萝卜素等；尚含少量氰苷等成分。

2. 药理作用 本品乙醇提取物有祛痰作用，白果对金黄色葡萄球菌、链球菌、白喉棒状杆菌、炭疽杆菌、枯草杆菌、大肠埃希菌、伤寒沙门菌等有不同程度的抑制作用。此外，本品还有抗过敏、抗衰老、抗寄生虫、抗炎、抗肿瘤等多种药理作用。

3. 现代运用 临床以本品配伍他药，可治疗白带增多、老人尿频、梅尼埃病、脑缺血、阿尔茨海默病、帕金森病、过敏、咳嗽多痰等多种疾病。

【附药】银杏叶

为银杏科植物银杏 *Ginkgo biloba* L. 的干燥叶。性味甘、苦、涩，平。归心、肺经。功效为活血化瘀，通络止痛，敛肺平喘，化浊降脂。用于瘀血阻络、胸痹心痛、中风偏瘫、肺虚咳喘。煎服，9~12g。有实邪者忌用。

矮地茶

ǎidìchá《本草图经》

【来源】为紫金牛科植物紫金牛 *Ardisia japonica*（Thunb.）Blume 的干燥全草。主产于福建、江西、湖南等地。夏、秋二季茎叶茂盛时采挖，除去泥沙，干燥。生用。

【处方用名】矮地茶、紫金牛。

【性味归经】辛、微苦，平。归肺、肝经。

【功效】化痰止咳，清利湿热，活血化瘀。

【临床应用】

1. 祛痰止咳、平喘 本品因其性平，治咳喘，无论新久、寒热，均可配伍应用。治疗肺热咳嗽，气逆喘急，痰黄浓稠，可单味煎服，或配伍枇杷叶、黄芩、桑白皮等，以清肺化痰，止咳平喘；若寒痰咳喘，痰多质稀，常配伍麻黄、细辛、干姜等，以温肺化痰，止咳平喘。

2. 清利湿热 本品能清利湿热，治湿热黄疸，常与茵陈、虎杖、栀子等同用，以清热利湿退黄。

3. 活血化瘀 本品能活血消肿止痛。治血瘀经闭、痛经，可配鸡血藤、桃仁、红花、丹参等活血调经药。治风湿痹痛，可配独活、威灵仙、防己等祛风湿通络药。治跌打伤痛，可单用本品，水、酒各半煎服，或与红花、乳香、没药、川芎等活血化瘀药同用。

【用法用量】煎服，15~30g。

【现代研究】

1. 化学成分 本品含内酯类成分：岩白菜素；黄酮类成分：杨梅树苷等；酚类成分：紫金牛酚、紫金牛素等。还含三萜类、挥发油类及苯醌类等。2020版《中国药典》规定，按干燥品含岩白菜素不得少于0.50%，饮片同药材。

2. **药理作用**　矮地茶具有镇咳、祛痰、平喘作用。岩白菜素有镇咳、抗炎、解热作用。矮地茶黄酮苷有祛痰作用，对流感嗜血杆菌、肺炎双球菌、金黄色葡萄球菌也有抑制作用。紫金牛酚对结核分枝杆菌有抑制作用。三萜皂苷有抗肿瘤作用。

3. **现代运用**　临床常以本品随证配伍，治疗肺结核、胃及十二指肠溃疡出血等。

罗汉果

luóhànguǒ《岭南采药录》

【**来源**】为葫芦科植物罗汉果 *Siraitia grosvenorii*（Swingle）C. Jeffrey ex A. M. Lu et Z. Y. Zhang 的干燥果实。主产于广西。秋季果实由嫩绿色变深绿色时采收，晾数天后，低温干燥。生用。

【**处方用名**】罗汉果、罗汉干果。

【**性味归经**】甘，凉。归肺、大肠经。

【**功效**】清热润肺，利咽开音，滑肠通便。

【**临床应用**】

1. **肺热燥咳**　本品味甘性凉，善清肺热，润肺燥。治肺热燥咳，可单用，或与桑白皮、天冬等同用。

2. **咽痛失音**　可单用泡茶饮。

3. **肠燥便秘**　本品甘润，能滑肠通便。治肠燥便秘，可配蜂蜜泡服。

【**用法用量**】煎服，9~15g；或开水泡服。

【**现代研究**】

1. **化学成分**　本品含非糖甜味的成分，主要是三萜苷类：罗汉果苷、D-甘露醇，以及大量葡萄糖、果糖等成分。

2. **药理作用**　本品水提取液有明显的祛痰、镇咳作用。所含 D-甘露醇具有止咳作用，又可用于治疗脑水肿，能提高血液渗透压，降低颅内压，还可用于治疗大面积烧伤和烫伤的水肿，防治急性肾功能衰竭和降低眼球内压，治疗急性青光眼以及代替糖作糖尿病患者的甜味食品或调味剂。对肠管运动机能具有双向调节作用，可使肠管松弛而解痉，使肠管恢复自发性活动。

3. **现代应用**　临床常以本品为主随证配伍，治疗颈部淋巴结结核等。

洋金花

yángjīnhuā《本草纲目》

【**来源**】为茄科植物白花曼陀罗 *Datura metel* L. 的干燥花。全国大部分地区均产。4~11月花初开时采收，晒干或低温干燥。生用。

【**处方用名**】洋金花、曼陀罗花。

【**性味归经**】辛，温；有毒。归肺、肝经。

【**功效**】平喘止咳，解痉定痛。

【**临床应用**】

1. **哮喘咳嗽**　本品辛温有毒，平喘止咳力强，适用于喘咳无痰或痰少，他药乏效者，尤宜于寒性哮喘，可作散剂单用，或切丝制成卷烟燃吸，或配入复方中应用。

2. **小儿慢惊、止痉**　本品有定惊解痉作用，治疗小儿慢惊风、癫痫之痉挛抽搐，常与天麻、天南星等药同用；与全蝎、蜈蚣配伍，息风止痉止痛，如佛茄花散。

3. **脘腹冷痛，风湿痹痛**　本品广泛用于各种疼痛，如治脘腹疼痛，可单味水煎或作散剂内服。治风湿痹痛，跌打伤痛，单用即可，也可与川芎、当归、姜黄等药同用，以加强活血止痛之效。

4. **麻醉镇痛**　本品辛散温通，有良好的麻醉止痛作用。古代用作麻醉剂，常与川乌、草乌、姜黄等同用，活血麻醉镇痛，如整骨麻药方。

【**用法用量**】0.3~0.6g，宜入丸散；亦可作卷烟分次燃吸（一日量不超过1.5g）。外用适量。

【**使用注意**】本品有剧毒，应严格控制剂量，以免中毒。青光眼、眼压增高，以及表证未解、痰多黏稠者忌用。外感及痰热咳喘、高血压病、心脏病、肝肾功能不全者、心动过速患者及孕妇应禁用。用治慢性支气管炎，不宜与麻黄素、氨茶碱等其他止咳平喘药同用，以免降低疗效。

【**现代研究**】

1. 化学成分 本品含莨菪烷类生物碱成分，其中东莨菪碱含量占总生物碱的80%，其余为阿托品与莨菪碱等。还含有甾体类及黄酮类成分。

2. 药理作用 本品具有明显的镇痛和抗癫痫作用，能增强机体抗氧化能力，抑制过剩自由基导致的脂质过氧化反应。能提高机体非特异性免疫力，调整机体的应急功能。所含东莨菪碱在特定剂量时对呼吸中枢有抑制作用。

3. 现代运用 临床以本品配伍他药，可治疗婴幼儿哮喘、变态反应性败血症、精神分裂症、银屑病、强直性脊柱炎、眩晕、梅尼埃病等。

目标检测

答案解析

一、单项选择题

1. 下列各项，既能燥湿化痰，又可降逆止呕的药物为（　）
   A. 天南星　　　　　B. 白附子　　　　　C. 半夏　　　　　D. 芥子　　　　　E. 前胡

2. 功效为燥湿化痰，祛风止痉，散结消肿的药物是（　）
   A. 白前　　　　　B. 白附子　　　　　C. 芥子　　　　　D. 天南星　　　　　E. 旋覆花

3. 善治头面部疾患，祛风痰解痉的药物是（　）
   A. 半夏　　　　　B. 皂荚　　　　　C. 白附子　　　　　D. 白芥子　　　　　E. 胆南星

4. 白芥子的功效为（　）
   A. 温化寒痰，解毒散结　　　　　B. 温肺化痰，利气散结　　　　　C. 燥湿化痰，消痞散结
   D. 温化寒痰，消肿散结　　　　　E. 燥湿化痰，祛风解痉

5. 旋覆花入煎剂宜（　）
   A. 后下　　　　　B. 先煎　　　　　C. 另煎　　　　　D. 包煎　　　　　E. 冲服

6. 桔梗的功效是（　）
   A. 润肺、止咳、下气、化痰　　　　　B. 宣肺、利咽、清肺、化痰　　　　　C. 宣肺、利咽、祛痰、排脓
   D. 降气、止咳、祛痰、排脓　　　　　E. 降气、止呕、祛痰、排脓

7. 下列各项，既能清化热痰，又能润肺、止咳，亦能散结消痈的药物为（　）
   A. 川贝母　　　　　B. 浙贝母　　　　　C. 竹茹　　　　　D. 桔梗　　　　　E. 前胡

8. 下列各项，治疗风热咳嗽、痰热咳嗽均适宜的药物是（　）
   A. 川贝母　　　　　B. 浙贝母　　　　　C. 瓜蒌　　　　　D. 桔梗　　　　　E. 胖大海

9. 治疗痰热咳嗽兼有便秘者，宜首选（　）
   A. 前胡　　　　　B. 浙贝母　　　　　C. 瓜蒌仁　　　　　D. 川贝母　　　　　E. 海藻

10. 竹茹治呕吐最适用者为（　）
    A. 胃阴虚呕吐　　　B. 胃气虚呕吐　　　C. 食积呕吐　　　　D. 胃热呕吐　　　　E. 胃寒呕吐

11. 既可以治疗咳嗽气喘，又能够治疗肠燥便秘的药物是（　）
    A. 苦杏仁、紫苏子　　　　　B. 苦杏仁、胖大海　　　　　C. 苦杏仁、火麻仁
    D. 苦杏仁、郁李仁　　　　　E. 苦杏仁、柏子仁

12. 功效为润肺止咳、杀虫灭虱的药物是（　　）

　　A. 苦杏仁　　　　　B. 桔梗　　　　　C. 百部　　　　　D. 紫苏子　　　　　E. 枇杷叶

13. 下列各项，功善清肺止咳、降逆止呕的药物是（　　）

　　A. 半夏　　　　　B. 川贝母　　　　　C. 苦杏仁　　　　　D. 百部　　　　　E. 枇杷叶

14. 治疗痰涎壅盛、喘咳不得平卧之症的首选药物为（　　）

　　A. 苏子　　　　　B. 葶苈子　　　　　C. 白芥子　　　　　D. 桑白皮　　　　　E. 白果

15. 桑白皮的功效是（　　）

　　A. 清化热痰，除烦止呕　　　　　B. 清化热痰，宽胸散结　　　　　C. 清化热痰，定惊利窍

　　D. 泻肺平喘，利水消肿　　　　　E. 清肺化痰，止咳平喘

二、多项选择题

1. 下列善祛风痰的药物有（　　）

　　A. 半夏　　　　　B. 天南星　　　　　C. 白芥子　　　　　D. 白附子　　　　　E. 旋覆花

2. 下列各项，具有润肺止咳的药物有

　　A. 苦杏仁　　　　　B. 紫菀　　　　　C. 款冬花　　　　　D. 苏子　　　　　E. 百部

三、简答题

1. 化痰药的适应证为何？

2. 白附子的功效、用法用量和使用注意？

3. 川贝母与浙贝母的功效与主治之异同为何？

（周　芳）

书网融合……

知识回顾　　　　微课1　　　　微课2　　　　微课3　　　　微课4　　　　习题

第十九章　安神药

PPT

学习目标

知识要求：

1. 掌握安神药的含义、功效、应用、分类、用法用量及使用注意；掌握朱砂、磁石、龙骨、酸枣仁、远志的性能、功效、临床应用、用法用量及使用注意；掌握朱砂与磁石、酸枣仁与柏子仁的功用异同。

2. 熟悉琥珀、柏子仁、合欢皮的功效及临床应用。

3. 了解首乌藤、灵芝的功效及临床应用。

技能要求：

学会利用药物的性能和功效辨证治疗心神不宁证。

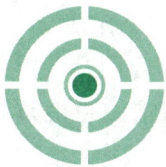

凡以安定神志为主要作用，用以治疗心神不宁证的药物，称为安神药。

安神药多味咸或甘，性寒或平，主入心、肝经。心藏神，主神志，肝藏魂，主疏泄，神志的病理变化与心、肝两脏关系密切，故本类药物多入心、肝经。安神药多为矿物、化石、贝壳或植物的种仁。矿物、化石、贝壳类药物，质重沉降，以重镇安神为主；植物种仁类药物，质润滋养，以养心安神为主。安神药主要用于治疗心神不宁证，症见心悸怔忡、失眠多梦、健忘或惊风癫狂等。部分药物兼有平肝潜阳、纳气平喘、清热解毒、活血、敛汗、润肠通便、祛痰等作用，可用于治疗肝阳上亢、肾虚气喘、热毒疮疡、瘀血、自汗盗汗、肠燥便秘、痰多咳喘等病证。

根据安神药的性能特点和功效主治的不同，可分为重镇安神药、养心安神药两类。

使用安神药时，应针对导致心神不宁的不同病因病机，选择重镇安神药或养心安神药，并进行相应配伍用药。如火热所致者，可配伍清泻心火、清泻肝火药；痰热扰心者，配伍清热化痰药；肝阳上亢者，配伍平肝潜阳药；血瘀气滞者，配伍活血化瘀或疏肝理气药；心肾不交者，配伍滋阴降火、交通心肾药；血虚阴亏者，配伍补血、养阴药；心脾两虚者，配伍补益心脾药。惊风、癫狂等证，多以化痰开窍或平肝息风药为主，本类药物多作为辅药应用。

使用本类药物时需注意：第一，矿石类安神药，入汤剂时有效成分不易溶出，需打碎先煎、久煎；如作丸散剂服用，易伤脾胃，不宜久服，需配伍健脾养胃药。第二，部分药物具有毒性，不宜过量久服，以免中毒。

第一节　重镇安神药

重镇安神药，味甘或咸，性寒或平，主入心、肝经。多为矿物、化石、贝壳类药物，质重沉降，重则能镇，以重镇安神、平惊定志为主要作用，主要用于心火炽盛、肝郁化火、痰火扰心及惊吓导致的心神不宁实证，症见心悸、失眠、多梦及惊风、癫狂等。部分药物兼有平肝潜阳、纳气平喘、清热解毒等作用，用治肝阳上亢、肾虚气喘、热毒疮疡等病证。

朱 砂
zhūshā《神农本草经》

【来源】为硫化物类矿物辰砂族辰砂，主含硫化汞（HgS）。主产于贵州、湖南、四川等地，传统以产于古之辰州（今湖南沅陵）者为道地药材。采挖后，选取纯净者，用磁铁吸净含铁的杂质，再用水淘去杂石和泥沙。水飞研细，晒干。

【处方用名】朱砂、辰砂、丹砂、水飞朱砂。

【性味归经】甘，微寒；有毒。归心经。

【功效】清心镇惊，安神，明目，解毒。

【临床应用】

1. **心神不宁证** 本品性微寒质重，功善清心经实火，又能镇惊安神，为镇心、清心、定惊之要药，尤适用于治疗心火亢盛之心神不宁，惊悸怔忡，烦躁不眠者，常与黄连、栀子等清心火药合用，以增强清心安神的功效；治心火亢盛，阴血不足之失眠多梦，心中烦热，心悸怔忡，常配伍补血养心之生地黄、当归等药，如朱砂安神丸。

2. **癫狂、小儿惊风** 本品善清心火，又质重，重可镇怯，有镇惊止痉之功，故可治疗温热病热入心包或痰热内闭，症见高热烦躁，神昏谵语，惊厥抽搐者，常与牛黄、麝香等开窍、息风药同用，如安宫牛黄丸；治疗小儿急惊风，可配伍牛黄、全蝎、钩藤等药，如牛黄散；治疗癫痫猝昏抽搐，常与磁石同用，如磁朱丸。

3. **视物昏花** 本品性微寒，可清心明目，治疗心肾不交之视物昏花，心悸失眠，耳鸣耳聋者，常配伍磁石、神曲等药，如磁朱丸。

4. **疮疡肿毒、咽喉肿痛、口疮** 本品性微寒，善清心火，无论内服、外用，均有清热解毒作用，用于疮疡肿毒，常与雄黄、山慈菇、大戟等同用，如太乙紫金锭；若咽喉肿痛，口舌生疮，可配冰片、硼砂等外用，如冰硼散。

【用法用量】0.1~0.5g，多入丸散服，不宜入煎剂。外用适量。

【使用注意】本品有毒，不宜大量服用，也不宜少量久服；孕妇及肝肾功能不全者禁用。忌火煅。

【现代研究】

1. **化学成分** 本品的主要成分为硫化汞（HgS）。还含有碳酸汞、醋酸汞、铁、铅、锌、钡、铜、锰、锑、硅、砷等微量元素。

2. **药理作用** 本品能降低大脑中枢神经的兴奋性，有催眠、抗恐惧、抗焦虑、抗惊厥、抗心律失常等作用。外用具有抑菌、减轻炎症反应、促创面愈合等作用。

3. **现代应用** 常以本品为主随证配伍，治疗失眠、心律失常、精神分裂症、疮疡肿毒、白内障等。

磁 石
císhí《神农本草经》

【来源】为氧化物类矿物尖晶石族磁铁矿，主含四氧化三铁（Fe$_3$O$_4$）。主产于辽宁、河北、山东、江苏等地。采挖后，除去杂石，选择吸铁能力强者入药。生用或醋淬研细用。

【处方用名】磁石、煅磁石。

【性味归经】咸，寒。归肝、心、肾经。

【功效】镇惊安神，平肝潜阳，聪耳明目，纳气平喘。

【临床应用】

1. **心神不宁证** 本品味咸性寒，味咸入肾，性寒能清泻心肝之火，用于肾虚肝旺、肝火上炎或惊恐气乱，心悸失眠及惊痫癫狂者，常与朱砂相须为用，如磁朱丸；用于痰浊蒙蔽清窍癫狂者，常与牛黄、石菖蒲等同用。

2. **肝阳上亢证**　本品归肝、肾经，既能平肝潜阳，又能益肾阴，治疗肝阳上亢，头晕目眩，急躁易怒者，常与石决明、牡蛎等药物同用。

3. **耳鸣耳聋、视物昏花**　本品归肝、肾经，能补益肝肾，有聪耳明目之功，治疗耳鸣、耳聋属肾虚者，常与熟地黄、山茱萸等补肾阴药同用，如耳聋左慈丸；治疗视物昏花属肝肾不足者，常与枸杞子、女贞子等补肝肾、明目药同用。

4. **肾虚气喘**　本品入肾经，质重沉降，纳气归肾，有益肾纳气平喘之效，治疗虚喘属肾气亏虚，摄纳无权者，常与五味子、蛤蚧等纳气平喘药同用。

【用法用量】煎服，9~30g，先煎。煅磁石偏于聪耳明目，纳气平喘，常用于耳鸣耳聋，视物昏花，肾虚气喘；其他方面生用。

【使用注意】本品吞服后不易消化，如入丸散，不可多服。脾胃虚弱者慎用。

【现代研究】

1. **化学成分**　本品主要含四氧化三铁（Fe_3O_4）。还含有锡、钙、钴、矾、锰、镉、铬、钴、铜、锌、砷、铅等成分。

2. **药理作用**　本品具有催眠、镇痛作用，且炮制后作用显著增强。此外，还有镇静、抗炎、止凝血等作用。

3. **现代运用**　临床以本品配伍他药，可治疗眩晕、癫痫、哮喘、精神分裂症、系统性红斑狼疮、耳鸣、伤科疼痛等多种疾病。

👐 **课堂互动 19-1**

朱砂与磁石功用有何异同？

答案解析

龙　骨

lónggǔ《神农本草经》

【来源】为古代哺乳动物如三趾马类、犀类、鹿类、牛类、象类等骨骼的化石或象类门齿的化石。主产于山西、内蒙古、陕西等地。全年均可采挖。生用或煅用。

【处方用名】龙骨、煅龙骨。

【性味归经】甘、涩，平。归心、肝、肾经。

【功效】镇惊安神，平肝潜阳，收敛固涩；外用，吸湿敛疮。

【临床应用】

1. **心神不宁、心悸失眠、惊痫癫狂**　本品质重，归心、肝经，具有较好的镇惊安神之效，可用于治疗各种神志失常。治疗心神不宁，心悸失眠等症，常与柴胡、牡蛎同用，如柴胡加龙骨牡蛎汤；治疗惊痫抽搐，癫狂发作属痰热内盛者，可配伍牛黄、胆南星等清热化痰药。

2. **肝阳上亢证**　本品有较强的平肝潜阳之效，治疗头晕目眩，烦躁易怒属肝阴不足，肝阳上亢者，常与怀牛膝、赭石、牡蛎等药同用，如镇肝熄风汤。

3. **滑脱诸证**　本品煅用有较好的收敛固涩之效，配伍不同的药物可治疗滑精、尿频、遗尿、崩漏、带下、自汗、盗汗等多种正虚滑脱之证。治疗滑精属肾虚者，常与芡实、沙苑子等补肾固精止遗药同用，如金锁固精丸；治疗小便频数，遗尿属心肾两虚者，常与人参、桑螵蛸、龟甲等药同用，如桑螵蛸散；治疗崩漏属气虚不摄，冲任不固者，常与黄芪、山萸肉、海螵蛸等配伍，如固冲汤；治疗虚汗者，常与牡蛎、浮小麦等药同用。

4. **湿疹湿疮、疮疡久溃不敛**　本品煅后外用有收湿敛疮、生肌之功。治疗湿疮流水，阴部汗多瘙痒，疮疡溃久不敛，常与枯矾等份，研为细末，外敷患处。

【用法用量】煎服，15~30g，先煎。外用适量。镇惊安神、平肝潜阳宜生用，收敛固涩宜煅用。

【使用注意】湿热内蕴者不宜使用。

【现代研究】

1. 化学成分　本品主要含碳酸钙、磷酸钙、氧化镁。另含铁、钾、钠、铜、锰、苯丙氨酸、异亮氨酸、蛋氨酸等。

2. 药理作用　龙骨水煎剂有镇静催眠、抗痉厥、增强免疫、消除溃疡、促进损伤组织修复、促进血液凝固、降低血管通透性等作用。

3. 现代运用　临床常以本品随证配伍，治疗抑郁症、失眠症、焦虑症、汗证、遗精、遗尿、心悸、高血压、荨麻疹、湿疹等疾病。

【附药】龙齿

为古代哺乳动物如三趾马类、犀类、鹿类、牛类、象类等的牙齿化石。药性：甘、涩，凉；归心、肝经。功效：镇惊安神，临床用于惊痫癫狂、心悸怔忡、失眠多梦。煎服，15~30g，先煎。

琥　珀
hǔpò《名医别录》

【来源】为古代松科松属植物的树脂埋藏地下经年久转化而成。主产于广西、云南、辽宁、河南等地。随时可采，从地下或煤层中挖出后，除去砂石、泥土等杂质。研细用。

【处方用名】琥珀。

【性味归经】甘，平。归心、肝、膀胱经。

【功效】镇惊安神，活血散瘀，利尿通淋。

【临床应用】

1. 心神不宁、心悸失眠、惊痫癫痫　本品甘平质重，归心、肝经，能镇惊安神，治疗心神不宁，心悸失眠者，常与茯神、远志等安神药同用，如琥珀定志丸；治疗小儿惊风及癫痫抽搐，可与天竺黄、胆南星等凉肝定惊药同用，如琥珀抱龙丸。

2. 血瘀诸证　本品归心、肝经，入血分，有活血通经，散瘀消癥之效，可用于治疗血瘀诸证。治疗产后血瘀肿痛，可单研末冲服；治疗经闭痛经，常与莪术、水蛭等药同用；治疗胸痹心痛属心血瘀阻者，可与三七研末内服；治疗癥瘕痞块，常与鳖甲、大黄等药同用。

3. 淋证、癃闭　本品能利尿通淋，又能活血散瘀，尤适用于血淋。可单用研末冲服，以灯心草煎汤送服，或配伍滑石、木通、金钱草等利尿通淋药物。

【用法用量】研末冲服，或入丸散，每次1.5~3g；不入煎剂。

【现代研究】

1. 化学成分　本品主要含树脂、挥发油。此外还含有琥珀氧松香酸、琥珀松香高酸、琥珀银松酸、琥珀脂醇、琥珀松香醇及琥珀酸等。

2. 药理作用　琥珀具有中枢抑制、促进溃疡愈合作用。

3. 现代运用　临床常以本品随证配伍，治疗癫痫、脑损伤后综合征、急性泌尿道感染、产后癃闭、泌尿系结石、慢性前列腺炎、心绞痛、皮肤慢性溃疡等疾病。

第二节　养心安神药

养心安神药性味多甘平，主入心与肝经，多为植物种子、种仁，甘能补益，润能滋养，以养心安神为主要作用，主要用于心神不宁虚证，症见心悸怔忡，虚烦不眠，健忘多梦等。部分药物兼有敛汗、生津、润肠通便、止咳平喘等作用，用治多汗、津伤口渴、肠燥便秘、咳嗽气喘等病症。

酸枣仁

suānzǎorén《神农本草经》

【来源】为鼠李科植物酸枣 Ziziphus jujuba Mill. var. spinosa（Bunge）Hu ex H. F. Chou 的干燥成熟种子。主产于辽宁、河北、山西、内蒙古、陕西等地。秋末冬初采收成熟果实，除去果肉和核壳，收集种子，晒干。生用或炒用，用时捣碎。

【处方用名】酸枣仁、炒酸枣仁。

【性味归经】甘、酸，平。归肝、胆、心经。

【功效】养心补肝，宁心安神，敛汗，生津。

【临床应用】

1. **虚烦不眠、惊悸多梦**　本品味甘，归心、肝经，能养心阴、益肝血，具有良好的宁心安神之功，为养心安神之要药。治疗虚烦不眠，惊悸多梦属肝血不足、虚热内扰者，常与知母、茯苓、川芎等同用，如酸枣仁汤；治疗发热体倦，失眠少食，怔忡惊悸属心脾两虚者，常与人参、黄芪、龙眼肉等补气血药同用，如归脾汤；治疗心肾不足、阴亏血少，症见心悸失眠、虚烦神疲、梦遗健忘、手足心热、口舌生疮、舌红少苔、脉细而数者，常与地黄、朱砂、丹参等药配伍，如天王补心丹。

2. **体虚多汗**　本品味酸能敛，有收敛止汗之功，治疗体虚自汗、盗汗者，可与山茱萸、煅牡蛎等止汗药同用。

3. **津伤口渴**　本品味甘酸，酸甘化阴，有敛阴生津止渴之效，治疗津伤口渴者，可与地黄、天花粉、乌梅等药同用。

【用法用量】煎服，10~15g。

【使用注意】有实邪郁火者慎服。

【现代研究】

1. **化学成分**　本品主要含黄酮、皂苷、三萜、生物碱、脂肪油、甾体化合物、酚酸化合物、维生素 C、多种氨基酸和微量元素等。

2. **药理作用**　本品所含酸枣仁总皂苷、总黄酮、不饱和脂肪酸有催眠、镇静作用；酸枣仁总生物碱组及环肽生物碱有抗惊厥作用；酸枣仁煎剂有镇痛、降体温作用。此外，酸枣仁还有抗心律失常、抗心肌缺血、强心、降血压、降血脂、降低血小板黏附率、防止动脉粥样硬化、抗脂质过氧化、增强免疫、抗肿瘤、改善学习记忆能力等作用。

3. **现代应用**　常以本品为主随证配伍，治疗失眠、焦虑症、抑郁症、神经衰弱、更年期综合征、健忘、神经性头痛、紧张性头痛、早泄、高血压等。

柏子仁

bǎizǐrén《神农本草经》

【来源】为柏科植物侧柏 Platycladus orientalis（L.）Franco 的干燥成熟种仁。主产于山东、河南、河北等地。秋、冬二季采收成熟种子，晒干，除去种皮，收集种仁。生用或制霜用。

【处方用名】柏子仁、炒柏子仁、柏子仁霜。

【性味归经】甘，平。归心、肾、大肠经。

【功效】养心安神，润肠通便，止汗。

【临床应用】

1. **虚烦失眠、心悸怔忡**　本品味甘性平质润，主归心经，有养心安神之效。治疗心肾不足、阴亏血少，症见心悸失眠，虚烦神疲者，常与生地黄、酸枣仁、丹参等药配伍，如天王补心丹；治疗心悸易惊、失眠多梦、健忘属心气虚、心阳虚者，常与生黄芪、党参、当归等药同用，如柏子养心丸。

2. **肠燥便秘** 本品质润，富含油脂，有润肠通便之效，治疗老年人、产后、体虚等肠燥便秘者，常与郁李仁、松子仁等药同用，如五仁丸。

3. **阴虚盗汗** 本品甘润，可补阴止汗，治疗阴虚盗汗，可与人参、白术、麻黄根等药同用，如柏子仁丸。

【用法用量】煎服，3~10g。

【使用注意】痰多及便溏者慎用。

【现代研究】

1. **化学成分** 本品主要含脂肪油、柏木醇、谷甾醇和双萜类成分；并含少量挥发油、皂苷、维生素A和蛋白质等。

2. **药理作用** 本品所含柏子仁油能不同程度地增加小鼠睡眠指数，柏子仁皂苷能明显延长小鼠睡眠时间；柏子仁水提取物具有显著的抗抑郁作用；柏子仁苷对阿尔茨海默病（AD）模型大鼠的行为有改善作用。

3. **现代运用** 临床以本品配伍他药，可治疗盗汗、卵巢早衰、白血病、老年便秘等多种疾病。

课堂互动 19-2

酸枣仁与柏子仁功用有何异同？

答案解析

远 志

yuǎnzhì《神农本草经》

【来源】为远志科植物远志 *Polygala tenuifolia* Willd. 或卵叶远志 *Polygala sibirica* L. 的干燥根。主产于山西、陕西、河北、河南等地。春、秋二季采挖，除去须根和泥沙，晒干或抽取木心晒干。生用或制用。

【处方用名】远志、制远志、蜜远志。

【性味归经】苦、辛，温。归心、肾、肺经。

【功效】安神益智，交通心肾，祛痰，消肿。

【临床应用】

1. **失眠多梦、健忘惊悸、神志恍惚** 本品苦辛性温，能开心气而宁心安神，又能通肾气而强志不忘，为交通心肾、安神定志之佳品。治疗心神不宁，失眠多梦，健忘惊悸，神志恍惚属心肾不交者，常与茯神、龙齿等药同用，如远志丸。

2. **咳痰不爽、癫痫惊狂** 本品苦温性燥，归肺经，有祛痰止咳之效，可治疗痰多黏稠，咯痰不爽，常与苦杏仁、桔梗等药同用；味辛通利，归心经，有利心窍、逐痰涎之功，可治疗癫痫惊狂属痰阻心窍者，常与半夏、天麻、石菖蒲、郁金等药同用。

3. **疮疡肿毒、乳房肿痛** 本品具消散痈肿之功，可治疗疮疡肿毒、乳房肿痛，无论寒热虚实均可，可内服，也可外用。内服可单用，为末，黄酒送服；外用可隔水蒸软，加少量黄酒捣烂敷于患处。

【用法用量】煎服，3~10g。外用适量。生远志消散痈肿作用较强；制远志长于安神益智、祛痰；蜜远志长于化痰止咳。

【使用注意】过量应用可导致恶心、呕吐。胃炎及胃溃疡患者慎用。

【现代研究】

1. **化学成分** 本品主要含皂苷类、叫酮类、糖酯类等，此外，还有少量生物碱、木质素、香豆素等。

2. **药理作用** 远志提取物、皂苷类和糖酯类化合物有抗痴呆和脑保护活性；远志醇提取物YZ-50（富含寡糖酯类）可改善抑郁症状；远志还有抗心肌缺血、祛痰镇咳、抑菌、抗癌、免疫增强、抑制乙醇吸收、活血抗炎、止痛等作用。

3. **现代运用** 临床以本品配伍他药，可治疗阿尔茨海默病、失眠、抑郁、急性乳腺炎、气管炎、疮痫等多种疾病。

合欢皮

héhuānpí《神农本草经》

【来源】为豆科植物合欢 *Albizia julibrissin* Durazz. 的干燥树皮。全国大部分地区均产。夏、秋二季剥取，晒干。

【处方用名】合欢皮。

【性味归经】甘，平。归心、肝、肺经。

【功效】解郁安神，活血消肿。

【临床应用】

1. **忿怒忧郁、失眠多梦**　本品性甘平，归心、肝经，为疏肝解郁，宁心安神之佳品，适用于情志不遂，忿怒忧郁所致烦躁不宁，抑郁失眠，可单用或与首乌藤、郁金等解郁安神药同用。

2. **肺痈、疮肿**　本品具活血消肿之功，能消散内外痈肿。治疗肺痈咳吐脓血者，可与冬瓜仁、薏苡仁、鱼腥草等药同用；治疗疮痈肿毒，常与金银花、野菊花、蒲公英等清热解毒药同用。

3. **跌仆伤痛**　本品归心、肝经，入血分，能活血祛瘀，治疗跌仆伤痛，常与桃仁、红花等药同用。

【用法用量】煎服，6~12g。外用适量，研末调敷。

【使用注意】孕妇及月经过多者慎用。

【现代研究】

1. **化学成分**　本品主要含木脂素类成分，还含三萜类、黄酮、甾醇、挥发油等。

2. **药理作用**　本品所含合欢皮甲醇提取物、合欢皮多糖、合欢皮乙醇提取物有抗肿瘤作用；合欢皮乙醇提取物对金黄色葡萄球菌和黑曲霉具有良好抑菌效果；合欢皮皂苷有抗生育作用；合欢皮提取物具有抗抑郁的作用；合欢皮水煎剂、醇提取物及合欢皮总皂苷有镇静安神作用；合欢皮多糖组和皂苷组有增强免疫作用。

3. **现代运用**　临床以本品配伍他药，可治疗失眠、心脏神经症、抑郁状态、中风后抑郁等多种疾病。

【附药】合欢花

为豆科植物合欢 *Albizia julibrissin* Durazz. 的干燥花序或花蕾。前者习称"合欢花"，后者习称"合欢米"。药性：甘，平；归心、肝经。功效解郁安神。临床用于心神不安，抑郁失眠。煎服，5~10g。

首乌藤

shǒuwūténg《何首乌传》

【来源】为蓼科植物何首乌 *Polygonum multiflorum* Thunb. 的干燥藤茎。主产于河南、湖北、广东、广西、贵州等地。秋、冬二季采割，除去残叶，捆成把或趁鲜切段，干燥。生用。

【处方用名】首乌藤、夜交藤。

【性味归经】甘，平。归心、肝经。

【功效】养血安神，祛风通络。

【临床应用】

1. **失眠多梦**　本品味甘，归心、肝经，能滋养阴血，养心安神，治疗失眠多梦，心神不宁属阴虚血少者，常与酸枣仁、合欢皮等药同用；治疗失眠、眩晕属阴虚阳亢者，可与珍珠母、龙骨等药同用。

2. **血虚身痛、风湿痹痛**　本品具养血祛风通络之功，治疗血虚身痛者，常与当归、鸡血藤等药同用；治疗风湿痹痛者，常与秦艽、羌活等药同用。

3. **皮肤瘙痒**　本品有养血祛风止痒之效，治疗风疹、疥癣之皮肤瘙痒者，常与蝉蜕、蒺藜、地肤子等药同用。

【用法用量】煎服，9~15g。外用适量，煎水洗患处。

【现代研究】

1. 化学成分　本品主要成分为苷类、黄酮、蒽醌、多糖等。其中包括二苯乙烯苷、虎杖苷、白藜芦醇、芦荟大黄素、大黄素-8-β-D-吡喃葡萄糖苷、大黄素、大黄素甲醚、表儿茶素、芦丁、金丝桃苷、紫云英苷、槲皮素、没食子酸等。

2. 药理作用　本品所含苷类、总黄酮、总蒽醌、多糖具有改善睡眠、抗氧化、调节免疫、抗炎抑菌、降血脂等作用。

3. 现代运用　临床以本品配伍他药，可治疗失眠、眩晕、冠心病、慢惊风、多动症、抽动症等多种疾病。

灵 芝

língzhī《神农本草经》

【来源】为多孔菌科真菌赤芝 *Ganoderma lucidum*（Leyss. ex Fr.）Karst. 或紫芝 *Ganoderma sinense* Zhao, Xu et Zhang 的干燥子实体。全国大部分地区均产。全年采收，除去杂质，剪除附有朽木、泥沙或培养基质的下端菌柄，阴干或在40~50℃烘干。生用。

【处方用名】灵芝。

【性味归经】甘，平。归心、肺、肝、肾经。

【功效】补气安神，止咳平喘。

【临床应用】

1. 心神不宁、失眠心悸　本品味甘性平，归心经，有补心气、安心神之功，治疗心神不宁，失眠，惊悸，多梦，健忘，体倦神疲，食少属心气不足、心神失养者，可单用或与当归、酸枣仁等药同用。

2. 肺虚咳喘　本品味甘，归肺经，有补益肺肾、止咳平喘之功，治疗肺虚咳喘，可单用或与黄芪、党参等药同用。

3. 虚劳短气、不思饮食　本品味甘补气，治疗虚劳短气，不思饮食，常与人参、山茱萸、山药等配伍。

【用法用量】煎服，6~12g。

【现代研究】

1. 化学成分　本品主要含灵芝多糖，还有三萜类化合物、蛋白质、氨基酸、多肽、有机酸、甾醇、生物碱等。

2. 药理作用　本品所含灵芝多糖具有广泛的免疫调节活性、保肝、提高耐缺氧作用；三萜类化合物有抗肿瘤作用；蛋白多糖有抗病毒活性；还有降低血液黏度、增加心肌收缩力、增加冠脉血流量和心输出量、抗放射线和有毒化学物质对机体的损害、改善睡眠、平喘、止咳、祛痰等作用。

3. 现代运用　临床常以本品随证配伍，治疗肿瘤、糖尿病、高血压、慢性支气管炎、神经衰弱、冠心病、肝炎、高脂血症、白细胞减少症等疾病。

目标检测

答案解析

一、单项选择题

1. 下列各项，既能敛汗，又可镇惊安神的药物为（　）

　　A. 酸枣仁　　　　B. 柏子仁　　　　C. 朱砂　　　　D. 牡蛎　　　　E. 龙骨

2. 功效为养心安神、润肠通便、止汗的药物是（　）

　　A. 酸枣仁　　　　B. 柏子仁　　　　C. 远志　　　　D. 合欢皮　　　　E. 灵芝

3. 朱砂的功效为（　　）

A. 清心解毒，镇惊安神　　　　　B. 镇惊安神，聪耳明目　　　　　C. 镇惊安神，收敛固涩

D. 安神益智，交通心肾　　　　　E. 养血安神，祛风通络

4. 朱砂内服的用量是（　　）

A. 0.1~0.5g　　　　B. 15~30g　　　　C. 10~15g　　　　D. 1~3g　　　　E. 1.5~3g

5. 磁石可用于治疗（　　）

A. 肺气壅滞之咳喘　　　　　B. 肺热壅盛之咳喘　　　　　C. 肾不纳气之虚喘

D. 寒饮伏肺之咳喘　　　　　E. 痰热壅肺之咳喘

6. 琥珀善于治疗（　　）

A. 热淋　　　　B. 石淋　　　　C. 血淋　　　　D. 气淋　　　　E. 膏淋

7. 磁石入煎剂应（　　）

A. 先煎　　　　B. 后入　　　　C. 另煎　　　　D. 冲服　　　　E. 包煎

8. 下列各项中，能养心阴、益肝血，为养心安神之要药的是（　　）

A. 酸枣仁　　　　B. 柏子仁　　　　C. 远志　　　　D. 灵芝　　　　E. 朱砂

9. 酸枣仁的性味是（　　）

A. 甘、平　　　　B. 甘、酸、平　　　　C. 甘、辛、平　　　　D. 甘、苦、平　　　　E. 甘、涩、平

10. 既能镇惊安神、平肝潜阳，又能纳气定喘的药物是（　　）

A. 龙骨　　　　B. 酸枣仁　　　　C. 柏子仁　　　　D. 磁石　　　　E. 夜交藤

11. 治疗心悸失眠，健忘多梦，体虚多汗者，下列最宜选用的药物是（　　）

A. 朱砂　　　　B. 酸枣仁　　　　C. 琥珀　　　　D. 远志　　　　E. 灵芝

12. 具有交通心肾，安神益智功效的药物是（　　）

A. 夜交藤　　　　B. 远志　　　　C. 酸枣仁　　　　D. 柏子仁　　　　E. 朱砂

二、多项选择题

1. 朱砂的使用注意是（　　）

A. 忌火煅　　　　　B. 不宜过量服用　　　　　C. 不宜久服

D. 心火亢盛者慎用　　　　　E. 肝肾功能不全者禁用

2. 下列各项，龙骨主治（　　）

A. 湿疹湿疮　　　　B. 遗尿、尿频　　　　C. 心神不安　　　　D. 头晕目眩　　　　E. 自汗、盗汗

3. 远志的功效有（　　）

A. 安神益智　　　　B. 交通心肾　　　　C. 祛痰　　　　D. 消肿　　　　E. 止汗

三、简答题

1. 简述朱砂的功效、用法用量和使用注意。

2. 酸枣仁与柏子仁功用之异同为何？

3. 安神药的使用注意为何？

（陈　琳）

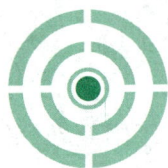

第二十章 平肝息风药

PPT

学习目标

知识要求：

1. 掌握平肝息风药的含义、功效、应用、分类、用法用量及使用注意；掌握石决明、牡蛎、赭石、羚羊角、牛黄、钩藤、天麻的性能、功效、临床应用、用法用量及使用注意；掌握牡蛎与龙骨、磁石与赭石、天麻与钩藤、全蝎与蜈蚣、珍珠与珍珠母的功用异同。

2. 熟悉蒺藜、珍珠母、地龙、全蝎、蜈蚣、僵蚕的功效及临床应用。

3. 了解罗布麻叶、珍珠的功效及临床应用。

技能要求：

学会利用药物的性能和功效辨证治疗肝阳上亢或肝风内动证。

凡以平肝潜阳或息风止痉为主要作用，用以治疗肝阳上亢或肝风内动证的药物，称为平肝息风药。

平肝息风药多味咸或甘，其性寒凉，主入肝经。本类药物多为介类、虫类、矿物药及其他动物药，具有平肝潜阳、息风止痉的作用。主要用于治疗肝阳上亢证及肝风内动证，症见眩晕耳鸣、头目胀痛、面红目赤或头重脚轻、眩晕欲仆、痉挛抽搐、项强肢颤、脉弦等。部分药物兼有镇惊安神、清肝明目、重镇降逆、凉血、通络等作用，可用于治疗目赤肿痛、惊悸失眠、血热吐衄、风湿痹证等兼有肝阳上亢者。

根据平肝息风药的性能特点和功效主治的不同，可分为平肝潜阳药、息风止痉药两类。

使用平肝息风药时，除应针对肝阳是否化风，选择平肝潜阳药和息风止痉药外，还应根据引起肝阳上亢和肝风内动的病因、病机及兼证的不同，合理配伍用药。如阴虚阳亢者，多配伍滋养肝肾之阴的药；肝火亢盛者，多配伍清肝泻火药；肝阳化风者，多将平肝潜阳药与息风止痉药合用；热极生风者，多配伍清热泻火药；血虚生风者，多配伍养阴补血药。兼窍闭神昏者，多配伍开窍醒神药；兼失眠多梦、心神不安者，多配伍安神药；兼痰邪者，多配伍化痰药。

使用本类药物时需注意，第一，本类药物多介类、矿物类药材，质地坚硬，故入汤剂应打碎先煎。第二，个别药物有毒，用量不宜过大，孕妇慎用。第三，本类药物性味多偏寒凉，少数偏温燥，应区别使用。若脾虚慢惊者，不宜过用寒凉之品；血亏阴虚者，当忌温燥之药。

第一节 平肝潜阳药

平肝潜阳药，性味多寒凉，主入肝经，多为质重之介类或矿物类药物，质重可潜镇肝阳，以平肝潜阳为主要作用，主要用于肝阳上亢证，症见头晕目眩、头痛、耳鸣、舌红少苔、脉细数等。部分药物兼有清肝火、明目、重镇安神等作用，用治面红、口苦、目赤肿痛、目生翳膜、惊悸失眠等兼有肝火上攻者。

石决明

shíjuémíng《名医别录》

【来源】为鲍科动物杂色鲍 *Haliotis diversicolor* Reeve、皱纹盘鲍 *Haliotis discus hannai* Ino、羊鲍 *Haliotis ovina* Gmelin、澳洲鲍 *Haliotis ruber*（Leach）、耳鲍 *Haliotis asinina* Linnaeus 或白鲍 *Haliotis laevigata*（Donovan）的贝壳。我国主产于广东、山东、福建等地。夏、秋二季捕捞，去肉，洗净，干燥。

【处方用名】石决明、煅石决明。

【性味归经】咸，寒。归肝经。

【功效】平肝潜阳，清肝明目。

【临床应用】

1. 肝阳上亢证　本品咸寒质重，专入肝经，长于潜降肝阳，清泄肝火，为平肝、凉肝之要药，兼有补益肝阴之功，故善治肝肾阴虚，阴不制阳所致的肝阳上亢证，症见头痛眩晕、急躁易怒、腰膝酸软等，常配伍珍珠母、牡蛎等平肝潜阳药；治疗肝阳上亢兼肝火亢盛之头晕头痛者，可与羚羊角、夏枯草、菊花等清热平肝药同用。

2. 目赤翳障、视物昏花、青盲雀目　本品清肝火、益肝阴，有明目退翳之效，为治目疾之常用药，凡目赤肿痛、目生翳膜、视物昏花、青盲雀目等目疾，无论虚实，均可应用。治疗肝火上炎，目赤肿痛者，可与决明子、夏枯草等药同用；治疗风热目赤、翳膜遮睛者，可与菊花、蝉蜕等清肝热、疏风明目药同用；治疗肝血亏虚、视物昏花、青盲雀目，常与枸杞子、熟地黄等养肝明目药同用。

此外，本品煅用有收敛、制酸、止血的功效，可用于疮疡久溃不敛，胃痛反酸及外伤出血等。

【用法用量】煎服，6~20g，先煎。平肝潜阳、清肝明目宜生用，外用点眼宜煅用、水飞。

【使用注意】本品咸寒质重，易损伤脾胃，故脾胃虚寒，食少便溏者慎用。

【现代研究】

1. 化学成分　本品的主要成分为碳酸钙、有机质等。还含有硅酸盐，磷酸盐，氯化物，咖啡因，邻苯二甲酸二丁酯，镁、铁、锌、锰、铬等微量元素及极微量的碘。石决明中珍珠样光泽的角质蛋白，经盐酸水解可得16种氨基酸。

2. 药理作用　本品有降压、抗菌、抗氧化、中和胃酸、镇静、解痉、抗凝、保肝、降脂等作用。石决明提取物对金黄色葡萄球菌、枯草杆菌、大肠埃希菌、四联小球菌、卡氏酵母和酿酒酵母有显著抑菌作用；石决明中的钙离子能影响血清钙离子浓度及钙通道；对实验性四氯化碳肝损伤有保护作用；主要成分碳酸钙是中和胃酸的主要成分。

3. 现代应用　常以本品为主随证配伍，治疗胃酸过多所致胃痛、角膜炎、白内障、小儿多发性抽动症、甲状腺功能亢进之手指颤抖、脑血栓、癫痫、急性湿疹、痤疮、扁平疣等。

牡　蛎

mǔlì《神农本草经》

【来源】为牡蛎科动物长牡蛎 *Ostrea gigas* Thunberg、大连湾牡蛎 *Ostrea talienwhanensis* Crosse 或近江牡蛎 *Ostrea rivularis* Gould 的贝壳。主产于广东、福建、浙江、江苏、山东等地。全年均可捕捞，去肉，洗净，晒干。

【处方用名】牡蛎、煅牡蛎。

【性味归经】咸，微寒。归肝、胆、肾经。

【功效】潜阳补阴，重镇安神，软坚散结。煅牡蛎收敛固涩，制酸止痛。

【临床应用】

1. 肝阳上亢证　本品咸寒质重，入肝经，有平肝潜阳、益阴之功，可治疗真阴亏虚，水不涵木而致的肝阳上亢，眩晕耳鸣，常与龙骨、龟甲、赭石等同用，如镇肝熄风汤；治疗温病后期，肝肾阴虚，虚风内动，手足瘈疭者，多与鸡子黄、阿胶、龟甲、鳖甲等药同用，如大定风珠。

2. **惊悸失眠** 本品质重能镇，有重镇安神之效，治疗心神不安，惊悸失眠，常与龙骨相须为用，如桂枝甘草龙骨牡蛎汤，亦可与朱砂、琥珀、酸枣仁等安神药同用。

3. **瘰疬痰核、癥瘕痞块** 本品味咸，有软坚散结之功，治疗痰火郁结之痰核、瘰疬、瘿瘤等，可与夏枯草、浙贝母、玄参等药同用，如消瘰丸；治疗血瘀气滞之癥瘕痞块，常与鳖甲、丹参等药同用。

4. **滑脱不禁证** 煅牡蛎有与煅龙骨相似的收敛固涩之功，可用于多种滑脱不禁证。治疗自汗、盗汗，可与麻黄根、浮小麦等固表止汗药同用，如牡蛎散；治疗肾虚遗精、滑精，常与龙骨、沙苑子等同用，如金锁固精丸；治疗肾虚尿频、遗尿，可与金樱子、覆盆子等同用；治疗崩漏、带下，可与芡实、山药等配伍。

5. **胃痛吞酸** 煅牡蛎有制酸止痛之功，治疗胃痛吞酸，可与海螵蛸、瓦楞子等药同用。

【用法用量】煎服，9~30g，先煎。潜阳补阴、重镇安神、软坚散结宜生用，收敛固涩、制酸止痛宜煅用。

【现代研究】

1. **化学成分** 本品主要含碳酸钙、磷酸钙及硫酸钙。还含有铜、铁、锌、锰、锶、铬等微量元素及多种氨基酸。

2. **药理作用** 本品有抗氧化、抗肿瘤、降血糖、免疫调节、镇静、抗惊厥、抗癫痫、镇痛、抗肝损伤、抗胃溃疡等作用。牡蛎提取物可有效提高由泼尼松引起的骨钙、骨磷、骨锌、骨铁含量的下降，能有效预防泼尼松造成的大鼠骨代谢紊乱。

3. **现代运用** 临床以本品配伍他药，可治疗眩晕、盗汗、胃酸过多、慢性肝炎、肝脾肿大、乳房包块等多种疾病。

👐 **课堂互动 20-1**

牡蛎与龙骨功用有何异同？

答案解析

赭 石

zhěshí《神农本草经》

【来源】为氧化物类矿物刚玉族赤铁矿，主含三氧化二铁（Fe_2O_3）。主产于山西、河北等地。采挖后，除去杂石。

【处方用名】赭石、代赭石、煅赭石。

【性味归经】苦，寒。归肝、心、肺、胃经。

【功效】平肝潜阳，重镇降逆，凉血止血。

【临床应用】

1. **肝阳上亢证** 本品味苦性寒，质重沉降，入肝经，镇潜肝阳、清降肝火之力较强，为常用平肝潜阳之品。治疗肝肾阴虚，肝阳上亢证，症见头痛眩晕、目胀耳鸣等，常与生牡蛎、生龙骨等滋阴潜阳药配伍，如镇肝熄风汤；治疗肝阳上亢兼肝火亢盛之头晕头痛、烦躁失眠，可与珍珠母、磁石等药同用。

2. **呕吐、噫气、呃逆** 本品质重沉降，为重镇降逆之要药。善于治疗胃气上逆所致呕吐、噫气、呃逆，而具止呕、止噫、止呃之功。治疗胃虚痰阻、气逆不降，常与旋覆花、半夏、生姜等药配伍，如旋覆代赭汤。

3. **气逆喘息** 本品重镇降逆，长于降上逆之肺气而平喘。治疗哮喘有声，卧睡不得者，可单味研末，米醋调服；治疗肺肾不足，阴阳两虚之虚喘，可与党参、山茱萸等补肾纳气平喘之药同用，如参赭镇气汤。

4. **血热吐衄、崩漏下血**　本品苦寒，质重沉降，长于降气、降火，尤适于气火上逆、迫血妄行之出血证。治疗因热而胃气不降之吐血、衄血、脉洪滑而长者，可与白芍、竹茹、瓜蒌等同用，如寒降汤；治疗妇人血气不足、崩漏下血，可配伍禹余粮、紫石英等，如震灵丹。

【用法用量】煎服，9~30g，先煎。平肝潜阳、重镇降逆宜生用，止血宜煅用。

【使用注意】本品苦寒，易伤脾胃，故脾胃虚寒，食少便溏者慎用。孕妇慎用。

【现代研究】

1. **化学成分**　本品主要含三氧化二铁（Fe_2O_3）。并含丰富的 Ca、Cu、Zn、Mn、Co、Ni 等多种元素。

2. **药理作用**　本品具有镇静、催眠、镇痛、抗惊厥、促进血红蛋白合成、止血等作用。所含铁质能促进红细胞及血红蛋白的新生。其含微量元素镍和钴，是血纤维蛋白溶酶的组成成分，具有刺激生血机能的作用，能促进红细胞的再生。

3. **现代运用**　临床以本品配伍他药，可治疗内耳眩晕症、青年早衰脱发、精神分裂症、癔症、癫痫、顽固性呃逆、胃出血、子宫出血、支气管扩张咯血等多种疾病。

课堂互动 20-2

磁石与赭石功用有何异同？

答案解析

蒺　藜

jílí《神农本草经》

【来源】为蒺藜科植物蒺藜 *Tribulus terrestris* L. 的干燥成熟果实。主产于河南、河北、山东、山西等地。秋季果实成熟时采割植株，晒干，打下果实，除去杂质。

【处方用名】蒺藜、白蒺藜、刺蒺藜、炒蒺藜。

【性味归经】辛、苦，微温；有小毒。归肝经。

【功效】平肝解郁，活血祛风，明目，止痒。

【临床应用】

1. **肝阳上亢证**　本品苦泄，平抑肝阳，主入肝经，治疗肝阳上亢，头痛眩晕等症，常与钩藤、菊花等药配伍。

2. **肝郁气滞证**　本品辛散苦泄，有疏肝解郁之功，治疗肝郁气滞，胸胁胀痛，可与柴胡、香附、薄荷等药同用；治疗妇女产后肝郁气滞，乳闭乳痈，可单用本品，研末服用，或与穿山甲、王不留行、通草等通经下乳药同用。

3. **风热上攻、目赤翳障**　本品味辛，能疏散风热而明目退翳，治疗风热上攻之目赤肿痛、迎风流泪、翳膜遮睛者，可与蔓荆子、菊花、决明子等药同用，如白蒺藜散。

4. **风疹瘙痒**　本品味辛，轻扬疏散，有活血祛风止痒的作用。治疗风疹瘙痒，可与防风、地肤子等药同用。

【用法用量】煎服，6~10g。蒺藜生用长于祛风明目，蒺藜炒用毒性降低，长于平肝疏肝。

【使用注意】孕妇及月经过多者慎用。

【现代研究】

1. **化学成分**　本品主要含甾体皂苷类成分：刺蒺藜皂苷等；蒺藜多糖；黄酮类成分：刺蒺藜苷、山奈酚、槲皮素等。还含有挥发油、脂肪酸、生物碱等。

2. **药理作用**　蒺藜皂苷具有舒张冠状动脉，改善心肌供血，增加冠状动脉血流量，增强心肌组织三磷腺苷酶活性作用；蒺藜总黄酮通过抑制血小板的释放和影响血小板受体与胶原的结合从而抑制血小板的黏附和聚集，进而达到抗凝、抗血栓的作用。此外，还有抗疲劳、降血脂、降血糖、脑保护、抗衰老等作用。

3. **现代运用** 临床以本品配伍他药，可用于原发性高血压、心绞痛、高脂血症、白癜风、手部脱屑发痒症等。

珍珠母

zhēnzhūmǔ《本草图经》

【**来源**】为蚌科动物三角帆蚌 *Hyriopsis cumingii*（Lea）、褶纹冠蚌 *Cristaria plicata*（Leach）或珍珠贝科动物马氏珍珠贝 *Pteria martensii*（Dunker）的贝壳。主产于江苏、浙江、广东、广西、海南等地。全年均可捕捞，去肉，洗净，干燥。

【**处方用名**】珍珠母、煅珍珠母。

【**性味归经**】咸，寒。归肝、心经。

【**功效**】平肝潜阳，安神定惊，明目退翳。

【**临床应用**】

1. **肝阳上亢证** 本品咸寒，主入肝经，与石决明相似，均有平肝潜阳、清泻肝火之功。治疗肝阳上亢，头痛眩晕者，常与石决明、牡蛎等平肝潜阳药相须同用；治疗肝阳上亢兼肝火亢盛者，可与菊花、夏枯草等清肝泻火药同用。

2. **心神不宁、惊悸失眠** 本品性寒，质重沉降，入心经，有安神定惊之效。治疗心神不宁，惊悸失眠，可与朱砂、龙骨、琥珀等安神药同用；治疗癫痫、惊风，可与钩藤、全蝎等息风药同用。

3. **目赤翳障、视物昏花** 本品性寒，有清肝泻火、明目退翳之效，治疗肝热目赤、羞明多泪、翳膜遮睛者，常与决明子、菊花等同用；治疗肝虚目暗，视物昏花，可与枸杞子、女贞子、菊花等养肝明目药同用；治疗夜盲症，可与苍术、木贼等药同用。

此外，本品研细末外用，能燥湿收敛，可治湿疮瘙痒、溃疡久不收口、口疮等症。

【**用法用量**】煎服，10~25g，先煎。

【**使用注意**】本品性寒重镇，脾胃虚寒及孕妇慎用。

【**现代研究**】

1. **化学成分** 本品主要含碳酸钙、氧化钙、磷脂酰乙醇胺、半乳糖神经酰胺、羟基脂肪酸等氧化物。还含有锌、镁、铁、铝、铜等多种微量元素及多种氨基酸。

2. **药理作用** 本品有镇静、催眠、抗抑郁、抗氧化、抗急性肝损伤、中和胃酸、调节免疫力、抑菌、降血糖、抗肿瘤等作用。

3. **现代运用** 临床以本品配伍他药，可治疗失眠、神经衰弱症、精神分裂症、癫痫、眩晕、顽固性头痛、抑郁症、老年性白内障、溃疡病等多种疾病。

罗布麻叶

luóbùmáyè《陕西中医药》

【**来源**】为夹竹桃科植物罗布麻 *Apocynum venetum* L. 的干燥叶。主产于内蒙古、甘肃、新疆等地。夏季采收，除去杂质，干燥。

【**处方用名**】罗布麻叶、罗布麻。

【**性味归经**】甘、苦，凉。归肝经。

【**功效**】平肝安神，清热利水。

【**临床应用**】

1. **肝阳上亢、肝火上攻证** 本品味苦性凉，专入肝经，既能平抑肝阳，又能清泻肝火，故可治疗肝阳上亢、肝火上攻证，症见头晕目眩、烦躁失眠等，可单用本品煎服或开水冲泡代茶饮，或配伍菊花、钩藤、石决明等药；治疗心悸失眠者，可与龙骨、磁石、朱砂等安神药同用。

2. **浮肿尿少**　本品苦凉，能清热利尿，治疗水肿、尿少而有热象者，可单用或与茯苓、车前子、猪苓等利水渗湿药同用。

【用法用量】煎服，6~12g。

【现代研究】

1. **化学成分**　本品主要含黄酮类成分：金丝桃苷、芦丁、山柰素、异槲皮素等；有机酸类成分：延胡索酸、琥珀酸、绿原酸等。另含挥发油类、鞣质、蒽醌、氨基酸等。

2. **药理作用**　罗布麻叶提取液引起的血管舒张作用是由内皮源性超极化因子介导，这种舒张作用涉及 K^+ 通道活动，高浓度的罗布麻叶提取液有助于NO释放，引起血管松弛。本品还具有抗动脉粥样硬化、抗心肌纤维化、抗焦虑、抗抑郁、抗衰老、利尿等作用。

3. **现代运用**　临床常以本品随证配伍，治疗高血压、高脂血症、心功能不全、神经衰弱、慢性支气管炎等疾病。

第二节　息风止痉药

息风止痉药，性味多寒凉，主入肝经，多为虫类或动物药，以息肝风、止痉挛抽搐为主要作用，主要用于温热病热极生风、肝阳化风及血虚生风证，症见眩晕欲仆、项强肢颤、痉挛抽搐等；或风阳夹痰，痰热上扰之癫痫、惊风抽搐；或风毒侵袭、引动内风之破伤风，症见痉挛抽搐、角弓反张；或风中经络所致口眼㖞斜等。部分药物兼有平肝潜阳、清泻肝火、通络等作用，用治头晕目眩、目赤头痛、风湿痹痛等兼有肝阳上亢或肝火上攻证者。

羚羊角

língyángjiǎo《神农本草经》

【来源】为牛科动物赛加羚羊 *Saiga tatarica* Linnaeus 的角。主产于新疆。猎取后锯取其角，晒干。

【处方用名】羚羊角、羚羊角镑片、羚羊角粉。

【性味归经】咸，寒。归肝、心经。

【功效】平肝息风，清肝明目，散血解毒。

【临床应用】

1. **肝风内动证**　本品性寒，主入肝经，善清肝热、息肝风，为治热极生风、惊痫抽搐之要药。治疗温热病热邪炽盛，热极动风之高热神昏、痉厥抽搐，或小儿热极生风，常与钩藤、菊花等清热平肝药同用，如羚角钩藤汤；治疗癫痫发狂，可与钩藤、郁金、白矾等药同用。

2. **肝阳上亢证**　本品质重沉降，有平抑肝阳之功。治疗肝阳上亢之头晕目眩，头痛，烦躁失眠者，常与石决明、菊花等同用。

3. **肝火上炎、目赤翳障**　本品善清泻肝火而明目。治疗肝火上炎之目赤肿痛、目生翳障，常与决明子、夏枯草、石决明等同用。

4. **温热病壮热神昏、温毒发斑**　本品咸寒，入心、肝血分，具有清血分热毒、清心凉肝、泻火解毒之功。治疗温热病壮热神昏，谵语躁狂，甚或痉厥抽搐，常与生石膏、寒水石、麝香等清热凉血、开窍醒神药同用，如紫雪；治疗温毒发斑，常与生地黄、赤芍、牡丹皮等清热凉血药同用。

5. **痈肿疮毒**　本品性寒，有清热解毒之功，治疗热毒炽盛之痈肿疮毒，常与金银花、栀子、野菊花等药同用。

此外，本品尚有清肺热之功，可用于治疗肺热咳喘。

【用法用量】煎服，1~3g，宜另煎2小时以上；磨汁或研粉服，每次0.3~0.6g。

【使用注意】本品性寒，脾虚慢惊者忌用。

【现代研究】

1. 化学成分　本品主要含角质蛋白，水解后可得18种氨基酸及多肽物质。还含有多种磷脂、有机酸、磷酸钙、维生素A及锌、铝、铬、锰、铁、铜等多种微量元素。

2. 药理作用　本品对中枢神经系统有抑制作用，具有解热、抗惊厥，抑制癫痫发作、镇静、降低血压、耐缺氧、镇痛、抑菌、抗病毒、抗血栓、改善血管通透性、镇咳祛痰等作用。

3. 现代应用　临床常以本品为主随证配伍，治疗小儿肺炎、小儿外感发热、急性扁桃体炎、流行性感冒、麻疹、高血压、脑血栓、支气管扩张急性发作、血小板减少性紫癜等。

【附药】山羊角

为牛科动物青羊 *Naemorhedus goral* Hardwicke 的角。药性：咸，寒；归肝经。功效平肝，镇惊。临床用于肝阳上亢及肝火上炎证。功用与羚羊角相似而药力较弱，可作为羚羊角的代用药使用。煎服，10~15g。

牛　黄

niúhuáng《神农本草经》

【来源】为牛科动物牛 *Bos taurus domesticus* Gmelin 的干燥胆结石。主产于华北、东北、西北等地。宰牛时，如发现有牛黄，即滤去胆汁，将牛黄取出，除去外部薄膜，阴干。

【处方用名】牛黄。

【性味归经】甘，凉。归心、肝经。

【功效】清心，豁痰，开窍，凉肝，息风，解毒。

【临床应用】

1. 热极生风、小儿急惊风　本品性凉，入心、肝经，有清心凉肝、息风止痉之功。治疗温病热极生风及小儿急惊风，症见壮热神昏，惊厥抽搐，常与羚羊角、竹沥、胆南星等药同用。

2. 窍闭神昏、中风痰迷　本品性凉，气味芳香，入心经，能清心热，又能豁痰、开窍醒神。治疗温热病热入心包，中风、癫痫等痰热阻心所致神昏谵语，高热烦躁，口噤舌謇，痰涎壅盛者，多与麝香、冰片、水牛角等开窍醒神药同用，如安宫牛黄丸。

3. 热毒证　本品性凉，有清热解毒之功，治疗热毒所致咽喉肿痛、牙龈肿痛、口舌生疮、目赤肿痛者，可与黄芩、大黄等同用，如牛黄解毒丸；治疗咽喉肿痛溃烂，可与珍珠共为末，吹喉，如珠黄散；治疗痈肿疔疮，常与乳香、没药、麝香等药同用，如犀黄丸。

【用法用量】0.15~0.35g，多入丸散用。外用适量，研末敷患处。

【使用注意】本品性凉，非实热证不宜用。孕妇慎用。

【现代研究】

1. 化学成分　本品的主要成分为：胆酸、胆红素、脱氧胆酸、胆甾醇、无机元素、蛋白质及多种氨基酸等。除此之外，还含有多种微量元素和类肽的平滑肌收缩成分（SMC）及类胡萝卜素等。

2. 药理作用　牛黄的主要成分牛磺酸可作为介质存在于下丘脑调节体温，另一成分去氧胆酸也可解热。本品具有镇静、催眠、抗惊厥、解热镇痛、降压、扩血管、抗心肌损伤、利胆、解痉、抗炎等作用。

3. 现代运用　临床以本品配伍他药，可治疗上呼吸道感染、脑动脉硬化、细菌性角膜炎、高血压、真菌性阴道炎、小儿高热惊厥、癫痫、急性胰腺炎、乙型脑炎、急性黄疸型肝炎、白血病等多种疾病。

钩 藤

gōuténg《名医别录》

【来源】为茜草科植物钩藤 *Uncaria rhynchophylla*（Miq.）Miq. ex Havil.、大叶钩藤 *Uncaria macrophylla* Wall.、毛钩藤 *Uncaria hirsuta* Havil.、华钩藤 *Uncaria sinensis*（Oliv.）Havil. 或无柄果钩藤 *Uncaria sessilifrutus* Roxb. 的干燥带钩茎枝。主产于广西、广东、湖南、江西、四川等地。秋、冬二季采收，去叶，切段，晒干。

【处方用名】钩藤、双钩藤。

【性味归经】甘，凉。归肝、心包经。

【功效】息风定惊，清热平肝。

【临床应用】

1. **肝风内动证**　本品味甘性凉，入肝、心包经，长于息风止痉，清肝火，泻心包之火，为治肝风内动，惊痫抽搐的要药。治疗温热病热极生风，痉挛抽搐，常与羚羊角、菊花等同用，如羚角钩藤汤；治疗小儿惊风、妊娠子痫，可与天麻、僵蚕等药同用，如钩藤饮子。

2. **肝阳上亢证**　本品清肝热，平肝阳，故可治疗肝阳上亢或肝火上攻之头痛眩晕等症，属肝阳上亢者，可与天麻、石决明等药同用，如天麻钩藤饮；属肝火上攻者，可与夏枯草、龙胆草、菊花等药同用。

另外，本品性凉，有凉肝定惊之功，可治疗小儿夜啼，多与蝉蜕、薄荷等同用，如蝉蜕钩藤饮。

【用法用量】煎服，3~12g，后下。

【现代研究】

1. **化学成分**　本品主要含吲哚类生物碱：钩藤碱、异钩藤碱、去氢钩藤碱、异去氢钩藤碱等多种吲哚类生物碱。还含有三萜类成分、黄酮类成分、萜类、酯类、胡萝卜苷、β-谷甾醇等。

2. **药理作用**　钩藤中的生物碱为其降压作用的主要成分，动物实验表明，钩藤生物碱能明显降低高血压动物的平均血压和心肌收缩率，其中以异钩藤碱的降压作用为最强，其次是钩藤碱，钩藤总碱最弱。本品还有镇静、抗惊厥、抗癫痫、消炎、镇痛、抗癌、增强免疫力、增强DNA修复、抗疟疾、抗菌、抗氧化、抗突变、利尿等作用。

3. **现代运用**　临床以本品配伍他药，可治疗高血压、偏头痛、哮喘、眩晕症、小儿夜啼等多种疾病。

天 麻

tiānmá《神农本草经》

【来源】为兰科植物天麻 *Gastrodia elata* Bl. 的干燥块茎。主产于湖北、四川、云南、贵州、陕西等地。立冬后至次年清明前采挖，冬季茎枯时采挖者名"冬麻"，质量优良；春季发芽时采挖者名"春麻"，质量较差。采挖后立即洗净，蒸透，敞开低温干燥。

【处方用名】天麻、明天麻。

【性味归经】甘，平。归肝经。

【功效】息风止痉，平抑肝阳，祛风通络。

【临床应用】

1. **肝风内动证**　本品味甘质润，药性平和，专入肝经，善于息风止痉，治疗肝风内动，惊痫抽搐，无论寒热虚实，皆可配伍应用，为治疗内风之要药。治疗小儿急惊风，常配伍钩藤、全蝎、僵蚕等，如钩藤饮子；治疗小儿脾虚慢惊风，可与人参、白术等益气健脾药同用；治疗破伤风之痉挛抽搐、角弓反张，常与白附子、天南星等药同用，如玉真散。

2. **肝阳上亢证**　本品善息肝风，平肝阳，为治疗眩晕、头痛之良药。治疗肝阳上亢之眩晕、头痛，常与钩藤、石决明等同用，如天麻钩藤饮；风痰上扰之眩晕、头痛，常与半夏、白术等健脾燥湿药配伍，如半夏白术天麻汤。

3. **手足不遂、肢体麻木、风湿痹痛**　本品为治风之要药，既息内风，又祛外风，并能通络止痛。治疗中风之手足不遂、肢体麻木、筋骨疼痛者，可与羌活、独活、附子等药同用；治疗风湿痹痛，肢体麻木，关节屈伸不利者，可与秦艽、羌活、桑枝等药同用，如秦艽天麻汤。

【用法用量】煎服，3~10g。

【现代研究】

1. **化学成分**　天麻素，被认为是天麻中的有效成分。本品还含有酚类、有机酸类、多糖类、胡萝卜苷、多种氨基酸、多种微量元素，如铬、锰、铁、钴、镍、铜、锌等。

2. **药理作用**　天麻素可增强细胞抗氧化酶活性，提高肝细胞的抗氧化能力，从而保护肝细胞，使肝细胞发挥正常的防御和代偿功能。本品还有降压、降脂、抗凝、抗血小板聚集、抑制心肌细胞凋亡、保护神经细胞、抑制破骨细胞、抑制胃部炎症、抑制胰岛素抵抗、抑制肾脏炎症和纤维化等作用。

3. **现代运用**　临床以本品配伍他药，可治疗癫痫、神经衰弱、眩晕症、脑外伤综合征、老年血管性痴呆、血管紧张性头痛、偏头痛、三叉神经痛、面肌痉挛等多种疾病。

📋 **课堂互动 20-3**

天麻与钩藤功用有何异同？

答案解析

地 龙

dìlóng《神农本草经》

【来源】为钜蚓科动物参环毛蚓 *Pheretima aspergillum*（E. Perrier）、通俗环毛蚓 *Pheretima vulgaris* Chen、威廉环毛蚓 *Pheretima guillelmi*（Michaelsen）或栉盲环毛蚓 *Pheretima pectinifera* Michaelsen 的干燥体。前一种习称"广地龙"，后三种习称"沪地龙"。主产于广东、广西、浙江等地。广地龙春季至秋季捕捉，沪地龙夏季捕捉，及时剖开腹部，除去内脏和泥沙，洗净，晒干或低温干燥。

【处方用名】地龙。

【性味归经】咸，寒。归肝、脾、膀胱经。

【功效】清热定惊，通络，平喘，利尿。

【临床应用】

1. **高热神昏、惊痫抽搐**　本品性寒，善清肝热，息风定惊。治疗温热病热极生风，神昏谵语，痉挛抽搐者，常与钩藤、牛黄等药同用；治疗小儿高热惊风，可研烂与朱砂作丸服用。

2. **关节痹痛、肢体麻木、半身不遂**　本品走窜，善于通络。治疗热痹之关节红肿热痛、屈伸不利，可与秦艽、防己等祛风湿清热药同用；治疗风寒湿痹，常与川乌、草乌、乳香等祛风寒湿、活血止痛药配伍，如小活络丹；治疗气虚血滞之中风半身不遂者，常与黄芪、当归、川芎等补气活血药同用，如补阳还五汤。

3. **肺热喘咳**　本品性寒，有清肺热、平喘之功，可治疗痰热壅肺或邪热蕴肺之喘息不止、喉中哮鸣有声者，可单味研末内服，或与麻黄、苦杏仁、桑白皮等药同用。

4. **水肿尿少**　本品咸寒下行，能清热结而利水道。治疗湿热蕴结膀胱之水肿、小便不利，甚则尿闭不通，可配伍车前子、木通等利尿通淋药同用。

此外，本品还有降压作用，常用于治疗肝阳上亢型高血压。

【用法用量】煎服，5~10g。

【现代研究】

1. **化学成分**　本品主要含蚯蚓解热碱、蚯蚓毒素、蚯蚓新钙结合蛋白、地龙降压蛋白肽、腺苷、腺嘌呤、鸟嘌呤、鸟苷、肌苷、次黄嘌呤、胆碱、有机酸及多种氨基酸和微量元素等。

2. **药理作用**　本品具有解热、镇静、催眠、抗惊厥、抗癫痫、抗血栓、抗凝血、降血压、平喘、抗炎、镇痛、抗肺纤维化、促进创伤愈合、增强巨噬细胞免疫活性、抗肿瘤、利尿、抗菌、兴奋子宫及肠平滑肌等作用。

3. **现代运用**　临床以本品配伍他药，可治疗哮喘、带状疱疹、血栓类疾病、肾脏疾病、高血压、水火烫伤、脉管炎等多种疾病。

全　蝎

quánxiē《蜀本草》

【来源】为钳蝎科动物东亚钳蝎 *Buthus martensii* Karsch 的干燥体。主产于河南、山东、湖北、安徽等地。春末至秋初捕捉，除去泥沙，置沸水或沸盐水中，煮至全身僵硬，捞出，置通风处，阴干。

【处方用名】全蝎、全虫。

【性味归经】辛，平；有毒。归肝经。

【功效】息风镇痉，通络止痛，攻毒散结。

【临床应用】

1. **肝风内动证**　本品性善走窜，专入肝经，既平息肝风，又搜风通络，善于息风镇痉，为治痉挛抽搐之要药。不论内风、外风、急惊风、慢惊风、破伤风等均可应用，常与蜈蚣相须为用。治疗小儿急惊风高热、神昏、抽搐，常与钩藤、羚羊角等药同用；治疗小儿慢惊风抽搐，可与党参、白术等健脾益气药同用；治疗痰迷心窍之癫痫抽搐，可与郁金、白矾同用，研细末冲服；治疗破伤风之痉挛抽搐、角弓反张，可与蜈蚣、钩藤、蝉蜕等同用；治疗风中经络，口眼㖞斜，常与白附子、僵蚕配伍，如牵正散。

2. **风湿顽痹、顽固性偏正头痛**　本品善于搜风通络止痛。治疗风寒湿顽痹，常与蕲蛇、金钱白花蛇、川乌等药同用；治疗顽固性偏正头痛，可与蜈蚣、川芎等药同用。

3. **疮疡、瘰疬**　本品味辛有毒，以毒攻毒，味辛能散，解毒散结消肿之力强。治疗诸疮肿毒，用全蝎、栀子各7个，麻油煎黑去渣，入黄蜡为膏，外敷；治疗瘰疬、瘿瘤，可单用或与马钱子、半夏、五灵脂等药同用。

【用法用量】煎服，3~6g。外用适量。

【使用注意】本品有毒，用量不可过大。孕妇禁用。

【现代研究】

1. **化学成分**　本品主要含蝎毒，一种类似蛇毒神经毒的蛋白质。并含天冬氨酸、谷氨酸、丝氨酸等16种氨基酸，棕榈酸、硬脂酸、油酸等脂肪酸，钠、钾、钙、镁、铁、铜、锌、锰等微量元素等。

2. **药理作用**　本品具有抗癫痫、抗惊厥、镇痛、抗凝血、抗血栓和抗肿瘤等作用。

3. **现代运用**　临床以本品配伍他药，可治疗白血病、顽固性偏头痛、癌性疼痛、骨质增生性疼痛、癫痫、肢体麻木、面瘫、带状疱疹、脑血栓、血栓闭塞性脉管炎、荨麻疹、神经性皮炎、乳腺增生、化脓性中耳炎、腮腺炎、百日咳、骨结核等多种疾病。

蜈　蚣

wúgōng《神农本草经》

【来源】为蜈蚣科动物少棘巨蜈蚣 *Scolopendra subspinipes mutilans* L. Koch 的干燥体。主产于浙江、湖北、湖南、江苏等地。春、夏二季捕捉，用竹片插入头尾，绷直，干燥。

【处方用名】蜈蚣。

【性味归经】辛，温；有毒。归肝经。

【功效】息风镇痉，通络止痛，攻毒散结。

【临床应用】

1. **肝风内动证**　本品性温，为虫类药，性善走窜，通达内外，息风止痉及搜风通络作用比全蝎更强，常与全蝎相须为用，治疗多种原因导致的痉挛抽搐。治疗小儿口撮、手足抽搐，常与全蝎、僵蚕、钩藤等同用，如撮风散；治疗风中经络之口眼㖞斜，可与白附子、僵蚕等同用；治疗破伤风，常配天南星、防风等，如蜈蚣星风散。

2. **风湿顽痹、顽固性偏正头痛**　本品有较强的搜风、通络止痛作用，治疗顽痹疼痛，多与独活、川乌等药同用；治疗顽固性偏正头痛，可与天麻、川芎、僵蚕等药同用。

3. **疮疡、瘰疬、蛇虫咬伤**　本品味辛有毒，能以毒攻毒，辛能散结，攻毒散结消肿之力强。治疗疮疡肿毒，可与雄黄、全蝎等药同用外敷；治疗瘰疬未溃，可用本品研末外敷；治疗瘰疬已溃，可与茶叶共为细末外敷；治疗虫蛇咬伤，可单用，亦可与雄黄、白芷同用外敷。

【用法用量】煎服，3~5g。外用适量。

【使用注意】本品有毒，用量不可过大。孕妇禁用。

【现代研究】

1. **化学成分**　本品主要含两种类似蜂毒的成分，即组胺样物质和溶血性蛋白质。还含有脂肪酸、多种氨基酸、多糖类、胆甾醇，及铁、锌、锰、钙、镁等多种微量元素。

2. **药理作用**　本品具有抗肿瘤、调节机体免疫功能、抗菌、抗凝血、镇痛抗炎、保肝、增加胃肠功能、抗心肌缺血、改善微循环、降低血黏度等作用。

3. **现代运用**　临床以本品配伍他药，可治疗间质性肺病、面肌痉挛、宫外孕、中风及病毒性脑炎后遗症、产后手足麻木后遗症、多种癌症、小儿惊风抽搐、银屑病、急性乳腺炎、疖肿、无名肿毒、骨结核等多种疾病。

👐 **课堂互动 20-4**

全蝎与蜈蚣功用有何异同？

答案解析

僵 蚕

jiāngcán《神农本草经》

【来源】为蚕蛾科昆虫家蚕*Bombyx mori* Linnaeus 4~5龄的幼虫感染（或人工接种）白僵菌*Beauveria bassiana*（Bals.）Vuillant而致死的干燥体。主产于浙江、江苏等地。多于春、秋季生产，将感染白僵菌病死的蚕干燥。

【处方用名】僵蚕、白僵蚕、炒僵蚕。

【性味归经】咸、辛，平。归肝、肺、胃经。

【功效】息风止痉，祛风止痛，化痰散结。

【临床应用】

1. **肝风夹痰、惊痫抽搐、小儿急惊、破伤风**　本品咸辛平，入肝、肺经，有息风止痉、化痰定惊之功。治疗小儿痰热急惊风，多与全蝎、牛黄等药同用；治疗小儿脾虚慢惊，可与人参、白术等益气健脾药同用；治疗破伤风，可与全蝎、蜈蚣等药同用。

2. **风中经络、口眼㖞斜**　本品辛散祛风，化痰通络，治疗风中经络，口眼㖞斜，常与白附子、全蝎同用，如牵正散。

3. **风热头痛、目赤咽痛、风疹瘙痒**　本品辛散，有疏风散热、止痛、止痒之效。治疗风热头痛、目赤肿痛，常与桑叶、荆芥、木贼等药同用；治疗风热上攻，咽喉肿痛，常与桔梗、甘草等药同用；治疗风疹瘙痒，单用或配蝉蜕、薄荷等药同用。

4. **瘰疬痰核、发颐疔腮** 本品咸能软坚，辛能散结，有化痰软坚散结的作用，治疗痰核瘰疬，常与浙贝母、夏枯草等清热散结药同用；治疗发颐疔腮，常与金银花、蒲公英等药同用。

【用法用量】煎服，5~10g。散风热宜生用，其余功效多制用。

【现代研究】

1. **化学成分** 本品含有蛋白质，脂肪，草酸铵，多种氨基酸，多种维生素，铁、锌、铜、锰、铬等多种微量元素等成分。

2. **药理作用** 本品有抗凝、抗血栓、抑菌、抗惊厥、抗癌、催眠、降血糖、脑保护等作用。

3. **现代运用** 临床以本品配伍他药，可治疗咳嗽、哮喘、小儿多发性疖肿、血管性头痛、小儿高热惊厥、面神经麻痹、癫痫、颈椎骨质增生、糖尿病等多种疾病。

【附药】**雄蚕蛾**

为蚕蛾科昆虫家蚕蛾 *Bombyx mori* Linnaeus 的雄虫的全体。药性：咸，温；归肝、肾经。功效补肾壮阳，涩精，止血，解毒消肿。临床用于阳痿遗精、白浊、血淋、金疮出血、咽喉肿痛、口舌生疮、痈肿疮毒、冻疮、蛇伤等。研末内服，1.5~5g；或入丸剂用；外用适量。

珍 珠

zhēnzhū《日华子本草》

【来源】为珍珠贝科动物马氏珍珠贝 *Pteria martensii*（Dunker）、蚌科动物三角帆蚌 *Hyriopsis cumingii*（Lea）或褶纹冠蚌 *Cristaria plicata*（Leach）等双壳类动物受刺激形成的珍珠。主产于广西、广东、海南等地，传统以广西合蒲产者最佳。自动物体内取出，洗净，干燥。

【处方用名】珍珠、珍珠粉。

【性味归经】甘、咸，寒。归心、肝经。

【功效】安神定惊，明目消翳，解毒生肌，润肤祛斑。

【临床应用】

1. **惊悸失眠** 本品甘寒质重，入心经，重可镇怯，有安神定惊之功。治疗心虚有热之心烦不眠、多梦健忘等心神不宁之证，常与酸枣仁、柏子仁等养心安神药同用。

2. **惊风癫痫** 本品性寒质重，入心、肝经，善清心、肝之热，有定惊止痉之功。治疗小儿痰热之急惊风，高热神昏，痉挛抽搐，常与牛黄、胆南星、天竺黄等药同用；治疗小儿惊痫，惊惕不安，常与牛黄、朱砂、黄连等同用，如镇惊丸。

3. **目赤翳障** 本品有清泻肝火、明目退翳之功，可治疗多种目疾，尤适用于肝经风热或肝火上攻之目赤涩痛、目生翳膜等，多与石决明、青葙子、菊花等药同用。

4. **口舌生疮、咽喉溃烂、疮疡不敛** 本品有清热解毒，生肌敛疮之效。治疗口舌生疮、牙龈肿痛、咽喉溃烂，可用本品与人工牛黄共为细末，吹入患处，如珠黄散；或与硼砂、青黛、冰片配伍，共为细末，吹入患处，如珍宝散；治疗疮疡溃烂，久不收口者，常与炉甘石、黄连、血竭等同用，研极细末外敷，如珍珠散。

5. **皮肤色斑** 本品外用有养颜祛斑、润泽肌肤之效，常用治皮肤色素沉着、黄褐斑等。现常研极细粉末后，掺入化妆品中使用。

【用法用量】0.1~0.3g，多入丸散用。外用适量。

【现代研究】

1. **化学成分** 本品主要成分以碳酸钙为主，还有丙氨酸、天冬氨酸、亮氨酸等多种氨基酸，锌、锰、铜、铁、镁、硒、锗等微量元素，以及维生素、肽类等。

2. **药理作用** 本品有抗疲劳、提高机体免疫力、抗衰老、抗炎、镇静、抗惊厥、镇痛、抗组胺、抗肿瘤、促进创面愈合等作用。

3. 现代运用 临床以本品配伍他药，可治疗视疲劳、慢性结膜炎、老年性白内障、子宫糜烂、下肢慢性溃疡、坐骨神经痛、过敏性鼻炎等多种疾病。

课堂互动 20-5

珍珠与珍珠母功用有何异同？

答案解析

答案解析

目标检测

一、单项选择题

1. 治疗肝风内动，惊痫抽搐，无论寒热虚实，皆可配伍应用的药物是（ ）
   A. 钩藤　　　　　B. 天麻　　　　　C. 蝉蜕　　　　　D. 地龙　　　　　E. 石决明

2. 功效为清热定惊、通络、平喘、利尿的药物是（ ）
   A. 钩藤　　　　　B. 天麻　　　　　C. 全蝎　　　　　D. 地龙　　　　　E. 羚羊角

3. 天麻的功效为（ ）
   A. 平肝潜阳，清肝明目
   B. 息风止痉，清热平肝
   C. 息风止痉，化痰开窍
   D. 息风止痉，平抑肝阳，祛风通络
   E. 息风定惊，清热平肝

4. 治疗壮热不退，热极动风，宜选用的药物是（ ）
   A. 钩藤　　　　　B. 天麻　　　　　C. 全蝎　　　　　D. 地龙　　　　　E. 羚羊角

5. 石决明的功效为（ ）
   A. 平肝潜阳，清肝明目
   B. 潜阳补阴，重镇安神
   C. 平肝潜阳，凉血止血
   D. 平肝解郁，活血祛风
   E. 平肝安神，清热利水

6. 蜈蚣与全蝎具有的共同功效是（ ）
   A. 平肝潜阳　　　B. 清肝明目　　　C. 化痰通络　　　D. 活血化瘀　　　E. 通络止痛

7. 下列各项，既能平肝潜阳，又能软坚散结的药物为（ ）
   A. 石决明　　　　B. 珍珠　　　　　C. 牡蛎　　　　　D. 珍珠母　　　　E. 牛黄

8. 下列各项，既能平肝潜阳，又能凉血止血的药物为（ ）
   A. 石决明　　　　B. 珍珠　　　　　C. 僵蚕　　　　　D. 珍珠母　　　　E. 赭石

9. 下列各项，既能平抑肝阳，又能疏肝解郁的药物为（ ）
   A. 柴胡　　　　　B. 香附　　　　　C. 蒺藜　　　　　D. 珍珠母　　　　E. 羚羊角

10. 龙骨与牡蛎的共同功效是（ ）
    A. 凉血止血　　　B. 平肝潜阳　　　C. 软坚散结　　　D. 清肝明目　　　E. 疏肝解郁

11. 牛黄的用量为（ ）
    A. 0.3~0.6g　　　B. 0.15~0.35g　　　C. 0.5~1g　　　D. 10~15g　　　E. 3~5g

12. 钩藤入汤剂的用法是（ ）
    A. 先煎　　　　　B. 后入　　　　　C. 包煎　　　　　D. 另煎　　　　　E. 烊化

二、多项选择题

1. 既能平肝潜阳，又能清肝明目的药物是（ ）
   A. 石决明　　　　B. 蜈蚣　　　　　C. 全蝎　　　　　D. 羚羊角　　　　E. 珍珠母

2. 下列各项，蜈蚣、全蝎均可以主治的是（ ）
   A. 风湿顽痹　　　B. 顽固性头痛　　　C. 疮疡瘰疬　　　D. 口眼喎斜　　　E. 痉挛抽搐

3. 僵蚕的功效有（　　）

A. 息风止痉　　　　B. 祛风止痛　　　　C. 重镇安神　　　　D. 化痰散结　　　　E. 明目

三、简答题

1. 简述赭石的功效、用法用量和使用注意。

2. 天麻与钩藤功用之异同为何？

3. 平肝息风药的使用注意为何？

（陈　琳）

书网融合……

| 知识回顾 | 微课1 | 微课2 | 微课3 | 习题 |

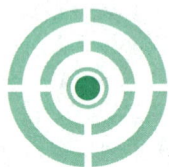

学习目标

知识要求：

1. 掌握开窍药的含义、功效、应用、用法用量及使用注意；掌握麝香、冰片的性能、功效、临床应用、用法用量及使用注意。

2. 熟悉苏合香、石菖蒲的功效及临床应用。

技能要求：

学会利用药物的性能和功效辨证治疗闭证神昏。

凡以开窍醒神为主要作用，用以治疗闭证神昏的药物，称为开窍药。由于本类药物多具辛香走窜之性，故又称芳香开窍药。

开窍药味辛芳香，具走窜之性，皆入心经。能通关开窍、醒神回苏。主要用于温病热陷心包、痰浊蒙蔽清窍之神昏谵语，以及惊风、癫痫、中风等猝然昏厥等闭证神昏。部分药物兼有活血止痛、清热解毒之功，用于治疗血瘀疼痛证、热毒证等。

神志昏迷有虚实之分，虚证即脱证，症见冷汗肢凉、脉微欲绝，治当补虚固脱，非本章药物所宜；实证即闭证，症见口噤手握、脉来有力，为本章药物适应证。然闭证又有寒闭、热闭之分，故使用开窍药时，应辨证施治，合理配伍用药。寒闭治当选温开法，配温里散寒药；热闭宜用凉开法，配清热解毒药；闭证兼惊厥抽搐者，须配息风止痉之品；兼烦躁不安者，须配伍安神药；若兼痰浊壅盛者，须配伍化湿药、祛痰药。

使用本类药物时需注意，第一，开窍药辛香走窜，易耗伤正气，为救急治标之品，只宜暂服，不可久用，中病即止。第二，本类药物气味芳香，有效成分易于挥发，故内服不宜入煎剂，多入丸散服用。第三，本类药物只用于闭证神昏，而脱证须益气固脱、回阳救逆。

麝　香

shèxiāng《神农本草经》

【来源】为鹿科动物林麝*Moschus berezovskii* Flerov、马麝*Moschus sifanicus* Przewalski或原麝*Moschus moschiferus* Linnaeus成熟雄体香囊中的干燥分泌物。主产于四川、西藏、云南、青海等地。野麝多在冬季至次春猎取，捕获后，割取香囊，阴干，习称"毛壳麝香"；剖开香囊，除去囊壳，称"麝香仁"。家麝直接从香囊中取出麝香仁，阴干或用干燥器密闭干燥。颗粒状的麝香仁习称"当门子"，多呈紫黑色，油润光亮，质量最佳。

【处方用名】麝香。

【性味归经】辛，温。归心、脾经。

【功效】开窍醒神，活血通经，消肿止痛。

【临床应用】

1. **闭证神昏** 本品辛香温通，走窜之性甚烈，开窍醒神作用极强，为开窍醒神之要药，无论寒热均可用之。治温热病热入心包、高热神昏，常配牛黄、朱砂等组成凉开剂，如安宫牛黄丸、至宝丹等；治寒闭神昏，常与苏合香相须为用，组成温开剂，如苏合香丸。

2. **血瘀诸证** 本品辛散温通，入血分，能活血通经，治疗血瘀诸证。用于经闭、癥瘕，常与红花、桃仁等同用，如通窍活血汤；治胸痹心痛、心腹暴痛，常配木香、桃仁等，如麝香汤；治跌仆损伤，可配乳香、没药等，如七厘散；治痹痛麻木，多与独活、威灵仙等配伍。

3. **痈肿瘰疬、咽喉肿痛** 本品辛香行散，善于活血散结、消肿止痛，内外均可用。治痈肿瘰疬，常与雄黄、乳香等同用，如醒消丸；治咽喉肿痛，常与牛黄、蟾酥等同用，如六神丸。

4. **难产、死胎、胞衣不下** 本品善活血通经、催产下胎，常与肉桂为散，如香桂散，或与猪牙皂、天花粉同用，葱汁为丸，外用，如堕胎丸。

【用法用量】入丸、散，每次0.03~0.1g，不入煎剂。外用适量。

【使用注意】孕妇禁用。

【现代研究】

1. **化学成分** 本品主要含麝香酮、麝香吡啶、麝香醇等麝香大环酮类、甾体类、多肽蛋白质类化合物等。此外，还含有脂肪酸、酯类、尿素、尿囊素、纤维素等。

2. **药理作用** 本品对中枢神经系统具有双向调节作用，小剂量兴奋，大剂量则可抑制。此外，还有明显的强心、抑制血小板聚集、抗血栓、兴奋子宫、抗炎、抑菌、抗肿瘤、增强免疫等作用。

3. **现代应用** 常以本品配伍他药，治疗冠心病、心绞痛、小儿脑性瘫痪、心肌梗死等疾病。

冰 片

bīngpiàn《新修本草》

【来源】药典单列有三：天然冰片、艾片、冰片。

1. **天然冰片** 为樟科植物樟 *Cinnamomum camphora*（L.）Presl的新鲜枝、叶经提取加工制成的粉末或结晶，又称"右旋龙脑"。

2. **艾片** 为菊科植物艾纳香 *Blumea balsamifera*（L.）DC. 的新鲜叶，经提取加工制成的结晶，又称"左旋龙脑"。

3. **冰片** 多为樟脑、松节油等经化学方法合成而得的片状结晶，又称"合成龙脑""机制冰片"。

天然冰片主产于印度尼西亚；艾纳香主产于广东、广西、云南等地。研粉用。

【处方用名】冰片、艾片、龙脑。

【性味归经】辛、苦，微寒。归心、脾、肺经。

【功效】开窍醒神，清热止痛。

【临床应用】

1. **闭证神昏** 本品味辛气香，能开窍醒神，与麝香相似但力弱。因其性偏寒，为凉开之品，尤长于治疗热闭神昏，与麝香相须为用，如安宫牛黄丸；若治疗寒闭神昏，常配苏合香、安息香、丁香等温开药，如苏合香丸。

2. **目赤肿痛、口舌生疮、咽喉肿痛、耳道流脓** 本品性偏寒，能清热解毒止痛，为五官科常用药。用于目赤肿痛，单用本品极细粉点眼，或与炉甘石、硼砂等配伍制成眼药水滴眼，如八宝眼药水；治咽喉肿痛、口舌生疮，常配伍硼砂、玄明粉，共研细末，吹喉敷患处，如冰硼散；治急、慢性化脓性中耳炎，可用本品搅溶于核桃油中滴耳。

【用法用量】0.15~0.3g，入丸散用。外用研粉点敷患处。

【使用注意】孕妇慎用。

【现代研究】

1. **化学成分** 天然冰片主要含右旋龙脑，又含石竹烯等倍半萜类，以及齐墩果酸、龙脑香醇等三萜类化合物；艾片主要含左旋龙脑；冰片为消旋混合龙脑。

2. **药理作用** 本品均有耐缺氧、镇静、镇痛、改善血脑屏障通透性、抑菌、抗炎、防腐及对中、晚期妊娠小鼠引产的作用。

3. **现代运用** 临床常以本品随证配伍，可用于治疗冠心病心绞痛、口疮、喉痛、慢性气管炎、溃疡性口腔炎、慢性鼻炎、化脓性中耳炎、晚期癌肿疼痛、头痛、腮腺炎、带状疱疹等疾病。

课堂互动 21-1

麝香与冰片功用有何异同？

答案解析

石菖蒲
shíchāngpú《神农本草经》

【来源】为天南星科植物石菖蒲 *Acorus tatarinowii* Schott 的干燥根茎。主产于浙江、江苏等地。秋、冬二季采挖，除去须根和泥沙，晒干。切厚片。生用。

【处方用名】石菖蒲、菖蒲。

【性味归经】辛、苦，温。归心、胃经。

【功效】开窍豁痰，醒神益智，化湿开胃。

【临床应用】

1. **痰蒙清窍之神昏癫痫** 本品辛香走窜，苦燥湿浊，能开心窍，祛湿浊，醒神志，长于治疗痰湿秽浊蒙蔽清窍之神昏谵语、癫痫抽搐。用于痰迷心窍之神昏，常配伍半夏、天南星、陈皮等燥湿化痰药，如涤痰汤；治痰热蒙蔽清窍之神昏，常与郁金相使为用，如菖蒲郁金汤；治痰热癫痫抽搐，多配伍竹茹、黄连等，如清心温胆汤。

2. **湿阻中焦** 本品既芳香化湿浊，又苦燥湿浊，故可醒脾开胃，用于湿阻中焦证，常与砂仁、苍术等同用；若湿热毒盛，不纳水谷之噤口痢，则与黄连、茯苓等同用，如开噤散。

3. **健忘失眠、耳鸣耳聋** 本品能醒神益智、聪耳明目。用于健忘，常与人参、茯苓等同用，如不忘散；治劳心劳神之失眠多梦、心悸怔忡，常与人参、茯神、朱砂等同用，如安神定志丸；治心肾两虚之耳鸣耳聋，常与菟丝子、女贞子、夜交藤等同用，如安神补心丸；治湿浊蒙蔽之头晕嗜睡、健忘、耳鸣耳聋等，常与茯苓、远志等同用，如安神定志丸。

【用法用量】煎服，3~10g。鲜品加倍。外用适量。

【现代研究】

1. **化学成分** 本品主要含挥发油，如细辛醚、β-细辛醚、欧细辛醚、顺式甲基异丁香酚、榄香烯、细辛醛等。此外，还含黄酮类、糖类、有机酸、氨基酸等成分。

2. **药理作用** 本品有中枢抑制、镇静、抗惊厥、抗抑郁、改善学习记忆和抗脑损伤等作用；并能缓解胃肠平滑肌痉挛、促进消化液分泌、制止胃肠异常发酵、平喘、祛痰、镇咳、抑菌。

3. **现代运用** 临床以本品配伍他药，可治疗脑梗死、癫痫、阿尔茨海默病、健忘、失眠、脑震荡后遗症、神经衰弱、心肌梗死、慢性胃炎、胃溃疡、乙型脑炎、儿童智力低下等疾病。

苏合香
sūhéxiāng《名医别录》

【来源】为金缕梅科植物苏合香树 *Liquidambar orientalis* Mill. 的树干渗出的香树脂加工制成。主产于非洲、印度、土耳其、叙利亚、埃及等地。我国广西、云南有引种。通常存于铁桶中，并以清水浸之，置于阴凉处。

【处方用名】苏合香、苏合香油。

【性味归经】辛，温。归心、脾经。

【功效】开窍，辟秽，止痛。

【临床应用】

1. 寒闭神昏　本品味辛温通，为治疗痰湿寒凝之心窍闭阻常用药，多与麝香、安息香、檀香等同用，如苏合香丸。

2. 胸腹冷痛、满闷　本品温通走窜，善辟秽化浊、祛寒止痛。治疗痰湿寒凝气滞之胸脘痞满、冷痛等，常与冰片、檀香等同用，如冠心苏合丸。

【用法用量】入丸剂，每次0.3~1g。

【现代研究】

1. 化学成分　本品主要含萜类和挥发油，如芳樟醇、β-蒎烯、松香油醇、二氢香豆酮、柠檬烯、肉桂酸、桂皮醛等成分。

2. 药理作用　本品能穿透血脑屏障、兴奋中枢、增强耐缺氧能力，有祛痰、抗菌、抗炎、抗溃疡、改善冠脉流量、降低心肌耗氧量、抑制血小板聚集、防腐、利胆、止泻等作用。

3. 现代运用　临床以本品配伍他药，可治疗冠心病心绞痛、脑损伤、脑出血、胃痛、痛经、胆道虫症、颠顶头痛、三叉神经痛等疾病。

安息香

ānxīxiāng《新修本草》

【来源】为安息香科植物白花树 *Styrax tonkinensis*（Pierre）Craib ex Hart. 的干燥树脂。主产于泰国、印度尼西亚、越南等地。树干经自然损伤或于夏、秋二季割裂树干，收集流出的树脂，阴干。

【处方用名】安息香。

【性味归经】辛、苦，平。归心、脾经。

【功效】开窍醒神，行气活血，止痛。

【临床应用】

1. 闭证神昏　本品辛香走窜，开窍醒神，因其性平，故闭证无论寒热皆宜。治疗寒闭神昏，其功似苏合香，且二者常相须为用，如苏合香丸；治疗中暑、温病痰热内闭、小儿惊风之神昏，常与麝香、牛黄等同用，如至宝丹；治产后血晕，常与五灵脂配伍，姜汁调服。

2. 心腹疼痛　本品行气活血，止痛，可用于治疗气滞血瘀疼痛证，单用本品研末内服。

【用法用量】0.6~1.5g。多入丸散用。

【现代研究】

1. 化学成分　本品主要含萜类、木质素、甾体等化合物，如松柏醇桂皮酸酯、苏合香素、香草醛、桂皮酸苯丙醇酯、苯甲酸、桂皮酸等成分。

2. 药理作用　本品有兴奋中枢神经、祛痰、防腐、抗氧化、抗菌、抗肿瘤、抗溃疡等作用。

3. 现代运用　临床以本品配伍他药，可治疗冠心病心绞痛、关节痛、小儿腹痛、产后血晕、骨关节炎、肩周炎等疾病。此外，还可外用作局部防腐剂。

目标检测

答案解析

一、单项选择题

1. 关于开窍药的性味，正确的描述是（　　）

A. 辛，归肺经　　　B. 温，沉降之性　　　C. 辛，归心经　　　D. 苦，归脾经　　　E. 苦，升浮之性

2. 善治闭证神昏，为醒神回苏之要药是（　　）

A. 石菖蒲　　　　B. 牛黄　　　　C. 麝香　　　　D. 冰片　　　　E. 苏合香

3. 关于开窍药的正确描述是（　　）

A. 气芳香，善于走窜，皆入肝经　　　B. 内服多入丸、散剂　　　　C. 可以长期服用

D. 内服多入煎剂　　　　E. 开窍药辛香走窜，为救急、治本之品

4. 麝香成人的用量是（　　）

A. 0.03~0.1g　　　B. 0.15~0.3g　　　C. 0.3~0.6g　　　D. 0.6~1g　　　E. 1~3g

5. 走窜力强，兴奋子宫，孕妇禁用的药物是（　　）

A. 苏合香　　　　B. 麝香　　　　C. 牛黄　　　　D. 冰片　　　　E. 石菖蒲

6. 治疗热闭神昏，与麝香相须为用的是（　　）

A. 牛黄　　　　B. 苏合香　　　　C. 冰片　　　　D. 石菖蒲　　　　E. 朱砂

7. 治疗痰湿秽浊蒙蔽清窍之神志混乱，宜选用（　　）

A. 石菖蒲　　　　B. 牛黄　　　　C. 冰片　　　　D. 苏合香　　　　E. 竹茹

8. 冰片除开窍醒神之外，还具有的功效是（　　）

A. 清肺化痰　　　B. 清热止痛　　　C. 化湿和胃　　　D. 消肿止痛　　　E. 辟秽止痛

9. 治疗寒闭神昏，常与麝香相须为用的药物是（　　）

A. 牛黄　　　　B. 冰片　　　　C. 苏合香　　　　D. 石菖蒲　　　　E. 朱砂

10. 具有开窍豁痰，醒神益智，化湿开胃的药物是（　　）

A. 麝香　　　　B. 冰片　　　　C. 石菖蒲　　　　D. 苏合香　　　　E. 牛黄

11. 寒闭、热闭均用的要药是（　　）

A. 麝香　　　　B. 牛黄　　　　C. 冰片　　　　D. 石菖蒲　　　　E. 苏合香

12. 苏合香内服宜（　　）

A. 入煎剂　　　B. 入丸剂　　　C. 入散剂　　　D. 后下　　　　E. 包煎

二、多项选择题

1. 下列不适用开窍药的是（　　）

A. 闭证神昏　　　B. 虚证　　　C. 脱证　　　D. 孕妇　　　　E. 中风、癫痫

2. 麝香的功效是（　　）

A. 开窍醒神　　　B. 活血通经　　　C. 消肿止痛　　　D. 化湿开胃　　　E. 益智

3. 属于冰片主治症的有（　　）

A. 口舌生疮　　　B. 窍闭神昏　　　C. 心绞痛　　　D. 目赤肿痛　　　E. 多梦健忘

三、简答题

1. 麝香的功效、用法用量和使用注意有哪些？

2. 麝香与冰片功用之异同为何？

3. 开窍药的使用注意为何？

（陈美荣）

书网融合……

知识回顾　　　微课　　　习题

第二十二章　补虚药

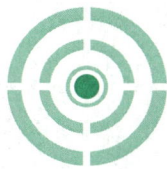

学习目标

知识要求:

1. 掌握补虚药的含义、功效、应用、分类、用法用量及使用注意;掌握人参、党参、黄芪、白术、甘草、鹿茸、杜仲、续断、菟丝子、淫羊藿、当归、熟地黄、白芍、何首乌、阿胶、北沙参、麦冬、鳖甲、龟甲的性能、功效、临床应用、用法用量及使用注意;掌握人参与黄芪、苍术与白术、熟地黄与生地黄、麦冬与天冬、鳖甲与龟甲的功用异同。

2. 熟悉山药、蜂蜜、大枣、白扁豆、巴戟天、补骨脂、肉苁蓉、蛤蚧、仙茅、锁阳、龙眼肉、天冬、石斛、玉竹、百合、枸杞子的功效及临床应用。

3. 了解太子参、紫河车、益智、冬虫夏草、沙苑子、黄精、墨旱莲、女贞子、南沙参、刺五加、红景天、核桃仁、海马、韭菜子、阳起石、胡芦巴、楮实子、桑椹的功效及临床应用。

技能要求:

学会利用药物的性能和功效辨证治疗虚证。

凡以补虚扶弱,纠正人体气血阴阳的不足为主要作用,用以治疗虚证的药物,称为补虚药,亦称补益药、补养药。根据补虚药性能特点和功效主治的不同,可分为补气药、补阳药、补血药、补阴药四类。

补虚药中补气药与补阳药以补气与补阳为主,故多具温热之性;补阴药以滋养阴液、清虚热为主,多具寒凉之性。由于补虚药皆具有补益作用,根据"甘能补"的理论,大多味甘。其中,能清火、燥湿者,多有苦味;具有祛风湿散寒或活血祛瘀功效者,可有辛味;属动物或矿物药者,可有咸味;能敛汗者可有酸味。各类补虚药的归经等性能各有差异,其具体内容将分别在各节概述中介绍。本类药物具有扶助正气、补益精微的作用,主要用于治疗虚证,症见精神萎靡、体倦乏力、面色淡白或萎黄、心悸气短、脉象虚弱等。部分药物兼有祛寒、润燥、生津、清热及收涩等作用,故可用于其相应主治病症的治疗。使用补虚药时,除应针对气虚、阳虚、血虚、阴虚的证候不同,选择补气药、补阳药、补血药、补阴药外,还应考虑到人体气血阴阳之间的生理联系、病理影响,合理配伍用药。

使用本类药物时需注意,第一,防止不当补而误补。若邪实而正不虚者,误用补虚药有"闭门留寇"、助邪益疾之弊。第二,避免当补而补之不当。如不分气血、阴阳、脏腑、寒热,盲目使用补虚药,不仅不能收到预期的疗效,而且还有可能导致不良后果。第三,补虚药用于扶正祛邪,要分清主次,处理好祛邪与扶正的关系,使祛邪不伤正,补虚不留邪。第四,注意补而兼行,使补而不滞。部分补虚药药性滋腻,不易消化,过用或用于脾虚者可能妨碍脾胃运化,应适当配伍健脾消食药或理气药顾护脾胃。此外,补虚药如作汤剂,一般宜适当久煎。

第一节 补气药

PPT

补气药性味多甘温或甘平，主归脾、肺经，部分药物又归心、肾经。尤善补脾气和益肺气，临床主要用于：①脾气虚证，症见食欲不振，脘腹虚胀，大便溏薄，体倦神疲，面色萎黄或㿠白，消瘦或一身虚浮，甚或脏器下垂，血失统摄，造血功能低下等；②肺气虚证，症见少气不足以息，动则益甚，咳嗽无力，声音低怯，甚或喘促，体倦神疲，易出虚汗等。部分药物还能补心气、补肾气、补元气，可用于治疗心气虚证、肾气虚证与元气虚极欲脱者。

人 参

rénshēn《神农本草经》

【来源】为五加科植物人参 *Panax ginseng* C. A. Mey. 的干燥根和根茎。主产于吉林、辽宁、黑龙江等地。传统以吉林所产者为佳，称吉林参。多于秋季采挖，洗净经晒干或烘干。栽培的俗称"园参"；播种在山林野生状态下自然生长的称"林下山参"，习称"籽海"。

【处方用名】生晒参、红参、白糖参。

【性味归经】甘、微苦，微温。归脾、肺、心、肾经。

【功效】大补元气，复脉固脱，补脾益肺，生津养血，安神益智。

【临床应用】

1. 元气虚脱证 本品甘温补虚，能大补元气，复脉固脱，为拯危救脱之要药。凡治疗大汗、大吐、大泻、大失血或大病、久病所致元气虚极欲脱，气息微弱，汗出不止，脉微欲绝的危重证候，可单用人参大量浓煎服，如独参汤；若治气虚欲脱兼见汗出、四肢逆冷等亡阳征象，常与附子同用，如参附汤；若治气虚欲脱兼见汗出身暖，渴喜冷饮，舌红干燥等亡阴征象，常与麦冬、五味子配伍，如生脉散。

2. 脾肺气虚证 本品归脾经，为补脾气之要药，凡治脾虚倦怠乏力，食少便溏者，常与白术、茯苓、甘草配伍，如四君子汤；若治脾虚不能统血导致失血者，本品能补气摄血，常与黄芪、白术等药同用，以补气摄血，如归脾汤。本品又归肺经，亦长于补肺气。凡治肺气虚，咳嗽无力，气短喘促，声低懒言，咳痰清稀，自汗脉弱者，常与黄芪、五味子、紫菀等药同用，如补肺汤。

3. 津伤口渴、内热消渴 本品既能补气，又能生津。若治热病气津两伤，身热烦渴，口舌干燥，汗多，脉大无力者，常与石膏、知母同用，如白虎加人参汤；治气阴两伤，人参既能补益肺脾肾之气，又能生津止渴，故治消渴亦较常用。

4. 气血亏虚、久病虚羸 本品味甘，能补气以生血、养血。治脾气虚不能生血，以致气血两虚，久病虚羸者，可与当归、熟地黄等药配伍，如八珍汤。

5. 心神不宁证 本品入心经，能补益心气。适用于心气虚弱，失眠多梦，健忘等，可与茯苓、远志、石菖蒲等同用；若治心脾两虚，气血不足，心悸怔忡，健忘失眠，体倦食少者，常配当归、龙眼肉等，如归脾汤；治阴虚血少，心悸失眠，虚烦神疲，梦遗健忘者，常配当归、酸枣仁等，如天王补心丹。

此外，本品还常与解表药、攻下药等祛邪药配伍，用于气虚外感或里实热结而邪实正虚之证，有扶正祛邪之效。

【用法用量】3~9g，另煎兑服；也可研粉吞服，1次2g，1日2次。

【使用注意】不宜与藜芦、五灵脂同用。

【现代研究】

1. 化学成分 主要含有人参皂苷、挥发油、氨基酸、微量元素及有机酸、糖类、维生素等成分。《中国药典》规定：本品含人参皂苷 Rg_1（$C_{42}H_{72}O_{14}$）和人参皂苷 Re（$C_{48}H_{82}O_{18}$）的总量不得少于0.27%，人参

皂苷 Rb_1（$C_{54}H_{93}O_{23}$）不得少于0.18%。

2. **药理作用**　人参皂苷及注射液具有抗休克作用。人参皂苷能够增强消化、吸收功能，提高胃蛋白酶活性，保护胃肠细胞；能促进组织对糖的利用，加速糖的氧化分解以供给能量；能促进大脑对能量物质的利用，增强学习记忆力；能促进造血功能，还能抗疲劳、抗衰老、抗心肌缺血、抗脑缺血、抗心律失常。此外，人参有调节中枢神经兴奋与抑制过程的平衡、增强免疫功能、抗肿瘤、抗应激、降血脂、降血糖和抗利尿等作用。

3. **现代应用**　临床单用本品或配伍他药或用本品提取物内服，治疗糖尿病、白血病化疗患者、阳痿、肾性贫血、休克、肺心病、慢性肝炎、病毒性心肌炎、肿瘤等。

> **✍ 知识拓展**
>
> 　人参引起的不良反应：长期服用人参的病人会有兴奋、腹泻、皮疹、失眠、神经过敏、高血压、水肿、性欲增强、食欲减退、抑郁、低血压、闭经等症状与体征，与皮质类固醇中毒相似。

西洋参

xīyángshēn《增订本草备要》

【**来源**】为五加科植物西洋参*Panax quinquefolium* L. 的干燥根。均系栽培品，主产于美国、加拿大，我国亦有栽培。秋季采挖，洗净，晒干或低温干燥。

【**处方用名**】西洋参、西洋人参、花旗参。

【**性味归经**】甘、微苦，凉。归心、肺、肾经。

【**功效**】补气养阴，清热生津。

【**临床应用**】

1. **气阴两脱证**　本品具有与人参相似的益气救脱功效，而药力较逊，因其药性偏凉，兼能清热养阴生津，故适用于热病或大汗、大吐、大泻、大失血等，耗伤气津所致的神疲乏力、气短息促、汗出不止、心烦口渴、尿短赤涩、大便干结、舌燥、脉细数无力等气阴两脱证，常与麦冬、五味子等药同用。

2. **气虚阴亏之虚热烦倦，咳喘痰血**　本品长于补肺气，兼能养肺阴，清肺热，适用于火热耗伤肺之气阴所致的短气喘促，咳嗽痰少，或痰中带血等症，可与玉竹、麦冬、川贝母等同用。本品亦能补心气，兼养心阴，可用于治疗气阴两虚的心悸心痛，失眠多梦，宜与炙甘草、麦冬、生地黄等同用。

3. **热病气虚津伤口渴及消渴**　本品既能补气，又能生津，还能清热，适用于热伤气津所致的身热汗多，口渴心烦，体倦少气，脉虚数等症，常与西瓜翠衣、竹叶、麦冬等品同用，如清暑益气汤；若治消渴病气阴两伤之证，可配伍黄芪、天花粉、山药等益气养阴生津之品。

【**用法用量**】3~6g，另煎兑服。

【**使用注意**】不宜与藜芦同用。

【**现代研究**】

1. **化学成分**　主要含有人参皂苷、拟人参皂苷等，还含多糖、黄酮类、挥发油、蛋白质、氨基酸、核酸、肽类、脂肪酸、有机酸等。《中国药典》规定：含人参皂苷 Rg_1（$C_{42}H_{72}O_{14}$）、人参皂苷 Re（$C_{48}H_{82}O_{18}$）和人参皂苷 Rb_1（$C_{54}H_{93}O_{23}$）的总量不得少于2.0%。

2. **药理作用**　西洋参含片、胶囊、水煎液及皂苷均具有抗缺氧、抗疲劳、改善和增强记忆的作用；西洋参多糖能升高白细胞、提高免疫力、抗肿瘤；西洋参皂苷具有中枢抑制、抗心律失常、抗应激、降血脂、降血糖和镇静等作用。

3. **现代运用**　临床以本品单用或配用，可治疗病毒性心肌炎、慢性胃炎、病态窦房结综合征、胃术后排空延迟症、小儿尿频、慢性咽炎等。

课堂互动 22-1

人参与西洋参功用有何异同？

答案解析

党 参

dǎngshēn《增订本草备要》

【来源】为桔梗科植物党参 *Codonopsis pilosula*（Franch.）Nannf.、素花党参 *Codonopsis pilosula* Nannf. var. *modesta*（Nannf.）L. T. Shen 或川党参 *Codonopsis tangshen* Oliv. 的干燥根。前二者主产于甘肃、四川等地；后者主产于四川、陕西等地。秋季采挖，洗净，晒干。

【处方用名】党参、党参片。

【性味归经】甘，平。归脾、肺经。

【功效】健脾益肺，养血生津。

【临床应用】

1. **脾肺气虚证** 本品味甘性平，主归脾、肺二经，为补中益气之良药。治脾气虚弱，倦怠乏力、食少便溏等症，常与白术、茯苓等同用；治肺气亏虚，咳嗽气短、声低懒言等症，可与黄芪、蛤蚧等同用。治疗脾肺气虚的轻证，常用本品代替人参。

2. **气血两虚证** 本品既能补气，又能补血，常用于气虚不能生血，或血虚无以化气，见面色苍白或萎黄、乏力、头晕、心悸之气血两虚证，常配伍黄芪、白术、当归、熟地黄等，以增强其补气补血效果。

3. **气津两伤证** 本品有补气生津作用，适用于气津两伤，气短口渴，以及内热消渴，可与麦冬、五味子、黄芪等药同用。

【用法用量】煎服，9~30g。

【使用注意】不宜与藜芦同用。

【现代研究】

1. **化学成分** 主要含有党参多糖、党参苷、植物甾醇、党参内酯、黄酮类、酚酸类、生物碱、香豆素类、无机元素、氨基酸、微量元素等。

2. **药理作用** 党参能调节胃肠运动、抗溃疡、增强免疫功能；对兴奋和抑制两种神经过程都有影响；党参皂苷还能兴奋呼吸中枢；对动物有短暂的降压作用，但又能使晚期失血性休克家兔的血压回升；能升高动物红细胞、血红蛋白、网织红细胞；还有延缓衰老、抗缺氧、抗辐射等作用。

3. **现代运用** 临床用本品配伍他药，可治疗冠心病、室性早搏、心力衰竭、高脂血症、白细胞减少症、肾性贫血、糖尿病多发性周围神经病变、消化性溃疡、慢性乙型肝炎、慢性萎缩性胃炎、胎动不安、胎漏、功能性子宫出血、崩漏等疾病。

课堂互动 22-2

党参与人参功用有何异同？

答案解析

黄 芪

huángqí《神农本草经》

【来源】为豆科植物蒙古黄芪 *Astragalus membranaceus*（Fisch.）Bge. var. *mongholicus*（Bge.）Hsiao 或膜荚黄芪 *Astragalus membranaceus*（Fisch.）Bge. 的干燥根。主产于内蒙古、山西、黑龙江等地。春、秋二

季采挖，除去须根和根头，晒干。

【处方用名】黄芪、蜜炙黄芪、炒黄芪。

【性味归经】甘，微温。归肺、脾经。

【功效】补气升阳，固表止汗，利水消肿，生津养血，行滞通痹，托毒排脓，敛疮生肌。

【临床应用】

1. **脾气虚证** 本品甘温，以补气见长。主入脾经，为补中益气之要药，又能升举阳气。若治脾虚倦怠乏力、食少便溏者，可单用熬膏服，或与人参相须为用，如参芪片。治中气下陷之久泻脱肛、内脏下垂等，每与人参、升麻、柴胡等同用，如补中益气汤。

2. **肺气虚证** 本品入肺经，又能补益肺气，治肺气虚弱，咳嗽无力，气短喘促，咳痰清稀，声低懒言者，常配伍人参、紫菀、五味子等药，如补肺汤。

3. **气虚自汗** 脾肺气虚者往往卫气不固，表虚自汗。本品能补脾肺之气，益卫固表，常与牡蛎、麻黄根等止汗之品同用，如牡蛎散；若治表虚自汗而易感风邪者，宜与白术、防风等品同用，如玉屏风散。

4. **血虚萎黄、气血两虚** 本品具有养血之功，且补气又有助于生血，故常用治血虚或气血两虚，面色萎黄，疲倦脉弱，常与当归同用，如当归补血汤。

5. **疮疡难溃或溃久不敛** 本品以其补气养血之功，使正气旺盛，可收托毒排脓，生肌敛疮之效。治疮疡中期，正虚毒盛不能托毒外达，疮形平塌，根盘散漫，难溃难腐者，常配伍人参、当归、升麻等，如托里透脓散；治疮疡后期，因气血亏虚，脓水清稀，疮口难敛者，常与人参、当归、肉桂等药配伍，如十全大补汤。

6. **半身不遂，痹痛麻木** 痹证、中风后遗症等气虚而致血滞，筋脉失养，症见肌肤麻木或半身不遂者，亦常用本品补气以行血。治疗风寒湿痹，宜与川乌、独活等祛风湿药及川芎、牛膝等活血药配伍；治中风后遗症，常与当归、川芎、地龙等品同用，如补阳还五汤。

【用法用量】煎服，9~30g。

【现代研究】

1. **化学成分** 主要含有黄芪皂苷Ⅰ、Ⅱ、Ⅲ、Ⅳ（黄芪甲苷），大豆皂苷Ⅰ、荚膜黄芪苷Ⅰ、Ⅱ，芒柄花素等，另含多糖、氨基酸等。《中国药典》规定：含黄芪甲苷（$C_{41}H_{68}O_{14}$）不得少于0.080%，含毛蕊异黄酮葡萄糖苷（$C_{22}H_{22}O_{10}$）不得少于0.020%。

2. **药理作用** 黄芪多糖能促进RNA和蛋白质合成，使细胞生长旺盛、寿命延长，并能抗疲劳、耐低温、抗流感病毒。黄芪水煎液、多糖、皂苷对造血功能有保护和促进作用，黄芪总黄酮和总皂苷能保护缺血缺氧心肌。黄芪水煎液有保护肾脏、消除尿蛋白和利尿作用，并对血压有双向调节作用。此外，黄芪有抗衰老、抗辐射、抗炎、降血脂、降血糖、增强免疫、抗肿瘤和保肝等作用。

3. **现代运用** 以本品为主配伍他药，可治疗过敏性鼻炎、慢性鼻炎、冠心病、缺血性脑血管病、慢性肾炎、慢性肝炎、胃及十二指肠溃疡、萎缩性胃炎等。

白 术
báizhú《神农本草经》

【来源】为菊科植物白术*Atractylodes macrocephala* Koidz. 的干燥根茎。主产于浙江、安徽等地。冬季下部叶枯黄、上部叶变脆时采挖，除去泥沙，烘干或晒干，再除去须根。

【处方用名】白术、炒白术、麸炒白术。

【性味归经】苦、甘，温。归脾、胃经。

【功效】健脾益气，燥湿利水，止汗，安胎。

【临床应用】

1. **脾虚证** 本品甘温，主入脾、胃经，以健脾、燥湿为主要作用，被誉之为"脾脏补虚第一要药"。

适用于脾胃气虚，运化无力，食少便溏，脘腹胀满，神疲肢软等，常与人参、茯苓、甘草同用，如四君子汤；治脾虚中阳不振、痰饮内停者，常与桂枝、茯苓等药配伍，如苓桂术甘汤；治脾虚水肿者，可与黄芪、茯苓、猪苓等药同用；治脾虚湿浊下注，带下清稀者，可配伍白术、山药、苍术等药，如完带汤。

2. **气虚自汗** 本品善治脾气虚弱，卫气不固，表虚自汗者，其作用与黄芪相似而力稍弱，亦能补脾益气，固表止汗。治脾肺气虚，卫气不固，表虚自汗，易感风邪者，宜与黄芪、防风等配伍，如玉屏风散。

3. **脾虚胎动不安** 本品能益气健脾，脾健气旺，胎儿得养而安，有安胎之功。适用于妇女妊娠，脾虚气弱，胎动不安之证。如治气虚兼内热者，可配伍黄芩以清热安胎；治兼有气滞胸腹胀满者，可配伍苏梗、砂仁等以理气安胎；若治气血亏虚，胎动不安，或滑胎者，宜配伍人参、黄芪、当归等以益气养血安胎，如泰山磐石散；若治肾虚胎元不固，可与杜仲、续断、阿胶等同用以补肾安胎。

【用法用量】煎服，6~12g。麸炒白术可增加健脾的作用。

【使用注意】本品温燥，阴虚有热及燥热伤津者慎用。

【现代研究】

1. **化学成分** 主要含有苍术酮、苍术醇、苍术内酯、双白术内酯等，另含有果糖、菊糖、白术多糖、多种氨基酸、白术三醇及维生素A等多种成分。

2. **药理作用** 白术水煎液能促进小鼠胃排空及小肠推进功能，并能防治实验性胃溃疡。白术内酯 I 具有增强唾液淀粉酶活性、促进营养物质吸收、调节胃肠道功能的作用。白术水煎液和流浸膏均有明显而持久的利尿作用。白术多糖、白术挥发油能增强细胞免疫功能。白术水煎液具有抗衰老作用。白术醇提取物与石油醚提取物能抑制实验动物子宫平滑肌收缩。此外，白术有保肝、利胆、降血糖、抗菌、抗肿瘤、镇静、镇咳、祛痰等作用。

3. **现代运用** 临床以本品为主配伍他药，可治疗小儿秋季腹泻、肠易激综合征、急慢性肠炎、溃疡性结肠炎、便秘、耳源性眩晕、前庭神经炎、白细胞减少症、糖尿病、糖尿病腹泻、肝硬化腹水、小儿急性肾炎、慢性尿路感染、原发性高血压、颈性眩晕、血管性头痛等。

👋 **课堂互动 22-3**

白术与苍术功用有何异同？

答案解析

甘 草

gāncǎo《神农本草经》

【来源】为豆科植物甘草 *Glycyrrhiza uralensis* Fisch.、胀果甘草 *Glycyrrhiza inflata* Bat. 或光果甘草 *Glycyrrhiza glabra* L. 的干燥根和根茎。主产于内蒙古、新疆、甘肃等地。春、秋二季采挖，除去须根，晒干。

【处方用名】甘草、生甘草、炙甘草。

【性味归经】甘，平。归心、肺、脾、胃经。

【功效】补脾益气，清热解毒，祛痰止咳，缓急止痛，调和诸药。

【临床应用】

1. **脾气虚证** 本品味甘，善入中焦，具有补益脾气之力。因其作用缓和，宜作为辅助药用，常与人参、白术、黄芪等药配伍用于脾虚证。

2. **心气虚证** 本品味甘，能益气养心。对于心气不足，无力鼓动血脉，脉气不相接续之脉结代，以及阴血亏虚，血脉失充，心失所养之心动悸，有复脉宁心之效。常重用炙甘草，与人参、阿胶、生地黄等配伍，如炙甘草汤。

3. **咳嗽痰多** 本品甘润平和，归肺经，能祛痰止咳。随证配伍，可用于治疗寒热虚实多种咳喘，有痰无痰均宜。如治风寒咳喘，可配伍麻黄、苦杏仁，如三拗汤；治肺热咳喘，可配伍石膏、麻黄、苦杏仁，如麻杏甘石汤；治寒痰咳喘，可配伍干姜、细辛等药，如苓甘五味姜辛汤；治湿痰咳嗽，常配伍半夏、茯苓等药，如二陈汤；治肺虚咳嗽，可配伍黄芪、太子参等药。

4. **脘腹、四肢挛急疼痛** 本品味甘，能缓和急迫，解除拘挛以止痛。适用于脘腹及四肢挛急作痛，可与白芍相配，如芍药甘草汤。

5. **热毒疮疡、咽喉肿痛、药食中毒** 本品既能解火热之毒，又能解药食之毒，临床运用较为广泛。如治热毒疮疡，可单用煎汤浸渍，或熬膏内服；或与金银花、连翘、紫花地丁等同用。治热毒壅盛之咽喉肿痛，可单用本品煎服，或与玄参、麦冬、桔梗同用，如玄麦甘桔含片。对于多种药物或食物中毒，本品也有一定的解毒作用。

6. **调和药性** 本品在许多方剂中都可发挥调和药性的作用。通过解毒，可降低某些药（如附子、大黄）的毒烈之性；通过缓急止痛，可缓解某些药（如大黄）刺激胃肠引起的腹痛；其甜味浓郁，可矫正方中药物的异味，便于服用。因其调和诸药有功，故前人称之为"国老"。

【用法用量】煎服，2~10g。

【使用注意】不宜与海藻、京大戟、红大戟、甘遂、芫花同用。

【现代研究】

1. **化学成分** 主要含有甘草甜素、甘草酸、甘草黄酮、异甘草黄酮、甘草素等，还含生物碱、多糖、香豆素、氨基酸等。《中国药典》规定：含甘草苷（$C_{21}H_{22}O_9$）不得少于0.50%，甘草酸（$C_{42}H_{62}O_{16}$）不得少于2.0%。

2. **药理作用** 甘草次酸和黄酮类成分具有抗心律失常作用。甘草酸类和黄酮类物质是甘草抗溃疡的两大主要活性成分。甘草水提取物、甘草次酸具有抗幽门螺杆菌作用。甘草水煎液、甘草浸膏、甘草素、异甘草素、甘草总黄酮等均可降低肠管紧张度，减少收缩幅度，具有解痉作用。甘草酸、甘草次酸及甘草的黄酮类化合物具有镇咳、祛痰、平喘作用。此外，甘草有抗利尿、降血脂、保肝和类似肾上腺皮质激素样作用。

3. **现代运用** 临床以本品配伍他药，可治疗慢性咽炎、消化道溃疡、抑郁症、食物中毒、急性乳腺炎、尿崩症、银屑病、痤疮等。

太子参

tàizǐshēn《中国药用植物志》

【来源】为石竹科植物孩儿参 *Pseudostellaria heterophylla*（Miq.）Pax ex Pax et Hoffm. 的干燥块根。主产于江苏、山东等省。夏季茎叶大部分枯萎时采挖，洗净，除去须根，置沸水中略烫后晒干或直接晒干。

【处方用名】太子参、孩儿参、童参。

【性味归经】甘、微苦，平。归脾、肺经。

【功效】益气健脾，生津润肺。

【临床应用】**气阴两虚证** 本品能补脾肺之气，兼能养阴生津，其性略偏寒凉，属补气药中的清补之品。宜用于热病之后，气阴两亏，倦怠自汗，饮食减少，口干少津，而不宜用于温补者。因其作用平和，多入复方作病后调补之药。治疗脾虚、胃阴不足所致食少倦怠，口干舌燥，宜与山药、石斛等同用；本品亦可用于治疗心气与心阴两虚所致心悸不眠、虚热汗多，宜与五味子、酸枣仁等同用。

【用法用量】煎服，9~30g。

【现代研究】

1. **化学成分** 主要含有氨基酸、多糖、皂苷、黄酮、鞣质、香豆素、甾醇、三萜及多种微量元素等多种成分。

2. **药理作用** 太子参水煎液、多糖、醇提取物、皂苷能够增强免疫功能。太子参水提取物、75%醇提取物、多糖及皂苷具有抗应激、抗疲劳的作用。太子参多糖具有改善记忆，延长寿命作用。太子参水、醇提取物能提高小肠吸收功能，并对脾虚模型有治疗作用。此外，太子参有降血糖、降血脂、止咳、祛痰、抗菌、抗病毒、抗炎等作用。

3. **现代运用** 临床以本品配伍他药，可治疗小儿腹泻、慢性肺心病急性发作、慢性支气管炎、支气管哮喘等疾病。

📎 **知识拓展**

　　太子参名称的由来：太子参之名，始见于清代吴仪洛《本草从新》。随后《本草纲目拾遗》收载并明确指出："太子参及辽参之小者，非别种也。"可见，古代本草著作所记载的太子参，实为五加科人参之小者。今之所用太子参，《中国药典》定为石竹科孩儿参的块根。二者同名异物，古今有别，不可混淆。

山 药

shānyào《神农本草经》

【来源】为薯蓣科植物薯蓣 *Dioscorea opposita* Thunb. 的干燥根茎。主产于河南、河北等地，习惯认为河南（怀庆府）所产者品质最佳，故有"怀山药"之称。冬季茎叶枯萎后采挖，切去根头，洗净，除去外皮和须根，干燥，习称"毛山药"；或除去外皮，趁鲜切厚片，干燥，称为"山药片"；也有选择肥大顺直的干燥山药，置清水中，浸至无干心，闷透，切齐两端，用木板搓成圆柱状，晒干，打光，习称"光山药"。

【处方用名】山药、怀山药、薯蓣、麸炒山药。

【性味归经】甘，平。归脾、肺、肾经。

【功效】补脾养胃，生津益肺，补肾涩精。

【临床应用】

1. **脾虚证** 本品甘平，能补脾气，益脾阴，又兼涩性，能止泻、止带。适用于脾气虚弱或气阴两虚，消瘦乏力，食少便溏或泄泻，及妇女带下等。对气虚重证，多入复方使用，用作人参、白术等的辅助药，如参苓白术散、完带汤。因其富含营养成分，又容易消化，可作为食品长期服用，对慢性久病或病后虚弱羸瘦，脾运不健，需营养调补者则是佳品。

2. **肺虚证** 本品能补肺气，兼能滋肺阴。其补肺之力较和缓，对肺脾气阴俱虚者较为适宜。治肺虚咳喘，可与脾肺双补之太子参、南沙参等品同用，共奏补肺定喘之效。

3. **肾虚证** 本品能补肾气，兼能滋肾阴，并兼收涩之性。治肾阴精亏虚之腰膝酸软、头晕耳鸣等，常与熟地黄、山茱萸、茯苓等同用，如六味地黄丸。治下元虚寒之尿频、遗尿等，可与乌药、益智同用，如缩泉丸。

4. **消渴** 本品既补脾肺肾之气，又补脾肺肾之阴。治疗消渴病气阴两虚者，常配伍黄芪、天花粉、知母等，如玉液汤。

【用法用量】煎服，15~30g。

【现代研究】

1. **化学成分** 主要含有氨基酸，另含多糖、薯蓣皂苷元、多巴胺、山药碱、尿囊素、果胶、粗纤维、淀粉酶、微量元素等。

2. **药理作用** 山药水煎液对脾虚动物模型有预防和治疗作用，能抑制胃排空运动及肠管推进运动，拮抗离体回肠的强直性收缩，增强小肠吸收功能，帮助消化，保护胃黏膜损伤。山药水煎液、山药多糖能降血糖。山药多糖能提高非特异性免疫功能、特异性细胞免疫和体液免疫功能。山药多糖、总黄酮具有抗氧化、抗衰老作用。山药中的尿囊素具有抗刺激、麻醉镇痛和消炎抑菌等作用。此外，山药有降血脂、抗肿瘤等作用。

3. **现代运用** 临床以本品为主随证配伍，可治疗小儿秋季腹泻、婴幼儿腹泻、消化不良、溃疡性口腔炎、湿疹等疾病。

蜂 蜜
fēngmì《神农本草经》

【来源】为蜜蜂科昆虫中华蜜蜂 *Apis cerana* Fabricius 或意大利蜂 *Apis mellifera* Linnaeus 所酿的蜜。春至秋季采收，滤过。

【处方用名】蜂蜜、蜜、食蜜。

【性味归经】甘，平。归肺、脾、大肠经。

【功效】补中，润燥，止痛，解毒；外用生肌敛疮。

【临床应用】

1. **脾气虚证、脘腹虚痛** 本品亦为富含营养成分的补脾益气药，宜用于脾虚弱营养不良者，可作食品服用。常作为补脾益气丸剂、膏剂的赋型剂，或作为炮炙补脾益气药的辅料。对中虚脘腹疼痛，腹痛喜按，空腹痛甚，食后稍安者，本品既可补中，又可缓急止痛，标本兼顾。单用有效，更常与白芍、甘草等药配伍。

2. **肺虚燥咳、肠燥便秘** 本品甘平滋润，上能补肺气，适用于肺虚久咳及肺燥咳嗽，可单用，或与桑叶、阿胶、川贝母等同用；下能润肠燥，适用于体虚津亏，肠燥便秘，可单用冲服，或与当归、火麻仁、肉苁蓉等同用；亦可制成栓剂，以通导大便，如蜜煎导方。

3. **解乌头类药毒** 本品与乌头类药物同煎，可降低其毒性。服乌头类药物中毒者，大剂量服用本品，有一定解毒作用。

此外，本品外用能生肌敛疮，可用于治疗疮疡久溃不敛，烧烫伤等。

【用法用量】煎服或冲服，15~30g。外用适量。

【使用注意】本品有助湿满中之弊，又能滑肠，故湿阻中满，湿热痰滞，便溏泄泻者慎用。

【现代研究】

1. **化学成分** 主要含有葡萄糖和果糖，还含糊精及挥发油、有机酸、蜡质、酶类、维生素、抑菌素、微量元素等。《中国药典》规定：本品含果糖（$C_6H_{12}O_6$）和葡萄糖（$C_6H_{12}O_6$）的总量不得少于60.0%，果糖与葡萄糖含量比值不得小于1.0。

2. **药理作用** 蜂蜜有促进实验动物小肠推进运动的作用，能显著缩短排便时间；能增强体液免疫功能；对多种细菌有抑杀作用；有解毒作用，以多种形式使用均可减弱乌头毒性，以加水同煎解毒效果最佳；能减轻化疗药物的毒副作用；有加速肉芽组织生长，促进创伤组织愈合作用。此外，还有保肝、降血糖、降血脂、降血压等作用。

3. **现代运用** 临床以本品配伍他药，可治疗创伤性溃疡、烧伤、乌头中毒、神经衰弱、支气管哮喘、慢性支气管炎、关节炎、口腔炎、肠梗阻等。

大 枣
dàzǎo《神农本草经》

【来源】为鼠李科植物枣 *Ziziphus jujuba* Mill. 的干燥成熟果实。主产于河南、河北、山东、山西、陕西等地。秋季果实成熟时采收，晒干。

【处方用名】大枣、红枣。

【性味归经】甘，温。归脾、胃、心经。

【功效】补中益气，养血安神。

【临床应用】

1. **脾气虚证**　本品甘温，归脾、胃经，能补脾益气，适用于脾虚形体消瘦、倦怠乏力、食少便溏等症，可与黄芪、党参、白术等药配伍。

2. **脏躁、失眠**　本品能养心血，安心神。治心阴不足，肝气失和之妇人脏躁，精神恍惚，无故悲伤欲哭，心中烦乱，不能自主，睡眠不安者，常与小麦、甘草等同用，如甘麦大枣汤。治血虚面色萎黄，心悸失眠者，多与熟地黄、当归、酸枣仁等药配伍。

此外，本品与部分药性峻烈或有毒的药物同用，有保护胃气，缓和其毒烈药性之效，如十枣汤，即用以缓和甘遂、大戟、芫花的烈性与毒性。

【用法用量】煎服，6~15g。

【现代研究】

1. **化学成分**　主要含有糖类、氨基酸、三萜苷类、生物碱类、黄酮类、维生素类、挥发油及微量元素等。

2. **药理作用**　大枣水煎液、大枣多糖能增强肌力、增加体重、增强耐力、抗疲劳；能促进骨髓造血，增强免疫，改善气血双虚模型大鼠的能量代谢，促进钙吸收，有效地减少肠道蠕动时间，改善肠道环境，减少肠道黏膜接触有毒物质和其他有害物质。其所含黄酮类化合物有镇静、催眠作用。此外，大枣还有延缓衰老、抗氧化、保肝、抗突变、抗肿瘤、降血压、抗过敏、抗炎和降血脂等作用。

3. **现代运用**　临床以本品配伍他药，可用于治疗过敏性紫癜、再生障碍性贫血、白细胞减少症、慢性萎缩性胃炎、小儿哮喘、更年期综合征等多种疾病的治疗。

白扁豆

báibiǎndòu《名医别录》

【来源】为豆科植物扁豆 *Dolichos lablab* L. 的干燥成熟种子。全国大部分地区均产。秋、冬二季采收成熟果实，晒干，取出种子，再晒干。

【处方用名】白扁豆、扁豆、炒扁豆。

【性味归经】甘，微温。归脾、胃经。

【功效】健脾化湿，和中消暑。

【临床应用】

1. **脾虚湿滞证**　本品甘温而气香，归脾、胃经，甘温补脾而不滋腻，芳香化湿而不燥烈，能健脾养胃、化湿和中，适用于脾虚湿滞，食少便溏或泄泻，以及脾虚湿浊下注的白带过多，常配伍白术、茯苓等药，如参苓白术散。

2. **暑湿吐泻**　暑多夹湿。夏日暑湿伤中，脾胃不利，易致吐泻。本品能健脾化湿以和中，但无温燥助热伤津之弊，故可用于治疗暑湿吐泻。若治暑热夹湿者，宜与荷叶、滑石等消暑、渗湿之品同用；若治暑月乘凉饮冷，外感于寒，内伤于湿，宜配伍香薷等散寒解表、化湿和中之品，如香薷散。

【用法用量】煎服，9~15g。为增强健脾止泻作用，宜炒用。

【现代研究】

1. **化学成分**　主要含有棕榈酸、亚油酸、反油酸、油酸、硬脂酸、花生酸等，另含胡芦巴碱，维生素B、C，胡萝卜素，蔗糖，植物凝集素，以及微量元素等。

2. **药理作用**　白扁豆水煎液具有抑制志贺菌属和抗病毒作用，对食物中毒引起的呕吐、急性胃炎等有解毒作用，还有解酒精、河豚及其他食物中毒的作用。其细胞凝集素A不溶于水，可抑制实验动物生长，甚至引起肝区域性坏死，加热可使其毒性大减。细胞凝集素B可溶于水，有抗胰蛋白酶的活性。白扁豆多糖具有抗氧化、增强免疫的作用。

3. **现代运用**　临床以本品配伍他药，可治疗夏季中暑、慢性肠炎、妇女白带增多等疾病。

【附药】**扁豆衣　扁豆花**

1. **扁豆衣**　为扁豆的种皮。其性能、功用与白扁豆相似而健脾之力略逊，偏于化湿。用于暑湿内蕴，呕吐泄泻，胸闷纳呆，脚气浮肿，妇女带下。煎服，5~10g。

2. **扁豆花**　为扁豆的花。既是食品又是药品。甘，平；归脾、胃经。具有解暑化湿，和中健脾功效。用于中暑发热，呕吐泄泻，妇女带下。煎服，5~10g。

刺五加

cīwǔjiā《全国中草药汇编》

【来源】为五加科植物刺五加 *Acanthopanax senticosus*（Rupr. et Maxim.）Harms 的干燥根和根茎或茎。主产于黑龙江等地。春秋二季采收，洗净，干燥。

【处方用名】刺五加。

【性味归经】辛、微苦，温。归脾、肾、心经。

【功效】益气健脾，补肾安神。

【临床应用】

1. **肺、脾、肾诸虚证**　本品甘温，归脾、肺经，具有补脾气，益肺气功效，治脾肺气虚，体虚乏力，食欲不振，大便溏泄，短气懒言，可与黄芪、太子参、白术等同用；本品又能益肺补肾，并略有祛痰平喘之力，治疗肺肾两虚，久咳虚喘，可与人参、蛤蚧、五味子等药配伍；本品能温肾助阳，强健筋骨，治肾阳不足、筋骨失于温养而见腰膝酸痛者，可单用或与杜仲、桑寄生等药同用，亦可用于治疗阳痿、小儿行迟及风湿痹证而兼肝肾不足者。

2. **失眠多梦**　本品入心、脾经，能补益心脾，安神定志。用于心脾两虚，心神失养的失眠、多梦、健忘等，常与酸枣仁、远志、石菖蒲等同用。

【用法用量】煎服，9~27g。

【现代研究】

1. **化学成分**　主要含有刺五加苷、紫丁香苷、鹅掌楸苷等多种苷类成分，及异嗪皮啶、芝麻脂素等，还含糖类、脂肪酸及醌类等。《中国药典》规定：本品含紫丁香苷（$C_{17}H_{24}O_9$）不得少于0.050%。

2. **药理作用**　本品有提高免疫功能、抗疲劳、抗氧化、抗癌等作用。

3. **现代运用**　临床应用刺五加片口服预防急性高原反应；应用本品治疗白细胞减少症、冠心病、糖尿病、高脂血症、神经衰弱等疾病。

红景天

hóngjǐngtiān《四部医典》

【来源】为景天科植物大花红景天 *Rhodiola crenulata*（Hook. f. et Thoms.）H. Ohba 的干燥根和根茎。秋季花茎凋枯后采挖，除去粗皮，洗净，晒干。

【处方用名】红景天。

【性味归经】甘、苦，平。归肺、心经。

【功效】益气活血，通脉平喘。

【临床应用】

1. **气虚血瘀、胸痹心痛、中风偏瘫**　本品能益气活血，通脉止痛。适用于气虚血瘀所致的胸痹心痛，心悸气短，神疲乏力，少气懒言，可与黄芪、三七等药配伍。治疗中风恢复期后遗症，半身不遂，偏身麻木，言语不清，口舌㖞斜，若属于气虚血瘀者，多配伍黄芪、川芎、地龙等药，属于肝肾不足者，可配伍杜仲、续断、肉桂等药。

2. **肺虚喘咳**　本品味甘，入肺经。能益肺气，平喘咳。适用于肺虚喘咳，常与人参、黄芪、五味子等同用。

【用法用量】煎服，3~6g。

【现代研究】

1. **化学成分**　主要含有红景天苷、山柰酚、正辛醇、芳香醇氧化物等，另含多糖类、有机酸类、无机元素及脂肪类化合物等。

2. **药理作用**　本品有提高免疫功能、增强机体非特异性免疫力、抗脑缺血、降血脂等作用。

3. **现代运用**　临床应用红景天糖浆口服可以治疗高原红细胞增多症。

第二节　补阳药

PPT

补阳药味多甘、辛、咸，药性多温热，主入肾经，能温助一身之元阳，主要适用于肾阳虚衰，也可用于治疗其他脏阳虚证。肾主命门，乃诸阳之本，对人体各个脏腑起温煦作用，肾阳虚则一身阳气皆虚。症见畏寒肢冷，下肢尤甚，腰膝酸软，面色白或黧黑，头晕耳鸣，阳痿，不孕，小便清长，夜尿多，或尿少浮肿，或五更泻等。本类药物性多燥烈，易助火伤阴，故阴虚火旺者忌用。

鹿　茸
lùróng《神农本草经》

【来源】为鹿科动物梅花鹿 *Cervus nippon* Temminck 或马鹿 *Cervus elaphus* Linnaeus 的雄鹿未骨化密生茸毛的幼角。前者习称"花鹿茸"，后者习称"马鹿茸"。主产于吉林、辽宁、黑龙江等地。夏、秋二季锯取鹿茸，经加工后，阴干或烘干。

【处方用名】鹿茸、鹿茸片、鹿茸粉。

【性味归经】甘、咸，温，归肾、肝经。

【功效】壮肾阳，益精血，强筋骨，调冲任，托疮毒。

【临床应用】

1. **肾阳虚证**　本品甘温能补，味咸入肾。古人称为"峻补命门真元之专药"，适用于肾阳虚衰所致的阳痿遗精，宫冷不孕，腰膝酸软，畏寒肢冷，夜尿频数等，可单用，如鹿茸口服液；或与山药、山茱萸、熟地黄等药同用。

2. **肝肾亏虚、筋骨不健**　本品入肝肾经，能补肝肾，益精血，适用于肝肾不足，精血亏虚所致的筋骨疲软，或小儿发育不良，骨软行迟，囟门不合等，常与熟地黄、怀牛膝、山茱萸等同用，如加味地黄丸。

3. **冲任虚寒、崩漏带下**　本品补肾阳，益精血而兼能固冲止带，适用于冲任虚寒，崩漏不止，虚损羸瘦，常与山茱萸、龙骨、续断等同用；若治白带量多清稀，可配桑螵蛸、菟丝子、沙苑子等药，如内补丸。

4. **疮疡内陷不起或久溃不敛**　本品长于温补，能托毒外出。适用于阳气不足、精血亏虚之阴疽疮疡内陷不起，肤色暗淡，或疮疡久溃不敛，脓出清稀等，可与黄芪、当归、肉桂等同用。

【用法用量】1~2g，研末冲服。

【使用注意】服用本品宜从小量开始，缓缓增加，不可骤用大量，以免阳升风动，头晕目赤，或伤阴动血。凡热证、阴虚阳亢者均当忌服。

【现代研究】

1. **化学成分**　主要含有雌二醇、胆甾醇、卵磷脂、脑磷脂、神经磷脂、核糖核酸、脱氧核糖核酸、硫酸软骨素A、前列腺素等，还含蛋白质、多糖、氨基酸、脂肪酸及多种无机元素。

2. **药理作用**　本品有性激素样作用，能促进子宫发育、提高性功能、增强免疫、抗肿瘤、增强记忆、延缓衰老、抗应激、抗氧化、促进红细胞和血红蛋白新生、促进体内蛋白质和核酸合成、抗溃疡、抗辐射及化学药物损伤等作用。

3. **现代应用**　用本品制剂或以本品为主随证配伍，可治疗房室传导阻滞、乳腺增生症、老年性遗尿、出血性紫癜、慢性再生障碍性贫血等。

【附药】鹿角　鹿角胶　鹿角霜

1. **鹿角**　本品为鹿科动物马鹿或梅花鹿已骨化的角或锯茸后翌年春季脱落的角基。性味咸，温。归肾、肝经。具有温肾阳，强筋骨，行血消肿功效。用于肾阳不足，阳痿遗精，腰脊冷痛，阴疽疮疡，乳痈初起，瘀血肿痛。煎服，6~15g。

2. **鹿角胶**　本品为鹿角经水煎煮、浓缩制成的固体胶。性味甘、咸，温。归肾、肝经。具有温补肝肾，益精养血功效。用于肝肾不足所致的腰膝酸冷，阳痿遗精，虚劳羸瘦，崩漏下血，便血尿血，阴疽肿痛。3~6g，烊化兑服。

3. **鹿角霜**　本品为鹿角去胶质的角块。将骨化角熬去胶质，取出角块，干燥。性味咸、涩，温。归肝、肾经。具有温肾助阳，收敛止血功效。用于脾肾阳虚，白带过多，遗尿尿频，崩漏下血，疮疡不敛。9~15g，先煎。

杜　仲

dùzhòng《神农本草经》

【来源】为杜仲科植物杜仲 *Eucommia ulmoides* Oliv. 的干燥树皮。产于陕西、四川、云南等地。4~6月剥取，刮去粗皮，堆置"发汗"至内皮呈紫褐色，晒干。

【处方用名】杜仲、盐杜仲、炙杜仲。

【性味归经】甘，温。归肝、肾经。

【功效】补肝肾，强筋骨，安胎。

【临床应用】

1. **肝肾亏虚证**　本品甘温，入肝肾经，以补肝肾、强筋骨见长，治肾虚腰痛有标本兼治之功，常与胡桃肉、补骨脂等配伍，如青娥丸；治风湿腰痛冷重，与独活、桑寄生、细辛等同用，如独活寄生汤；治外伤腰痛，可与川芎、桂心、丹参等同用；治疗妇女经期腰痛，可与当归、川芎、芍药等配伍；治疗肾虚阳痿，精冷不固，小便频数，可与鹿茸、山茱萸、菟丝子等配伍；治疗肝肾不足，头晕目眩，可与牛膝、枸杞子、女贞子等药同用。

2. **胎漏、胎动不安**　本品补肝肾、固冲任而安胎，治肝肾亏虚，胎动不安，胎漏下血，或滑胎，单用或与续断、桑寄生、山药等配伍。

【用法用量】煎服，6~10g。盐杜仲可直达下焦，温而不燥，能增强补肝肾的作用。

【使用注意】本品为温补之品，阴虚火旺者慎用。

【现代研究】

1. **化学成分**　主要含有松脂醇二葡萄糖苷、杜仲胶、杜仲苷、杜仲醇、绿原酸、黄酮类、鞣质、氨基酸等。《中国药典》规定：本品含松脂醇二葡萄糖苷（$C_{32}H_{42}O_{16}$）不得少于0.10%。

2. **药理作用**　杜仲能促进骨髓基质细胞增殖及向成骨细胞分化，利于骨折愈合，对去卵巢大鼠的骨质疏松症有预防或延缓发生的作用；生、炒杜仲及其醇沉物对小鼠均有明显的镇静及镇痛作用；水煎剂及醇提取物均具有降压作用。此外，杜仲还具有保肝、延缓衰老、抗应激、抗肿瘤、抗病毒、抗紫外线损伤等作用。

3. **现代应用**　临床以本品配伍他药，可治疗高血压、坐骨神经痛、高脂血症、肾病综合征等。

续　断

xùduàn《神农本草经》

【来源】为川续断科植物川续断 Dipsacus asper Wall. ex Henry 的干燥根。主产于湖北、四川、湖南、贵州等地。秋季采挖，除去根头和须根，用微火烘至半干，堆置"发汗"至内部变绿色时，再烘干。

【处方用名】续断、川续断、盐续断、酒续断。

【性味归经】苦、辛，微温。归肝、肾经。

【功效】补肝肾，强筋骨，续折伤，止崩漏。

【临床应用】

1. 肝肾亏虚证　本品能补肝肾，强筋骨，治肝肾亏虚，筋骨不健，可达标本兼治之功。治肝肾不足，腰膝酸痛，可与杜仲、牛膝等同用，如续断丹；治肝肾不足兼风湿痹痛，可与桑寄生、狗脊、杜仲等配伍。

2. 跌仆损伤、筋伤骨折　本品有辛温破散之性，善能活血祛瘀；甘温补益之功，又能壮骨强筋，而有续筋接骨、疗伤止痛之能。用治跌打损伤，瘀血肿痛，筋伤骨折，常与桃仁、红花、苏木等配伍同用；治疗脚膝折损愈后失补，筋缩疼痛，可与当归、木瓜、白芍等配伍。

3. 崩漏下血、胎动不安　本品补益肝肾，调理冲任，有固本安胎之功，可用于治疗肝肾不足之崩漏下血、胎动不安等。治崩中下血不止者，可配伍侧柏炭、当归、艾叶等药；治滑胎，可与桑寄生、阿胶等药配伍，用如寿胎丸。

【用法用量】煎服，9~15g。酒续断多用于风湿痹痛，跌仆损伤，伤筋骨折；盐续断多用于腰膝酸软。

【现代研究】

1. 化学成分　主要含有常春藤苷、川续断皂苷、木通皂苷、喜树次碱、川续断碱、熊果酸、番木鳖苷、常春藤皂苷元等，另含黄酮类、甾醇及多糖。《中国药典》规定：含川续断皂苷Ⅵ（$C_{47}H_{76}O_{18}$）不得少于2.0%。

2. 药理作用　川续断浸膏、总生物碱及挥发油对未孕或妊娠小鼠子宫皆有显著的抑制收缩作用；水煎液能提高小鼠耐缺氧能力和耐寒能力，延长小鼠负重游泳持续时间，促进小鼠巨噬细胞吞噬功能；醇提液能明显促进成骨细胞的增殖，具有抗骨质疏松作用。此外，续断还具有抗炎、抗衰老、抗氧化、抗维生素E缺乏症等作用。

3. 现代应用　临床以本品随证配伍，可治疗习惯性流产、腰腿痛、遗精、带下、崩漏、骨折、关节扭挫伤等。

🏛 **课堂互动 22-4** ——————————————————————

续断与杜仲功用有何异同？

———————————————————————————————————————
答案解析

菟丝子

tùsīzǐ《神农本草经》

【来源】为旋花科植物南方菟丝子 Cuscuta australis R. Br. 或菟丝子 Cuscuta chinensis Lam. 的干燥成熟种子。我国大部分地区均产。秋季果实成熟时采收植株，晒干，打下种子，除去杂质。

【处方用名】菟丝子、盐菟丝子、炙菟丝子。

【性味归经】辛、甘，平。归肝、肾、脾经。

【功效】补益肝肾，固精缩尿，安胎，明目，止泻；外用消风祛斑。

【临床应用】

1. 肝肾不足、腰膝酸软、阳痿遗精、遗尿尿频　本品性平，辛以润燥，甘以补虚，为平补阴阳之品，具有补肾阳，益肾精，固精缩尿功效。治肾虚腰痛，可与杜仲、山药等配伍；治阳痿遗精，可与枸杞子、覆盆子、车前子等同用，如五子衍宗丸；治小便过多或失禁，可与桑螵蛸、肉苁蓉、鹿茸等同用；治遗精、白浊、尿有余沥，可与沙苑子、芡实、萆薢等同用。

2. **胎漏、胎动不安**　本品能补益肝肾而安胎，治疗肝肾不足，胎元不固之胎动不安，常与桑寄生、续断、阿胶等配伍，如寿胎丸。

3. **肝肾不足、目暗耳鸣**　本品入肝、肾经，能益肾养肝，善能明目。适用于肝肾不足所致的目暗耳鸣、眼睛干涩不舒、视物模糊等，常与熟地黄、枸杞子、黄精等同用，如障眼明片。

4. **脾肾虚泻**　本品能补肾益脾止泻，治脾肾两虚之便溏，可与补骨脂、白术、肉豆蔻等配伍。

此外，本品外用能消风祛斑，用于白癜风，可单用浸酒外涂。

【用法用量】煎服，6~12g。外用适量。

【使用注意】本品虽只为平补之品，但偏于补阳，故阴虚火旺、大便燥结、小便短赤者不宜服用。

【现代研究】

1. **化学成分**　本品主要含金丝桃苷、菟丝子苷、绿原酸等，另含钙、钾、磷等多种微量元素及氨基酸。《中国药典》规定：含金丝桃苷（$C_{21}H_{20}O_{12}$）不得少于0.10%。

2. **药理作用**　本品有性激素样作用，能促进造血功能、增强免疫、抗氧化、延缓衰老、抗骨质疏松、保肝、增加冠脉血流量、改善动脉硬化、降血脂、软化血管、降血压等。

3. **现代应用**　临床以本品随证配伍，内服可治疗白癜风、糖尿病、尿路感染、不孕症、肾病综合征、阳痿；外用可治疗带状疱疹、白癜风、痤疮等。

淫羊藿

yínyánghuò《神农本草经》

【来源】为小檗科植物淫羊藿 *Epimedium brevicornu* Maxim.、箭叶淫羊藿 *Epimedium sagittatum*（Sieb. et Zucc.）Maxim.、柔毛淫羊藿 *Epimedium pubescens* Maxim. 或朝鲜淫羊藿 *Epimedium koreanum* Nakai 的干燥叶。产于山西、四川、湖北等地。夏、秋季茎叶茂盛时采收，晒干或阴干。

【处方用名】淫羊藿、炙淫羊藿、仙灵脾。

【性味归经】辛、甘，温。归肝、肾经。

【功效】补肾阳，强筋骨，祛风湿。

【临床应用】

1. **肾阳虚证**　本品辛、甘，性温，燥烈，长于补肾壮阳，单用有效，亦可与其他补肾壮阳药同用。治肾虚阳痿遗精等，可单用本品浸酒服，如淫羊藿酒，或与肉苁蓉、巴戟天、杜仲等同用，如填精补髓丹。

2. **风寒湿痹、肢体麻木**　本品辛温散寒，祛风湿，入肝肾强筋骨，治风寒湿痹，尤适用于久病累及肝肾，筋骨不健，或素体肾阳不足，筋骨不健而患风湿痹证者，可与威灵仙、巴戟天、附子等同用。

【用法用量】煎服，6~10g。

【使用注意】阴虚火旺者忌用。

【现代研究】

1. **化学成分**　主要含有淫羊藿苷、宝藿苷、淫羊藿次苷、大花淫羊藿苷、鼠李糖基淫羊藿次苷、金丝桃苷等，另含有生物碱、挥发油、鞣质、脂肪酸等。

2. **药理作用**　本品有性激素样作用，能抗骨质疏松、促进骨折愈合，有增强免疫、抗肝肾损伤、改善心脑功能、延缓衰老等作用。

3. **现代应用**　临床以本品制剂或以本品为主随证配伍，可治疗冠心病、心绞痛、病毒性心肌炎、高血压、高脂血症、慢性支气管炎、白细胞减少症、更年期综合征、神经衰弱、糖尿病及其并发症、慢性萎缩性胃炎、功能性子宫出血、慢性盆腔炎、肾病综合征等。

巴戟天

bājǐtiān《神农本草经》

【来源】为茜草科植物巴戟天 *Morinda officinalis* How 的干燥根。主产于广东、广西、福建等地。全年均可采挖，洗净，除去须根，晒至六七成干，轻轻捶扁，晒干。

【处方用名】巴戟天、巴戟肉、盐巴戟天、制巴戟天。

【性味归经】甘、辛，微温。归肾、肝经。

【功效】补肾阳，强筋骨，祛风湿。

【临床应用】

1. 肾阳虚证　本品甘润不燥，入肾经，补肾助阳，并能强筋骨。治肾阳虚弱，命门火衰之阳痿不育，可与淫羊藿、仙茅、枸杞子等配伍，如赞育丸；治下元虚冷，宫冷不孕，月经不调，少腹冷痛，可配伍肉桂、吴茱萸、艾叶等。

2. 风湿痹痛、筋骨痿软　本品甘温能补，辛温能散，能补肾阳，强筋骨，祛风除湿。治疗肾阳不足，兼有风湿痹痛，筋骨酸软，肢体拘挛等，常与杜仲、肉苁蓉、菟丝子等配伍，如金刚丸。

【用法用量】煎服，3~10g。

【使用注意】阴虚火旺或有湿热者忌用。

【现代研究】

1. 化学成分　主要含有甲基异茜草素、大黄素甲醚、水晶兰苷、四乙酰车叶草苷、耐斯糖等，还含甾醇、有机酸、维生素C等。《中国药典》规定：含耐斯糖（$C_{24}H_{42}O_{21}$）不得少于2.0%。

2. 药理作用　巴戟天能改善精子的运动功能和穿透功能；巴戟天水提取物、醇提取物能诱导骨髓基质细胞向成骨细胞分化；巴戟多糖能增加幼年小鼠胸腺重量，能明显提高巨噬细胞吞噬百分率，并能明显促进小鼠免疫特异玫瑰花结形成细胞的形成；水溶性提取物具有抗抑郁活性。此外，巴戟天还具有延缓衰老、抗肿瘤等作用。

3. 现代应用　临床以本品随证配伍，可治疗小儿百日咳、蛋白尿、慢性再生障碍性贫血等。

紫河车

zǐhéchē《本草拾遗》

【来源】为健康人的干燥胎盘。

【处方用名】紫河车、胎盘。

【性味归经】甘、咸，温。归肺、肝、肾经。

【功效】温肾补精，益气养血。

【临床应用】

1. 肾阳不足、阳痿遗精、宫冷不孕　本品补肾阳，益精血，可用于治疗肾阳不足，精血衰少，症见阳痿遗精、腰酸、头晕耳鸣，单用即可，亦可与龟甲、杜仲、牛膝等同用，如大造丸。

2. 肺肾虚喘　可以本品补肺气，益肾精，纳气平喘，单用有效，亦可与补肺益肾、止咳平喘的人参、蛤蚧、冬虫夏草、胡桃肉、五味子等同用。

3. 气血不足诸证　本品能补益气血，用于面色萎黄，食少气短，体倦乏力，及产后乳汁缺少等，可单用，或与党参、黄芪、当归等同用。

【用法用量】2~3g，研末装胶囊服，也可入丸、散。

【使用注意】阴虚火旺不宜单独应用。

【现代研究】

1. **化学成分**　主要含有多种抗体、干扰素、β–抑制因子、多种激素，以及溶菌酶、激肽酶、组胺酶、红细胞生成素、多糖、氨基酸等。

2. **药理作用**　本品有增强免疫功能、抗癌、抗过敏、延缓衰老作用，能促进乳腺、子宫、阴道、卵巢、睾丸的发育等。

3. **现代应用**　临床以本品随证配伍，可治疗慢性肾炎、糖尿病、甲状腺功能低下、肾上腺皮质功能减退、更年期综合征属肾阳不足者，肺结核、支气管哮喘属肺肾两虚者。

补骨脂
bǔgǔzhī《药性论》

【**来源**】为豆科植物补骨脂 *Psoralea corylifolia* L. 的干燥成熟果实。主产于河南、四川、陕西等地。秋季果实成熟时采收果序，晒干，搓出果实，除去杂质。

【**处方用名**】补骨脂、盐补骨脂、炒补骨脂。

【**性味归经**】辛、苦，温。归肾、脾经。

【**功效**】温肾助阳，纳气平喘，温脾止泻；外用消风祛斑。

【**临床应用**】

1. **肾阳虚证**　本品性温，入肾经，有温肾助阳之功。如治肾虚阳痿，常与淫羊藿、鹿角胶等同用；治肾气虚冷，遗精尿频等，可与小茴香为伍，如补骨脂散；治肾虚腰膝疼痛无力等，可与杜仲、胡桃肉、牛膝等同用。

2. **肾虚遗精、遗尿、尿频**　本品补而兼涩，善于补肾助阳，固精缩尿，可单用，亦可配伍他药。如治滑精，以补骨脂、青盐等份同炒为末服；治小儿遗尿，可单用本品；治肾气虚冷，小便无度，用本品与小茴香等份为丸服。

3. **肾不纳气、虚寒喘咳**　本品补肾助阳，纳气平喘，对肾阳虚衰，肾不纳气的虚喘，有标本兼顾之效，常与附子、肉桂、沉香等同用，如黑锡丹。

4. **脾肾阳虚、五更泄泻**　本品入脾肾二经，能温补脾肾、收涩止泻，治脾肾虚寒所致五更泄泻，常与吴茱萸、五味子、肉豆蔻等配伍，如四神丸。

此外，本品外用能消风祛斑，用于白癜风、斑秃等。

【**用法用量**】煎服，6~10g。外用20%~30%酊剂涂患处。

【**使用注意**】本品性质温燥，能伤阴助火，故阴虚火旺及大便秘结者忌服。

【**现代研究**】

1. **化学成分**　主要含有香豆素类如补骨脂素、异补骨脂素等，黄酮类如补骨脂乙素，及单萜酚类等成分。《中国药典》规定：本品含补骨脂素（$C_{11}H_6O_3$）和异补骨脂素（$C_{11}H_6O_3$）的总量不得少于0.70%。

2. **药理作用**　补骨脂有雌激素样作用，能增强阴道角化，增强子宫重量。能扩张冠状动脉，兴奋心脏，提高心脏功能。能收缩子宫及缩短出血时间，减少出血量。有致光敏作用，内服或外涂皮肤，经日光或紫外线照射，可使局部皮肤色素沉着。

3. **现代应用**　临床以本品随证配伍，内服可治疗高脂血症、冠心病、低血压、老年性便秘、小儿遗尿症、肾病综合征、更年期综合征、慢性阴道炎、乳腺增生、白癜风、银屑病等。

肉苁蓉
ròucōngróng《神农本草经》

【**来源**】为列当科植物肉苁蓉 *Cistanche deserticola* Y. C. Ma 或管花肉苁蓉 *Cistanche tubulosa*（Schenk）Wight 的干燥带鳞叶的肉质茎。主产于内蒙古、甘肃、青海等地。春季苗刚出土时或秋季冻土之前采挖，除去茎尖。切段，晒干。

【处方用名】肉苁蓉、肉苁蓉片、酒苁蓉。

【性味归经】甘、咸，温。归肾、大肠经。

【功效】补肾阳，益精血，润肠通便。

【临床应用】

1. 肾阳不足、精血亏虚证　本品甘温质润，入肾经。能补肾阳，益精血，起阳痿，暖腰膝，适用于肾阳亏虚、精血不足所致的腰膝酸软、精神萎靡、畏寒肢冷、阳痿遗精等，可与淫羊藿、熟地黄、鹿角胶等同用。

2. 肠燥便秘　本品甘咸质润，入大肠能润肠通便，治发汗太过、津液耗伤而致大便秘结，可与沉香、麻子仁同用，如润肠丸；治肾气虚弱，大便不通，小便清长，腰酸背冷，可与当归、泽泻、牛膝等同用，如济川煎。

【用法用量】煎服，6~10g。酒苁蓉增强补肾温阳的作用。

【使用注意】阴虚火旺及便溏泄泻者忌服。肠胃实热、热结便秘者不宜用。

【现代研究】

1. 化学成分　主要含有松果菊苷，毛蕊花糖苷，肉苁蓉苷A、B、C、H，甜菜碱等。《中国药典》规定：含松果菊苷（$C_{35}H_{46}O_{20}$）和毛蕊花糖苷（$C_{29}H_{36}O_{15}$）的总量不得少于0.30%，管花肉苁蓉含松果菊苷（$C_{35}H_{46}O_{20}$）和毛蕊花糖苷（$C_{29}H_{36}O_{15}$）的总量不得少于1.5%。

2. 药理作用　本品有增强记忆、强壮、抗衰老、抗疲劳、调整内分泌、促进代谢、抗应激、通便、降血压、抗动脉粥样硬化等作用。

3. 现代应用　临床以本品随证配伍，可治疗高脂血症、骨质增生、肾囊肿、卵巢囊肿、更年期综合征、口腔溃疡、慢性咽炎、老年多尿症等。

益　智

yìzhì《本草拾遗》

【来源】为姜科植物益智 *Alpinia oxyphylla* Miq. 的干燥成熟果实。主产于海南、广东、广西等地。夏、秋间果实由绿变红时采收，晒干或低温干燥。

【处方用名】益智、益智仁、盐益智仁。

【性味归经】辛，温。归脾、肾经。

【功效】暖肾固精缩尿，温脾止泻摄唾。

【临床应用】

1. 肾虚不固证　本品能涩又补，既补肾阳，又善缩尿固精，治下元虚冷，肾虚不固之尿频、遗尿、遗精，有标本兼顾之功，如治下焦虚寒，尿频、遗尿的缩泉丸；而用于肾阳不足之梦泄遗精，可与补阳涩精之菟丝子、沙苑子、龙骨等同用。

2. 脾胃寒证　本品性温而涩，能温中焦之寒凝，止泻摄唾。如治脾胃虚寒所致的脘腹冷痛、呕吐泄泻等，常与干姜、白术等配伍。治脾阳不振，摄纳失职，水液上溢之口多涎唾或小儿流涎不禁，常与党参、白术、陈皮等配伍。

【用法用量】煎服，3~10g。

【使用注意】本品辛温香燥，易伤阴助火，故阴虚火旺者忌服。

【现代研究】

1. 化学成分　主要含有挥发油，尚含维生素、氨基酸、胡萝卜苷、糖类、蛋白质等。《中国药典》规定：本品种子含挥发油不得少于1.0%（ml/g）。

2. 药理作用　本品有强心、健胃、抗利尿、减少唾液分泌、抑制回肠收缩、抗肿瘤、抑制前列腺素合成酶活性等作用。

3. **现代应用** 临床以本品随证配伍，可治疗高脂血症、骨质增生、肾囊肿、卵巢囊肿、更年期综合征、口腔溃疡、慢性咽炎、老年多尿症等。

👑 **课堂互动 22-5** ————————————————

补骨脂与益智功用有何异同？

——————————————————————————— 答案解析

蛤 蚧

géjiè《雷公炮炙论》

【来源】为壁虎科动物蛤蚧 *Gekko gecko* Linnaeus 的干燥体。主产于广西、云南、广东等地。全年均可捕捉，除去内脏，拭净，用竹片撑开，使全体扁平顺直，低温干燥。

【处方用名】蛤蚧、酒蛤蚧。

【性味归经】咸，平。归肺、肾经。

【功效】补肺益肾，纳气定喘，助阳益精。

【临床应用】

1. **肺肾两虚之喘咳** 本品入肺肾二经，长于补肺气、助肾阳、定喘咳，为治多种虚证喘咳之佳品。治虚劳咳嗽，常与川贝母、紫菀、苦杏仁等同用；治肺肾虚喘，可与人参、贝母、杏仁等同用，如人参蛤蚧散。

2. **肾虚阳痿、遗精** 本品质润不燥，补肾助阳兼能益精血，治肾阳不足，精血亏虚的阳痿遗精，可单用浸酒服，或与益智、巴戟天、补骨脂等同用。

【用法用量】3~6g，多入丸散或酒剂。

【使用注意】咳喘实证不宜使用。

【现代研究】

1. **化学成分** 主要含有蛋白质、脂肪、微量元素、氨基酸，以及甾醇脂、胆甾醇、硫酸钙等。

2. **药理作用** 本品有性激素样作用，具有耐缺氧、提高自由基代谢酶活性、抗衰老、增强免疫、抗高温、耐低温、解痉平喘、抗炎等作用。

3. **现代应用** 临床以本品随证配伍，可治疗肾结石、膀胱结石、阴囊湿疹、神经衰弱、支气管哮喘、慢性气管炎、喘息型支气管炎等。

冬虫夏草

dōngchóngxiàcǎo《本草从新》

【来源】为麦角菌科真菌冬虫夏草菌 *Cordyceps sinensis*（BerK.）Sacc. 寄生在蝙蝠蛾科昆虫幼虫上的子座和幼虫尸体的干燥复合体。主产于四川、青海、西藏等地。夏初子座出土、孢子未发散时挖取，晒至六七成干，除去似纤维状的附着物及杂质，晒干或低温干燥。

【处方用名】冬虫夏草、虫草。

【性味归经】甘，平。归肺、肾经。

【功效】补肾益肺，止血化痰。

【临床应用】

1. **肾虚精亏证** 本品味甘，性平偏温。能补肾精，起阳痿，适用于肾阳不足，精血亏虚所致的腰膝酸痛，阳痿遗精，不孕不育等，可单用，或与人参、鹿角胶、补骨脂等同用。

2. **久咳虚喘、劳嗽痰血** 本品甘平，为平补肺肾之佳品，具有补肾益肺、止血化痰、止咳平喘功效。治劳嗽痰血，可单用，或与沙参、川贝、阿胶等同用；治肺肾两虚，摄纳无权，气虚作喘者，可与人参、黄芪、胡桃肉等同用。

此外，还可用于治疗病后体虚不复或自汗畏寒，可将本品与鸭、鸡、猪肉等炖服，有补肾固本、补肺益卫之效。

【用法用量】煎服，3~9g。或入丸、散、酒剂。

【使用注意】久服宜慎。

【现代研究】

1. **化学成分** 主要含有腺苷、腺嘌呤核苷、麦角甾醇、虫草酸多糖醇、蛋白质、氨基酸、脂肪酸、维生素、生物碱等。《中国药典》规定：含腺苷（$C_{10}H_{13}N_5O_4$）不得少于0.010%。

2. **药理作用** 冬虫夏草有平喘、镇咳、祛痰作用。有一定的拟雄性激素样作用和抗雌激素样作用，能增强肾上腺皮质激素的合成与分泌，提高细胞免疫等作用以及减慢心率、降压、抗心肌缺血、抑制血栓形成、降血脂、抗衰老、抗癌、抗菌、抗病毒、抗辐射损伤等作用。

3. **现代应用** 临床以本品胶囊内服，可治疗心律失常、高脂血症、血小板减少症、流行性出血热、急性肾损害、更年期综合征、性功能衰退等。

仙 茅

xiānmáo《海药本草》

【来源】为石蒜科植物仙茅 *Curculigo orchioides* Gaertn. 的干燥根茎。主产于四川、云南、贵州等地。秋、冬二季采挖，除去根头和须根，洗净，干燥。

【处方用名】仙茅、制仙茅。

【性味归经】辛，热；有毒。归肾、肝、脾经。

【功效】补肾阳，强筋骨，祛寒湿。

【临床应用】

1. **肾阳虚证** 本品性热，主入肾经。适用于肾阳不足，命门火衰之阳痿精冷，多尿或不禁等，常与鹿茸、淫羊藿、巴戟天等同用。治肝肾亏虚，须发早白，目昏目暗，常与枸杞子、车前子、生熟地黄等同用，如仙茅丸。

2. **腰膝冷痛、筋骨痿软** 本品辛散燥烈，补肾阳兼有散寒湿，强筋骨之功，常与杜仲、独活、附子等同用。

此外，本品善补命门之火以温煦脾土，可用于治疗脾肾阳虚之脘腹冷痛、泄泻不止等，常与补骨脂、益智等配伍。

【用法用量】煎服，3~10g。

【使用注意】本品燥热有毒，不宜大量久服。阴虚火旺者忌服。

【现代研究】

1. **化学成分** 本品主要含有仙茅苷、仙茅皂苷，另含仙茅素、石蒜碱、环木菠萝烯醇、豆甾醇等。《中国药典》规定：含仙茅苷（$C_{22}H_{26}O_{11}$）不得少于0.10%，饮片不得少于0.080%。

2. **药理作用** 本品有增强免疫功能、抗缺氧、抗炎、镇痛、保肝、抗骨质疏松等作用。

3. **现代应用** 临床以本品随证配伍，可治疗阳痿、遗精、老年遗尿症、眼－口－生殖器综合征、慢性肾炎、不孕症、风湿性关节炎、更年期高血压等。

> 🔖 **知识拓展**
>
> 过量服用仙茅的不良反应：本品对中枢神经系统有抑制作用，服用过量可引起心脏抑制、心律失常及麻痹。中毒时主要表现为全身出冷汗，四肢厥逆，麻木，舌肿胀吐露口外，烦躁，继而昏迷等。仙茅中毒的主要原因一是长期大剂量服用引致毒性反应，二是与其辛热的偏性特点有关。为保证用药安全，一方面要严格按照规定的用法用量使用，另一方面必须辨证用药，不可乱用。

沙苑子
shāyuànzǐ《本草衍义》

【来源】为豆科植物扁茎黄芪 *Astragalus complanatus* R. Br. 的干燥成熟种子。主产于陕西、河北等地。秋末冬初果实成熟尚未开裂时采割植株，晒干，打下种子，除去杂质，晒干。

【处方用名】沙苑子、盐沙苑子。

【性味归经】甘，温。归肝、肾经。

【功效】补肾助阳，固精缩尿，养肝明目。

【临床应用】

1. 肾虚证　本品甘温不燥，主入肾经，能补肾助阳，兼能收涩。适用于肾虚腰痛，阳痿遗精，遗尿尿频，白浊带下等，可单用，如沙苑子颗粒；或与龙骨、牡蛎、芡实等同用，如金锁固精丸。

2. 肝肾不足，目暗不明　治肝肾不足，目失所养，目暗不明，以及头晕目眩，常与枸杞子、菟丝子、菊花等补肝肾、益精血、明目药配伍。

【用法用量】煎服，9~15g。

【使用注意】本品为温补固涩之品，阴虚火旺、小便不利者不宜服用。

【现代研究】

1. 化学成分　主要含有氨基酸、多肽、蛋白质、酚类、鞣质、甾醇和三萜类成分、生物碱、沙苑子苷等黄酮类成分。《中国药典》规定：本品含沙苑子苷（$C_{28}H_{32}O_{16}$）不得少于0.060%，饮片含沙苑子苷（$C_{28}H_{32}O_{16}$）不得少于0.050%。

2. 药理作用　沙苑子能增强机体的非特异性和特异性免疫功能；抑制ADP和胶原诱导的大鼠血小板聚集；降低高血脂大鼠血清TC、TG和LDL-C，升高HDL-C；以及保肝、抗肝纤维化、抗癌、抗疲劳、延缓衰老、抗辐射损伤等作用。

3. 现代应用　临床以本品随证配伍，可治疗腰痛、阳痿遗精、早泄、白带过多、眩晕等。

锁　阳
suǒyáng《本草衍义补遗》

【来源】为锁阳科植物锁阳 *Cynomorium songaricum* Rupr. 的干燥肉质茎。主产于内蒙古、甘肃、新疆等地。春季采挖，除去花序，切段，晒干。

【处方用名】锁阳。

【性味归经】甘，温。归肝、肾、大肠经。

【功效】补肾阳，益精血，润肠通便。

【临床应用】

1. 肾阳不足，精血亏虚证　本品既补肾阳，又益精血，治肾阳不足，精血亏虚之阳痿、不孕、下肢痿软、筋骨无力等症，常与肉苁蓉、鹿茸、菟丝子等同用；对于肾虚骨痿，腰膝酸软，筋骨无力，行步艰难者，常与熟地黄、龟甲等同用，如虎潜丸。

2. 肠燥便秘　本品甘温质润，能益精血，润肠通便，适用于精血亏虚之肠燥便秘，可单用熬膏服，或与肉苁蓉、火麻仁、生地黄等同用。

【用法用量】煎服，5~10g。

【使用注意】本品能助阳、滑肠，故阴虚阳亢、脾虚泄泻、实热便秘者均忌服。

【现代研究】

1. 化学成分　主要含有黄酮、有机酸、三萜皂苷、花色苷、鞣质、糖和糖苷类、淀粉、蛋白质、脂肪、还原糖、挥发油等。

2. 药理作用　本品有增强免疫、滋补强壮、抗氧化、兴奋造血功能、促进性成熟、降压等作用。

3. **现代应用**　临床以本品配伍他药，可治疗胃及十二指肠溃疡、慢性肾炎、阳痿、早泄、肠燥便秘、原发性血小板减少性紫癜等。

核桃仁

hétáorén《开宝本草》

【来源】为胡桃科植物胡桃 *Juglans regia* L. 的干燥成熟种子。主产于陕西、山西、河北等地。秋季果实成熟时采收，除去肉质果皮，晒干，再除去核壳和木质隔膜。

【处方用名】核桃仁、炒核桃仁、胡桃肉。

【性味归经】甘，温。归肾、肺、大肠经。

【功效】补肾，温肺，润肠。

【临床应用】

1. **肾虚腰痛、阳痿遗精**　本品温补肾阳之力较弱，多入复方。治肾亏腰酸，头晕耳鸣，尿有余沥，可与杜仲、补骨脂等同用，如青娥丸；治肾虚腰膝酸痛，两足痿弱，可与杜仲、续断、补骨脂等同用。

2. **虚寒喘嗽**　本品长于补肺肾、定喘咳。治疗肺肾不足，肾不纳气所致的虚喘证，常与人参、生姜同用，如人参胡桃汤；治久嗽不止，以人参、胡桃、杏仁同用为丸服。

3. **肠燥便秘**　本品甘润，富含油脂，适用于老人、病后及产后肠燥津亏之便秘，可单用，或与肉苁蓉、当归、火麻仁等同用。

【用法用量】煎服，6~9g。

【使用注意】阴虚火旺、痰热咳嗽及便溏者不宜服用。

【现代研究】

1. **化学成分**　主要含有脂肪油、蛋白质、糖类、钙、磷等。

2. **药理作用**　本品有抗氧化、抗衰老、抗菌、抗肿瘤作用，能促进生长。

3. **现代应用**　临床以本品配伍他药，内服可治疗糖尿病、尿路结石等；外用可治疗皮炎、湿疹等。

海　马

hǎimǎ《本草拾遗》

【来源】为海龙科动物线纹海马 *Hippocampus kelloggi* Jordan et Snyder、刺海马 *Hippocampus histrix* Kaup、大海马 *Hippocampus kuda* Bleeker、三斑海马 *Hippocampus trimaculatus* Leach 或小海马（海蛆）*Hippocampus japonicus* Kaup 的干燥体。主产于广东、福建、台湾等地。夏、秋二季捕捞，洗净，晒干；或除去皮膜和内脏，晒干。

【处方用名】海马。

【性味归经】甘、咸，温。归肝、肾经。

【功效】温肾壮阳，散结消肿。

【临床应用】

1. **肾虚阳痿、遗精遗尿**　本品甘温，温肾壮阳，治肾虚阳痿、遗精遗尿等症，常与鹿茸、人参、熟地黄等配伍；治夜尿频，可与桑螵蛸、覆盆子、枸杞子等同用。

2. **肾虚作喘**　本品补益肾阳，用治肾阳不足，摄纳无权之虚喘，常与蛤蚧、胡桃肉、人参、熟地黄等配伍。

3. **癥瘕积聚、跌仆损伤**　本品入血分，能助阳活血，调气止痛。若治癥瘕积聚，可与大黄、青皮等同用；治跌仆损伤，瘀血肿痛，可与三七、川芎、红花等同用，如海马舒活膏。

另外，本品外用散结消肿，可治痈肿疔疮。

【用法用量】煎服，3~9g。外用适量，研末敷患处。

【使用注意】孕妇及阴虚火旺者不宜服用。

【现代研究】

1. 化学成分 主要含有蛋白质，尚含甾体、氨基酸、脂肪酸及微量元素等。

2. 药理作用 海马的乙醇提取物，可延长正常雌小鼠的动情期，并使正常小鼠的子宫及卵巢重量增加。海马能延长小鼠缺氧下的存活时间，延长小鼠的游泳时间，有较好的抗应激能力。

3. 现代应用 临床以本品随证配伍，可治疗阳痿、不孕、夜尿频、哮喘、肝脾肿大、肝硬化腹水、小儿暑疖、乳腺癌等。

韭菜子
jiǔcàizǐ《名医别录》

【来源】为百合科植物韭菜 *Allium tuberosum* Rottl. ex Spreng. 的干燥成熟种子。全同各地均产。秋季果实成熟时采收果序，晒干，搓出种子，除去杂质。

【处方用名】韭菜子、韭子、盐韭菜子。

【性味归经】辛、甘，温。归肝、肾经。

【功效】温补肝肾，壮阳固精。

【临床应用】

1. 肝肾不足、腰膝痿软 本品温补肝肾，强筋壮骨，治肝肾不足，筋骨痿软，步履艰难，屈伸不利。可单用，也可以配伍仙茅、巴戟天、枸杞子等。

2. 阳痿遗精、遗尿尿频，白浊带下 本品甘温，补而兼涩。能补肾壮阳，固精止遗，缩尿止带，可用于治疗肾气不固。如治肾虚阳痿遗精、遗尿尿频，可与补骨脂、益智、龙骨等同用；治疗白浊带下，可与白果、茯苓等同用。

【用法用量】煎服，3~9g。

【使用注意】阴虚火旺者忌服。

【现代研究】

1. 化学成分 主要含有生物碱、皂苷、蛋白质、维生素C、硫化物、黄酮类等。

2. 药理作用 韭菜子皂苷能刺激胃黏膜反射性引起呼吸道黏膜纤毛运动，显示祛痰作用。此外，本品还有抗菌作用。

3. 现代应用 临床单用本品或配伍他药，可治疗顽固性呃逆、小儿神经性尿频等。

阳起石
yángqǐshí《名医别录》

【来源】为硅酸盐类矿物焦闪石族透闪石。主含含水硅酸钙。主产于湖北、河南、山西等地。全年均可采挖。去净泥土、杂质。黄酒淬过，碾细末用。

【处方用名】阳起石、煅阳起石。

【性味归经】咸，温。归肾经。

【功效】温肾壮阳。

【临床应用】肾阳亏虚、阳痿不举、宫冷不孕 本品性温，能起阳痿，暖宫助孕。治肾阳不足，阳痿早泄，腰腿酸痛等，可与鹿茸、海螵蛸、黄芪等同用，如强龙益肾胶囊；治宫冷不孕，少腹冷痛等，可与吴茱萸、牛膝等配伍，如阳起石丸。

【用法用量】煎服，3~6g；或入丸、散。

【使用注意】阴虚火旺者忌服。

【现代研究】

1. 化学成分 主要成分是含水硅酸钙 $[Ca_2Mg_5(Si_4O_{11})_2(OH)_2]$，并含有少量铁、镁、铝、锰等。

2. **药理作用**　本品具有兴奋性机能的作用。

3. **现代应用**　临床以本品配伍他药，可治疗阳痿、遗精、早泄、性欲低下、功能性子宫出血、不孕症等。

胡芦巴

húlúbā《嘉祐本草》

【来源】为豆科植物胡芦巴 *Trigonella foenum-graecum* L. 的干燥成熟种子。主产于河南、四川等地。夏季果实成熟时采割植株，晒干，打下种子，除去杂质。

【处方用名】胡芦巴、盐胡芦巴。

【性味归经】苦，温。归肾经。

【功效】温肾助阳，祛寒止痛。

【临床应用】

1. **肾阳不足、下焦虚冷**　本品补肾助阳，治肾阳不足，命门火衰之阳痿不用，滑泄精冷，头晕目眩等症，常与附子、巴戟天、淫羊藿等同用。

2. **小腹冷痛、寒疝腹痛**　本品温肾助阳，温经止痛。治寒疝腹痛，痛引睾丸，常与吴茱萸、川楝子、巴戟天等配伍，如胡芦巴丸；治疗下元虚冷，胁胀腹痛，可与附子、硫黄同用；治疗经寒腹痛，可与当归、乌药等同用。

3. **寒湿脚气**　本品苦温，能温肾助阳，散寒止痛，可用于治疗寒湿下注，寒湿脚气，足膝冷痛，常与木瓜、补骨脂、附子等同用。

【用法用量】煎服，5~10g。

【使用注意】阴虚火旺者忌服。

【现代研究】

1. **化学成分**　主要含有龙胆宁碱、番木瓜碱、胆碱、胡芦巴碱以及皂苷、脂肪油、蛋白质、糖类及维生素 B_1 等。《中国药典》规定：含胡芦巴碱（$C_7H_7NO_2$）不得少于0.45%。

2. **药理作用**　本品有缓解胃肠平滑肌痉挛、止痛、镇咳、祛痰、利尿、抗肿瘤、保肝、刺激毛发生长等作用。

3. **现代应用**　临床以本品配伍他药，内服可治疗糖尿病、疝气、腹痛、阳痿、单纯性肥胖症等；外用可治疗关节痛、痛风、外伤等。

第三节　补血药

PPT

补血药大多甘温质润，主入心、肝经。具有补血的功效，主治血虚证，症见面色苍白或萎黄，唇爪苍白，眩晕耳鸣，心悸怔忡，失眠健忘，或月经愆期，量少色淡，甚则闭经，舌淡脉细等。有的兼能滋养肝肾，也可用治肝肾精血亏虚所致的眩晕耳鸣、腰膝酸软、须发早白等。使用补血药常配伍补气药，且补血药多滋腻黏滞，故脾虚湿阻，气滞食少者慎用；必要时可配伍化湿、行气、消食药，以助运化。

当归

dāngguī《神农本草经》

【来源】为伞形科植物当归 *Angelica sinensis*（Oliv.）Diels 的干燥根。主产于甘肃等地。秋末采挖，除去须根和泥沙，待水分稍蒸发后，捆成小把，上棚，用烟火慢慢熏干。

【处方用名】当归、全当归、酒当归。

【性味归经】甘、辛，温。归肝、心、脾经。

【功效】补血活血，调经止痛，润肠通便。

【临床应用】

1. 血虚诸证 本品味甘质润，入心、肝经，功擅补血，为补血之圣药。适用于心肝血虚之头晕心悸、面色无华等，可与熟地黄、白芍、川芎配伍，如四物汤；若治气血两虚之证，可与黄芪同用，即当归补血汤。

2. 月经不调、经闭痛经 常以本品补血活血，调经止痛，可与补血调经药同用，如四物汤；若兼气虚者，可配人参、黄芪等；若兼气滞者，可配香附、延胡索等；若兼血热者，可配黄芩、黄连，或牡丹皮、地骨皮等；若血瘀经闭不通者，可配桃仁、红花等；若血瘀寒滞者，可配阿胶、艾叶等。

3. 各种痛证、痈疽疮疡 本品辛行温通，为活血行瘀之良药。本品补血活血、散寒止痛，用治血虚血瘀寒凝之腹痛，可与桂枝、生姜、白芍等同用，如当归建中汤；用治风寒痹痛、肢体麻木，常与羌活、防风等药同用，如蠲痹汤；本品活血止痛，用治跌打损伤、瘀血作痛，常与乳香、没药等同用，如复元活血汤；用治疮疡初起、肿胀疼痛，可与赤芍、天花粉等药同用，如仙方活命饮；用治痈疽溃后不敛，可与黄芪、人参、肉桂等同用，如十全大补汤；用治脱疽溃烂，阴血伤败，亦可与金银花、玄参等同用，如四妙勇安汤。

4. 血虚肠燥便秘 本品补血以润肠通便，用治血虚肠燥便秘，常与肉苁蓉、牛膝等同用，如济川煎。

此外，本品尚能止咳平喘，"主咳逆上气"（《神农本草经》）。

【用法用量】煎服，6~12g。

【使用注意】湿盛中满、大便溏泄者忌用。

【现代研究】

1. 化学成分 主要含有藁本内酯、正丁烯呋内酯、香荆芥酚、马鞭草烯酮、阿魏酸、香草酸、烟酸、琥珀酸，以及多糖等。《中国药典》规定：本品含挥发油不得少于0.4%（ml/g），含阿魏酸（$C_{10}H_{10}O_4$）不得少于0.050%。

2. 药理作用 当归能显著促进血红蛋白及红细胞的生成，促进骨髓造血功能，并具有免疫增强作用；其所含挥发油及阿魏酸能抑制子宫平滑肌的收缩，水溶性或醇溶性非挥发性物质能兴奋子宫平滑肌；有显著扩张冠脉、增加冠脉血流量、抗心肌缺血、抗心律失常、扩张血管的作用；所含藁本内酯能平喘；还有抗氧化和消除自由基、抑制肝合成胆甾醇、降低血小板聚集、抗血栓、降血脂、保肝、镇痛、镇静、抗肿瘤、抗菌消炎、抗辐射等作用。

3. 现代应用 临床用本品配伍他药治疗糖尿病、乳腺增生、消化性溃疡、老年腰椎间盘突出症、糖尿病视网膜病变、原发性肝癌中晚期、血栓性静脉炎、人流术后闭经等多种病证。

✍ **知识拓展**

当归的不同用法：生当归质润，长于补血，调经，润肠通便，常用于血虚证、血虚便秘、痈疽疮疡等。酒当归具有活血调经功效，常用于血瘀经闭、痛经，风湿痹痛，跌仆损伤等。又传统认为，当归身偏于补血，当归头和尾偏于活血，当归炭偏于止血，全当归偏于活血补血。

熟地黄

shúdìhuáng《本草拾遗》

【来源】为生地黄的炮制加工品。

【处方用名】熟地黄、熟地。

【性味归经】甘，微温。归肝、肾经。

【功效】补血滋阴，益精填髓。

【临床应用】

1. **血虚证**　本品甘温质润，补阴益精以生血，为治疗血虚证之要药。治血虚萎黄、眩晕、心悸失眠、月经不调、崩漏等，可与当归、川芎、白芍同用，如四物汤；治血虚心悸怔忡，可与远志、酸枣仁等药同用；治血虚崩漏下血者，可与阿胶、艾叶等药同用，如胶艾汤；治气血两虚者，可与人参、当归等药同用，如八珍汤。

2. **肝肾阴虚诸证**　本品味甘滋润，入肝、肾经。若治肝肾阴虚之腰膝酸软、头目眩晕、视物昏花、耳鸣耳聋、骨蒸潮热、盗汗遗精、内热消渴等，可与山药、山茱萸、牡丹皮等同用，如六味地黄丸；治肝肾不足，精血亏虚之须发早白，可与制何首乌同用，如首乌地黄丸；本品补精益髓、强筋壮骨，也可配龟甲、锁阳、狗脊等药，治疗肝肾不足，五迟五软，如虎潜丸。

【用法用量】煎服，9~15g。

【使用注意】本品性质滋腻，有碍消化，凡气滞痰多，湿盛中满、食少便溏者忌服。若重用久服，宜与陈皮、砂仁等同用，以免滋腻碍胃。

【现代研究】

1. **化学成分**　主要含有地黄苷、毛蕊花糖苷、单糖和多氨基酸等。《中国药典》规定：含地黄苷D（$C_{27}H_{42}O_{20}$）不得少于0.050%。

2. **药理作用**　本品水煎液能促进失血性贫血小鼠红细胞的恢复，地黄煎剂具有对抗地塞米松对垂体–肾上腺皮质系统的抑制作用，并能促进肾上腺皮质激素的合成；醇提取物能增强免疫功能。此外，本品还有降血糖、防治骨质疏松、调节免疫、抗衰老、抗焦虑、改善记忆等作用。

3. **现代运用**　临床以本品为主配伍他药，可治疗男性不育症、小儿肾病综合征、充血性心力衰竭、糖尿病、类风湿关节炎、骨质疏松症、各种贫血、药源性便秘等。

课堂互动 22-6

鲜、生、熟地黄的功用有何异同？

答案解析

白 芍

báisháo《神农本草经》

【来源】为毛茛科植物芍药 *Paeonia lactiflora* Pall. 的干燥根。主产于浙江、安徽等地。夏、秋二季采挖，洗净，除去头尾和细根，置沸水中煮后除去外皮或去皮后再煮，晒干。

【处方用名】白芍、炒白芍、酒白芍。

【性味归经】苦、酸，微寒。归肝、脾经。

【功效】养血调经，敛阴止汗，柔肝止痛，平抑肝阳。

【临床应用】

1. **血虚证**　本品味酸，主入肝经，偏益肝之阴血。治血虚面色萎黄，眩晕心悸，或月经不调，经行腹痛，崩中漏下等，可与熟地黄、当归、川芎同用，如四物汤；治血虚有热，月经不调，可配伍黄芩、黄柏、续断等，如保阴煎；治崩漏下血，可与阿胶、艾叶等药同用。

2. **自汗、盗汗**　本品味酸收敛，能敛阴津，固腠理，止虚汗。如治气虚自汗，可与白术、黄芪等同用；治阴虚盗汗，可与牡蛎、浮小麦等同用；若治营卫不和，表虚自汗，可与桂枝配伍，如桂枝汤。

3. **拘急疼痛**　本品长于缓急止痛。因其能养血以柔肝缓急，故尤适用于因血虚肝失所养、筋脉拘急所致之疼痛，常与甘草同用，如芍药甘草汤。

4. **肝阳上亢证**　本品养血敛阴、平抑肝阳，为治肝阳上亢之常用药，常配伍牛膝、赭石、龙骨等药，如镇肝熄风汤、建瓴汤。

【用法用量】煎服，6~15g。平抑肝阳、敛阴止汗多生用，养血调经、柔肝止痛多炒用或酒炒用。

【使用注意】不宜与藜芦同用。

【现代研究】

1. **化学成分** 主要含有芍药苷、氧化芍药苷、苯甲酰芍药苷、白芍苷等单萜类成分，还含有甾醇、鞣质、酚类等。《中国药典》规定：含芍药苷（$C_{23}H_{28}O_{11}$）不得少于1.6%，饮片不得少于1.2%。

2. **药理作用** 本品总皂苷有抗肾损伤、抗肝损伤、抗脑缺血的作用，水煎液具有镇静、抗抑郁、调节胃肠功能的作用，水煎液与总皂苷均有调节免疫、抗炎等作用。水煎液对醋酸引起的扭体反应有明显的镇痛作用，芍药苷具有较好的解痉作用。

3. **现代运用** 临床以本品配伍甘草，治疗便秘、面肌抽搐、肌肉痉挛、各种疼痛等，用白芍总苷片治疗类风湿关节炎等疾病。

何首乌

héshǒuwū《日华子草经》

【来源】为蓼科植物何首乌 *Polygonum multiflorum* Thunb. 的干燥块根。主产于湖北、广东、广西、贵州等地。秋、冬二季叶枯萎时采挖，削去两端，洗净，个大的切成块，干燥。

【处方用名】何首乌、首乌、制首乌。

【性味归经】苦、甘、涩，微温。归肝、心、肾经。

【功效】制何首乌：补肝肾，益精血，乌须发，强筋骨，化浊降脂。生何首乌：解毒，消痈，截疟，润肠通便。

【临床应用】

1. **血虚证** 本品味甘微温，入肝、心经，为补血之佳品。用于血虚萎黄，心悸怔忡等，常与熟地黄、当归、酸枣仁等药配伍；治肝血不足，目失涵养，两目干涩，视力减退等，常与熟地黄、枸杞子、女贞子等药同用。

2. **精血不足证** 制首乌能补肝肾，益精血，且性质平和，临床常用于肝肾精亏血虚所致腰膝酸软、头晕耳鸣、视力下降、须发早白等早衰诸证，常与菟丝子、熟地黄等药配伍，如七宝美髯丹。

3. **疮痈、瘰疬、风疹瘙痒** 生何首乌有解毒消痈散结之功。治疗瘰疬结核，可单用内服或外敷，或与夏枯草、土贝母等同用；治遍身疮肿痒痛，可与防风、苦参、薄荷等同用，煎汤外洗；治湿热疮毒，黄水淋漓，可与苦参、白鲜皮等同用。

4. **久疟体虚** 生何首乌有截疟之功。治疗疟疾日久，气血虚弱，可与人参、当归等补气养血药同用，如何人饮。

5. **肠燥便秘** 本品苦泄甘润，生用能润肠通便，也可与当归、火麻仁等同用。

此外，制何首乌还能化浊降脂，用于高脂血症，可单用或与墨旱莲、女贞子等同用。

【用法用量】煎服，制何首乌6~12g，生何首乌3~6g。

【使用注意】大便溏泄及湿痰较重者不宜用。

【现代研究】

1. **化学成分** 主要含有大黄素、大黄酚、大黄素甲醚、大黄酸等成分。《中国药典》规定：何首乌含结合蒽醌以大黄素（$C_{15}H_{10}O_5$）和大黄素甲醚（$C_{16}H_{12}O_5$）的总量计，不得少于0.05%，制何首乌不得少于0.10%。

2. **药理作用** 何首乌水煎液或醇提取物能降低实验动物血脂，抑制动脉内膜斑块形成和脂质沉积；能增强离体蛙心心肌的收缩力，对疲劳心脏的强心作用尤为显著；有增强免疫、延缓衰老、抗菌、抗癌、抗诱变、保肝作用。此外，何首乌还有促进肠管蠕动而呈泻下等作用。

3. **现代运用** 临床用首乌片治疗高脂血症；单用本品治疗血管性痴呆、小儿神经性尿频等；配伍他药治疗肛裂、桡神经损伤等疾病。

阿　胶

ējiāo《神农本草经》

【来源】为马科动物驴 Equus asinus L. 的干燥皮或鲜皮经煎煮、浓缩制成的固体胶。主产于山东等地。

【处方用名】阿胶、阿胶珠。

【性味归经】甘，平。归肺、肝、肾经。

【功效】补血滋阴，润燥，止血。

【临床应用】

1. 血虚证　本品为血肉有情之品，甘温质润，为补血要药。多用于治疗血虚萎黄，眩晕心悸，肌痿无力等症，尤善治出血而致血虚者。可单用本品，亦常配伍熟地黄、当归、白芍等，如阿胶四物汤；治气虚血少之心动悸、脉结代，可与桂枝、甘草、人参等同用，如炙甘草汤。

2. 出血证　本品又长于止血，适用于吐血、衄血、咯血、尿血、便血、妇人崩漏及妊娠胎漏下血等多种出血证。因其还长于补血、滋阴，故尤适用于失血而有血虚、阴虚表现者，可单用或与其他止血药配伍。

3. 肺阴虚燥咳　本品滋阴润肺，若治疗肺热阴虚，燥咳痰少，咽喉干燥，痰中带血，常配马兜铃、牛蒡子、杏仁等药，如补肺阿胶汤；治疗燥邪伤肺，干咳无痰，心烦口渴，鼻燥咽干等，可与桑叶、杏仁、麦冬等同用，如清燥救肺汤。

4. 热病伤阴、心烦不眠、虚风内动、手足瘛疭　本品养阴以滋肾水，阴液亏虚诸证常用。治疗热病伤阴，肾水亏而心火亢，心烦不得眠，常与黄连、白芍、鸡子黄等同用，如黄连阿胶汤；治温热病后期，真阴欲竭，虚风内动，手足瘛疭，可与龟甲、鳖甲、牡蛎等药同用，如大、小定风珠。

【用法用量】3~9g，烊化兑服。润肺宜蛤粉炒，止血宜蒲黄炒。

【使用注意】本品性质黏腻，有碍消化，脾胃虚弱者慎用。

【现代研究】

1. 化学成分　主要含有胶原蛋白及其水解产生的多种氨基酸，如甘氨酸、赖氨酸、天门冬氨酸、谷氨酸、精氨酸等，并含钙、铁、锌等多种元素。《中国药典》规定：含 L-羟脯氨酸不得少于8.0%，甘氨酸不得少于18.0%，丙氨酸不得少于7.0%，L-脯氨酸不得少于10.0%；特征多肽以驴源多肽 A_1（$C_{41}H_{68}N_{12}O_{13}$）和驴源多肽 A_2（$C_{51}H_{82}N_{18}O_{18}$）的总量计应不得少于0.15%。

2. 药理作用　本品有促进造血、降低血黏度、抗肺损伤、增强免疫等作用。能提高小鼠耐缺氧、耐寒冷、耐疲劳和抗辐射能力。口服阿胶者血钙浓度有轻度增高，但凝血时间没有明显变化。此外，本品还有抗炎、抗肿瘤、抗休克等作用。

3. 现代运用　临床单用本品或配伍他药治疗各种贫血、白细胞减少症等。

龙眼肉

lóngyǎnròu《神农本草经》

【来源】为无患子科植物龙眼 Dimocarpus longan Lour. 的假种皮。主产于广东、广西、福建等地。夏、秋二季采收成熟果实，干燥，除去壳、核，晒至干爽不黏。

【处方用名】龙眼肉、龙眼、桂圆。

【性味归经】甘，温。归心、脾经。

【功效】补益心脾，养血安神。

【临床应用】气血亏虚证　本品能补心脾，益气血，安神，既不滋腻，又不壅滞，为滋补良药。治疗心脾两虚，气血不足，心悸怔忡，健忘失眠，血虚萎黄，可与人参、当归、酸枣仁等同时，如归脾汤；用于年老体衰、产后、大病之后，气血亏虚，可单用本品，加白糖蒸熟，开水冲服，如玉灵膏。

【用法用量】煎服，9~15g。

【使用注意】湿盛中满或有停饮、痰、火者忌用。

【现代研究】

1. **化学成分**　主要含有葡萄糖、果糖、蔗糖、腺嘌呤和胆碱等，还含有机酸、蛋白质及脂肪等。

2. **药理作用**　本品可延长小鼠常压耐缺氧存活时间，减少低温下死亡率。此外，本品还有抗应激、抗焦虑、抗菌、抗衰老等作用。

3. **现代运用**　临床以本品配山茱萸治疗乳糜尿，配伍他药治疗男性不育症、心绞痛、失眠等。

第四节　补阴药

补阴药大多甘寒或甘凉，能补阴滋液，生津润燥，兼能清热，主治阴虚津亏证。阴液不足，不能滋润脏腑组织，症见皮肤、咽喉、口鼻、眼目干燥或肠燥便秘；阴虚生内热，出现午后潮热、盗汗、五心烦热、两颧发红，或阴虚阳亢，出现头晕目眩等。不同脏腑的阴虚证还各有其症状：肺阴虚可见干咳无痰，或痰少而黏，或痰中带血，形体消瘦，颧红潮热，或手足心热，或盗汗等；胃阴虚可见胃脘灼热隐痛，口干咽燥，似饥不欲食，或胃脘嘈杂，痞胀不舒，或干呕呃逆，大便干结等；肝肾阴虚可见眩晕耳鸣，腰膝酸软，发脱齿摇，两目干涩，男子遗精，女子不孕，潮热盗汗，五心烦热等。

补阴药治疗热邪伤阴或阴虚内热证，常与清热药配伍；用于不同脏腑的阴虚证，还应针对各种阴虚证的不同兼证，分别配伍止咳化痰、降逆和中、润肠通便、健脾消食、平肝、安神等类药物，以标本兼顾。本类药大多甘寒滋腻，故脾胃虚弱，痰湿内阻，腹满便溏者慎用。

北沙参

běishāshēn《本草汇言》

【来源】为伞形科植物珊瑚菜 *Glehnia littoralis* Fr. Schmidt ex Miq. 的干燥根。主产于山东、河北、辽宁等地。夏、秋二季采挖，除去须根，洗净，稍晾，置沸水中烫后，除去外皮，干燥。或洗净直接干燥。

【处方用名】北沙参、北条参。

【性味归经】甘、微苦，微寒。归肺、胃经。

【功效】养阴清肺，益胃生津。

【临床应用】

1. **肺阴虚证**　本品甘润微苦微寒，能补肺阴，兼能清肺热，适用于阴虚肺燥有热之干咳少痰、久咳劳嗽或咽干音哑等症。常与麦冬、玉竹、桑叶等配伍，如沙参麦冬汤；治阴虚劳热，咳嗽咳血，可与知母、麦冬、鳖甲等同用。

2. **胃阴虚证**　本品甘寒养阴，苦寒清热，主入胃经。具有滋阴润燥生津功能，兼清胃热，适用于胃阴虚或热伤胃阴，津液不足之口渴咽干，舌质红绛，或胃脘隐痛、嘈杂等，可与石斛、玉竹、麦冬等同用。

【用法用量】煎服，5~12g。

【使用注意】不宜与藜芦同用。

【现代研究】

1. **化学成分**　主要含有补骨脂素、香柑内酯、花椒毒素、欧前胡内酯、异欧前胡内酯、香柑素等。

2. **药理作用**　本品有镇咳、祛痰、平喘、解热、镇痛、免疫调节、抗胃溃疡、抗肿瘤、抗菌、抗氧化等作用。

3. **现代运用**　临床以本品配伍他药，可治疗慢性咽炎、感冒后久咳、喉源性咳嗽、萎缩性胃炎、顽固性呃逆、小儿支原体肺炎、小儿秋季腹泻、糖尿病、干眼症、骨结核等。

麦 冬

mòidōng《神农本草经》

【来源】为百合科植物麦冬 *Ophiopogon japonicus*（L. f）Ker-Gawl. 的干燥块根。主产于浙江、四川、江苏等地。夏季采挖，洗净，反复曝晒、堆置，至七八成干，除去须根，干燥。

【处方用名】麦冬、麦门冬。

【性味归经】甘、微苦，微寒。归心、肺、胃经。

【功效】养阴生津，润肺清心。

【临床应用】

1. **肺阴虚证**　本品善养肺阴，清肺热，适用于阴虚肺燥有热的鼻燥咽干，干咳痰少、咳血，咽痛音哑等症，常与阿胶、石膏、桑叶、枇杷叶等品同用，如清燥救肺汤；治喉痹咽痛，常配伍玄参、桔梗、甘草，如玄麦甘桔含片。

2. **胃阴虚证**　本品味甘柔润，入胃经，长于益胃生津清热，常用于胃阴虚有热之口渴，胃脘疼痛，呕吐，大便干结等症。如治热伤胃阴，口干舌燥，常与生地黄、玉竹、沙参等药同用，如益胃汤；治胃阴不足之气逆呕吐，纳少，口渴咽干，常配伍人参、半夏等，如麦门冬汤；治热邪伤津之肠燥便秘，常与生地黄、玄参等药配伍，如增液汤。

3. **心烦失眠**　本品甘寒养阴，苦寒清火，入心经。既养心阴，清心火，又能除烦安神。治阴血虚少之心悸失眠，常与生地黄、酸枣仁、柏子仁等同用，如天王补心丹；治邪热初入营分之身热夜甚，心烦少寐等，可与黄连、生地黄、玄参等合用，如清营汤。

【用法用量】煎服，6~12g。

【现代研究】

1. **化学成分**　主要含有麦冬皂苷B、D，高异黄酮类成分，还含多种氨基酸、微量元素、维生素A样物质及多糖等。《中国药典》规定：含麦冬总皂苷以鲁斯可皂苷元（$C_{27}H_{42}O_4$）计，不得少于0.12%。

2. **药理作用**　本品有提高免疫功能、降血糖、抗心肌缺血、耐缺氧、增加冠脉流量、镇静、抗菌等作用。

3. **现代运用**　临床以本品配伍他药，可治疗病毒性心肌炎、心力衰竭、变异性心绞痛、慢性心功能不全、顽固性呃逆、慢性咽炎、慢性萎缩性胃炎、干眼症、低血压、糖尿病等疾病。

鳖 甲

biējiǎ《神农本草经》

【来源】为鳖科动物鳖 *Trionyx sinensis* Wiegmann 的背甲。主产于湖北、湖南、江苏等地。全年均可捕捉，以秋、冬二季为多，捕捉后杀死，置沸水中烫至背甲上的硬皮能剥落时，取出，剥取背甲，除去残肉，晒干。

【处方用名】鳖甲、醋鳖甲。

【性味归经】咸，微寒。归肝、肾经。

【功效】滋阴潜阳，退热除蒸，软坚散结。

【临床应用】

1. **肝肾阴虚证**　本品咸寒，为血肉有情之品，入肝、肾经，既善滋阴退热除蒸，又善滋阴潜阳息风，适用于肝肾阴虚所致阴虚内热、阴虚风动、阴虚阳亢诸证，为治阴虚发热之要药。治疗温病后期，阴液耗伤，邪伏阴分，夜热早凉，热退无汗者，常配伍丹皮、生地黄、青蒿等药，如青蒿鳖甲汤；治疗阴血亏虚，骨蒸劳热者，常配伍秦艽、地骨皮等药；治疗阴虚阳亢，头晕目眩，常与生地黄、牡蛎、菊花等药同用；治阴虚风动，手足瘛疭者，常配伍阿胶、生地黄、麦冬等药。

2. **癥瘕积聚、久疟疟母**　本品味咸，善能软坚散结，适用于癥块积于胁下，推之不移；久疟不愈，胁下痞硬；女子血瘀经闭等，常与土鳖虫、大黄、桃仁等同用，如鳖甲煎丸。

【用法用量】9~24g，先煎。

【使用注意】孕妇慎用。

【现代研究】

1. 化学成分 主要含有角蛋白、骨胶原蛋白、维生素、氨基酸、多糖等，还含有钙、镉等元素。

2. 药理作用 本品能增强免疫功能，增强巨噬细胞吞噬功能；能防止细胞突变，具有抗肿瘤作用；能促进造血功能，保肝，降低胆甾醇、甘油三酯，还能增加骨密度和股骨钙含量，并有抗疲劳和补血作用。

3. 现代运用 临床用本品配伍他药治疗肝硬化、肝纤维化、心绞痛、乳腺增生病、更年期综合征等疾病。

龟 甲

guījiǎ《神农本草经》

【来源】为龟科动物乌龟 Chinemys reevesii（Gray）的背甲及腹甲。主产地浙江、湖北、湖南等地。全年均可捕捉，以秋、冬二季为多，捕捉后杀死，或用沸水烫死，剥取背甲和腹甲，除去残肉，晒干。

【处方用名】龟甲、醋龟甲。

【性味归经】咸、甘，微寒。归肝、肾、心经。

【功效】滋阴潜阳，益肾强骨，养血补心，固经止崩。

【临床应用】

1. 肝肾阴虚证 本品甘寒质重，入肝肾经。凡肝肾阴虚所致的阳亢、内热及风动诸证均可运用。若治阴虚阳亢之头晕目眩，常与白芍、天麻、夏枯草等同用；治阴虚内热之骨蒸盗汗，常与熟地黄、知母、黄柏等同用，如大补阴丸；治虚风内动之手足蠕动，常与阿胶、鸡子黄、白芍等同用，如大定风珠。

2. 肾虚筋骨痿软、囟门不合 本品长于滋肾养肝，又能强筋健骨，故多用于肾虚之筋骨不健，腰膝酸软，小儿囟门不合，行迟，齿迟诸证，常与熟地黄、知母、锁阳等配伍，如虎潜丸；也可与紫河车、鹿茸、当归等药同用。

3. 阴血亏虚，惊悸、失眠、健忘 本品入于心肾，又可以养血补心，安神定志，适用于阴血不足，心肾失养之惊悸、失眠、健忘，常与石菖蒲、远志、龙骨等品同用，如枕中丹。

此外，本品还能滋阴制火，固冲止血，适用于阴虚血热，冲脉不固之月经先期，经血量多、色紫黑等，常与白芍、黄芩等配伍，如固经丸。

【用法用量】9~24g，先煎。

【使用注意】脾胃虚寒者慎用。

【现代研究】

1. 化学成分 主要含有动物胶、角蛋白、骨胶原蛋白、胆甾醇、脂肪、氨基酸、微量元素、甾体类、维生素等。

2. 药理作用 本品有增强免疫功能、兴奋离体和在体子宫、解热、补血、镇静等作用。

3. 现代运用 临床用本品配伍他药，可治疗精子减少症、不育症、高血压病、脑动脉硬化症、再生障碍性贫血、肾炎等。

课堂互动 22-7

鳖甲、龟甲的功用有何异同？

答案解析

天 冬
tiāndōng《神农本草经》

【来源】为百合科植物天冬 *Asparagus cochinchinensis*（Lour.）Merr. 的干燥块根。主产于贵州、四川、广西等地。秋、冬二季采挖，洗净，除去茎基和须根，置沸水中煮或蒸至透心，趁热除去外皮，洗净，干燥。

【处方用名】天冬、天门冬。

【性味归经】甘、苦，寒。归肺、肾经。

【功效】养阴润燥，清肺生津。

【临床应用】

1. 肺阴虚证　本品甘润苦寒之性较强，适用于阴虚肺燥有热之干咳痰少、咳血、咽痛音哑等症。对咳嗽咯痰不利者，兼能止咳祛痰；治肺阴不足，燥热内盛之证，常与麦冬、沙参、川贝母等药同用。

2. 肾阴虚证　本品甘寒入肾，能滋肾阴，降虚火。适用于肾阴亏虚之头晕、耳鸣、腰膝酸软以及阴虚火旺之潮热、盗汗等，可与熟地黄、知母、女贞子等配伍；治肾阴久亏，内热消渴，可与生地黄、山药、女贞子等药同用；治肺肾阴虚之咳嗽咯血，可与生地黄、玄参、川贝母等药同用。

3. 热病津伤、咽干口渴、肠燥便秘　本品还能益胃生津，兼能清胃热。治气阴两伤，食欲不振，口渴者，宜与生地黄、人参等配伍；治疗津亏肠燥便秘者，宜与生地黄、当归、生首乌等同用。

【用法用量】煎服，6~12g。

【使用注意】脾胃虚寒，食少便溏及外感风寒、痰湿咳嗽者忌服。

【现代研究】

1. 化学成分　主要含有甲基原薯蓣皂苷、伪原薯蓣皂苷等甾体皂苷、天冬多糖等各种寡糖和多糖类、多种氨基酸等成分。

2. 药理作用　天冬酰胺有镇咳、祛痰、平喘作用，天冬提取物有降血糖作用，天冬水煎液、乙醇提取物和多糖成分均能延缓衰老，提高自由基代谢相关酶的活性；其水煎液有增强体液、细胞免疫和抗肿瘤作用，天冬煎剂有抑菌作用。

3. 现代运用　临床用本品制成天冬素片或用天冬合剂治疗乳腺增生，配伍他药治疗慢性乙型肝炎等。

🖐 课堂互动 22-8 —————————————————————

麦冬与天冬的功用有何异同？

答案解析

石 斛
shíhú《神农本草经》

【来源】为兰科植物金钗石斛 *Dendrobium nobile* Lindl.、霍山石斛 *Dendrobium huoshanense* C. Z. Tang et S. J. Cheng、鼓槌石斛 *Dendrobium chrysotoxum* Lindl. 或流苏石斛 *Dendrobium fimbriatum* Hook. 的栽培品及其同属植物近似种的新鲜或干燥茎。主产于四川、贵州、云南等地。全年均可采收，鲜用者除去根和泥沙；干用者采收后，除去杂质，用开水略烫或烘软，再边搓边烘晒，至叶鞘搓净，干燥。霍山石斛11月至翌年3月采收，除去叶、根须及泥沙等杂质，洗净，鲜用，或加热除去叶鞘制成干条；或边加热边扭成螺旋状或弹簧状，干燥，称霍山石斛枫斗。

【处方用名】石斛、铁皮石斛。

【性味归经】甘，微寒。归胃、肾经。

【功效】益胃生津，滋阴清热。

【临床应用】

1. 胃阴虚证　本品长于滋养胃阴，生津止渴，兼能清胃热。治热病伤津，烦渴，舌干苔黑，常与天花粉、鲜生地黄、麦冬等品同用；治胃热阴虚之胃脘疼痛，牙龈肿痛，口舌生疮，可与生地黄、麦冬、黄芩等品同用。

2. **肾阴虚证** 本品既能滋养肾阴，又能清退虚热。治阴虚火旺，骨蒸劳热者，可与知母、黄柏等同用；治肾虚精亏之筋骨痿软，常与牛膝、山茱萸、续断等同用；治肝肾阴虚之目暗不明、视物昏花等，常与枸杞子、菊花、决明子等同用，如石斛明目丸。

【用法用量】煎服，6~12g；鲜品15~30g。

【现代研究】

1. **化学成分** 主要含有石斛碱、毛兰素、石斛酮碱等，尚含大黄酸、大黄素甲醚等成分。《中国药典》规定：金钗石斛含石斛碱（$C_{16}H_{25}NO_2$）不得少于0.40%；霍山石斛含多糖以无水葡萄糖（$C_6H_{12}O_6$）计，不得少于17.0%；鼓槌石斛含毛兰素（$C_{18}H_{22}O_5$）不得少于0.030%。

2. **药理作用** 本品有促进胃液分泌、延缓衰老、抗突变、抗骨质疏松、镇痛、解热等作用。

3. **现代运用** 临床用石斛夜光丸治疗干眼症、青光眼等；配伍他药治疗音哑、口腔黏膜扁平苔藓、慢性萎缩性胃炎、糖尿病、小儿厌食症等疾病。

玉 竹
yùzhú《神农本草经》

【来源】为百合科植物玉竹Polygonatum odoratum（Mill.）Druce 的干燥根茎。主产于湖南、河南、江苏等地。秋季采挖，除去须根，洗净，晒至柔软后，反复揉搓、晾晒至无硬心，晒干；或蒸透后，揉至半透明，晒干。

【处方用名】玉竹、葳蕤。

【性味归经】甘，微寒。归肺、胃经。

【功效】养阴润燥，生津止渴。

【临床应用】

1. **肺阴虚证** 本品甘润，能养肺阴、清肺热，适用于阴虚肺燥有热之干咳少痰、咳血、声音嘶哑等症，常配伍沙参、麦冬、桑叶等，如沙参麦冬汤；治虚火上炎，咳血，咽干，失音，可配伍麦冬、生地黄、川贝等药。

2. **胃阴虚证** 本品又能养胃阴、清胃热，主治燥伤胃阴，口干舌燥，食欲不振，常与麦冬、沙参等同用；治胃热津伤之消渴，可与石膏、知母、麦冬、天花粉等同用。

【用法用量】煎服，6~12g。

【现代研究】

1. **化学成分** 主要含有玉竹黏多糖、玉竹果聚糖、甾体皂苷、黄酮类、微量元素、氨基酸等成分，同时还有少量铃兰苦苷、铃兰苷等成分。《中国药典》规定：含玉竹多糖以葡萄糖（$C_6H_{12}O_6$）计，不得少于6.0%。

2. **药理作用** 本品有降血糖、降血脂、抗肿瘤、抗突变、缓解动脉粥样斑块形成、扩张外周血管和冠脉、延长耐缺氧时间、强心、抗氧化、抗衰老等作用。

3. **现代运用** 临床以本品配伍他药治疗糖尿病、风湿性心脏病、冠心病、肺心病等疾病。

百 合
bǎihé《神农本草经》

【来源】为百合科植物卷丹Lilium lancifolium Thunb.、百合Lilium brownii F. E. Brown var. viridulum Baker或细叶百合Lilium pumilum DC. 的干燥肉质鳞叶。全国各地均产。秋季采挖，洗净，剥取鳞叶，置沸水中略烫，干燥。

【处方用名】百合、蜜百合。

【性味归经】甘，寒。归心、肺经。

【功效】养阴润肺，清心安神。

【临床应用】

1. **阴虚燥咳、劳嗽咳血**　本品微寒，作用平和，能补肺阴，兼清肺热，有养阴清肺，润燥止咳之效。用于阴虚肺燥有热之干咳少痰、咳血或咽干音哑等症，常与款冬花配伍，如百花膏；治肺虚久咳，劳嗽咳血，常与生地黄、玄参、川贝等药配伍，如百合固金汤。

2. **虚烦惊悸、失眠多梦**　本品甘寒入心，能养阴清心，宁心安神。其药性平和，补虚不碍邪，祛邪不伤正。适用于阴虚内热之百合病，症见精神恍惚、行住坐卧不定等，可与生地黄为伍，如百合地黄汤；治虚热上扰、失眠、心悸，可与麦冬、酸枣仁、丹参等药同用。

【用法用量】煎服，6~12g。

【现代研究】

1. **化学成分**　主要含有甾体皂苷、生物碱、多糖、磷脂、氨基酸、微量元素等，还有少量秋水仙碱等成分。《中国药典》规定：含百合多糖以无水葡萄糖（$C_6H_{12}O_6$）计，不得少于21.0%。

2. **药理作用**　本品有止咳、祛痰、耐缺氧、抗疲劳、抗肿瘤、降血糖、免疫调节、镇静等作用。

3. **现代运用**　临床用本品配伍他药可治疗咳嗽、妇女更年期心烦失眠、脑卒中后抑郁症、萎缩性胃炎、消化性溃疡等疾病。

枸杞子
gǒuqǐzǐ《神农本草经》

【来源】为茄科植物宁夏枸杞 *Lycium barbarum* L. 的干燥成熟果实。主产于宁夏等地。夏、秋二季果实呈红色时采收，热风烘干，除去果梗，或晾至皮皱后，晒干，除去果梗。

【处方用名】枸杞、枸杞子。

【性味归经】甘，平。归肝、肾经。

【功效】滋补肝肾，益精明目。

【临床应用】**肝肾阴虚证**　本品甘平，入肝、肾经，长于滋肾精，补肝血，为平补肾精肝血之品。主治肝肾阴虚，精血不足所致的腰膝酸痛，眩晕耳鸣，阳痿遗精，内热消渴，血虚萎黄，目暗不明等症，可单用熬膏服；治须发早白，与怀牛膝、菟丝子、何首乌等药配伍，如七宝美髯丹；治肝肾阴虚或精亏血虚之两目干涩，内障目昏者，常与熟地黄、山茱萸、菊花等药同用，如杞菊地黄丸。

【用法用量】煎服，6~12g。

【现代研究】

1. **化学成分**　主要含有甜菜碱、多糖、多种维生素、多种微量元素、多种氨基酸等成分。《中国药典》规定：含枸杞多糖以葡萄糖（$C_6H_{12}O_6$）计，不得少于1.8%。

2. **药理作用**　本品有免疫调节作用、延缓衰老、抗肿瘤、降血脂、保肝、抗脂肪肝、降血糖、降压、抑菌、促进造血功能。

3. **现代运用**　临床以本品配伍女贞子等治疗高脂血症；配伍他药治疗夜间口干症、心力衰竭、小儿顽固性遗尿等。

黄　精
huángjīng《名医别录》

【来源】为百合科植物滇黄精 *Polygonatum kingianum* Coll. et Hemsl.、黄精 *Polygonatum sibiricum* Red. 或多花黄精 *Polygonatum cyrtonema* Hua 的干燥根茎。主产于贵州、湖南、湖北等地。按形状不同，习称"大黄

精""鸡头黄精""姜形黄精"。春、秋二季采挖，除去须根，洗净，置沸水中略烫或蒸至透心，干燥。

【处方用名】黄精、酒黄精。

【性味归经】甘，平。归脾、肺、肾经。

【功效】补气养阴，健脾，润肺，益肾。

【临床应用】

1. **脾胃虚弱** 本品能补益脾气，又养脾阴。主治脾胃气虚、倦怠乏力、食欲不振、脉象虚软者，可与党参、白术等同用；若脾胃阴虚、口干食少、饮食无味、舌红无苔，可与石斛、麦冬、山药等同用。

2. **肺虚燥咳、劳嗽咳血** 本品甘平质润，入肺经。既能滋阴润肺，又能补益肺气。适用于咳嗽日久，或虚劳久咳，属气阴两虚者，可单用或与北沙参、麦冬、苦杏仁等同用。

3. **肾精亏虚、内热消渴** 本品能补肾精，延缓衰老，改善肝肾亏虚，精血不足，头晕、腰膝酸软、须发早白等早衰症状，单用本品熬膏服；亦可与枸杞子、墨旱莲、女贞子等配伍。治内热消渴，可配伍生地黄、麦冬、天花粉等。

【用法用量】煎服，9~15g。

【使用注意】本品性质黏腻，易助湿滞气，故凡脾虚湿阻，痰湿壅滞者慎用。

【现代研究】

1. **化学成分** 主要含有黄精多糖A、B、C等，以及皂苷类成分、黄酮类成分、生物碱、醌类、木脂素、芹菜黄素、氨基酸等成分。《中国药典》规定：含黄精多糖以无水葡萄糖（$C_6H_{12}O_6$）计，不得少于7.0%。

2. **药理作用** 本品有提高机体免疫功能、改善动物学习记忆功能、增加冠脉流量、降压、降血脂、降血糖、抗氧化、延缓衰老、抗病原微生物等作用。

3. **现代运用** 临床以本品配伍他药，可治疗慢性萎缩性胃炎、脑动脉硬化、糖尿病、不育症等多种疾病。

墨旱莲

mòhànlián《新修本草》

【来源】为菊科植物鳢肠 *Eclipta prostrata* L. 的干燥地上部分。主产于江苏、江西、浙江等地。花开时采割，晒干。

【处方用名】墨旱莲、旱莲草。

【性味归经】甘、酸，寒。归肾、肝经。

【功效】滋补肝肾，凉血止血。

【临床应用】

1. **肝肾阴虚证** 本品甘寒，能补益肝肾之阴，可用于肝肾阴虚或阴虚内热所致的须发早白、头晕目眩、失眠多梦、腰膝酸软、遗精耳鸣等，可单用或与滋养肝肾之品配伍，可与女贞子同用，如二至丸；亦常与熟地黄、枸杞子等配伍。

2. **多种出血证** 本品长于补益肝肾之阴，又能凉血止血，常用于阴虚血热的吐血、衄血、尿血、崩漏下血，可单用或与生地黄、阿胶等滋阴凉血止血之品同用。此外，鲜品捣敷或干品研敷，可止外伤出血。

【用法用量】煎服，6~12g。外用适量。

【现代研究】

1. **化学成分** 主要含有槲皮素，木犀草素，芹菜素，蟛蜞菊内酯，去甲蟛蜞菊内酯，刺囊酸，齐墩果酸，旱莲苷A、B、C等，还含有生物碱及含硫化合物等。《中国药典》规定：本品含蟛蜞菊内酯（$C_{16}H_{12}O_7$）不得少于0.040%。

2. **药理作用** 本品能缩短凝血酶原时间、升高血小板和纤维蛋白原，提高机体非特异性免疫功能，消除氧自由基以抑制5-脂氧酶，保护染色体，保肝，促进肝细胞的再生，增加冠状动脉流量，并有抗炎、镇痛、促进毛发生长、乌发、止血、抗菌、抗阿米巴原虫、抗癌等作用。

3. **现代运用** 临床用鲜墨旱莲外擦治疗扁平疣，以本品煎服治疗血小板减少症等。

女贞子
nǚzhēnzǐ《神农本草经》

【**来源**】为木犀科植物女贞 *Ligustrum lucidum* Ait. 的干燥成熟果实。主产于浙江、江苏、湖南等地。冬季果实成熟时采收，除去枝叶，稍蒸或置沸水中略烫后，干燥；或直接干燥。

【**处方用名**】女贞子、酒女贞子。

【**性味归经**】甘、苦，凉。归肝、肾经。

【**功效**】滋补肝肾，明目乌发。

【**临床应用**】**肝肾阴虚证** 本品味甘能补，长于补益肝肾，主要适用于肝肾阴虚所致的腰膝酸软、须发早白、目暗不明等，可单用，或与墨旱莲相须为用，如二至丸；也常与熟地黄、枸杞子等同用，如加味坎离丸。治疗肾阴亏虚，内热消渴者，可与生地黄、天冬、山药等药同用；若阴虚内热之潮热心烦者，宜与生地黄、知母、地骨皮等药同用。

【**用法用量**】煎服，6~12g。酒制可增强滋补肝肾作用。

【**现代研究**】

1. **化学成分** 主要含有齐墩果酸、乙酰齐墩果酸、熊果酸、女贞苷、特女贞苷、外消旋圣草素、右旋花旗松素、槲皮素、棕榈酸、硬脂酸等；还含挥发油、多糖等。《中国药典》规定：本品含特女贞苷（$C_{31}H_{42}O_{17}$）不得少于0.70%。

2. **药理作用** 本品有增强非特异性免疫功能、升高白细胞、降低胆甾醇、预防和消减动脉粥样硬化斑块、保肝、抗衰老、强心、利尿、降血糖、缓泻、抗菌、抗肿瘤等作用。

3. **现代运用** 临床可单用本品治疗复发性口疮，以本品配伍他药可治疗慢性萎缩性胃炎、高脂血症等。

南沙参
nánshāshēn《神农本草经》

【**来源**】为桔梗科植物轮叶沙参 *Adenophora tetraphylla*（Thunb.）Fisch. 或沙参 *Adenophora stricta* Miq. 的干燥根。

【**处方用名**】南沙参、沙参。

【**性味归经**】甘，微寒。归肺、胃经。

【**功效**】养阴清肺，益胃生津，化痰，益气。

【**临床应用**】

1. **肺阴虚证** 本品甘润微寒，能补肺阴、润肺燥，亦能清肺热，用于阴虚劳嗽，肺热燥咳，干咳少痰、咽干音哑或咳血等症，常与麦冬、知母、川贝等药同用。

2. **胃阴虚证** 本品能养胃阴，生津止渴，清胃热。适用于胃阴虚有热之口燥咽干、大便秘结、舌红少津及饥不欲食、呕吐等。本品兼能补益脾气，对于胃阴脾气俱虚之证，有气阴双补之效，对热病后期，气阴两虚而余热未消不受温补者尤为适用，多与玉竹、麦冬、生地黄等药配伍，如益胃汤。

【**用法用量**】煎服，9~15g。

【**使用注意**】不宜与藜芦同用。

【**现代研究**】

1. **化学成分** 主要含有羽扇豆烯酮、蒲公英萜酮、β-谷甾醇棕榈酸酯等，还含生物碱类、黄酮类、多糖、鞣质等。

2. **药理作用** 南沙参多糖具有抗辐射、延缓衰老、提高记忆、抗肝损伤及清除自由基的作用，南沙参乙醇提取物和乙酸乙酯提取物有镇咳、祛痰作用，南沙参水提取物具有抗炎作用，南沙参水提取物和多糖具有免疫调节作用，并有一定的抗肿瘤作用。

3. **现代运用** 临床以本品配伍生薏苡仁、霜桑叶、杏仁等治疗慢性支气管炎急性发作、久咳等。

🏆 **课堂互动 22-9**

南沙参与北沙参的功用有何异同？

答案解析

楮实子

chǔshízǐ《名医别录》

【来源】为桑科植物构树 *Broussonetia papyrifera*（L.）Vent. 的干燥成熟果实。主产于河南、湖北、山西等地。秋季果实成熟时采收，洗净，晒干，除去灰白色膜状宿萼和杂质。

【处方用名】楮实子、楮实。

【性味归经】甘，寒。归肝、肾经。

【功效】补肾清肝，明目，利尿。

【临床应用】**肝肾阴虚证** 本品甘寒，入肝、肾经。治骨蒸劳热、盗汗梦遗、头昏目眩，多配山茱萸、菟丝子、银柴胡、干地黄等药；治肾虚腰酸，则配杜仲、续断、怀牛膝；若兼见阳痿，多配枸杞子、肉苁蓉、淫羊藿等药；若为肝肾不足而致目昏翳障者，多与枸杞子、荆芥穗、密蒙花等药同用。

此外，还可治风热上攻之目昏翳障者，可与荆芥穗、地骨皮等药同用；治疗水肿胀满、小便不利者，多与地黄、茯苓、泽泻、赤小豆等药同用。

【用法用量】煎服，6~12g。

【现代研究】

1. **化学成分** 主要含有皂苷、B族维生素、油脂、饱和脂肪酸、油酸、亚油酸等成分。

2. **药理作用** 本品具有抗衰老、抗氧化、护肝、抑菌、抗肿瘤等作用。

3. **现代运用** 临床以本品配伍他药可用于治疗肥大性腰椎炎、慢性活动性肝炎、跟骨骨刺、老年性白内障、男性不育症等病症的治疗。

桑 椹

sāngshèn《新修本草》

【来源】为桑科植物桑 *Morus alba* L. 的干燥果穗。主产于江苏、浙江、湖南等地。4~6月果实变红时采收，晒干，或略蒸后晒干。

【处方用名】桑椹、桑椹子。

【性味归经】甘、酸，寒。归心、肝、肾经。

【功效】滋阴补血，生津润燥。

【临床应用】

1. **肝肾阴虚证** 本品甘酸，滋补阴血，故常用于肝肾不足，阴血亏虚之腰膝酸软，眩晕耳鸣，心悸失眠，须发早白等症。其作用平和，宜熬膏常服，或与熟地黄、何首乌等药同用，如首乌延寿丹。

2. **津伤口渴、肠燥便秘** 本品甘寒，能生津止渴，用于津伤口渴，内热消渴，可鲜品食用，或与麦冬、天花粉等药同用；又能通大便，用于肠燥津亏之便秘，常与当归、何首乌、火麻仁等药同用，如常通舒冲剂。

【用法用量】煎服，9~15g。

【现代研究】

1. **化学成分** 主要含有矢车菊-葡萄糖苷、矢车菊-芸香糖苷、亚油酸、油酸、硬脂酸、桉油精、香叶醇等；还含有机酸类、胡萝卜素、糖类、维生素等。

2. **药理作用** 本品有增强免疫、促进造血、降低红细胞膜 Na^+-K^+-ATP 酶的活性等作用。

3. **现代运用** 临床以本品配伍他药，可治疗糖尿病性便秘、咽炎、早期老年黄斑变性等疾病。

附：其他补虚药

表22-1 其他补虚药一览表

分类	药名	性味归经	功效应用	用法用量
补气药	饴糖	甘，温。归脾、胃、肺经	补中益气，缓急止痛，润肺止咳。治脾胃虚寒，脘腹疼痛，肺虚燥咳	15~20g，烊化
	绞股蓝	甘、苦，寒。归脾、肺经	益气健脾，化痰止咳，清热解毒。治脾虚证，肺虚咳嗽	10~20g
	沙棘	甘、酸、涩，温。归脾、胃、肺、心经	健脾消食，止咳祛痰，活血散瘀。治脾虚食少，咳嗽痰多，瘀血经闭，心痛，跌打肿痛	3~10g
补阳药	海狗肾	咸，热。归肾经	暖肾壮阳，益精补髓。治肾阳亏虚，阳痿精冷，心腹冷痛	1~3g
	紫石英	甘，温。归肾、心、肺经	温肾暖宫，镇心安神，温肺平喘。治肾阳亏虚，宫冷不孕，惊悸不安，失眠多梦，虚寒咳喘	9~15g
补阴药	黑芝麻	甘，平。归肝、肾、大肠经	补肝肾，益精血，润肠燥。治精血亏虚，头晕眼花，耳鸣耳聋，须发早白，病后脱发，肠燥便秘	9~15g
	哈蟆油	甘、咸，平。归肺、肾经	补肾益精，养阴润肺。治病后体弱，神疲乏力，心悸失眠，盗汗，痨嗽咳血	5~15g

目标检测

答案解析

一、单项选择题

1. 下列各项，白术与杜仲均具有的功效是（ ）
   A．燥湿　　　　B．健脾　　　　C．止汗　　　　D．安胎　　　　E．补肝肾

2. 下列各项中，可治疗血虚肠燥便秘的药物是（ ）
   A．人参　　　　B．当归　　　　C．白术　　　　D．白芍　　　　E．熟地黄

3. 治疗脘腹或四肢拘急疼痛，芍药宜配伍的药物是（ ）
   A．甘草　　　　B．人参　　　　C．党参　　　　D．山药　　　　E．白术

4. 功效为益气养阴，补脾肺肾，固精止带的药物是（ ）
   A．太子参　　　B．西洋参　　　C．党参　　　D．山药　　　E．五味子

5. 具有补气养阴，清热生津功效的药物是（ ）
   A．玄参　　　　B．人参　　　　C．丹参　　　D．太子参　　　E．西洋参

6. 治疗气虚欲脱，脉微欲绝，作为的首选药物的是（ ）
   A．人参　　　　B．党参　　　　C．西洋参　　　D．丹参　　　E．太子参

7. 人参入汤剂的用法是（ ）
   A．先煎　　　　B．后下　　　　C．包煎　　　D．另煎　　　E．泡服

8. 具有温脾开胃摄唾，暖肾固精缩尿功效的药物为（ ）

A．山药   B．党参   C．鹿茸   D．杜仲   E．益智

9．杜仲与续断的共同功效为（ ）

     A．补肝肾   B．安心神   C．补肾阴   D．清湿热   E．祛风湿

10．具有补肾阳，益精血，强筋骨，调冲任，托疮毒功效的药物是（ ）

     A．杜仲   B．补骨脂   C．鹿茸   D．蛤蚧   E．人参

11．阿胶入汤剂应（ ）

     A．先煎   B．后下   C．泡服   D．另煎   E．烊化冲服

12．下列各项，既能滋阴潜阳，又能退热除蒸，软坚散结的药物为（ ）

     A．龟甲   B．麦冬   C．墨旱莲   D．女贞子   E．鳖甲

二、多项选择题

1．下列属于黄精功效的是（ ）

     A．健脾   B．润肺   C．益肾   D．补气   E．安胎

2．下列药物中，具有明目作用的是（ ）

     A．菟丝子   B．车前子   C．沙苑子   D．枸杞子   E．女贞子

3．下列药物中，具有安胎功效的是（ ）

     A．紫苏   B．白术   C．山药   D．桑寄生   E．菟丝子

4．下列各项，属于黄芪功效的是（ ）

     A．补气利水   B．补气升阳   C．补气益中   D．补气托毒   E．补气养阴

5．下列各项，属于甘草功效的是（ ）

     A．补脾益气   B．清热解毒   C．祛痰止咳   D．缓急止痛   E．调和诸药

三、简答题

1．人参的功效、用法用量和使用注意有哪些？

2．白术与苍术之异同为何？

3．补虚药的使用注意为何？

（马星雨）

书网融合……

知识回顾   微课1   微课2   微课3   微课4   微课5

微课6   微课7   微课8   微课9   微课10   习题

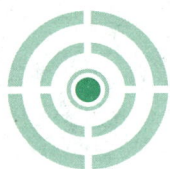

第二十三章　收涩药

学习目标

知识要求：

1. 掌握收涩药的含义、功效、应用、分类、用法用量及使用注意；掌握麻黄根、五味子、乌梅、肉豆蔻、山茱萸、莲子的性能、功效、临床应用、用法用量及使用注意；掌握麻黄与麻黄根，五味子与五倍子的功用异同。

2. 熟悉浮小麦、诃子、赤石脂、桑螵蛸、海螵蛸、芡实、金樱子的功效及临床应用。

3. 了解五倍子、罂粟壳、石榴皮、禹余粮、椿皮、覆盆子的功效及临床应用。

技能要求：

学会将收涩药用于各种滑脱症的治疗。

凡以收敛固涩为主要作用，用以治疗因正气不固所致各种滑脱病证的药物，称为收涩药，亦称固涩药。

收涩药味多酸涩，性温或平，主入肺、脾、肾、大肠经。酸主收敛，涩可固脱，收涩药有敛耗散、固滑脱之功效，主要用于正气不固所致自汗、盗汗、泻痢、脱肛、遗精、滑精、遗尿、尿频、带下日久、失血崩漏、久咳不止等滑脱病证。部分固涩药有甘味，兼有补益作用。个别药物性寒凉，兼可除骨蒸劳热或清热降火。

根据收涩药的性能特点和功效主治的不同，可分为固表止汗药、敛肺涩肠药、固精缩尿止带药三类。

收涩药多为治标之品，而滑脱病证的根本原因是正气亏虚，因此应用收涩药时当配伍相应补虚药以标本兼顾。如气虚自汗者配伍补气药；阴虚盗汗者配伍补阴药；脾肾阳虚之久泻不止者配伍温补脾肾药；肾虚遗精、滑精、遗尿、尿频等，配伍补肾药；冲任不固，崩漏不止者，配伍补肝肾、固冲任药；肺肾虚损，久咳虚喘者，配伍补肺益肾、纳气平喘药等。总之，应根据证候，适当配伍，标本兼顾，才能取得较好的疗效。

收涩药性涩敛邪，故凡表邪未解，湿热内盛所致之泻痢、带下，血热出血，以及郁热未清者，当以祛邪为先，不宜过早过量使用收涩药，以免"闭门留寇"。虚极欲脱者，当以固本救脱为主，非收涩药独能奏效。

第一节　固表止汗药

固表止汗药性味多甘平收敛，多入肺、心二经，行肌表，调节卫分，顾护腠理而有固表止汗之功。临床常用于气虚肌表不固，腠理疏松，津液外泄而自汗或阴虚不能制阳，阳热迫津外泄而盗汗。

麻黄根

máhuánggēn《本草经集注》

【来源】为麻黄科植物草麻黄 *Ephedra sinica* Stapf、中麻黄 *Ephedra intermedia* Schrenk et C. A. Mey. 的干燥根和根茎。主产于山西、河北、内蒙古、甘肃等地。秋末采挖，除去残茎、须根和泥沙，干燥。生用。

【处方用名】麻黄根。

【性味归经】甘、涩，平。归心、肺经。

【功效】固表止汗。

【临床应用】自汗、盗汗　本品甘涩性平，入肺经行肌表，能固腠理、闭毛窍，为敛肺固表止汗之要药。治气虚自汗，常与黄芪、牡蛎同用，如牡蛎散；治阴虚盗汗，常与生地黄、熟地黄、当归等同用；治产后虚汗不止，常与当归、黄芪等配伍，如麻黄根散。

【用法用量】煎服，3~9g。外用适量，研粉撒扑。

【使用注意】有表邪者忌用。

【现代研究】

1. 化学成分　本品主要含生物碱类成分，如麻黄根碱 A、B、C、D，麻黄根素及阿魏酰组胺等。还含有麻黄宁 A、B、C、D，麻黄酚等。

2. 药理作用　麻黄根甲醇提取物能降低血压，且与剂量成正相关。麻黄根生物碱部分能够抑制低热和烟碱所致的发汗。

3. 现代应用　常以本品为主随证配伍，治疗病后、手术后或产后身体虚弱、自主神经功能失调以及肺结核等所致自汗、盗汗。

🏫 课堂互动 23-1 ————————————————————————————————

麻黄根与麻黄功用有何异同？

————————————————————————————————

答案解析

浮小麦

fúxiǎomài《本草蒙筌》

【来源】为禾本科植物小麦 *Triticum aestivum* L. 的干燥轻浮瘪瘦的颖果。全国各地均产。收获时，扬起其轻浮干瘪者，或以水淘之，浮起者为佳，晒干。生用或炒用。

【处方用名】浮小麦。

【性味归经】甘，凉。归心经。

【功效】固表止汗，益气，除热。

【临床应用】

1. 自汗、盗汗　本品能固表止汗，且甘凉入心经，能益心气、敛心液，为养心敛液、固表止汗之佳品。凡自汗、盗汗者，均可配伍应用，以证属心经虚热者尤宜。气虚自汗者，可与黄芪、煅牡蛎、麻黄根同用，如牡蛎散；阴虚盗汗者，可与五味子、麦冬、地骨皮等同用。

2. 骨蒸劳热　本品甘凉并济，甘益气阴，凉除虚热。治阴虚发热、骨蒸劳热，常与玄参、麦冬、生地黄等同用。

【用法用量】煎服，6~12g。

【使用注意】表邪汗出者忌用。

【现代研究】

1. 化学成分　本品主要含淀粉、蛋白质、糖类、粗纤维等。另含谷甾醇、卵磷脂、尿囊素、精氨酸、淀粉酶、蛋白分解酶及微量维生素B、E等。

2. **药理作用** 本品参与体内三大物质代谢，实验表明，浮小麦有明显的止汗作用。

3. **现代应用** 常用于治疗癔症、自主神经功能紊乱等。

【附药】小麦

为禾本科植物小麦的干燥成熟果实。性味甘，微寒；归心经。功效为养心除烦。主治心神不宁，烦躁失眠及妇人脏躁证。煎服，30~60g。

第二节 敛肺涩肠药

敛肺涩肠药酸涩收敛，主入肺经或大肠经。分别具有敛肺止咳喘、涩肠止泻的作用。主要用于肺虚喘咳，久治不愈或肺肾两虚，摄纳无权的虚喘证以及大肠虚寒不能固摄或脾肾虚寒所致的久泻、久痢。

五味子
wǔwèizǐ《神农本草经》

【来源】为木兰科植物五味子Schisandra chinensis（Turcz.）Baill. 的干燥成熟果实，习称"北五味子"。主产于辽宁、吉林等地，秋季果实成熟时采摘，晒干或蒸后晒干，除去果梗和杂质。生用，或照醋蒸法蒸至黑色，干燥后用，用时捣碎。

【处方用名】五味、五味子、辽五味、北五味子。

【性味归经】酸、甘，温。归肺、心、肾经。

【功效】收敛固涩，益气生津，补肾宁心。

【临床应用】

1. **久咳虚喘** 本品酸收，甘温而润，能上敛肺气，下滋肾阴，为治疗久咳虚喘之要药。治肺虚久咳虚喘者，可与黄芪、党参、紫菀同用，如补肺丸；治肺肾两虚喘促者，与山茱萸、熟地黄、山药等同用，如七味都气丸；治寒饮咳喘者，可与麻黄、细辛、干姜等宣肺散寒化饮之品同用，如小青龙汤。

2. **梦遗滑精、遗尿尿频** 本品甘温而收，入肾经能补肾涩精止遗，为治肾虚精关不固遗精、滑精、遗尿、尿频之常用药。治滑精不固，可与桑螵蛸、附子、龙骨等同用，如桑螵蛸丸；治梦遗者，常与麦冬、山茱萸、熟地黄等同用，如麦味地黄丸。

3. **久泻不止** 本品酸收，能涩肠止泻。治脾肾虚寒，久泻不止，可与补骨脂、肉豆蔻、吴茱萸同用，如四神丸。

4. **自汗、盗汗** 本品酸收入肺经，善敛肺止汗。治自汗、盗汗者，可与麻黄根、牡蛎等同用。

5. **津伤口渴、消渴** 本品甘酸，能益气生津止渴。治热伤气阴，汗多口渴，与人参、麦冬同用，如生脉散；治阴虚内热、口渴多饮之消渴证，多与山药、知母、天花粉等同用，如玉液汤。

6. **心悸失眠** 本品既能补益心肾，又可宁心安神，治心神失养或心肾不交之虚烦心悸、失眠多梦，常与麦冬、丹参、生地黄、酸枣仁等同用，如天王补心丹。

【用法用量】煎服，2~6g。

【使用注意】凡表邪未解、内有实热、咳嗽初起、麻疹初期均不宜用。

【现代研究】

1. **化学成分** 本品主要含有五味子甲素、乙素等木脂素类以及倍半萜烯、α–花柏烯、花柏醇等挥发油成分，还含有多糖、有机酸、鞣质等。

2. **药理作用** 五味子木脂素对急、慢性肝损伤有保护作用；能抑制胃液分泌，有抗溃疡作用；能增加冠脉血流，有抗心肌缺血、抗心律失常作用。五味子仁乙醇提取物有镇静、抗惊厥、镇咳、祛痰作用。

此外，本品还有抗氧化、延缓衰老、免疫调节作用。

3. **现代应用**　常以本品为主随证配伍，治疗神经衰弱、肝炎、肠炎等疾病。

【附药】南五味子

为木兰科植物华中五味子的干燥成熟果实。性味酸、甘，温。归肺、心、肾经。功效收敛固涩，益气生津，补肾宁心。主治咳嗽虚喘，梦遗滑精，遗尿尿频，久泻不止，自汗盗汗，津伤口渴，内热消渴，心悸失眠。煎服，2~6g。

乌　梅

wūméi《神农本草经》

【来源】为蔷薇科植物梅 *Prunus mume*（Sieb.）Sieb. et Zucc. 的干燥近成熟果实。主产于四川、浙江、福建等地。夏季果实近成熟时采收，低温烘干后闷至色变黑。生用，去核用，或炒炭用。

【处方用名】乌梅、建乌梅、大乌梅、建梅。

【性味归经】酸、涩，平。归肝、脾、肺、大肠经。

【功效】敛肺，涩肠，生津，安蛔。

【临床应用】

1. **肺虚久咳**　本品酸涩收敛，入肺经，能敛肺气，止咳嗽。适用于肺虚久咳痰少或干咳无痰之证，可与罂粟壳、苦杏仁等同用，如一服散。

2. **久泻久痢**　本品酸涩，入大肠经，能涩肠止泻，为治疗久泻、久痢之常用药，可与肉豆蔻、诃子等同用，如固肠丸。

3. **虚热消渴**　本品味酸性平，善化津液，止烦渴。治虚热消渴，可与天花粉、麦冬、人参等同用，如玉泉散。

4. **蛔厥呕吐腹痛**　"蛔得酸则静"，本品极酸能安蛔止痛，和胃止呕，为安蛔之良药。治蛔厥证，常配伍细辛、川椒、黄连等，如乌梅丸。

此外，本品炒炭能固崩止血，可用于治疗崩漏不止，便血。

【用法用量】煎服，6~12g，大剂量可用至30g。止泻、止血宜炒炭用；其他方面生用。

【使用注意】表邪未解或内有实热积滞者慎用。

【现代研究】

1. **化学成分**　本品含有枸橼酸、苹果酸等多种有机酸成分。还含有苯甲醛、4-松油烯醇、苯甲醇和十六烷酸等挥发性成分。其他还含糖类、氨基酸、生物碱、脂类、黄酮类等成分。乌梅仁含苦杏仁苷。

2. **药理作用**　本品提取液对多种致病菌和皮肤真菌有抑制作用。乌梅含有多种有机酸，可通过味觉反射来刺激患者唾液腺，增加腺体的分泌，从而缓解多种疾病引起的口干、口渴等症状。此外，乌梅还具有抗氧化、抗肿瘤、抗变态反应、止泻、降血糖、降血脂等作用。乌梅核壳和种仁水煎液有镇咳作用。

3. **现代运用**　临床以本品为主随证配伍，治疗腹泻、溃疡性肠炎、小儿脾胃失调、糖尿病、干燥综合征等多种疾病。

肉豆蔻

ròudòukòu《药性论》

【来源】为肉豆蔻科植物肉豆蔻 *Myristica fragrans* Houtt. 的干燥种仁。主产于马来西亚、印度尼西亚、斯里兰卡等地，我国广东、广西、云南亦有栽培。冬、春二季果实成熟时采收，除去皮壳后，干燥。生用，或麸皮煨制去油用，用时捣碎。

【处方用名】肉豆蔻、肉蔻、肉叩、煨肉蔻。

【性味归经】辛，温。归脾、胃、大肠经。

【功效】温中行气，涩肠止泻。

【临床应用】

1. **脾胃虚寒，久泻不止**　本品辛温而涩，能暖脾胃、固大肠、止泻痢，为治疗虚寒性泻痢之要药。治脾胃虚寒之久泻、久痢，常配人参、白术、诃子等；治脾肾阳虚，五更泄泻者，多与补骨脂、五味子、吴茱萸同用，如四神丸。

2. **胃寒气滞，脘腹胀痛、食少呕吐**　本品辛香温燥，能温中行气止痛。治胃寒气滞，脘腹胀痛，食少呕吐，可与木香、干姜、半夏等同用。

【用法用量】煎服，3~10g。内服须煨制去油用。

【使用注意】湿热泻痢者忌用。

【现代研究】

1. **化学成分**　本品含有肉豆蔻油，肉豆蔻油主要分为挥发油和不挥发油（压榨油和肉豆蔻脂），挥发油主要成分包括肉豆蔻醚、榄香素、丁香油酚、黄樟醚等，肉豆蔻脂包括肉豆蔻酸、棕榈酸、月桂酸、硬脂酸等。其他含有肉豆蔻木脂素等。

2. **药理作用**　本品所含挥发油少量能促进胃液的分泌及胃肠蠕动，从而促进食欲，消胀止痛，大量服用则有抑制作用。此外，本品还有镇静催眠、抗菌、麻醉、抗肿瘤等作用。

3. **不良反应**　肉豆蔻中的肉豆蔻醚、榄香素和黄樟醚等活性成分有一定毒性。特别是肉豆蔻醚，具有拟精神活性，常常因为食用不当出现眩晕、昏睡、呕吐、癫痫等症状，甚至出现死亡的情况。

3. **现代运用**　临床常以本品随证配伍，治疗风湿、霍乱、焦虑、胃痉挛、恶心、腹泻等疾病。

诃 子

hēzǐ《药性论》

【来源】为使君子科植物诃子 *Terminalia chebula* Retz. 或绒毛诃子 *Terminalia chebula* Retz. var. *tomentella* Kurt. 的干燥成熟果实。主产于云南、广东等地。秋、冬二季果实成熟时采收，除去杂质，晒干。生用或煨用。

【处方用名】诃子、诃黎勒、大诃子、柯子。

【性味归经】苦、酸、涩，平。归肺、大肠经。

【功效】涩肠止泻，敛肺止咳，降火利咽。

【临床应用】

1. **久泻久痢、便血脱肛**　本品味酸涩，性收敛，入大肠经，能涩肠止泻，为治久泻、久痢之常用药。可单用，如诃黎勒散。久泻、久痢属虚寒者，可与干姜、罂粟壳、赤石脂等配伍；泻痢日久，中气下陷之脱肛，配伍人参、黄芪、升麻等药。本品酸涩，又能涩肠止血，治肠风下血，配伍防风、秦艽、白芷等药。

2. **肺虚喘咳、久嗽不止、咽痛音哑**　本品酸涩而苦，既能敛肺下气止咳，又能清肺利咽开音，为治失音之要药。治肺虚久咳、失音者，可与人参、五味子等同用；治痰热郁肺，久咳失音者，常与桔梗、甘草同用，如诃子汤；治久咳失音，咽痛音哑者，常与硼砂、青黛、冰片等蜜丸噙化，如清音丸。

【用法用量】煎服，3~10g。涩肠止泻宜煨用；敛肺清热、利咽开音宜生用。

【使用注意】凡外有表邪、内有湿热积滞者忌用。

【现代研究】

1. **化学成分**　本品主要含诃子酸、诃黎勒酸、没食子酸等鞣质，还含有诃子素、番泻苷、鞣酸酶等成分。

2. **药理作用**　诃子所含鞣质有收敛、止泻作用。诃子对乙酰胆碱诱发的家兔离体气管平滑肌收缩有抑制作用。此外，诃子还具有抗菌、强心、降血糖、抗氧化、抗肿瘤等作用。

3. **现代运用** 本品随证配伍，可治疗溃疡性结肠炎等、类风湿关节炎等疾病。

赤石脂
chìshízhī《神农本草经》

【来源】为硅酸盐类矿物多水高岭石族多水高岭石，主含四水硅酸铝〔$Al_4(Si_4O_{10})(OH)_8·4H_2O$〕。主产于山西、河南、陕西等地。采挖后，除去杂石。打碎或研细粉，生用或加醋煅用。

【处方用名】赤石脂、煅赤石脂。

【性味归经】甘、酸、涩，温。归大肠、胃经。

【功效】涩肠，止血，生肌敛疮。

【临床应用】

1. **久泻久痢** 本品甘温，质重味涩，入胃、大肠经，长于涩肠止泻，并能止血，为治久泻久痢、下痢脓血之常用药。治泻痢日久，滑脱不禁，脱肛，常与禹余粮相须为用，如赤石脂禹余粮汤；治虚寒下痢，大便脓血不止者，常与干姜、粳米同用，如桃花汤。

2. **大便出血、崩漏带下** 本品味涩，能收敛止血，质重入下焦，用治崩漏、便血。治崩漏，可与海螵蛸、侧柏叶等同用；治便血、痔疮出血，可与禹余粮、龙骨、地榆等同用。本品温涩，既可固冲，又可止带，可用于妇女肾虚、带脉失约日久而带下不止者，配伍鹿角霜、芡实等药。

3. **疮疡久溃不敛、湿疮脓水浸淫** 本品外用可收湿生肌敛疮。治疗疮疡久溃不敛，与煅龙骨、乳香、血竭等同用，研细末，掺于疮口；治湿疮脓水浸淫，可与五倍子、枯矾等研末外敷。

此外，亦可外用治外伤出血。

【用法用量】煎服，9~12g，先煎。外用适量，研末敷患处。

【使用注意】不宜与肉桂同用。孕妇慎用。湿热积滞泻痢者忌服。

【现代研究】

1. **化学成分** 本品主要含四水硅酸铝，还含有钛、镍、锶、钡等微量元素。

2. **药理作用** 本品外用有吸湿作用，能使创面干燥，减轻炎症，促使溃疡愈合。本品口服既能吸附消化道内的有毒物质、细菌毒素及代谢产物，又可以吸附炎性渗出物，对胃黏膜有保护作用，对胃肠出血也有止血作用。

3. **现代运用** 临床用本品随证配伍，可治疗溃疡性结肠炎、鼻衄等病症。

五倍子
wǔbèizǐ《本草拾遗》

【来源】为漆树科植物盐肤木 Rhus chinensis Mill.、青麸杨 Rhus potaninii Maxim. 或红麸杨 Rhus punjabensis Stew. var. sinica（Diels）Rehd. et Wils. 叶上的虫瘿，主要由五倍子蚜 Melaphis chinensis（Bell）Baker 寄生而形成。主产于四川、贵州、陕西等地。秋季采摘，置沸水中略煮或蒸至表面呈灰色，杀死蚜虫，取出，干燥。按外形不同，分为"肚倍"和"角倍"。生用。

【处方用名】五倍子。

【性味归经】酸、涩，寒。归肺、大肠、肾经。

【功效】敛肺降火，涩肠止泻，敛汗，止血，收湿敛疮。

【临床应用】

1. **肺虚久咳、肺热痰嗽** 本品酸涩收敛，性寒清降，入肺经，既能敛肺止咳，又能清肺降火，适用于肺虚久咳，肺热痰嗽。治肺虚久咳，常与五味子、罂粟壳等同用；治肺热痰嗽，可与瓜蒌、黄芩、浙贝母等同用。因本品又能止血，故尤适用于肺热咳血者。治热灼肺络、咳嗽咳血，常与藕节、白及等同用。

2. **久泻久痢**　本品酸涩入大肠经，有涩肠止泻之功。治久泻久痢，可与诃子、五味子等同用。

3. **自汗、盗汗**　本品敛肺止汗。治自汗、盗汗，可单用研末，与荞麦面等份做饼，煨熟食之；或研末水调敷肚脐处；或与其他收敛止汗药配伍。

4. **遗精、滑精**　本品入肾经能涩精止遗。治肾虚精关不固之遗精、滑精者，常与龙骨、牡蛎等同用。

5. **崩漏、便血、痔血、外伤出血**　本品有收敛止血作用。治崩漏，可单用或与棕榈炭、血余炭等同用；治便血、痔血，可与槐花、地榆等同用，煎汤内服或熏洗患处。

6. **痈肿疮毒、皮肤湿烂**　本品外用能收湿敛疮，且有解毒消肿之功，可单味或配合枯矾研末外敷或煎汤熏洗。

【**用法用量**】煎服，3~6g。外用适量。

【**使用注意**】湿热泻痢者忌用。

【**现代研究**】

1. **化学成分**　本品主要含五倍子鞣质，还含有没食子酸、脂肪酸等。

2. **药理作用**　五倍子鞣质对蛋白质有沉淀作用，以使皮肤、黏膜的溃疡面组织蛋白凝固，形成被膜而呈收敛作用，同时小血管也被压迫收缩有止血作用；对小肠有收敛作用，从而减轻炎症，有止泻作用；还可与金属、生物碱、苷类形成不溶解化合物，因而被用作解毒剂。

3. **现代运用**　临床常以本品随证配伍，治疗溃疡性结肠炎、腹泻等疾病，以及制成外用制剂治疗痤疮、湿疹等疾病。

👐 **课堂互动 23-2**

五倍子与五味子功用有何异同？

答案解析

罂粟壳

yīngsùqiào《本草发挥》

【**来源**】为罂粟科植物罂粟 *Papaver somniferum* L. 的干燥成熟果壳。主产于甘肃。秋季将成熟果实或已割取浆汁后的成熟果实摘下，破开，除去种子和枝梗，干燥。生用或蜜炙、醋炙用。

【**处方用名**】米壳、罂粟壳、生米壳、炙米壳、醋米壳。

【**性味归经**】酸、涩，平；有毒。归肺、大肠、肾经。

【**功效**】敛肺，涩肠，止痛。

【**临床应用**】

1. **肺虚久咳**　本品酸收，主入肺经，具有较强的敛肺止咳作用，适用于肺虚久咳不止之症。可单用蜜炙研末冲服，或配伍乌梅、诃子等，如小百劳散。

2. **久泻久痢、脱肛**　本品味酸涩，性平和，能固肠道，涩滑脱，用于久泻、久痢而无邪滞者。治脾虚久泻不止者，可与诃子、白术、砂仁等同用；治脾虚中寒，久痢不止者，常与肉豆蔻等同用，如真人养脏汤；治脾肾两虚，久泻、脱肛者，配苍术、人参、乌梅等，如固肠丸。

3. **脘腹疼痛、筋骨疼痛**　本品有良好的止痛作用，多用于脘腹、筋骨疼痛较剧，单用或配入复方使用。

【**用法用量**】煎服，3~6g。止咳宜蜜炙用；止泻、止痛宜醋炒用。

【**使用注意**】本品易成瘾，不宜常服；孕妇及儿童禁用；运动员慎用；咳嗽或泻痢初起邪实者忌用。

【**现代研究**】

1. **化学成分**　本品主要含吗啡、可待因、那可汀等生物碱类成分，另含有多糖、内消旋肌醇等。

2. **药理作用**　本品所含生物碱为主要活性成分，其中吗啡、可待因等有显著镇痛、镇咳作用，能使胃肠道及其括约肌的张力提高，消化液分泌减少，便意迟钝而起止泻作用。

3. **不良反应** 本品所含生物碱有毒性作用。其慢性中毒主要为成瘾，慢性中毒时可见厌食、便秘、早衰、阳痿、消瘦、贫血等症状。吗啡对呼吸中枢有抑制作用，可通过胎盘及乳汁引起新生儿窒息。

4. **现代运用** 本品随证配伍，多用于治疗顽固性咳嗽、腹泻等疾病，以及用于临床镇痛。

石榴皮
shíliúpí《名医别录》

【来源】为石榴科植物石榴 *Punica granatum* L. 的干燥果皮。主产于陕西、四川、湖南等地。秋季果实成熟后收集果皮，晒干。生用或炒炭用。

【处方用名】石榴皮、石榴皮炭。

【性味归经】酸、涩，温。归大肠经。

【功效】涩肠止泻，止血，驱虫。

【临床应用】

1. **久泻、久痢、脱肛** 本品酸涩收敛，入大肠经，能涩肠止泻，为治疗久泻久痢之常用药。可单用煎服或研末冲服，亦可与肉豆蔻、诃子等药同用。治久泻久痢之脱肛，可配伍人参、黄芪、升麻等。

2. **便血、崩漏、带下** 本品酸涩，能收敛止血，收涩止带。治便血，可单用煎服，或配伍地榆、槐花等药；治崩漏及妊娠下血不止者，可与当归、阿胶、艾叶炭等同用；治白带过多，可与海螵蛸、白果、芡实等同用。

3. **虫积腹痛** 本品有杀虫作用，治虫积腹痛，常与槟榔、使君子等同用。

【用法用量】煎服，3~9g。止血多炒炭用；其他方面生用。

【使用注意】泻痢初起者忌服。

【现代研究】

1. **化学成分** 本品主要含鞣质，还含石榴皮碱、伪石榴皮碱、异石榴皮碱、没食子酸等。

2. **药理作用** 本品所含鞣质，具有收敛作用。石榴皮煎剂有抑菌、抗病毒、驱虫作用。石榴皮碱对温血动物的脊髓有兴奋作用，可引起痉挛，大剂量可使运动神经末梢麻痹，最后可因呼吸中枢麻痹而死亡。

3. **现代运用** 本品随证配伍，主要用于治疗腹泻，以及制成外用制剂治疗痤疮、特应性皮炎等。

禹余粮
yǔyúliáng《神农本草经》

【来源】为氢氧化物类矿物褐铁矿，主含碱式氧化铁〔FeO（OH）〕。主产于河南、江苏等地。采挖后，除去杂石。生用或醋煅用。

【处方用名】禹余粮、禹粮石、余粮石。

【性味归经】甘、涩，微寒。归胃、大肠经。

【功效】涩肠止泻，收敛止血。

【临床应用】

1. **久泻、久痢** 本品甘涩性平，能涩肠止泻。治久泻、久痢，常与赤石脂相须为用，如赤石脂禹余粮汤。

2. **便血、崩漏** 本品味涩、质重，能收敛止血。治气虚失摄之大便出血，配人参、白术、棕榈炭等药；治崩漏带下，配伍海螵蛸、赤石脂、龙骨等。

3. **带下清稀** 本品入下焦，能固涩止带，常与海螵蛸、煅牡蛎、白果等药同用，治肾虚带脉不固之带下清稀。

【用法用量】煎服，9~15g，先煎；或入丸散。

【使用注意】孕妇慎用；湿热积滞泻痢者忌服。

【现代研究】

1. **化学成分**　本品主要含碱式氧化铁，还含有磷酸盐及少量铝、钙、镁、钾、磷等元素。

2. **药理作用**　本品水煎液能明显缩短凝血时间和出血时间。本品生品、煅品、醋炙品水煎液均能抑制小鼠肠蠕动。此外，本品有促进胸腺增生，提高细胞免疫功能作用。

3. **现代运用**　本品随证配伍，可以治疗多种原因引起的腹泻。

第三节　固精缩尿止带药

固精缩尿止带药性味多酸涩收敛，主入肾、膀胱经。具有固精、缩尿、止带作用。部分药物性味甘温兼能补肾。适用于肾虚不固所致的遗精滑精、遗尿尿频、带下清稀等症，常与补肾药配伍同用，标本兼治。

山茱萸

shānzhūyú《神农本草经》

【来源】为山茱萸科植物山茱萸 *Cornus officinalis* Sieb. et Zucc. 的干燥成熟果肉。主产于河南、浙江等地。秋末冬初果皮变红时采收果实，用文火烘或置沸水中略烫后，及时除去果核，干燥。山萸肉生用，或取净山萸肉按照酒炖法、酒蒸法制用。

【处方用名】萸肉、芋肉、于肉、山萸肉、酒山萸。

【性味归经】酸、涩，微温。归肝、肾经。

【功效】补益肝肾，收涩固脱。

【临床应用】

1. **眩晕耳鸣、腰膝酸痛、阳痿**　本品酸微温质润，其性温而不燥，补而不峻，既能益肾精，又可补肾气，为平补阴阳之要药。治肝肾阴虚，眩晕耳鸣，常与熟地黄、山药等配伍，如六味地黄丸；治命门火衰，腰膝冷痛，常与肉桂、附子等同用，如肾气丸；治肾虚阳痿，多与鹿茸、补骨脂、巴戟天、淫羊藿等配伍，以补肾助阳。

2. **遗精滑精、遗尿尿频**　本品既能补肾益精，又能固精缩尿。补益之中又有封藏之功，为固精止遗之要药。治肾虚精关不固之遗精、滑精者，常与熟地黄、山药配伍，如六味地黄丸；治肾虚膀胱失约之遗尿、尿频，常与覆盆子、金樱子、沙苑子、桑螵蛸等药同用。

3. **崩漏、带下**　本品入下焦，能补肝肾、固冲任。治妇女肝肾亏损，冲任不固之崩漏及月经过多者，常与熟地黄、白芍、当归等同用，如加味四物汤；治带下量多，可与莲子、芡实、煅龙骨等药配伍。

4. **大汗不止、体虚欲脱**　本品酸涩性温，能收敛止汗，固涩滑脱，为防止元气虚脱之要药。治大汗欲脱或久病虚脱者，常与人参、附子、龙骨、牡蛎等同用，如来复汤。

5. **内热消渴**　本品补益肝肾，治疗肝肾阴虚，内热消渴，多与黄精、枸杞子、天花粉等同用。

【用法用量】煎服，6~12g，急救固脱20~30g。

【使用注意】素有湿热而致小便淋涩者，不宜用。

【现代研究】

1. **化学成分**　本品主要含马钱苷、莫诺苷、獐牙菜苷等环烯醚萜苷类成分，另含有熊果酸、鞣质、挥发油等。

2. **药理作用**　本品所含山茱萸多糖有免疫调节、降血糖、抗氧化、抗衰老、保肝、抗心律失常和生殖保护等多种药理活性。所含鞣质有收敛作用。

3. **现代应用** 常以本品随证配伍，治疗糖尿病、糖尿病肾病等疾病。

桑螵蛸
sāngpiāoxiāo《神农本草经》

【来源】为螳螂科昆虫大刀螂 *Tenodera sinensis* Saussure、小刀螂 *Statilia maculata*（Thunberg）或巨斧螳螂 *Hierodula patellifera*（Serville）的干燥卵鞘。以上三种分别习称"团螵蛸""长螵蛸"及"黑螵蛸"。全国大部分地区均产。深秋至次春收集，除去杂质，蒸至虫卵死后，干燥。

【处方用名】桑蛸、桑螵蛸、炒桑螵蛸、盐桑螵蛸。

【性味归经】甘、咸，平。归肝、肾经。

【功效】固精缩尿，补肾助阳。

【临床应用】

1. **遗尿尿频、遗精滑精** 本品甘能补益，咸以入肾，补肾收敛力强，为治疗肾虚不固之遗尿尿频、遗精滑精之良药。治小儿遗尿，可单用为末，米汤送服；治肾虚遗精、滑精，常与龙骨、五味子、制附子等同用，如桑螵蛸丸。

2. **肾虚阳痿** 本品能补肾助阳，治肾虚阳痿，常与鹿茸、肉苁蓉、菟丝子等药同用。

【用法用量】煎服，5~10g。

【使用注意】阴虚火旺，膀胱蕴热而小便短涩者忌用。

【现代研究】

1. **化学成分** 本品主要含蛋白质、脂肪、维生素、微量元素等。

2. **药理作用** 本品能促进消化液分泌，有助于食物消化。桑螵蛸醇提取物有抗利尿、抗缺氧、抗疲劳、抗氧化作用。此外，本品还有降血糖、血脂及抗肿瘤作用。

3. **现代应用** 常以本品为主随证配伍，治疗小儿遗尿、尿失禁等疾病。

海螵蛸
hǎipiāoxiāo《神农本草经》

【来源】为乌贼科动物无针乌贼 *Sepiella maindroni* de Rochebrune 或金乌贼 *Sepia esculenta* Hoyle 的干燥内壳。主产于福建、浙江、江苏等地的沿海地区。收集乌贼鱼的骨状内壳，洗净，干燥。生用。

【处方用名】乌贼骨、乌则骨、海螵蛸、海硝、海蛸。

【性味归经】咸、涩，温。归脾、肾经。

【功效】收敛止血，涩精止带，制酸止痛，收湿敛疮。

【临床应用】

1. **吐血衄血、崩漏便血、外伤出血** 本品能收敛止血。治吐血、便血，常与白及等份为末服；治崩漏，常配伍茜草、棕榈炭、五倍子等同用，如固冲汤；治外伤出血，可单用研末外敷。

2. **遗精滑精、赤白带下** 本品温涩收敛，有固精止遗、收涩止带之功。治肾失固藏之遗精、滑精，常与山茱萸、菟丝子、沙苑子等药同用；治肾虚带脉不固之带下清稀者，常与山药、芡实等药同用。

3. **胃痛吐酸** 本品味咸而涩，能制酸止痛，为治疗胃痛吐酸之佳品。常与延胡索、白及、贝母等药同用。

4. **湿疹湿疮、溃疡不敛** 本品外用能收湿敛疮。治湿疮、湿疹，配黄柏、青黛、煅石膏等药研末外敷；治溃疡多脓，久不愈合者，可单用研末外敷，或配煅石膏、枯矾、冰片等药共研细末，撒敷患处。

【用法用量】煎服，5~10g。外用适量，研末敷患处。

【使用注意】本品涩肠，久服可致便秘。

【现代研究】

1. **化学成分**　本品主要含碳酸钙、壳角质、黏液质，还含有少量氯化钠、磷酸钙、镁盐等。

2. **药理作用**　本品所含的碳酸钙能中和胃酸，降低胃蛋白酶活性；所含胶质与胃中有机质和胃液作用后，可在溃疡面上形成保护膜，从而促进溃疡面愈合。此外，本品有抗辐射损伤及接骨作用。

3. **现代应用**　常以本品为主随证配伍，治疗消化性溃疡、反流性食管炎、慢性胃炎等疾病。

芡 实

qiànshí《神农本草经》

【来源】为睡莲科植物 *Euryale ferox* Salisb. 的干燥成熟种仁。主产于江苏、山东、湖南等地。秋末冬初采收成熟果实，除去果皮，取出种子，洗净，再除去硬壳（外种皮），晒干。生用或麸炒用。

【处方用名】芡实、芡实米、鸡头米、生芡实、炒芡实。

【性味归经】甘、涩，平。归脾、肾经。

【功效】益肾固精，补脾止泻，除湿止带。

【临床应用】

1. **肾虚遗精滑精、遗尿尿频**　本品甘涩收敛，善能益肾固精。治肾虚不固之腰膝酸软、遗精滑精、遗尿尿频者，常与莲子、莲须、牡蛎等配伍，如金锁固精丸。

2. **脾虚久泻**　本品既能健脾除湿，又能收敛止泻。可用治脾虚湿盛，久泻不止，常与白术、茯苓、扁豆等药同用。

3. **白浊、带下**　本品能益肾健脾、收敛固涩、除湿止带，为治疗带下证之佳品。治脾肾两虚之白浊、带下，常与党参、白术、山药等药同用；治湿热带下，则宜与清热利湿之黄柏、车前子等同用，如易黄汤。

【用法用量】煎服，9~15g。

【现代研究】

1. **化学成分**　本品主要含淀粉、蛋白质、脂肪及多种维生素。

2. **药理作用**　本品能增加小肠吸收功能。芡实水、乙醇提取物均具有较强的抗氧化和清除氧自由基能力，芡实水提取物还可减少心脏缺血再灌注损伤。

3. **现代应用**　常以本品随证配伍，治疗糖尿病肾病、慢性肾炎等疾病。

金樱子

jīnyīngzǐ《雷公炮炙论》

【来源】为蔷薇科植物金樱子 *Rosa laevigata* Michx. 的干燥成熟果实。主产于四川、湖南、广东等地。10~11月果实成熟变红时采收，干燥，除去毛刺。生用。

【处方用名】金樱子、刺榆子、刺梨子、金罂子。

【性味归经】酸、甘、涩，平。归肾、膀胱、大肠经。

【功效】固精缩尿，固崩止带，涩肠止泻。

【临床应用】

1. **遗精滑精、遗尿尿频、崩漏带下**　本品酸涩，能固精缩尿、固崩止带，用治肾虚精关不固之遗精滑精，膀胱失约之遗尿尿频，冲任不固之崩漏下血，带脉失约之带下过多。治遗精滑精、遗尿尿频，常与芡实相须为用，如水陆二仙丹；治崩漏下血，可与山茱萸、黄芪、阿胶等药配伍；治带下不止，可与椿皮、海螵蛸、莲子等同用。

2. **久泻、久痢**　本品入大肠经，能涩肠止泻。治脾虚久泻久痢，可单用本品浓煎服，或配伍人参、白术、芡实等同用，如秘元煎。

【用法用量】煎服。6~12g。

【使用注意】本品功专收涩，故邪气实者不宜使用。

【现代研究】

1. **化学成分**　本品主要含皂苷，另外含有柠檬酸、苹果酸等有机酸，鞣质，树脂，维生素C，糖类以及少量淀粉。

2. **药理作用**　本品水提取物能减少尿频模型大鼠排尿次数，延长排尿间隔，增加每次尿量，还可以抑制平滑肌收缩。所含鞣质具有收敛、止泻作用，所含多糖具有增强小鼠免疫作用。本品煎剂有抗动脉粥样硬化作用。此外，本品还有抑菌、抗炎等作用。

3. **现代应用**　常以本品随证配伍，治疗糖尿病肾病、慢性肾炎、小儿遗尿等疾病。

莲　子

lián zǐ《神农本草经》

【来源】为睡莲科植物莲 Nelumbo nucifera Gaertn. 的干燥成熟种子。主产于湖南、福建、江苏、浙江等地。秋季果实成熟时采割莲房，取出果实，除去果皮，干燥，或除去莲子心后干燥。生用。

【处方用名】莲子、建莲子、建莲米。

【性味归经】甘、涩，平。归脾、肾、心经。

【功效】补脾止泻，止带，益肾涩精，养心安神。

【临床应用】

1. **脾虚泄泻**　本品甘涩，能补益脾气，涩肠止泻。治脾虚久泻，食欲不振者，常与人参、茯苓、白术等药同用，如参苓白术散。

2. **带下**　本品既能补脾益肾，又能固涩止带，为治脾虚、肾虚带下之常用药。治脾虚带下者，常与茯苓、白术、山药等同用；治脾肾两虚，带下清稀，腰膝酸软，可与山茱萸、山药、芡实等药同用。

3. **肾虚遗精滑精、遗尿尿频**　本品味甘而涩，入肾经能益肾固精。治肾虚精关不固之遗精、滑精，常与芡实、龙骨等同用，如金锁固精丸。

4. **虚烦、心悸、失眠**　本品甘平，入心、肾经，能养心益肾而宁心安神。治心肾不交之虚烦、心悸、失眠者，常与酸枣仁、茯神、远志等药同用。

【用法用量】煎服，6~15g。

【现代研究】

1. **化学成分**　本品主要含有淀粉、棉子糖、蛋白质、脂肪，另外含有少量有机酸、生物碱、维生素等。

2. **药理作用**　莲子多糖具有抗氧化、延缓衰老、增强免疫等作用。

3. **现代应用**　常以本品随证配伍，治疗糖尿病、糖尿病肾病等疾病。

【附药】莲子心　莲须　莲房　荷叶　荷梗

1. **莲子心**　为睡莲科植物莲的成熟种子中的干燥幼叶及胚根。性味苦，寒；归心、肾经。具有清心安神，交通心肾，涩精止血功效。适用于热入心包，神昏谵语，心肾不交，失眠遗精，血热吐血。煎服，2~5g。

2. **莲须**　为睡莲科植物莲的干燥雄蕊。性味甘、涩，平；归心、肾经。具有固肾涩精功效。适用于遗精滑精，带下，尿频。煎服，3~5g。

3. **莲房**　为睡莲科植物莲的干燥花托。性味苦、涩，温；归肝经。具有化瘀止血功效。适用于崩漏，尿血，痔疮出血，产后瘀阻，恶露不尽。煎服，5~10g。炒炭用。

4. **荷叶**　为睡莲科植物莲的干燥叶。性味苦，平；归肝、脾、胃经。具有清暑化湿，升发清阳，凉血止血功效。适用于暑热烦渴，暑湿泄泻，脾虚泄泻，血热吐血，便血崩漏。煎服，3~10g。荷叶炭收涩化瘀止血，适用于出血证和产后血晕，煎服，3~6g。

5. **荷梗** 为睡莲科植物莲的干燥叶柄及花柄。性味苦，平；归肺、脾、胃经。具有通气宽胸，和胃安胎功效。主治外感暑湿、胸闷不畅、妊娠呕吐、胎动不安。煎服，10~15g。

椿 皮
chūnpí《新修本草》

【来源】为苦木科植物臭椿*Ailanthus altissima*（Mill.）Swingle 的干燥根皮或干皮。主产于浙江、江苏、湖北等地。全年均可剥取，晒干，或刮去粗皮晒干。生用或麸炒用。

【处方用名】椿皮、椿根皮、炒椿皮。

【性味归经】苦、涩，寒。归大肠、胃、肝经。

【功效】清热燥湿，收涩止带，止泻，止血。

【临床应用】

1. **赤白带下** 本品味苦、涩，性寒，既可清热燥湿，又能收敛止带，为止带之常用药。治疗湿热下注，带脉失约而致赤白带下者，可与黄柏、泽泻等同用。

2. **久泻久痢、湿热泻痢** 本品味涩能涩肠止泻，苦寒又能清热燥湿。治久泻久痢，可与肉豆蔻、诃子等同用；若湿热泻痢，可与黄连、黄芩、秦皮等药同用。

3. **便血、崩漏** 本品味涩善于收敛止血，又因其苦寒能清热，故尤适用于血热崩漏、便血者。治崩漏、月经过多，常与黄柏、黄芩、白芍等同用，如固经丸；治便血痔血，可与地榆、槐花、侧柏叶等同用。

【用法用量】煎服，6~9g；外用适量。

【使用注意】脾胃虚寒者慎用。

【现代研究】

1. **化学成分** 根皮含苦楝素、鞣质、赭朴酚。干皮含臭椿苦酮、臭椿苦内酯、乙酰臭椿苦内酯、苦木素、新苦木苦素等。

2. **药理作用** 椿皮煎剂对福氏志贺菌属、宋氏志贺菌属和大肠埃希菌有抑制作用，臭椿苦酮对阿米巴原虫有强烈的抑制作用。此外，本品有抗肿瘤作用。

3. **现代应用** 临床常以本品随证配伍，治疗溃疡性结肠炎，也可制成外用妇科洗剂。

覆盆子
fùpénzǐ《名医别录》

【来源】为蔷薇科植物华东覆盆子*Rubus chingii* Hu 的干燥果实。主产于浙江、福建、湖北等地。夏初果实由绿变绿黄时采收，除去梗、叶，置沸水中略烫或略蒸，取出，干燥。生用。

【处方用名】覆盆子、复盆子。

【性味归经】甘、酸，温。归肝、肾、膀胱经。

【功效】益肾固精缩尿，养肝明目。

【临床应用】

1. **肾虚不固，遗精滑精、遗尿尿频、阳痿早泄** 本品甘酸温，主入肝肾，既能固精缩尿，又能补益肝肾。治肾虚遗精滑精、阳痿早泄者，常与枸杞子、菟丝子、五味子等药同用，如五子衍宗丸；治肾虚遗尿尿频者，可与桑螵蛸、补骨脂、益智等药同用。

2. **肝肾不足，目暗昏花** 本品能益肝肾明目。治疗肝肾不足，目暗不明，可单用，或与枸杞子、桑椹子、菟丝子等药同用。

【用法用量】煎服，6~12g。

【使用注意】阴虚火旺，膀胱蕴热而小便短涩者忌用。

【现代研究】

1. **化学成分** 本品主要含有机酸类成分，如鞣花酸、覆盆子酸等。还含黄酮类、维生素、糖类、皂苷、香豆素等等。

2. **药理作用** 本品有雌激素样作用。此外还有能改善学习记忆力能力、抗氧化、抑菌、抗肿瘤等作用。

3. **现代应用** 临床常以本品随证配伍，治疗慢性肾炎、不孕不育、弱精等疾病。

• 实训实练二 中药标本实训（止血药至收涩药）•

【实训目的】

（1）通过观看中药水浸或塑化标本，增强对中药植株形态的认识，了解中药生长状态，提升对中药知识的理解和记忆。

（2）通过观察中药饮片标本，认识中药饮片的入药部位及物理形态，同时通过望、闻、尝的方式，直观地了解中药饮片的性能、质地、形态，加深对中药知识的理解和记忆。

【实训地点】

中药标本馆或中药实训室。

【实训用品】

（1）根据实训内容和标本馆实际，准备中药水浸或塑化标本，至少应准备30种。

（2）根据标本馆中药标本实际情况，准备止血药至收涩药的饮片标本，以便进行观察。至少应包含：小蓟、大蓟、侧柏叶、槐花、三七、茜草、蒲黄、白及、艾叶、川芎、延胡索、五灵脂、乳香、没药、丹参、红花、桃仁、鸡血藤、王不留行、土鳖虫、水蛭、半夏、旋覆花、川贝母、浙贝母、瓜蒌、桔梗、竹茹、杏仁、百部、桑白皮、紫苏子、白果、朱砂、磁石、龙骨、酸枣仁、柏子仁、石决明、牡蛎、赭石、刺蒺藜、羚羊角、牛黄、钩藤、天麻、全蝎、僵蚕、珍珠、麝香、冰片、石菖蒲、人参、西洋参、党参、太子参、黄芪、白术、山药、甘草、鹿茸、淫羊藿、补骨脂、益智、肉苁蓉、菟丝子、杜仲、续断、冬虫夏草、当归、熟地黄、白芍、何首乌、阿胶、北沙参、南沙参、百合、麦冬、石斛、黄精、枸杞子、女贞子、龟甲、鳖甲、五味子、乌梅、山萸肉、莲子、芡实、桑螵蛸、海螵蛸等90种中药饮片。

（3）准备30种左右中药，以便进行形态和味道的品尝。至少包括：三七、蒲黄、艾叶、川芎、五灵脂、丹参、红花、桃仁、鸡血藤、川贝母、浙贝母、杏仁、白果、酸枣仁、石决明、天麻、冰片、甘草、百合、五味子、莲子、桑螵蛸。

【实训方法】

1. **学生分组** 一个行政班学生建议分A、B两组。分别进行中药水浸或塑化标本与饮片标本实训。完成本组内容后进行交换。每组配备1名讲解员或实训指导教师。

2. **中药水浸或塑化标本组（A组）**

（1）A组由讲解员或指导教师对中药水浸和塑化标本进行讲解。重点讲解标本的形态、水浸或塑化的目的。20分钟。

（2）A组学生对水浸和塑化标本进行认真的观察，特别是形态、入药部位。20分钟。

3. **中药饮片标本组（B组）**

（1）B组由讲解员或指导教师对中药饮片标本进行讲解。重点讲解中药饮片的入药部位和特色形态，学生认真观察。20分钟。

（2）B组学生对部分中药饮片进行体验式实训，通过望、闻、尝的方式，看形态、闻气味、尝味道，全面体验中药。20分钟。

4. **交换**　AB组完成一项后，交换进行另一项。

5. **总结**　实训指导教师总结本次实训课的情况，要求学生完成实训报告。5分钟。

【实训测试】

实训指导教师随机抽取5种中药饮片，让同学写出中药的名称、功效。5分钟。

【实训注意】

（1）穿实训工作服进行场馆。

（2）听从讲解员或实训指导教师的安排。

（3）严禁私自品尝、私取中药饮片，特别是有毒中药。

（4）对标本轻拿轻放，注意安全。

【实训思考】

补虚药是一类常用的药物，其中很多是药食两用的药物，随着现代对健康理念的提升，如何指导科学合理地对具有保健养生作用的药物进行使用？

目标检测

答案解析

一、单项选择题

1. 具有温中行气、涩肠止泻功效的药物是（　　）
   A．肉豆蔻　　　　　B．白豆蔻　　　　　C．五味子　　　　　D．砂仁　　　　　E．佩兰

2. 具有固精缩尿、固崩止带，兼能涩肠止泻功效的药物是（　　）
   A．金樱子　　　　　B．桑螵蛸　　　　　C．覆盆子　　　　　D．赤石脂　　　　　E．乌梅

3. 具有敛肺涩肠、生津安蛔功效的药物是（　　）
   A．使君子　　　　　B．乌梅　　　　　C．槟榔　　　　　D．贯众　　　　　E．花椒

4. 治疗大汗不止、体虚欲脱，应选用的药物是（　　）
   A．覆盆子　　　　　B．海螵蛸　　　　　C．金樱子　　　　　D．芡实　　　　　E．山茱萸

5. 下列药物中外用有收湿敛疮功效，可解毒、消肿、止血的是（　　）
   A．五味子　　　　　B．五倍子　　　　　C．桑螵蛸　　　　　D．海螵蛸　　　　　E．肉豆蔻

6. 麻黄根与浮小麦具有的共同功效是（　　）
   A．止泻　　　　　B．止咳　　　　　C．止遗　　　　　D．止汗　　　　　E．止血

7. 具有健脾止泻、除湿止带、益肾固精功效的药物是（　　）
   A．白术　　　　　B．五倍子　　　　　C．秦皮　　　　　D．莲子　　　　　E．乌梅

8. 具有敛补心肺肾气阴、宁心安神功效的药物是（　　）
   A．山茱萸　　　　　B．五味子　　　　　C．山药　　　　　D．五倍子　　　　　E．黄精

9. 诃子的主治病证是（　　）
   A．久泻久痢　　　　　B．湿热泄泻　　　　　C．热毒血痢　　　　　D．湿热痢疾　　　　　E．休息痢

10. 五倍子与五味子具有的共同功效是（　　）
    A．清肺降火　　　　B．益气生津　　　　C．宁心安神　　　　D．敛肺止汗　　　　E．理气止痛

11. 治疗胃痛吐酸，湿疮湿疹，应选用的药物是（　　）
    A．覆盆子　　　　B．海螵蛸　　　　C．金樱子　　　　D．芡实　　　　E．山茱萸

12. 主治久咳虚喘，久泻久痢，遗精滑精，自汗盗汗，心悸失眠，应选用的药物是（　　）
    A．诃子　　　　B．乌梅　　　　C．五味子　　　　D．五倍子　　　　E．龙骨

13. 治疗自汗盗汗，骨蒸劳热，应选用的药物是（　　）

A. 芡实　　　　　　B. 赤石脂　　　　　C. 莲子　　　　　D. 浮小麦　　　　　E. 肉豆蔻

14. 诃子与肉豆蔻的共同功效是（　　）

A. 温中行气　　　　B. 涩肠止泻　　　　C. 敛肺止咳　　　　D. 固精缩尿　　　　E. 利咽下气

15. 莲子与芡实都具有的功效是（　　）

A. 养心安神　　　　B. 燥湿止带　　　　C. 益肾固精　　　　D. 敛肺止咳　　　　E. 敛汗生津

16. 桑螵蛸与海螵蛸都可以用于治疗（　　）

A. 肾虚阳痿　　　　　　　B. 胃痛吐酸　　　　　　　C. 湿疹湿疮、溃疡不敛

D. 吐血衄血　　　　　　　E. 遗精滑精

二、多项选择题

1. 石榴皮的功效有（　　）

A. 益肾涩精　　　　B. 养心安神　　　　C. 涩肠止泻　　　　D. 止血　　　　　E. 驱虫

2. 金樱子与莲子都可以用于治疗（　　）

A. 遗精滑精　　　　B. 带下　　　　　C. 脾虚久泻　　　　D. 虚烦　　　　　E. 心悸、失眠

三、简答题

1. 山茱萸与吴茱萸功效有何异同？

2. 桑螵蛸、海螵蛸功效有何异同？

（王　燕）

书网融合……

知识回顾

微课

习题

第二十四章 涌吐药

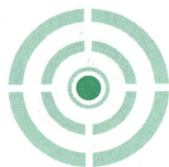

学习目标

知识要求：

1. 掌握涌吐药的含义、功效、应用、用法用量及使用注意；掌握常山的性能、功效、临床应用、用法用量及使用注意。

2. 了解瓜蒂、胆矾的功效及临床应用。

技能要求：

学会涌吐药的临床运用。

凡以促使呕吐为主要功效，常用以治疗毒物、宿食、痰涎等停滞在胃脘或胸膈以上所致病症的药物，称为涌吐药，亦称催吐药。

本类药物味多苦辛，有毒，主归肺、胃、肝、胆经，具有涌吐宿食、毒物、痰涎的作用。适用于宿食停滞不化，尚未入肠，胃脘胀痛；或误食毒物，停留胃中，未被吸收；或痰涎壅盛，阻于胸膈或咽喉，呼吸急促；或痰浊上涌，蒙蔽清窍，癫痫发狂等症。部分药物还兼解毒、杀虫、截疟等作用。

涌吐药作用强烈，且大多具有毒性，易伤正气，故仅适用于体壮邪实者。为了确保临床用药的安全、有效，宜采用"小量渐增"的使用方法，同时要注意"中病即止"，谨防中毒或涌吐太过，导致不良反应。若用药后不吐或未达到必要的呕吐程度，可饮热开水以助药力，或探喉以助涌吐。若药后呕吐不止，应立即停药，并积极采取措施，及时抢救。

吐后适当休息，不宜马上进食。待胃肠功能恢复后，再进流质或易消化的食物，以养胃气，忌食油腻辛辣及不易消化之物。凡体虚者或老人、小儿、妇女胎前产后，以及素患失血、头晕、心悸、劳嗽喘咳者，均当忌用。

因本类药物作用峻猛，药后患者反应强烈而痛苦不堪，现代临床已少用。

常 山

chángshān《神农本草经》

【来源】为虎耳草科植物常山 *Dichroa febrifuga* Lour. 的干燥根。主产于四川、贵州等地。秋季采挖，除去须根，洗净，晒干。生用或炒用。

【处方用名】常山、黄常山、川常山、恒山。

【性味归经】苦、辛，寒；有毒。归肺、肝、心经。

【功效】涌吐痰涎，截疟。

【临床应用】

1. **痰饮停聚，胸膈痞塞** 本品辛开苦泄，善于开泄痰结，能引吐胸中痰饮，用于痰饮停聚，胸膈壅塞，不欲饮食，欲吐而不能吐者，以本品配甘草，水煎和蜜温服。

2. **疟疾**　古有"无痰不成疟"之说。本品善祛痰截疟，为治疟之要药。可用于治疗疟疾，尤以治间日疟、三日疟为佳。古方多以本品单用浸酒或煎服治疟。若疟疾寒热往来，或二三日一发者，可与槟榔、厚朴、草豆蔻等同用，如常山饮；若虚人久疟不止者，可与黄芪、人参、何首乌等同用；治疗疟久不愈而成疟母者，则与鳖甲、三棱、莪术等同用，如截疟常山饮。

【用法用量】煎服，5~9g。治疗疟疾宜在寒热发作前半天或2小时服用。涌吐可生用，截疟宜酒制用。

【使用注意】本品有催吐副作用，用量不宜过大；孕妇及体虚者慎用。

【现代研究】

1. **化学成分**　本品主要含生物碱类成分和香豆素类成分。生物碱主要有常山碱甲、乙、丙，是抗疟的有效成分，另含常山次碱、4-喹唑酮、香豆素类成分等。

2. **药理作用**　本品水煎剂及醇提液有抗疟作用。常山碱乙体外有抗阿米巴原虫作用。常山粗浸膏有退热作用。常山碱甲、乙、丙还有降血压和催吐作用。

3. **不良反应**　常山具有强烈的致吐作用，并可致肝、肾病理损害。常山中毒的主要原因是口服剂量过大。

5. **现代应用**　常山可用于治疗鸡球虫病，有学者使用常山治疗酒精依赖。

瓜　蒂
guādì《神农本草经》

【来源】为葫芦科植物甜瓜 *Cucumis melo* L. 的干燥果蒂。全国各地均产。夏、秋季果熟时采收，取下果蒂，阴干。生用或炒用。

【处方用名】瓜丁、苦丁香、甜瓜蒂。

【性味归经】苦，寒；有毒。归心、胃、胆经。

【功效】涌吐痰食，祛湿退黄。

【临床应用】

1. **风痰、宿食停滞，食物中毒**　本品味苦涌泄，能催吐壅塞之痰，或未化之食，或误食之毒物，可单用本品取吐，或与赤小豆共为散，用香豉煎汁和服，如瓜蒂散；若风痰内扰，上蒙清窍，发为癫痫，发狂欲走者，或痰涎涌喉，喉痹喘息者，亦可单用本品为末取吐。

2. **湿热黄疸**　本品能祛湿退黄，用于湿热黄疸，多单用本品研末吹鼻，令鼻中黄水出而达祛湿退黄之效。本品也可内服，如《金匮要略》以一味瓜蒂锉末，水煎去渣顿服，治疗诸黄。

【用法用量】煎服，2.5~5g；入丸散服，每次0.3~1g。外用适量，研末吹鼻，待鼻中流出黄水即可停药。

【使用注意】孕妇、体虚、心脏病、吐血、咳血、胃弱及上部无实邪者忌用。

【现代研究】

1. **化学成分**　本品主要含葫芦素B、E（即甜瓜素或甜瓜毒素）、D，异葫芦素B，葫芦素B苷和喷瓜素，其中以葫芦素B的含量最高，其次为葫芦素B苷。还含皂苷、氨基酸等。

2. **药理作用**　本品所含甜瓜素能刺激胃感觉神经，兴奋呕吐中枢而致吐；对肝脏的病理损害有保护作用，能增强细胞免疫功能。此外，本品还有抗肿瘤、降压等作用。

3. **不良反应**　本品中毒主要表现为头晕、呕吐，腹泻，严重者可因脱水造成电解质紊乱，终致循环衰竭及呼吸中枢麻痹而死亡。中毒的主要原因是用量过大或药不对证。

4. **现代应用**　经配伍可用于临床催吐，现已少用。

胆　矾
dǎnfán《神农本草经》

【来源】为三斜晶系胆矾的矿石，主含含水硫酸铜（$CuSO_4 \cdot 5H_2O$）。主产于云南、山西。全年均可采收。本品无臭，味涩。研末或煅后研末用。

【处方用名】胆矾、石胆、云胆矾。

【性味归经】酸、辛，寒；有毒。归肝、胆经。

【功效】涌吐痰涎，解毒收湿，祛腐蚀疮。

【临床应用】

1. **风痰壅塞、喉痹、癫痫、误食毒物**　本品酸辛，性上行，能涌吐风痰及毒物。治喉痹，喉间痰壅闭塞，可与白僵蚕共为末，吹喉，使之痰涎吐而喉痹开，如二圣散；治风痰癫痫，可单用本品研末，温醋调服；若治误食毒物，可单用本品取吐。

2. **风眼赤烂、口疮、牙疳**　本品外用能解毒收湿，治口、眼诸窍火热之证，以外用为宜。

3. **胬肉、疮疡不溃**　本品外用能祛腐蚀疮。治胬肉疼痛，用本品煅研外敷；治肿毒不溃，以本品研末点疮。

【用法用量】温水化服，0.3~0.6g。外用适量，煅后研末撒或调敷，或以水溶化后外洗。

【使用注意】孕妇、体虚者忌服。

【现代研究】

1. **化学成分**　本品主要含含水硫酸铜（$CuSO_4 \cdot 5H_2O$）。

2. **药理作用**　本品口服能刺激胃壁神经，引起反射性呕吐，并能促进胆汁分泌；外用与蛋白质结合，生成不溶性蛋白质化合物而沉淀，故胆矾浓溶液对黏膜具有腐蚀作用。此外，本品对多种致病菌有较强的抑制作用。

3. **不良反应**　胆矾是多亲和性毒物，可作用于全身各系统。对口腔、胃肠道有强烈的刺激作用，可引起局部黏膜充血、水肿、溃疡；对心、肝、肾有直接的毒性作用；对中枢神经系统有很强的亲和力；还能引起溶血性贫血。中毒原因主要是内服超量或误服。

4. **现代应用**　现代临床少用。

目标检测

答案解析

一、单项选择题

1. 内服能涌吐痰涎，外用能解毒收湿，祛腐蚀疮的药物是（　）

 A. 瓜蒂   B. 常山   C. 胆矾

 D. 雄黄   E. 大风子

2. 涌吐药瓜蒂入丸散（　）

 A. 0.3~1g   B. 0.3~0.6g   C. 1~2g

 D. 0.005~0.01g   E. 0.05~0.1g

3. 常山涌吐宜（　）

 A. 生品内服 B. 酒制内服 C. 研末外用 D. 生品外用 E. 酒制外用

4. 瓜蒂既内服涌吐热痰宿食，外用研末吹鼻，又能（　）

 A. 杀虫   B. 祛湿退黄   C. 截疟   D. 蚀疮去腐   E. 解毒

二、多项选择题

涌吐药多用于治疗（　）

 A. 脾虚不运，脘腹胀满   B. 痰涎壅盛，阻于胸膈或咽喉

 C. 宿食停滞不化，尚未入肠，胃脘胀痛 D. 误食毒物，停留胃中

 E. 痰浊上涌，蒙蔽清窍，癫痫发狂

三、简答题

涌吐药的使用注意有哪些?

（王　燕）

书网融合……

知识回顾　　微课　　习题

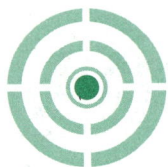

学习目标

知识要求：

1. 掌握攻毒杀虫止痒药的含义、功效、应用、用法用量及使用注意；掌握硫黄的性能、功效、临床应用、用法用量及使用注意；掌握雄黄与硫黄的功用异同。

2. 熟悉雄黄、白矾、蛇床子、蜂房、蟾酥的功效及临床应用。

3. 了解土荆皮、樟脑、木鳖子的功效及临床应用。

技能要求：

学会运用攻毒杀虫止痒药治疗痈肿疔毒、疥癣、湿疹湿疮、聤耳、梅毒、虫蛇咬伤等外科、皮肤科、五官科病证。

凡以攻毒杀虫、燥湿止痒为主要功效的药物，称为攻毒杀虫止痒药。

本类药物大多有毒，以外用为主，兼可内服。具有攻毒杀虫，燥湿止痒的功效，主要适用于治疗疮痈疔毒、疥癣、湿疹湿疮、聤耳、梅毒、虫蛇咬伤等外科、五官科病证。

本类药物的外用方法可灵活选择，如研末外撒，煎汤洗渍及热敷，浴泡，含漱，调敷，或制成软膏、药捻、栓剂等使用。

"攻毒"有以毒制毒之意，本类药物多具不同程度的毒性，无论外用或内服，均须严格掌握剂量及用法，不可过量或持续使用，以防出现不良反应。内服宜作丸散剂用，使其缓慢溶解吸收，且便于掌握剂量。制剂时应严格遵守炮制和制剂法度，以减低毒性而确保用药安全。

雄　黄

xiónghuáng《神农本草经》

【来源】本品为硫化物类矿物雄黄族雄黄，主含二硫化二砷（As_2S_2）。主产于湖南、湖北、贵州等地。采挖后，除去杂质。水飞，晾干。生用，切忌火煅。

【处方用名】雄黄、雄精、腰黄。

【性味归经】辛，温；有毒。归肝、大肠经。

【功效】解毒杀虫，燥湿祛痰，截疟。

【临床应用】

1. **痈肿疔疮、湿疹疥癣、蛇虫咬伤**　本品温燥有毒，外用或内服均能以毒攻毒而解毒杀虫疗疮。治痈肿疔毒，以外用为主，可单用或入复方。治疥癣，用本品与黄连、松脂、发灰为末，猪脂为膏外涂。治蛇虫咬伤，轻者以本品用香油调涂患处，重者与五灵脂共为细末，酒调，灌服并外敷。

2. **虫积腹痛、惊痫、疟疾**　本品内服能杀虫，燥湿祛痰，截疟。用于治疗虫积腹痛、惊痫、疟疾等，现代临床已较少使用。

【用法用量】0.05~0.1g，入丸散用。外用适量，熏涂患处。

【使用注意】本品应以水飞入药，切忌火煅；内服宜慎；不可长期、大量使用；孕妇禁用。

【现代研究】

1. 化学成分　本品主要含二硫化二砷（As_2S_2）。约含砷75%，硫24.5%，另含有少量铝、铁、钙、镁、硅等元素。

2. 药理作用　本品水浸剂对多种致病性皮肤真菌以及金黄色葡萄球菌、大肠埃希菌、结核分枝杆菌等有抑制作用。此外，本品有抗肿瘤、抗血吸虫及疟原虫作用。

3. 不良反应　雄黄因含砷而毒性较大，可以影响酶的活性，从而干扰细胞代谢，引起血管、肝、肾、大脑、神经、胃肠等多个组织器官的损害。

4. 现代应用　临床用于治疗带状疱疹、白血病等。

硫　黄

liúhuáng《神农本草经》

【来源】为自然元素类矿物硫族自然硫。主产于山西、河南、山东等地。采挖后，加热熔化，除去杂质；或用含硫矿物经加工制得。敲成碎块，生用；或与豆腐同煮，至豆腐显黑绿色时，取出，漂净，阴干后用。

【处方用名】硫黄、硫磺、石硫黄、生硫黄。

【性味归经】酸，温；有毒。归肾、大肠经。

【功效】外用解毒疗疮、杀虫止痒；内服补火助阳通便。

【临床应用】

1. 疥癣、秃疮、湿疹、阴疽恶疮　本品温燥，外用有解毒杀虫、止痒疗疮之功，为治疥疮之要药。治疥疮，可单取硫黄为末，麻油调涂或与风化石灰、铅丹、腻粉共研末，生油调涂；治顽癣瘙痒，可与轻粉、斑蝥、冰片为末，同香油、面粉为膏，涂敷患处，如硫黄散；治阴疽恶疮顽硬者，可与荞麦面、白面为末贴敷患处，如真君妙贴散。

2. 阳痿足冷、虚喘冷哮、虚寒便秘　本品乃纯阳之品，入肾经补命门之火而助元阳。可用于治疗肾阳衰微，下元虚冷诸证。治腰冷膝弱、失精遗溺，可以本品单用，如金液丹；治肾虚阳痿，可与鹿茸、补骨脂、蛇床子等同用；治肾不纳气之喘促，常与附子、肉桂、沉香等药同用，如黑锡丹；治虚冷便秘，常与半夏同用，如半硫丸。

【用法用量】外用适量，研末油调涂敷患处。内服1.5~3g，炮制后入丸散服。

【使用注意】孕妇慎用；不宜与芒硝、玄明粉同用；阴虚火旺者忌服。不宜过量或久服。

【现代研究】

1. 化学成分　本品主要含硫，另杂有砷、硒等成分。

2. 药理作用　硫与皮肤接触，在体温下产生硫化氢和五硫磺酸，可灭疥虫、杀灭细菌和真菌、溶解角质及脱毛。本品对实验性支气管炎有一定的祛痰消炎镇咳作用。本品内服在肠内形成硫化氢，刺激肠壁增加蠕动而缓泻。

3. 不良反应　未炮制的硫黄含砷较多而有毒。误服、过量服用硫黄，在肠内生成大量硫化氢及硫化物，被吸收入血液后，能使血红蛋白转变为硫化血红蛋白，引起组织缺氧，可致中枢麻痹而死亡。

4. 现代应用　现在多制成外用制剂治疗疥疮。

课堂互动 25-1

硫黄与雄黄功用有何异同？

答案解析

白 矾

báifán《神农本草经》

【来源】为硫酸盐类矿物明矾石经加工提炼制成。主含含水硫酸铝钾［KAl（SO$_4$）$_2$·12H$_2$O］。主产于湖北、安徽、浙江等地。捣碎生用，或煅用。煅后称枯矾。

【处方用名】明矾、白矾、生矾、枯矾。

【性味归经】酸、涩，寒。归肺、脾、肝、大肠经。

【功效】外用解毒杀虫，燥湿止痒；内服止血止泻，祛除风痰。

【临床应用】

1. 湿疹、疥癣、脱肛、痔疮、疮疡、聤耳流脓　本品酸涩性寒，外用善于解毒杀虫，收湿止痒，尤适用于治疗疮面湿烂或瘙痒者。治湿疹瘙痒，可与煅石膏、冰片等研末外用；治疥癣瘙痒，可与硫黄、轻粉等同用，如白矾散；治恶疮，可与芒硝研末外用，如二仙散；治疗痔疮，可与五倍子、地榆、槐花等煎汤熏洗患处。

2. 便血、衄血、崩漏　本品性涩，能入肝经血分，有收敛止血作用，可用治多种出血证。治衄血不止，单用枯矾研末吹鼻；治崩漏，可与五倍子、地榆同用；治金疮出血，用生矾、煅矾配松香研末，外敷伤处。

3. 久泻久痢　本品具有涩肠止泻作用，治疗久泻久痢，可与诃子、肉豆蔻等同用。

4. 癫痫发狂　本品酸苦涌泄，能祛除风痰，治痰壅心窍，癫痫发狂，常与郁金为末，薄荷糊丸服，如白金丸。

【用法用量】内服，0.6~1.5g，入丸散剂。外用适量，研末敷或化水洗患处。

【现代研究】

1. 化学成分　本品主要含含水硫酸铝钾［KAl（SO$_4$）$_2$·12H$_2$O］，枯矾为脱水白矾。

2. 药理作用　本品有广谱抗菌作用，对多种革兰阳性球菌和阴性杆菌、某些厌氧菌、皮肤癣菌、白假丝酵母菌均有不同程度的抑制作用；有利胆作用，可明显增加麻醉大鼠胆汁流量；白矾经尿道灌注有止血作用；此外，能凝固蛋白质，低浓度有收敛、消炎作用。

3. 现代应用　临床多将其配伍制成外用制剂治疗湿疹、脓疱疮、掌跖疣等。

蛇床子

shéchuángzǐ《神农本草经》

【来源】为伞形科植物蛇床 Cnidium monnieri（L.）Cuss. 的干燥成熟果实。全国各地均产。夏、秋二季果实成熟时采收，除去杂质，晒干。生用。

【处方用名】蛇床子、蛇常。

【性味归经】辛、苦，温；有小毒。归肾经。

【功效】燥湿祛风，杀虫止痒，温肾壮阳。

【临床应用】

1. 阴痒、疥癣、湿疹瘙痒　本品辛苦温燥，能燥湿祛风，杀虫止痒，为皮肤病及妇科病常用药，常与苦参、黄柏、白矾等同用，多外用。治阴部湿疹瘙痒，以之配白矾煎汤频洗；治疥癣瘙痒，可单用本品研粉，以猪脂调之外涂。

2. 寒湿带下、湿痹腰痛　本品性温可助阳散寒，辛苦又具燥湿祛风之功。治带下、腰痛尤适用于寒湿兼肾虚所致者，常与山药、杜仲、牛膝等同用。

3. 肾虚阳痿、宫冷不孕　本品有温肾壮阳之功，可配伍当归、枸杞子、淫羊藿等治疗阳痿无子，如赞育丹。

【用法用量】煎服，3~10g。外用适量，多煎汤熏洗，或研末调敷。

【使用注意】阴虚火旺或下焦有湿热者不宜内服。

【现代研究】

1. **化学成分**　本品果实含挥发油，还含香豆素类等成分，如蛇床子素、花椒毒素等。种子含香柑内酯、欧山芹素及食用白芷素。

2. **药理作用**　本品有性激素样作用，能延长小鼠交尾期，增加子宫及卵巢重量。本品水蒸馏液对耐药性金黄色葡萄球菌、铜绿假单胞菌、皮肤真菌、霉菌均有抑制作用。蛇床子流浸膏体外能杀灭阴道滴虫。此外，本品还有抗衰老、抗炎、抗过敏、抗诱变、抗骨质疏松等作用。

3. **不良反应**　蛇床子中毒时可出现口舌发麻、恶心呕吐、头晕、心悸、出汗、胸闷等症状。

4. **现代应用**　临床多将其配伍制成洗剂治疗阴道炎、湿疹等。

蜂　房

fēngfáng《神农本草经》

【来源】为胡蜂科昆虫果马蜂 *Polistes olivaceous*（DeGeer）、日本长脚胡蜂 *Polistes japonicus* Saussure 或异腹胡蜂 *Parapolybia varia* Fabricius 的巢。全国各地均产。秋、冬二季采收，晒干，或略蒸，除去死蜂死蛹，晒干。剪块，生用。

【处方用名】露蜂房、蜂房。

【性味归经】甘，平。归胃经。

【功效】攻毒杀虫，祛风止痛。

【临床应用】

1. **疮疡肿毒、乳痈、瘰疬、癌肿**　本品能攻毒杀虫，攻坚破积，为外科常用之品。治疮肿初发，与生南星、生草乌、白矾等共为细末，米醋调涂；治瘰疬，与蛇蜕、黄芪、黄丹等为膏外用；治癌肿，可与莪术、全蝎、僵蚕等配伍。

2. **皮肤顽癣、鹅掌风、牙痛、风湿痹痛**　本品质轻，且性善走窜，能祛风止痛、止痒。用治风疹瘙痒，可与蝉蜕、防风等同用；治顽癣瘙痒，以新鲜露蜂房烧灰存性，配伍白矾、樟脑，米醋调糊外涂；治风虫牙痛，可与细辛水煎漱口用；治风湿痹痛，可与川乌、草乌同用，乙醇浸泡外涂痛处，或与全蝎、蜈蚣、土鳖虫各等份，研末为丸服。

【用法用量】煎服，3~5g。外用适量，研末油调敷患处，或煎水漱口，或洗患处。

【现代研究】

1. **化学成分**　本品含挥发油（露蜂房油）、蜂蜡、树脂、蛋白质、铁、钙等。另含多种糖类，维生素和无机盐等。

2. **药理作用**　露蜂房水提取液有抗炎作用，对慢性疼痛有镇痛作用，此外还有降压、扩血管、强心、抗癌、抑菌、驱蛔虫和绦虫作用。

3. **现代应用**　多配伍制成外用制剂治疗湿疹、掌跖疣等。

蟾　酥

chánsū《药性本草》

【来源】为蟾蜍科动物中华大蟾蜍 *Bufo bufo gargarizans* Cantor 或黑眶蟾蜍 *Bufo melanostictus* Schneider 的干燥分泌物。主产于吉林、河北、山东等地。多于夏、秋二季捕捉蟾蜍，洗净，挤取耳后腺和皮肤腺的白色浆液，加工，干燥，入丸、散。

【处方用名】蟾酥、虫酥、酒蟾酥、奶蟾酥。

【性味归经】辛，温；有毒。归心经。

【功效】解毒，止痛，开窍醒神。

【临床应用】

1. **痈疽疔疮、瘰疬、咽喉肿痛、牙痛**　本品有良好的解毒消肿，麻醉止痛作用，可外用及内服。治痈疽恶疮，与雄黄、朱砂等配伍，用葱白汤送服取汗，如蟾酥丸；治咽喉肿痛及痈疖，常与牛黄、冰片等同用，如六神丸；治风虫牙痛，单用本品研细少许点患处。

2. **中暑神昏、痧胀腹痛吐泻**　本品辛温走窜，有辟秽化浊、开窍醒神之功，嗅之亦能催嚏。治疗暑湿秽浊或饮食不洁而致痧胀腹痛，吐泻不止，甚至昏厥，可与麝香、丁香、雄黄等药同用，用时研末吹入鼻中取嚏，如蟾酥丸。

【用法用量】内服，0.015~0.03g，多入丸散用。外用适量。

【使用注意】本品有毒，内服切勿过量；孕妇慎用；外用不可入目。

【现代研究】

1. **化学成分**　本品主要含蟾毒灵、蟾毒它灵、蟾毒配基等蟾蜍内酯类，胆甾醇、β-谷甾醇等甾醇类，蟾毒色胺、5-羟色胺等蟾毒色胺类，以及其他化合物，如精氨酸、吗啡等。

2. **药理作用**　蟾蜍内酯类具有抗肿瘤、强心、麻醉、止痛、降压、抗炎作用。蟾毒色胺类能治疗原发性肝癌，还有抑制淋巴细胞白血病、麻醉、止咳作用。

3. **不良反应**　蟾酥主要对心脏有毒性。中毒时刺激迷走神经或直接损害心肌，引起心动过缓伴有心律不齐，最后心脏停搏致死。蟾酥中毒的主要原因是过量服用。

4. **现代应用**　可提取有效成分制成注射液用于治疗恶性肿瘤、感染性疾病、止痛等。

土荆皮

tǔjīngpí《本草纲目拾遗》

【来源】为松科植物金钱松 *Pseudolarix amabilis*（Nelson）Rehd. 的干燥根皮或近根树皮。主产于浙江、安徽、江苏等地。夏季剥取，晒干。切丝，生用。

【处方用名】土荆皮、土槿皮、荆树皮。

【性味归经】辛，温；有毒。归肺、脾经。

【功效】杀虫，疗癣，止痒。

【临床应用】

1. **体癣、手足癣、头癣**　本品外用有较好的杀虫疗癣、祛湿止痒作用。治疗体癣、手足癣、头癣，可单用浸酒涂擦或研末加醋调敷。现多制成10%~50%的土槿皮酊，或配合水杨酸、苯甲酸等制成复方土荆皮酊外用，如鹅掌风药水。

2. **疥疮、湿疹、皮炎、皮肤瘙痒**　本品外用能杀虫止痒，治疗疥疮、湿疹、皮炎、皮肤瘙痒，可单用浸酒外擦，或与苦参、白鲜皮、黄柏等同用。

【用法用量】外用适量，醋或酒浸涂擦，或研末调涂患处。

【使用注意】只供外用，不可内服。

【现代研究】

1. **化学成分**　本品根皮含土荆皮酸、β-谷甾醇、鞣质、挥发油、多糖等。

2. **药理作用**　土荆皮有机酸和醇浸膏，对多种致病性皮肤真菌和白假丝酵母菌均有抑制作用。土荆皮乙酸有抗生育作用，但抗着床作用不明显。其醇提取物和制成的止血粉，实验有良好止血作用。此外本品有抗肿瘤作用。

3. **不良反应**　土荆皮有机酸，对胃肠道有较强的刺激作用，甚至可致休克。土荆皮中毒的主要原因是内服。

4. **现代应用**　多制成土荆皮酊，用于真菌类皮肤病的治疗。

樟 脑

zhāngnǎo《本草品汇精要》

【来源】为樟科植物樟 Cinnamomum camphora（L.）Presl. 的干枝、叶及根部经加工提取制得的结晶。主产于长江以南地区及西南地区，以台湾产量最大、质量亦佳。多在9~12月砍伐老树，锯劈成碎片，置蒸馏器中进行蒸馏，冷却后即得粗制樟脑，再经升华精制而得精制樟脑。

【处方用名】樟脑、潮脑、脑冰。

【性味归经】辛，热；有毒。归心、脾经。

【功效】除湿杀虫，温散止痛，开窍辟秽。

【临床应用】

1. 疥癣瘙痒、湿疮溃烂　本品辛热燥烈，外用能除湿杀虫、消肿止痒。治疥癣，常与土槿皮、川椒、白矾等外用；治臁疮，加猪脂油、葱白适量，共捣烂，敷患处；治瘰疬溃烂，与雄黄等份为末，用时先以荆芥煎汤洗患处，再用麻油调涂。

2. 跌打伤痛、牙痛　本品辛烈行散，消肿止痛。治跌打伤痛，肌肤完好者，可泡酒外擦；治龋齿牙痛，与皂角（去皮、核）各等份为末，蜜丸，塞孔中。

3. 痧胀腹痛、吐泻神昏　樟脑辛香走窜，能开窍醒神，辟秽化浊，温散止痛。治痧浊疫病或暑湿致腹痛闷乱、吐泻昏厥诸症，与没药、乳香（1:2:3）共为细末，用时以茶水调服，每次0.1g。

【用法用量】外用适量，研末撒布或调敷。内服0.1~0.2g，入散剂或用酒溶化服。

【使用注意】气虚阴亏、有热者及孕妇忌服。

【现代研究】

1. 化学成分　本品主要含双环萜酮（$C_{10}H_{16}O$）。

2. 药理作用　本品外用对皮肤有温和的刺激和防腐作用，并有局部麻醉作用，临床用樟脑擦剂可止痒和镇痛。在体内水溶性代谢产物氧化樟脑，有强心、升压和兴奋呼吸作用。但口服对胃肠道有刺激作用，大剂量可引起癫痫样惊厥，或因呼吸衰竭死亡。

3. 现代应用　现代樟脑多为人工合成，用于治疗湿疹、牙髓炎等。

木鳖子

mùbiēzǐ《开宝本草》

【来源】为葫芦科植物木鳖 Momordica cochinchinensis（Lour.）Spreng. 的干燥成熟种子。主产于四川、江西、湖南等地。冬季采收成熟果实，剖开，晒至半干，除去果肉，取出种子，干燥。生用，用时捣碎；或炒热，研末，用纸包裹，加压去油。

【处方用名】木鳖子、木别子、木必子。

【性味归经】苦、微甘，凉；有毒。归肝、脾、胃经。

【功效】散结消肿，攻毒疗疮。

【临床应用】疮疡肿毒、瘰疬、乳痈、痔疮肿痛、干癣、秃疮　本品能散结消肿，攻毒疗疮，并有生肌，止痛作用，可治上述病症。可单用本品，以醋磨汁外涂或研末醋调敷于患处，或与草乌、半夏等炒焦研细，水调外敷，如乌龙膏。治痔疮肿痛，配伍荆芥、朴硝等份煎汤，熏洗。治瘰疬痰核，可以本品研碎入鸡蛋内蒸熟食之，如木鳖膏。治跌打损伤、瘀肿疼痛可配肉桂、丁香等研末，以生姜汁煮米粥调糊外敷，如木鳖裹方。

【用法用量】内服0.9~1.2g，多入丸、散用。外用适量，研末，用油或醋调涂患处。

【使用注意】孕妇及体虚者忌服。

【现代研究】

1. 化学成分　本品主要含齐墩果烷型五环三萜类皂苷及其苷元、脂肪酸类、挥发油类、甾醇类等成分，此外还含有蛋白质和生物碱类等。皂苷类是木鳖子主要活性成分及毒性成分。

2. 药理作用 木鳖子提取物或单体化合物能够抑制黑色素瘤、食管癌、乳腺癌等多种癌细胞的增殖。同时具有抗炎作用，并对假丝酵母菌、化脓性链球菌等多种微生物的生长有抑制作用。此外还有抗溃疡、抗氧化、降血糖和神经保护作用。

4. 不良反应 木鳖子水及乙醇浸出液均有较大毒性，其皂苷有溶血作用。其中毒表现为恶心、呕吐、头痛、头晕、腹痛、腹泻、乏力、便血、烦躁不安、意识障碍、休克等。

5. 现代应用 多制成外用制剂用于治疗神经性皮炎、甲沟炎、痔疮等。

目标检测

答案解析

一、单项选择题

1. 下列药物中性温且能解毒杀虫的药物是（　）
   A. 雄黄　　　　　　B. 硫黄　　　　　　C. 白矾　　　　　　D. 乌梅　　　　　　E. 莲子

2. 蟾酥内服，成人每次用量是（　）
   A. 0.05~0.1g　　　B. 0.015~0.03g　　C. 0.9~1.5g　　　D. 1.5~5g　　　　E. 5~10g

3. 具有攻毒杀虫、祛风止痛功效的药物是（　）
   A. 乌梅　　　　　　B. 蟾蜍　　　　　　C. 白矾　　　　　　D. 雄黄　　　　　　E. 蜂房

4. 解毒疗疮又具开窍醒神功效的药物是（　）
   A. 雄黄　　　　　　B. 蜂房　　　　　　C. 蟾酥　　　　　　D. 木鳖子　　　　　E. 朱砂

5. 治疗阴部湿痒、湿疹、疥癣，宜选用（　）
   A. 雄黄　　　　　　B. 明矾　　　　　　C. 蛇床子　　　　　D. 大风子　　　　　E. 硫黄

6. 患者腰膝酸软冷痛、小便清长、腹痛便秘，宜首选（　）
   A. 雄黄　　　　　　B. 蛇床子　　　　　C. 白矾　　　　　　D. 蜂房　　　　　　E. 硫黄

7. 有剧毒，从皮肤吸收，外用亦不能大面积涂搽及长期持续使用的药物是（　）
   A. 雄黄　　　　　　B. 炉甘石　　　　　C. 明矾　　　　　　D. 大蒜　　　　　　E. 蛇床子

8. 白矾的主治病证是（　）
   A. 热痰喘咳　　　　B. 寒痰癫狂　　　　C. 痰厥癫狂　　　　D. 虚喘冷哮　　　　E. 阴虚燥咳

二、多项选择题

雄黄功效有（　）
   A. 解毒杀虫　　　　B. 燥湿祛痰　　　　C. 通便　　　　　　D. 补火助阳　　　　E. 截疟

三、简答题

硫黄的功效与主治是什么？

（王　燕）

书网融合……

知识回顾　　　　　微课　　　　　　习题

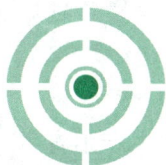

PPT

学习目标

知识要求：

1. 掌握拔毒化腐生肌药的含义、功效、应用、用法用量及使用注意；掌握炉甘石的性能、功效、临床应用、用法用量及使用注意。

2. 熟悉升药、硼砂的功效及临床应用。

3. 了解砒石、轻粉、铅丹的功效及临床应用。

技能要求：

学会运用拔毒化腐生肌药治疗痈疽疮疡等外科病证。

凡以拔毒化腐、生肌敛疮为主要功效，常用以治疗痈疽疮疡溃后脓出不畅或久溃不敛为主的药物，称为拔毒化腐生肌药。

本类药物多为矿石类，大多味辛，多有毒，能拔毒化腐排脓、收湿生肌敛疮，主要适用于痈疽疮疡溃后脓出不畅，或溃后腐肉不去，新肉难生，伤口难以愈合以及癌肿、梅毒等。部分药物还可用于湿疹，疥癣瘙痒，咽喉肿痛，口舌生疮，目赤翳障等。

本类药物可根据病情和用途制成膏剂、散剂、丹剂、药捻、敷贴等，也可适当配伍清热解毒类、活血化瘀类、收湿止痒类药物。

本类药物多具毒性，使用时应严格控制药物的剂量和用法，外用也不可过量或持续使用，砒石、轻粉等剧毒药物不宜在头面及黏膜上使用。使用时，应严格遵守炮制规范及制剂法度，确保临床用药安全。

升 药

shēngyào《神农本草经》

【**来源**】为红氧化汞（HgO）。以水银、火硝、白矾为原料加工而成的升华物。主产于河北、湖北、湖南、江苏等地。其中，红色升华物称为"红升"，黄色升华物称为"黄升"。红升、黄升的主要成分都是氧化汞（HgO），但含量有所不同，红升中氧化汞（HgO）含量可高达99%以上；黄升中氧化汞（HgO）含量为79.8%~89.7%，杂质较多，质量不及红升。

【**处方用名**】升药、红升。

【**性味归经**】辛，热；有大毒。归肺、脾经。

【**功效**】拔毒，除脓，去腐，生肌。

【**临床应用**】**痈疽疔疮，梅毒下疳，一切恶疮，肉暗紫黑，腐肉不去，窦道瘘管，脓水淋漓，久不收口** 本品只供外用，有较好的拔毒除脓、去腐生肌作用，为外科要药。常与煅石膏研末外用，两药的用量比例不同，功效有所差异，如九一丹，红粉与煅石膏的用量比为1∶9，拔毒力较轻而生肌力较强；八二丹，比例为2∶8；七三丹，比例为3∶7；五五丹，比例为1∶1；九转丹，比例为9∶1，随着本品用量的增加，拔毒除脓之力逐渐增强。

【用法用量】外用适量，研极细粉单用或与其他药味配制成散剂或制成药捻。

【使用注意】本品有大毒，只可外用，不可内服；外用亦不宜久用；孕妇禁用。

【现代研究】

1. 化学成分　本品主要成分为氧化汞（HgO）。

2. 药理作用　本品体外对金黄色葡萄球菌等多种致病菌有较强杀菌作用；可促进和改善创面微循环，增加创面营养和血液供应，有利于创面愈合。

3. 不良反应　局部接触可引起接触性皮炎。长期、大剂量、大面积涂擦含红粉的制剂，可导致汞中毒，患者可见头昏、头痛、失眠、多梦、情绪激动或抑郁、口腔黏膜充血、溃疡、牙龈肿胀、出血等，甚至导致肝、肾功能的损害。

4. 现代应用　经配伍制成外用制剂用于治疗乳腺炎、化脓性骨髓炎、蜂窝组织炎等。

硼　砂

péngshā《日华子本草》

【来源】为天然矿物硼砂经精制而成的结晶，主含含水四硼酸钠（$Na_2B_4O_7 \cdot 10H_2O$）。主产于青海、西藏、云南等地。采挖后，除去杂质，捣碎。生用或煅用。

【处方用名】硼砂、月石、西月石。

【性味归经】甘、咸，凉。归肺、胃经。

【功效】外用清热解毒，内服清肺化痰。

【临床应用】

1. 咽喉肿痛、口舌生疮、目赤翳障　本品性凉味甘，外用能清热解毒、消肿防腐，为喉科及眼科常用药。治疗咽喉肿痛、口舌生疮，常与冰片、玄明粉、朱砂同用，如冰硼散；治疗火眼及翳障胬肉，可与冰片、炉甘石、玄明粉共为细末点眼，如白龙丹。

2. 痰热咳嗽　本品味咸性凉，入肺经，能清肺化痰。治疗痰热咳嗽，咽喉肿痛者，可与黄芩、玄参、瓜蒌等同用。

【用法用量】外用适量，研极细末干撒或调敷患处；或化水含漱。内服多入丸、散，1.5~3g。

【使用注意】本品以外用为主，内服宜慎。

【现代研究】

1. 化学成分　本品主要成分为含水四硼酸钠（$Na_2B_4O_7 \cdot 10H_2O$），另含少量铅、铝、铜、钙、铁、镁、硅等杂质。

2. 药理作用　硼砂体外对多种革兰阳性与阴性菌、浅部皮肤真菌及白假丝酵母菌有不同程度抑制作用；对皮肤和黏膜有收敛和保护作用；有抗惊厥作用；能减少氟在骨骼中的沉积，缓解氟中毒；略有防腐作用。

3. 现代应用　经配伍制成外用制剂用于治疗真菌性阴道炎、复发性口疮、中耳炎等。

炉甘石

lúgānshí《本草品汇精要》

【来源】为碳酸盐类矿物方解石族菱锌矿，主含碳酸锌（$ZnCO_3$）。主产于广西、湖南、四川等地。采挖后，洗净，晒干，除去杂石。生用，或明煅后水飞用。

【处方用名】炉甘石、甘石、卢甘石、羊甘石。

【性味归经】甘，平。归肝、脾经。

【功效】解毒明目退翳，收湿止痒敛疮。

【临床应用】

1. **目赤肿痛、风眼流泪**　本品甘平，有解毒明目退翳、收湿止痒之功，为眼科外用常用药。治目赤肿痛，与玄明粉各等份为末，化水点眼，如神应散；治风眼流泪，可与海螵蛸、冰片共为细末点眼，如止泪散。

2. **溃疡不敛、脓水淋漓、湿疮瘙痒**　本品外用有生肌敛疮、收湿止痒、解毒之功。治疮疡不敛，脓水淋漓，可单用，或与龙骨同用，研极细末，干掺患处，如平肌散。

【用法用量】外用适量。

【使用注意】本品外用，不作内服。

【现代研究】

1. **化学成分**　本品主要成分为碳酸锌（$ZnCO_3$），另含有少量氧化钙、氧化铁、氧化镁、氧化锰等。

2. **药理作用**　本品外用能部分吸收创面的分泌液，有防腐、收敛、抑菌、消炎、止痒及保护创面作用。

3. **现代应用**　经配伍制成外用制剂用于治疗湿疹、黄水疮、药物性皮炎、中耳炎等。

砒　石

pīshí《日华子本草》

【来源】为矿物砷华 Arsenolite 的矿石，或由毒砂（硫砷铁矿）、雄黄等含砷矿物的加工品，也称信石。主产于江西、湖南、广东等地。采挖后，除去杂石。药材分白砒（白信石）与红砒（红信石）两种，二者三氧化二砷（As_2O_3）的含量均在96%以上，但前者更纯，后者还含有少量硫化砷等红色矿物质。药用以红砒为主。砒石升华的精制品即砒霜。研细粉用。

【处方用名】砒石、红砒、红信、砒霜。

【性味归经】辛，大热；有大毒。归肺、脾、肝经。

【功效】外用攻毒杀虫，蚀疮去腐；内服劫痰平喘，攻毒抑癌。

【临床应用】

1. **恶疮、瘰疬、顽癣、牙疳、痔疮**　本品外用攻毒杀虫、蚀疮去腐之力强。单用易中毒且引起剧烈疼痛，故多配伍其他药物以缓其毒。治恶疮日久，可与硫黄、苦参、附子、蜡等同用，调油为膏，柳枝煎汤洗疮后外涂，如砒霜膏；治疗瘰疬、顽癣、牙疳、疔疮，与明矾、雄黄、乳香共为细末，如三品一条枪。

2. **寒痰哮喘**　本品味辛，性大热，入肺经，内服能祛寒劫痰平喘。治疗寒痰喘咳，久治不愈，可与淡豆豉为丸服，如紫金丹。

3. **癌肿**　本品有大毒，能以毒攻毒以抑癌，用治多种癌症。

【用法用量】外用适量，研末撒敷，宜作复方散剂或入膏药、药捻用。内服宜入丸、散，每次0.002~0.004g。

【使用注意】本品有剧毒，内服宜慎；外用亦应注意，以防局部吸收中毒。不可作酒剂服。不宜与水银同用。体虚者及孕妇禁服。

【现代研究】

1. **化学成分**　白砒和砒霜主要成分为三氧化二砷（As_2O_3），红砒还含有少量硫化砷（As_2S）等。

2. **药理作用**　本品有杀灭微生物、疟原虫及阿米巴原虫作用；有抗组胺及平喘作用；对多种肿瘤有抑制作用。小量砒石可促进蛋白质合成，活跃骨髓造血机能。

3. **不良反应**　三氧化二砷有剧毒，口服5mg以上即可中毒，20~200mg可致死。砷为原浆毒，对蛋白质的巯基有巨大亲和力，会干扰细胞的正常代谢，使细胞呼吸和氧化过程发生障碍，引起血管、肝、肾、大脑、神经、胃肠等多个组织器官的损害。本品对皮肤、黏膜有强烈腐蚀作用。

4. **现代应用** 多用于治疗急慢性白血病，尤其是急性早幼粒细胞白血病。

轻 粉

qīngfěn《本草拾遗》

【来源】为水银、白矾、食盐等经升华法炼制而成的氯化亚汞（Hg_2Cl_2）。主产于湖南、湖北、云南等地。研细末用。

【处方用名】轻粉、腻粉、银粉。

【性味归经】辛，寒；有毒。归大肠、小肠经。

【功效】外用杀虫，攻毒，敛疮；内服祛痰消积，逐水通便。

【临床应用】

1. **疥疮、顽癣、臁疮、梅毒、疮疡、湿疹** 本品辛寒有毒，性烈，有较强的攻毒杀虫止痒、生肌敛疮作用。治疗疥疮，与黄柏、蛤粉、煅石膏共为细末，凉水或麻油调涂，如蛤粉散；治疗臁疮不合，配黄连末、猪胆汁调涂；治疗干湿癣，与铅丹、硫黄为细末，生油调涂，如如圣散。

2. **痰涎积滞、水肿鼓胀、二便不利** 本品内服能通利二便，逐水退肿。治疗邪盛正气未衰之水肿胀满、二便不利，常与甘遂、大戟、大黄等峻下逐水药同用，如舟车丸。

【用法用量】外用适量，研末掺敷患处。内服每次0.1~0.2g，每日1~2次，多入丸剂或装胶囊服。服后及时漱口，以免口腔糜烂。

【使用注意】本品有毒，不可过量或久服；内服宜慎；孕妇禁服。

【现代研究】

1. **化学成分** 本品主要成分为氯化亚汞（Hg_2Cl_2）。

2. **药理作用** 本品对多种革兰阳性菌、阴性菌及致病性皮肤真菌均有良好抑制效果。口服有泻下和利尿作用。

3. **不良反应** 轻粉大量口服可致汞中毒。汞是一种原浆毒，可损害肾、肝等器官及组织，也可引起中枢神经和自主神经功能紊乱，并可抑制多种酶的活性。外用也可致接触性皮炎。

4. **现代应用** 经配伍制成外用制剂用于治疗湿疹、褥疮等。

铅 丹

qiāndān《神农本草经》

【来源】为纯铅经加工制成的氧化物，也称红丹。主要含四氧化三铅（Pb_3O_4）。主产于河南、广东、福建等地。研细粉用。

【处方用名】铅丹、黄丹、彰丹、广丹、东丹。

【性味归经】辛、咸，寒；有毒。归心、脾、肝经。

【功效】外用拔毒生肌，杀虫止痒；内服坠痰镇惊。

【临床应用】

1. **疮疡溃烂、湿疹瘙痒、疥癣** 本品味辛咸性寒，有毒，外用有拔毒化腐生肌、杀虫止痒之功。治疗疮疡初起红肿或脓成未溃者，配黄明胶，如敛疮内消方；治疗痈疽溃后不敛，配煅石膏、轻粉、冰片，研细末，外掺疮上，如桃花散；治疗湿疹，疥癣，可与轻粉、黄连、黄柏等同用，共研细末，如金华散。

2. **惊痫癫狂、心神不宁** 本品质重，性沉降，咸走血分，入心经，能镇心安神，用治惊痫癫狂，心神不宁。但因其有毒，易致蓄积性中毒，现极少使用。

此外，铅丹又为制备外用膏药的重要原料，常与植物油或解毒、活血、生肌药熬制成外贴膏药应用。

【用法用量】外用适量，研末撒布或熬膏贴敷。内服多入丸、散，0.3~0.6g。

【使用注意】本品有毒，用之不当可引起铅中毒，宜慎用；亦不可持续使用以防蓄积中毒。孕妇禁用。

【现代研究】

1. **化学成分** 本品主要含四氧化三铅（Pb_3O_4），还含有铅的其他氧化物。
2. **药理作用** 本品能直接杀灭细菌、寄生虫，并有抑制黏膜分泌的作用。
3. **不良反应** 铅为多亲和性毒物，可作用于全身各系统，主要损害神经、造血、消化及心血管系统。微量较长时间应用，亦可造成慢性蓄积性中毒。中毒可见口内有金属味、流涎、恶心呕吐、脐周剧痛、腹泻、谵语、幻觉、震颤，有时可出现癫痫样发作。此外，可见中毒性肝炎、中毒性肾炎、贫血、脱水、酸中毒、电解质紊乱、肺瘀血、肺水肿、循环衰竭等。
4. **现代应用** 现已极少使用。

目标检测

答案解析

一、单项选择题

1. 升药与煅石膏的用量比例为1:9者称（　　）
   A. 九转丹　　　　B. 五五丹　　　　C. 九一丹　　　　D. 七三丹　　　　E. 轻粉
2. 下列药物中，具有明目退翳功效的是（　　）
   A. 升药　　　　B. 雄黄　　　　C. 白矾　　　　D. 炉甘石　　　　E. 蛇床子
3. 下列药物中，具有通利二便作用的药物是（　　）
   A. 大黄　　　　B. 轻粉　　　　C. 芒硝　　　　D. 硼砂　　　　E. 砒石
4. 下列药物中，具有清热解毒、清肺化痰功效的是（　　）
   A. 黄连　　　　B. 苦参　　　　C. 硼砂　　　　D. 乌梅　　　　E. 土茯苓
5. 砒石可以治疗（　　）
   A. 疟疾　　　　B. 肺热咳嗽　　　　C. 哮喘　　　　D. 水肿　　　　E. 黄疸
6. 升药治疗痈疽疮疡，最常配伍的药物是（　　）
   A. 朱砂　　　　B. 砒石　　　　C. 生石膏　　　　D. 铅丹　　　　E. 煅石膏

二、多项选择题

以下关于拔毒化腐生肌药的描述正确的是（　　）
   A. 主要适用于痈疽疮疡溃后脓出不畅，或溃后腐肉不去
   B. 多为矿石类
   C. 只能外用不能内服
   D. 大多具毒性
   E. 砒石等剧毒药物不宜在头面及黏膜上使用

三、简答题

炉甘石的功效与主治是什么？

（王　燕）

书网融合……

知识回顾　　　微课　　　习题

中药名索引

（按汉语拼音排列）